CIRURGIA DE CABEÇA E PESCOÇO

Fundamentos para a Graduação Médica

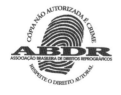

Cirurgia de Cabeça e Pescoço – Fundamentos para a Graduação Médica
Lenine Garcia Brandão
Marília D'Elboux Guimarães Brescia

Sarvier, 1ª edição, 2011
ISBN: 978-85-7378-210-3

Fotolito/Impressão/Acabamento
Bartira Gráfica e Editora

Direitos Reservados
Nenhuma parte pode ser duplicada ou
reproduzida sem expressa autorização do Editor

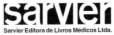

Sarvier Editora de Livros Médicos Ltda.
Rua dos Chanés nº 320, Indianópolis
CEP 04087-031 Telefax (11) 5093-6966
e-mail: sarvier@sarvier.com.br
www.sarvier.com.br
São Paulo — Brasil

Dados Internacionais de Catalogação na Publicação (CIP)
(Câmara Brasileira do Livro, SP, Brasil

Brandão, Lenine Garcia
Cirurgia de cabeça e pescoço – Fundamentos para a graduação médica/ Lenine Garcia Brandão, Marília D'Elboux Guimarães Brescia. – São Paulo: SARVIER, 2010.

Vários colaboradores.
Bibliografia.
ISBN 978-85-7378-210-3

1. Cabeça – Cirurgia 2. Clínica cirúrgica – Estudo e ensino 3. Pescoço – Cirurgia I. Brescia, Marília D'Elboux Guimarães. II. Título.

	CDD- 617.51
10-08504	NLM-WE 700

Índice para catálogo sistemático:

1. Cabeça e pescoço: Cirurgia: Medicina   617.51
2. Cirurgia de cabeça e pescoço: Medicina   617.51

CIRURGIA DE CABEÇA E PESCOÇO
Fundamentos para a Graduação Médica

Lenine Garcia Brandão
Professor Titular da Disciplina de Cirurgia de Cabeça e Pescoço do Hospital das Clínicas da Faculdade de Medicina da Universidade de São Paulo

Marília D'Elboux Guimarães Brescia
Doutora em Ciências pela Faculdade de Medicina da Universidade de São Paulo
Médica Assistente da Disciplina de Cirurgia de Cabeça e Pescoço do Hospital das Clínicas da Faculdade de Medicina da Universidade de São Paulo

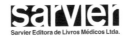

Sarvier Editora de Livros Médicos Ltda.

Prefácio

Foi com inusitada satisfação e orgulho que recebi o convite para prefaciar o livro "Cirurgia de Cabeça e Pescoço — Fundamentos para a Graduação Médica".

Satisfação porque conceitua, baliza e define o Programa da Disciplina, inserido no contexto da Clínica Cirúrgica, ministrado atualmente aos alunos do quarto ano médico da Faculdade de Medicina da Universidade de São Paulo, o qual tive a honra de presidir por 24 anos, e por ver divulgados os conceitos e as condutas estribados numa experiência ininterrupta de 52 anos.

Orgulho, pois os Autores, agora irmanados em seus desideratos, permeiam a Especialidade de modo singular; Dr. Lenine foi o primeiro Médico-Residente da Cirurgia de Cabeça e Pescoço de nossa Instituição enquanto Dra. Marília é a mais recente Médica-Assistente admitida, consubstanciando a vivência e o arrojo, molas propulsoras da dignificação do Serviço.

Este livro vem se integrar a um dos objetivos cognitivos do ensino médico: elaboração e organização de informações por meio do acesso ao conhecimento existente, ao mesmo tempo em que estabelece a relação entre o saber que se possui e o novo que se adquire.

Com o passar do tempo, novas ideias, algumas totalmente inimagináveis até há poucos anos, são incorporadas às práticas abrangidas pela Medicina. Tais acréscimos se fazem às vezes de maneira explosiva, exigindo uma constante reformulação de conceitos.

A verdade científica, definida como aquela sobre a qual podemos agir sem temor, por consequência, é mutável; viver sob sua égide é o que realmente importa.

Constitui-se assim este Compêndio em abundante material de divulgação e ensino, aberto a considerações e enriquecimentos que, certamente, advirão com a troca de ideias e ponderações que poderão incentivar tanto outras Instituições de ensino médico, como servir de motivação para despertar ou solidificar vocações para os que buscam nossa Especialidade.

Alberto R. Ferraz

Professor Titular da Disciplina de Cirurgia de Cabeça e Pescoço
do Hospital das Clínicas da Faculdade de Medicina da
Universidade de São Paulo – 1986-2009
Membro Efetivo Fundador da Sociedade Brasileira de
Cirurgia de Cabeça e Pescoço – desde 1967

Colaboradores

Adriana Sondermann
Ex-Residente da Disciplina de Cirurgia de Cabeça e Pescoço do Hospital das Clínicas da Faculdade de Medicina da Universidade de São Paulo
Médica do Serviço de Cirurgia em Cabeça e Pescoço do Instituto Brasileiro do Controle do Câncer (IBCC), São Paulo

Alexandre Bezerra
Pós-Graduando em Ciências pela Faculdade de Medicina da Universidade de São Paulo
Ex-Residente da Disciplina de Cirurgia de Cabeça e Pescoço do Hospital das Clínicas da Faculdade de Medicina da Universidade de São Paulo

André Bandiera de Oliveira Santos
Doutor em Ciências pela Faculdade de Medicina da Universidade de São Paulo
Médico do Serviço de Cirurgia de Cabeça e Pescoço do Instituto Brasileiro de Controle do Câncer (IBCC), São Paulo
Médico Assistente do Serviço de Cirurgia de Cabeça e Pescoço do Instituto do Câncer do Estado de São Paulo (ICESP)

Arthur Vincentini da Costa Luiz
Acadêmico do Quinto Ano de Graduação da Faculdade de Medicina da Universidade de São Paulo
Vice-Presidente da Liga de Tireoide da Faculdade de Medicina da Universidade de São Paulo

Beatriz Godoi Cavalheiro
Doutora em Ciências pela Faculdade de Medicina da Universidade de São Paulo
Médica do Serviço de Cirurgia de Cabeça e Pescoço do Instituto Brasileiro do Controle do Câncer (IBCC), São Paulo
Médica Assistente do Serviço de Cirurgia de Cabeça e Pescoço do Instituto do Câncer do Estado de São Paulo (ICESP)

Caio Plopper
Ex-Residente da Disciplina de Cirurgia de Cabeça e Pescoço do Hospital das Clínicas da Faculdade de Medicina da Universidade de São Paulo

Caio Tosato Caliseo
Médico Preceptor da Disciplina de Cirurgia de Cabeça e Pescoço do Hospital das Clíncas da Faculdade de Medicina da Universidade de São Paulo

Carla Rachel Ono
Doutora em Ciências pelo Departamento de Radiologia da Faculdade de Medicina da Universidade de São Paulo
Médica Assistente do Centro de Medicina Nuclear do Departamento de

Radiologia (InRad) do Hospital das Clínicas da Faculdade de Medicina da Universidade de São Paulo

Carlos Alberto Buchpiguel
Professor Associado-Livre Docente do Departamento de Radiologia da Faculdade de Medicina da Universidade de São Paulo
Responsável pela Unidade de PET/CT (CIEM) e Setor de Medicina Nuclear do Hospital do Coração (Hcor)
Médico do Setor de Medicina Nuclear do Hospital Alemão Oswaldo Cruz (Diagnósticos por Imagem), São Paulo

Cesar Augusto Simões
Doutor em Ciências pela Faculdade de Medicina da Universidade de São Paulo
Professor da Disciplina de Cirurgia de Cabeça e Pescoço do Curso de Medicina da Universidade de Santo Amaro – UNISA
Médico Assistente da Disciplina de Cirurgia de Cabeça e Pescoço do Hospital das Clínicas da Faculdade de Medicina da Universidade de São Paulo

Chin Shien Lin
Médico do Serviço de Cirurgia de Cabeça e Pescoço do Instituto Brasileiro de Controle do Câncer (IBCC), São Paulo
Médico Assistente do Serviço de Cirurgia de Cabeça e Pescoço do Instituto do Câncer do Estado de São Paulo (ICESP)

Claudio Roberto Cerna
Professor Associado da Disciplina de Cirurgia de Cabeça e Pescoço da Faculdade de Medicina da Universidade de São Paulo

Daniel Marin Ramos
Médico do Serviço de Cirurgia de Cabeça e Pescoço do Instituto Brasileiro de Controle do Câncer (IBCC), São Paulo
Médico Assistente do Serviço de Cirurgia de Cabeça e Pescoço do Instituto do Câncer do Estado de São Paulo (ICESP)

Daniel Hideo Kato
Médico Patologista do Serviço de Anatomia Patológica do Hospital do Servidor Público Estadual de São Paulo
Médico do Lababoratório Diagcel, São Paulo

Dorival De Carlucci Jr.
Doutor em Ciências pela Faculdade de Medicina da Universidade de São Paulo
Ex-Residente da Disciplina de Cirurgia de Cabeça e Pescoço do Hospital das Clínicas da Faculdade de Medicina da Universidade de São Paulo

Éder Maxwell Gouveia
Acadêmico do Quarto Ano de Graduação Médica da Faculdade de Medicina da Universidade de São Paulo
Vice-Presidente da Liga de Cirurgia de Cabeça e Pescoço da Faculdade de Medicina da Universidade de São Paulo

Elaine Stabenow
Doutora em Ciências pela Faculdade de Medicina da Universidade de São Paulo
Attestation de Formation Spécialiseé Approfondie em Chirurgie Cevico-Faciale et Oto-Rhino-Laryngologie pela Université Paris, França
Médica Pesquisadora do Laboratório de Investigações Médicas (LIM 28) da Faculdade de Medicina da Universidade de São Paulo

Eloisa M. Santiago Gebrim
Doutora em Medicina pela Faculdade de Medicina da Universidade de São Paulo
Médica Chefe do Serviço de Tomografia Computadorizada do Instituto de Radiologia (InRad) do Hospital das Clínicas da Faculdade de Medicina da Universidade de São Paulo

Erivelto Martinho Volpi
Pós-Graduando em Ciências pela Faculdade de Medicina da Universidade de São Paulo
Médico Assistente da Disciplina de Cirurgia de Cabeça e Pescoço do Hospital das Clínicas da Faculdade de Medicina da Universidade de São Paulo

Fábio Luiz de Menezes Montenegro
Doutor em Medicina pela Faculdade de Medicina da Universidade de São Paulo
Médico Assistente da Disciplina de Cirurgia de Cabeça e Pescoço do Hospital das Clínicas da Faculdade de Medicina da Universidade de São Paulo

Fernando de Andrade Balsalobre
Acadêmico do Quinto Ano de Graduação da Faculdade de Medicina da Universidade de São Paulo
Presidente da Liga de Tireoide da Faculdade de Medicina da Universidade de São Paulo

Gabriela Furst Vaccarezza
Cirurgiã-Dentista, Mestre em Ciências Odontológicas pela Faculdade de Odontologia da Universidade de São Paulo
Professora de Patologia e Semiologia da Faculdade de Odontologia da Universidade de São Paulo

Professora do Programa de Inserção de Saúde na Comunidade da Faculdade de Medicina da Universidade de São Paulo

Gilberto de Castro Junior
Doutor em Ciências pela Faculdade de Medicina da Universidade de São Paulo
Médico Assistente do Serviço de Oncologia Clínica do Instituto do Câncer do Estado de São Paulo (ICESP)

Giovanni Guido Cerri
Professor Titular do Departamento de Radiologia da Faculdade de Medicina da Universidade de São Paulo
Diretor do Instituto de Radiologia (InRad) do Hospital das Clínicas da Faculdade de Medicina da Universidade de São Paulo
Diretor Geral do Instituto do Câncer do Estado de São Paulo (ICESP)

Icaro Thiago de Carvalho
Médico Assistente do Serviço de Radioterapia do Instituto do Câncer do Estado de São Paulo (ICESP)

José Arnaldo Shiomi da Cruz
Acadêmico do Quinto Ano de Graduação Médica da Faculdade de Medicina da Universidade de São Paulo
Presidente da Liga de Cirurgia de Cabeça e Pescoço do Hospital das Clínicas da Faculdade de Medicina da Universidade de São Paulo

José de Souza Brandão Neto
Médico do Serviço de Cirurgia de Cabeça e Pescoço do Instituto Brasileiro do Controle do Câncer (IBCC), São Paulo
Médico Assistente do Serviço de Cirurgia de Cabeça e Pescoço do Institu-

to do Câncer do Estado de São Paulo (ICESP)

Juliana Bertoldi Franco
Cirurgiã-Dentista Responsável pelo Serviço de Odontologia do Hospital Auxiliar de Suzano – Hospital das Clínicas da Faculdade de Medicina da Universidade de São Paulo
Cirurgiã-Dentista Assistente da Divisão de Odontologia do Instituto Central do Hospital das Clínicas da Faculdade de Medicina da Universidade de São Paulo

Juliana Robba
Médica Residente da Divisão de Anatomia Patológica do Hospital das Clínicas da Faculdade de Medicina da Universidade de São Paulo

Juliana Pignatari Micelli
Médica do Corpo Clínico do Laboratório Diagnóstika – Patologia Cirúrgica e Citologia, São Paulo

Júlio Morais Besteiro
Doutor em Medicina pela Faculdade de Medicina da Universidade de São Paulo
Médico Docente da Faculdade de Medicina da Universidade de São Paulo

Kariane Peixoto Fernandes
Psicóloga da Disciplina de Cirurgia de Cabeça e Pescoço do Hospital das Clínicas da Faculdade de Medicina da Universidade de São Paulo

Lana Leimi Sano Okada
Ex-Residente da Disciplina de Cirurgia de Cabeça e Pescoço do Hospital das Clínicas da Faculdade de Medicina da Universidade de São Paulo

Leandro A. Liporoni Martins
Médico Assistente da Divisão de Anatomia Patológica do Hospital das Clínicas da Faculdade de Medicina da Universidade de São Paulo
Médico Patologista do Hospital Israelita Albert Einstein, São Paulo

Lenine Garcia Brandão
Professor Titular da Disciplina de Cirurgia de Cabeça e Pescoço do Hospital das Clínicas da Faculdade de Medicina da Universidade de São Paulo

Lica Arakawa-Sugueno
Mestre e Doutora em Ciências pela Faculdade de Medicina da Universidade de São Paulo
Fonoaudióloga da Disciplina de Cirurgia de Cabeça e Pescoço do Hospital das Clínicas da Faculdade de Medicina da Universidade de São Paulo

Luiz Carlos Ishida
Mestre e Doutor em Ciências pela Faculdade de Medicina da Universidade de São Paulo
Médico Assistente da Disciplina de Cirurgia Plástica do Hospital das Clínicas da Faculdade de Medicina da Universidade de São Paulo

Marcelo Doria Durazzo
Doutor em Medicina pela Faculdade de Medicina da Universidade de São Paulo
Médico Assistente da Disciplina da Cirurgia de Cabeça e Pescoço do Hospital das Clínicas da Faculdade de Medicina da Universidade de São Paulo

Marcelo Tatit Sapienza
Professor Colaborador do Departamento de Radiologia da Faculdade

de Medicina da Universidade de São Paulo
Médico Assistente do Centro de Medicina Nuclear do Instituto de Radiologia (InRad) do Hospital das Clínicas da Faculdade de Medicina da Universidade de São Paulo

Marco Aurélio Vamondes Kulcsar
Doutor em Medicina pela Faculdade de Medicina da Universidade de São Paulo
Médico Assistente do Serviço de Cirurgia de Cabeça e Pescoço do Instituto do Câncer do Estado de São Paulo (ICESP)
Médico Assistente da Disciplina de Cirurgia de Cabeça e Pescoço do Hospital das Clínicas da Faculdade de Medicina da Universidade de São Paulo

Marcos Roberto Tavares
Professor Livre Docente da Disciplina de Cirurgia de Cabeça e Pescoço da Faculdade de Medicina da Universidade de São Paulo

Maria Cristina Chammas
Doutora em Medicina pela Faculdade de Medicina da Universidade de São Paulo
Diretora do Serviço de Ultrassonografia do Instituto de Radiologia (InRad) do Hospital das Clínicas da Faculdade de Medicina da Universidade de São Paulo

Marília D'Elboux Guimarães Brescia
Doutora em Ciências pela Faculdade de Medicina da Universidade de São Paulo
Médica Assistente da Disciplina de Cirurgia de Cabeça e Pescoço do Hospital das Clínicas da Faculdade de Medicina da Universidade de São Paulo
Médica Pesquisadora do Laboratório de Investigações Médicas (LIM 28) da Faculdade de Medicina da Universidade de São Paulo

Maury Antonio Ribeiro Sampaio
Médico Assistente da Disciplina de Cirurgia de Cabeça e Pescoço do Hospital das Clínicas da Faculdade de Medicina da Universidade de São Paulo

Milena Mako Suesada
Doutora pela Disciplina de Cardiopneumologia do Instituto do Coração (InCor) da Faculdade de Medicina da Universidade de São Paulo
Mestre em Ciências pela Faculdade de Medicina da Universidade de São Paulo
Fisioterapeuta Responsável do Serviço de Cirurgia de Cabeça e Pescoço do Hospital das Clínicas da Faculdade de Medicina da Universidade de São Paulo entre 2005 e 2007
Fisioterapeuta do Grupo de Fisiologia do Exercício da Disciplina de Pneumologia do Instituto do Coração da Faculdade de Medicina da Universidade de São Paulo

Milton Inoue
Médico Assistente do Serviço de Cirurgia de Cabeça e Pescoço do Instituto do Câncer do Estado de São Paulo (ICESP)

Niely Manoelle Leite
Fonoaudióloga Colaboradora dos Hospitais Paulistano e IGESP
Curso de Práticas Profissionalizantes na Disfagia Orofaríngea no Hospital Uni-

versitário da Universidade de São Paulo em 2009

Aperfeiçoamento em Fonoaudiologia com foco em Cirurgia de Cabeça e Pescoço no Hospital das Clínicas da Faculdade de Medicina da Universidade de São Paulo em 2008

Aperfeiçoamento em Disfagia Infantil pela Santa Casa de Misericórdia em 2007

Patrícia Bailão Aguilar

Médica Assistente do Serviço de Radioterapia do Instituto de Radiologia (InRad) do Hospital das Clínicas da Faculdade de Medicina da Universidade de São Paulo

Paulo Campos Carneiro

Professor Doutor do Departamento de Patologia da Faculdade de Medicina da Universidade de São Paulo

Responsável pelo Serviço de Citodiagnóstico do Hospital das Clínicas da Faculdade de Medicina da Universidade de São Paulo

Médico Diretor do Laboratório Diagcel, São Paulo

Paulo M. Hoff

Professor Titular da Disciplina de Oncologia da Faculdade de Medicina da Universidade de São Paulo

Diretor Clínico do Instituto do Câncer do Estado de São Paulo (ICESP)

Diretor Geral do Centro de Oncologia do Hospital Sírio Libanês

Pedro Michaluart Júnior

Professor Livre-Docente da Disciplina de Cirurgia de Cabeça e Pescoço da Faculdade de Medicina da Universidade de São Paulo

Médico Pesquisador do Laboratório de Investigações Médicas (LIM 28) da Faculdade de Medicina da Universidade de São Paulo

Raquel Ajub Moysés

Pós-Graduanda em Ciências pela Faculdade de Medicina da Universidade de São Paulo

Médica Assistente da Disciplina de Cirurgia de Cabeça e Pescoço do Hospital das Clínicas da Faculdade de Medicina da Universidade de São Paulo

Médica Pesquisadora do Laboratório de Investigações Médicas (LIM 28) da Faculdade de Medicina da Universidade de São Paulo

Regina Lúcia Elia Gomes

Doutora em Medicina pela Faculdade de Medicina da Universidade de São Paulo

Médica Supervisora do Serviço de Tomografia Computadorizada do Instituto de Radiologia (InRad) do Hospital das Clínicas da Faculdade de Medicina da Universidade de São Paulo

Regis Turcano

Médico Assistente da Disciplina de Cirurgia de Cabeça e Pescoço do Hospital das Clínicas da Faculdade de Medicina da Universidade de São Paulo

Renata Angélica Bongiorno Spanó

Fisioterapeuta Responsável do Serviço de Cirurgia de Cabeça e Pescoço do Hospital das Clínicas da Faculdade de Medicina da Universidade de São Paulo entre 2007 e 2008

Fisioterapeuta Responsável pela Enfermaria de Cirurgia Experimental do Hospital das Clínicas da Faculdade de Medicina da Universidade de São Paulo

Renata Regina da Graça Lorencetti Mahmoud
Ex-Residente da Disciplina de Cirurgia de Cabeça e Pescoço do Hospital das Clínicas da Faculdade de Medicina da Universidade de São Paulo
Médica do Serviço de Cirurgia de Cabeça e Pescoço do Instituto Brasileiro do Controle do Câncer (IBCC), São Paulo

Renato Gotoda
Ex-Residente da Disciplina de Cirurgia de Cabeça e Pescoço do Hospital das Clínicas da Faculdade de Medicina da Universidade de São Paulo

Roberto Falzoni
Diretor do Serviço da Divisão de Anatomia Patológica do Hospital das Clínicas Faculdade de Medicina da Universidade de São Paulo

Roberto Pereira de Magalhães
Doutor em Medicina pela Faculdade de Medicina da Universidade de São Paulo
Médico Assistente da Disciplina de Cirurgia de Cabeça e Pescoço do Hospital das Clínicas da Faculdade de Medicina da Universidade de São Paulo

Rodney Berzoini Smith
Doutor em Ciências pela Faculdade de Medicina da Universidade de São Paulo
Médico Assistente da Disciplina de Cirurgia de Cabeça e Pescoço do Hospital das Clínicas da Faculdade de Medicina da Universidade de São Paulo

Sérgio Samir Arap
Doutor em Medicina pela Faculdade de Medicina da Universidade de São Paulo
Médico Assistente da Disciplina de Cirurgia de Cabeça e Pescoço do Hospital das Clínicas da Faculdade de Medicina da Universidade de São Paulo

Simone Elisa Dutenhefner
Pós-Graduanda em Ciências pela Faculdade de Medicina da Universidade de São Paulo
Médica do Serviço de Cirurgia de Cabeça e Pescoço do Instituto Brasileiro do Controle do Câncer (IBCC), São Paulo
Médica Assistente do Serviço de Cirurgia de Cabeça e Pescoço do Instituto do Câncer do Estado de São Paulo (ICESP)

Thais Bianca Brandão
Pós-Graduanda em Prótese Bucomaxilofacial pela Faculdade de Odontologia da Universidade de São Paulo
Coordenadora do Serviço de Odontologia Oncológica do Instituto do Câncer do Estado de São Paulo (ICESP)

Venâncio Avancini Ferreira Alves
Professor Titular do Departamento de Patologia da Faculdade de Medicina da Universidade de São Paulo
Diretor da Divisão de Anatomia Patológica do Hospital das Clínicas da Faculdade de Medicina da Universidade de São Paulo

Vergilius José Furtado de Araújo Filho
Professor Livre-Docente da Disciplina de Cirurgia de Cabeça e Pescoço do Hospital das Clínicas da Faculdade de Medicina da Universidade de São Paulo

Wanessa Morone
Fonoaudióloga Colaboradora dos Hospitais Santa Izabel e Paulistano

Aperfeiçoamento/Especialização em Fonoaudiologia Hospitalar e Funções Orofaciais na Faculdade de Medicina da Universidade de São Paulo em 2008

Wladimir Nadalin
Professor da Disciplina de Radioterapia da Faculdade de Medicina da Universidade de São Paulo
Diretor do Serviço de Radioterapia do Instituto de Radiologia (InRad) do Hospital das Clínicas da Faculdade de Medicina da Universidade de São Paulo

Índice

PARTE I – INTRODUÇÃO

Capítulo 1 – Introdução e Evolução da Cirurgia de Cabeça e Pescoço 3
Lenine Garcia Brandão

Capítulo 2 – Ligas Acadêmicas.. 7
  2.1. Liga de Cirurgia de Cabeça e Pescoço............................... 7
    Éder Maxwell Gouveia
    José Arnaldo Shiomi da Cruz
  2.2. Liga da Tireoide.. 9
    Arthur Vincentini da Costa Luiz
    Fernando de Andrade Balsalobre

Capítulo 3 – Epidemiologia em Cirurgia de Cabeça e Pescoço 12
Lana Leimi Sano Okada
Adriana Sondermann

PARTE II – ANATOMIA

Capítulo 4 – Anatomia da Face 23
Renata Regina da Graça Lorencetti Mahmoud
Daniel Marin Ramos

Capítulo 5 – Anatomia do Pescoço 40
Dorival De Carlucci Jr.

Capítulo 6 – Anatomia da Faringe 54
Milton Inoue

Capítulo 7 – Anatomia da Laringe 58
Marília D'Elboux Guimarães Brescia

Capítulo 8 – Anatomia Endoscópica da Faringe e Laringe 67
Marco Aurélio Vamondes Kulcsar

PARTE III – PROPEDÊUTICA

Capítulo 9 – Propedêutica Facial 79
Elaine Stabenow

Capítulo 10 – Propedêutica Cervical 85
Daniel Marin Ramos

Capítulo 11 – Propedêutica da Cavidade Oral, Orofaringe, Laringe, Hipofaringe e Nasofaringe 97
Cesar Augusto Simões
Maury Antonio Ribeiro Sampaio

PARTE IV – AFECÇÕES E SEUS PRINCIPAIS ASPECTOS

Capítulo 12 – Doenças Benignas da Tireoide 111
Vergilius José Furtado de Araújo Filho
Lenine Garcia Brandão

Capítulo 13 – Doenças Malignas da Tireoide 122
Lenine Garcia Brandão
José de Souza Brandão Neto

Capítulo 14 – Doenças das Glândulas Paratireoides 134
Fábio Luiz de Menezes Montenegro

Capítulo 15 – Esvaziamento Cervical 145
Marcos Roberto Tavares

Capítulo 16 – Tumores dos Seios Paranasais 155
Sérgio Samir Arap

Capítulo 17 – Tumores de Nasofaringe 163
Caio Plopper
Juliana Pignatari Micelli

Capítulo 18 – Tumores da Cavidade Oral e Orofaringe.................. 170
Marcelo Doria Durazzo

Capítulo 19 – Tumores de Laringe e Hipofaringe.......................... 183
Chin Shien Lin

Capítulo 20 – Traqueostomias.. 202
Rodney Berzoini Smith
Marília D'Elboux Guimarães Brescia

Capítulo 21 – Tumores de Glândulas Salivares............................... 211
José de Souza Brandão Neto
Lenine Garcia Brandão

Capítulo 22 – Anomalias Congênitas Cervicofaciais 226
Beatriz Godoi Cavalheiro
Lenine Garcia Brandão

Capítulo 23 – Tumores Vasculares e Neurogênicos....................... 237
Alexandre Bezerra
Renato Gotoda

Capítulo 24 – Tumores Odontogênicos.. 246
Roberto Pereira de Magalhães

Capítulo 25 – Tumores da Base do Crânio...................................... 255
Claudio Roberto Cerna
Lenine Garcia Brandão

Capítulo 26 – Tumores de Pele 261
André Bandiera de Oliveira Santos

Capítulo 27 – Diagnóstico Diferencial das Massas Cervicais........ 272
Simone Elisa Dutenhefner

Capítulo 28 – Biópsias Cervicofaciais 278
Caio Tosato Caliseo

Capítulo 29 – Estadiamento dos Principais Tumores em
Cabeça e Pescoço 285
Raquel Ajub Moysés
Marília D'Elboux Guimarães Brescia

PARTE V – EXAMES ANATOMOPATOLÓGICOS E MÉTODOS COMPLEMENTARES

Capítulo 30 – Noções e Aplicabilidade da Punção Aspirativa
por Agulha Fina 301
Paulo Campos Carneiro
Daniel Hideo Kato

Capítulo 31 – Noções e Importância do Exame de Congelação .. 312
Roberto Falzoni

Capítulo 32 – Fundamentos do Exame Anatomopatológico
em Parafina 317
Leandro A. Liporoni Martins
Juliana Robba

Capítulo 33 – Aplicabilidade do Exame Imuno-histoquímico 333
Venâncio Avancini Ferreira Alves

Capítulo 34 – Principais Marcadores Tumorais nas Doenças de
Cabeça e Pescoço 345
Pedro Michaluart Júnior

PARTE VI – EXAMES COMPLEMENTARES

Capítulo 35 – Ultrassonografia em Cabeça e Pescoço 357
Maria Cristina Chammas
Giovanni Guido Cerri

Capítulo 36 – Tomografia Computadorizada e Ressonância
Magnética em Cabeça e Pescoço 390
Regina Lúcia Elia Gomes
Eloisa M. Santiago Gebrim

Capítulo 37 – Noção e Aplicabilidade do PET-CT em
Cabeça e Pescoço 413
Carlos Alberto Buchpiguel

Capítulo 38 – Exames com Radioisótopos em Cabeça e Pescoço 424
Marcelo Tatit Sapienza

PARTE VII – TRATAMENTOS COMPLEMENTARES E PERSPECTIVAS

Capítulo 39 – Noções Básicas de Quimioterapia em Câncer de
Cabeça e Pescoço 435
Gilberto de Castro Junior
Paulo M. Hoff

Capítulo 40 – Noções Básicas de Radioterapia no Tratamento
dos Tumores de Cabeça e Pescoço 445
Wladimir Nadalin
Patrícia Bailão Aguilar
Icaro Thiago de Carvalho

Capítulo 41 – Atuação da Medicina Nuclear no Tratamento de
Doenças de Cabeça e Pescoço 455
Carla Rachel Ono

Capítulo 42 – Tratamentos Minimamente Invasivos em Cirurgia
de Cabeça e Pescoço 465
Erivelto Martinho Volpi
Lenine Garcia Brandão

Capítulo 43 – Cirurgia Robótica em Cabeça e Pescoço 473
Claudio Roberto Cerna
Lenine Garcia Brandão

PARTE VIII – REABILITAÇÃO

Capítulo 44 – Reconstrução em Cirurgia de Cabeça e Pescoço 481
Luiz Carlos Ishida
Júlio Morais Besteiro

Capítulo 45 – Reabilitação Fonatória com Prótese
Traqueoesofágica... 492
Regis Turcano

Capítulo 46 – Diagnóstico Fonoaudiológico Clínico e
Instrumental 499
Lica Arakawa-Sugueno
Wanessa Morone

Capítulo 47 – Tratamento Fonoaudiológico de Pacientes da
Cirurgia de Cabeça e Pescoço... 507
Lica Arakawa-Sugueno
Niely Manoelle Leite

Capítulo 48 – Aspectos Psicológicos em Cirurgia de
Cabeça e Pescoço.. 514
Kariane Peixoto Fernandes

Capítulo 49 – Fisioterapia em Cirurgia de Cabeça e Pescoço 525
Milena Mako Suesada
Renata Angélica Bongiorno Spanó

Capítulo 50 – Reabilitação Protética Oral e Próteses Faciais 532
Gabriela Furst Vaccarezza
Thais Bianca Brandão

Capítulo 51 – Importância do Tratamento Odontológico
no Paciente de Cirurgia de Cabeça e Pescoço..................... 537
Gabriela Furst Vaccarezza
Juliana Bertoldi Franco

Índice Remissivo 547

Parte I

Introdução

- Introdução e Evolução da Cirurgia de Cabeça e Pescoço
- Ligas Acadêmicas
  - Liga de Cirurgia de Cabeça e Pescoço
  - Liga da Tireoide
- Epidemiologia em Cirurgia de Cabeça e Pescoço

Capítulo 1

Introdução e Evolução da Cirurgia de Cabeça e Pescoço

Lenine Garcia Brandão

Há 150 anos os pacientes com tumores na região da cabeça ou do pescoço eram abandonados nos hospitais e viam o seu tumor crescer. Os médicos, impotentes perante a doença, exibiam medidas paliativas, que pouco contribuíam para o seu bem-estar. No início do século passado essa patologia rejeitada começou a ser vista por um pequeno número de cirurgiões, que agiam isoladamente, na tentativa de diminuir o sofrimento desses pacientes de um modo mais objetivo e científico.

Nesta época, os pacientes precisavam encontrar algum cirurgião interessado e misericordioso, pois o tumor, invariavelmente ulcerado, infectado, com mau cheiro, sangramentos constantes e de grande tamanho, precisava ser extirpado por um cirurgião humano e corajoso.

Atualmente, existem equipes multidisciplinares que ajudam o cirurgião de cabeça e pescoço a cuidar melhor de seu paciente, dependendo do procedimento realizado pode-se ter um número maior de profissionais envolvidos. São citados, entre outros, oncologista clínico, radioterapeuta, cirurgião plástico da área de reconstrução e de microcirurgia, otorrinolaringologista, neurocirurgião, gastrocirurgião, endocrinologista, psicólogo, nutricionista, nutrólogo, enfermeiro, fisioterapeuta, fisiatra, fonoaudiólogo, dentista protobucomaxilofacial, cirurgião de tórax e radiologista.

Alguns médicos, tais como Theodor Kocher, que pelos seus estudos na tireoide recebeu o Prêmio Nobel da Medicina; Crile em 1906, no esvaziamento cervical; e Theodor Billroth, em 1873, que realizou a primeira laringectomia total, foram pioneiros e são considerados até agora verdadeiros "monstros sagrados" da medicina.

Nos últimos anos, houve um desenvolvimento muito grande da cirurgia de cabeça e pescoço, graças à interação com outras especialidades, principalmente Oncologia e Radioterapia, com o emprego de novas drogas, eficientes e potentes, e aparelhos de radioterapia de última geração.

Do ponto de vista tecnológico, com Gagner, que realizou a primeira paratireoidectomia endoscópica, em 1996; Rocco Bellantone, com a tireoidectomia endoscópica, em 1998; Miccoli com a MIVAT (Tireoidectomia por Incisão Minimamente Invasiva) (Fig. 1.1), e a cirurgia robótica (Fig. 1.2) houve um grande impulso da especialidade.

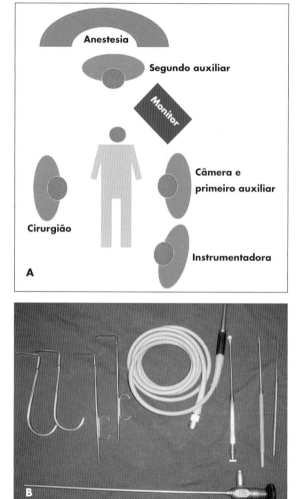

Figura 1.1 — Cirurgia minimamente invasiva de tireoide (MIVAT), técnica de Miccoli. Disposição da equipe cirúrgica (A) e instrumental (B).

Introdução e Evolução da Cirurgia de Cabeça e Pescoço

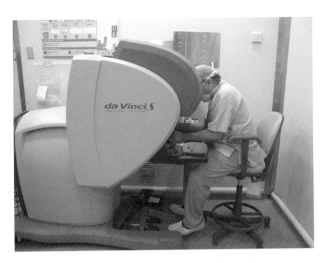

Figura 1.2 — Cirurgia de orofaringe utilizando-se o robô da Vinci.

A Cirurgia de Cabeça e Pescoço trata de doenças benignas e malignas desse segmento do corpo humano, particularmente tumores. O médico considerado habilitado para o exercício profissional, aqui em nosso meio, deve ter como formação básica cirúrgica dois anos de cirurgia geral e dois anos de cirurgia de cabeça e pescoço. As tireoidectomias, parotidectomias, cirurgias de doenças congênitas são realizadas rotineiramente pelo residente de terceiro ano (primeiro ano da especialidade) sob a supervisão de médico assistente, enquanto que cirurgias, como esvaziamento cervical, pelvemandibulectomias, ressecções extensas com rotação de retalhos, são feitas pelo residente de quarto ano (segundo ano da especialidade). É bom sempre recordar que podem existir sequelas definitivas ou temporárias, graves ou passageiras quanto à deglutição, fonação, respiração, paladar, olfato, visão, audição, distúrbios endocrinológicos e do sistema nervoso central. A abordagem multidisciplinar facilita a pesquisa e produz importantes avanços no diagnóstico, tratamento e na qualidade de vida dos pacientes. O diagnóstico precoce e a prevenção são armas muito importantes no combate ao câncer de cabeça e pescoço.

Theodor Billroth que, no dia 31 de dezembro de 1873, em Viena, foi capaz de realizar a primeira laringectomia total em um homem de 36 anos de idade, sem os instrumentos adequados para boa hemostasia, sem antibióticos, sem transfusão sanguínea, sem condições hospitalares razoáveis e sem os recursos atuais de reabilitação. Diferentemente, hoje, o residente de cirurgia e pescoço recebe todo o treinamento quanto ao diagnóstico, técnica cirúrgica, reabilitação, princípios éticos e postura perante o paciente, e equipes médica e de apoio.

O nosso jovem médico, nos tempos atuais, deve estar preparado para o uso da biologia molecular, da utilização da videocirurgia, da cirurgia robótica, do uso de mini-incisões nos laboratórios de habilidades e da interação com a quimioterapia e radioterapia, utilizando-se de protocolos de preservação de órgãos, tanto do ponto de vista clínico como cirúrgico.

Enfim, as mudanças estão acontecendo e quem não estiver atualizado corre o risco de se tornar ultrapassado ao término da sua própria residência.

Bibliografia

1. Absolon KB, Keshishian J First laryngectomy for cancer as performed by Theodor Billroth on December 31, 1873: a hundred anniversary. *Rev Surg* 1974;31(2):65-70.
2. Brandão LG, Ferraz AR. *Cirurgia de cabeça e pescoço*. São Paulo: Roca, 1998.
3. Cernea CR, Brandao LG. Kocher e a história da tireoidectomia. *Rev Bras Cir Cab Pesc.* 2008;37(4):240-3.
4. Pinotti HW. *Filosofia da cirurgia*. São Paulo: OLM; 2008.

Capítulo 2

Ligas Acadêmicas

2.1. Liga de Cirurgia de Cabeça e Pescoço

Éder Maxwell Gouveia
José Arnaldo Shiomi da Cruz

O câncer da cavidade oral representa, aproximadamente, 3% de todos os tumores malignos no Brasil, é o quinto sítio mais comum de câncer na população masculina brasileira e o sétimo, se considerarmos ambos os sexos. Sua etiologia está associada a hábitos como tabagismo e etilismo, sendo, portanto, passível de prevenção. É curável principalmente quando precoce.

Devido à relevância do câncer da cavidade oral no Brasil, fundou-se, em 1995, a Liga de Prevenção e Controle do Câncer da Cavidade Oral. Anos depois, foi renomeada como Liga de Cirurgia de Cabeça e Pescoço (Fig. 2.1). Sua criação deu-se a partir de uma iniciativa conjunta de alunos da

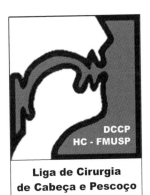

Figura 2.1 – Logotipo da Liga de Cirurgia de Cabeça e Pescoço.

Faculdade de Medicina da Universidade de São Paulo (FMUSP) e de professores da Disciplina de Cirurgia de Cabeça e Pescoço desta mesma entidade. Em termos legais, a Liga é reconhecida, pelo Hospital das Clínicas da Faculdade de Medicina da Universidade de São Paulo (HC-FMUSP), como pessoa jurídica e está vinculada ao Serviço de Cirurgia de Cabeça e Pescoço da Divisão de Clínica Cirúrgica I do HC-FMUSP e também ao Departamento Científico do Centro Acadêmico "Oswaldo Cruz" da FMUSP.

A Liga de Cirurgia de Cabeça e Pescoço tornou-se uma entidade importante dentro do HC-FMUSP, promovendo pesquisa, assistência e ensino. Tem sua sede na Enfermaria e no Ambulatório do Serviço de Cirurgia de Cabeça e Pescoço do HC-FMUSP, localizado no 8º andar do Instituto Central e no 6º andar do Prédio dos Ambulatórios do complexo do HC-FMUSP. É neste ambiente que a Liga conta com acadêmicos de Medicina do terceiro ao sexto anos, professores e médicos da Disciplina de Cirurgia de Cabeça e Pescoço do HC-FMUSP, bem como acadêmicos da Faculdade de Odontologia da Universidade de São Paulo. Suas atividades assistenciais são desenvolvidas em caráter de atendimento ambulatorial e de enfermaria, como também por meio da participação em cirurgias; sempre frisando um aspecto multidisciplinar de suas atividades.

O aluno, membro efetivo, é exposto a discussões clínicas durante o atendimento assistencial, cursos anuais e seminários. No que tange à pesquisa, os membros efetivos são estimulados a desenvolver trabalhos científicos, bem como divulgar resultados de pesquisas em congressos, além de proceder a publicação em revistas médicas especializadas.

Assim, o intuito maior da Liga de Cabeça e Pescoço é de despertar o interesse e o espírito crítico dos estudantes da área de saúde para esta especialidade por meio de assistência, ensino e pesquisa; ao passo que contribui para a melhoria do atendimento, prevenção primária, secundária e terciária de doenças cervicofaciais tão relevantes em nosso meio, como o câncer de cavidade oral.

Bibliografia

1. Brasil. Ministério da Saúde. Secretaria de Atenção à Saúde. Instituto Nacional de Câncer. Coordenação de Prevenção e Vigilância de Câncer. Estimativas 2010: Incidência de Câncer no Brasil. Rio de Janeiro: INCA; 2009.
2. Brescia MDG, Saka JA, Durazzo MD, Shiomi da Cruz JA, Nascimento CP, Sanches AM, et al. Características epidemiológicas das neoplasias malignas de tireóide em

hospital terciário no Brasil. *Revista Brasileira de Cirurgia de Cabeça e Pescoço*, 2009 (ISSN versão eletrônica *on line*: 1981-951X): 38, Suplemento: S49.
3. Durazzo MD, de Araújo CE, Brandão Neto J de S, Potenza Ade S, Costa P, Takeda F, et al. Clinical and epidemiological features of oral cancer in a medical school teaching hospital from 1994 to 2002: increasing incidence in women, predominance of advanced local disease, and low incidence of neck metastases. *Clinics (Sao Paulo)* 2005;60(4):293-8.
4. Durazzo MD, DelNegro DF, Lobo FL, Fernandes F, Brescia MDG, Ramos DM, et al. Oral Cancer in a school hospital from 1994 to 2006: predominance of low staged disease in women. 7th International Conference on Head and Neck Cancer – Final Program; 2008. p. 372.
5. Durazzo MD, Shiomi da Cruz JA, Saka JA, Brescia MDG, Oda A, Sanches AM, et al. Câncer da boca e da orofaringe em hospital escola de referência: doença avançada em 80% dos pacientes, predomínio de subregiões com pior prognóstico e imperativo de diagnóstico precoce. *Revista Brasileira de Cirurgia de Cabeça e Pescoço*, 2009 (ISSN versão eletrônica *on line*: 1981-951X): v. 38, Suplemento: S78.

2.2. Liga da Tireoide

Arthur Vicentini da Costa Luiz
Fernando de Andrade Balsalobre

A tireoide é uma glândula endócrina que produz hormônios (T3 – triiodotironina e T4 – tetraiodotironina) derivados do metabolismo do iodo por meio de sua unidade funcional: os folículos. A produção e liberação dos hormônios tireóideos são reguladas por outros hormônios (TRH e TSH), produzidos no eixo hipotálamo-hipofisário, e que fazem parte de uma alça de retroalimentação (*feedback*), como ocorre com outros hormônios do sistema endócrino humano. Portanto, o T3 e o T4 afetam direta ou indiretamente a velocidade do metabolismo do organismo.

Outro hormônio proveniente da glândula tireoide é a calcitonina, que é produzida nas células C ou células parafoliculares, responsável por parte do metabolismo do cálcio no organismo, com ação antagonista à do paratormônio (produzido nas glândulas paratireoides).

A tireoide pode ser acometida por diversas afecções, tanto benignas (por exemplo, tireoidite de Hashimoto) quanto malignas (por exemplo, carcinoma papilífero, proveniente das células foliculares, e o carcinoma medular das células parafoliculares). Além de todas as funções citadas acima, acredita-se que as doenças da tireoide sejam muito prevalentes. Estima-se que a prevalência de tireoidites crônicas autoimunes na população brasileira, por exemplo, seja de 17,6%, fato que torna importante um estudo pormenorizado desta glândula endócrina na formação de qualquer profissional da área da saúde, principalmente dos médicos.

A Liga da Tireoide (Fig. 2.2), fundada em 08 de outubro de 2008, conta com a participação de acadêmicos do Curso de Medicina, do segundo ao sexto anos da Faculdade de Medicina da Universidade de São Paulo (FMUSP) e é an-

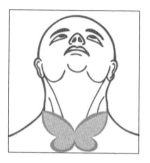

Figura 2.2 – Logotipo da Liga da Tireoide.

corada na Disciplina de Cirurgia de Cabeça e Pescoço e na Disciplina de Endocrinologia e Metabologia do HC-FMUSP. Tem como principal objetivo, o aprofundamento dos alunos nas patologias da tireoide, seus métodos diagnósticos, tratamentos, reabilitação e implicações na vida dos pacientes. Esse aprendizado provém das atividades desenvolvidas pela Liga durante o ano. São elas:

- ◆ Aulas teóricas quinzenais, ministradas por profissionais da área, sobre temas relativos à tireoide (anatomia cervical e sua topografia, histologia, patologia, epidemiologia etc.) e suas afecções (diagnóstico, tratamento, exames laboratoriais, exames complementares específicos, prognóstico e perspectivas para o futuro).
- ◆ Atendimento ambulatorial de pacientes, desde a triagem inicial até o tratamento e seu posterior seguimento. Nesse ponto, acreditamos ser de suma importância a participação dos acadêmicos no acompanhamento das formas clínicas e cirúrgicas de tratamento, para que os mesmos possam ter uma visão geral do atendimento dos pacientes e de suas patologias, tornando-se, futuramente, profissionais mais completos.
- ◆ Participação ativa dos acadêmicos em cirurgias da glândula tireoide realizadas no Centro Cirúrgico do HC-FMUSP e do Instituto do Câncer do Estado de São Paulo (ICESP).

♦ Possibilidade de participação em projetos de pesquisa da Disciplina de Cirurgia de Cabeça e Pescoço e da Disciplina da Endocrinologia e Metabologia da Faculdade de Medicina da Universidade de São Paulo, por meio de programas de Iniciação Científica, nos quais o aluno tem a oportunidade de se inserir na vanguarda do conhecimento e adquirir ferramentas essenciais para atuação profissional futura.

É por acreditar na carência de melhor entendimento dessa glândula endócrina tão vital para o ser humano e na real necessidade de aprimorar a formação e qualidade de nossos profissionais, que a Liga da Tireoide da Faculdade de Medicina da Universidade de São Paulo conta com a participação crescente dos alunos da graduação médica.

Bibliografia

1. Brescia MDG, Saka JA, Durazzo MD, Shiomi da Cruz JA, Nascimento CP, Sanches AM, Oda A, Ferraz AR. Características epidemiológicas das neoplasias malignas de tireóide em hospital terciário no Brasil. Revista Brasileira de Cirurgia de Cabeça e Pescoço, 2009 (ISSN versão eletrônica on line: 1981-951X): v.38, Suplemento: S49.
2. Camargo RYA, Tomimori EK, Neves SC, Knobel M, Medeiros-Neto G. Prevalence of chronic autoimmune thyroiditis in the urban area neighboring a petrochemical complex and a control area in Sao Paulo, Brazil. *Clinics.* 2006;61(4):307-12.

Capítulo 3
Epidemiologia em Cirurgia de Cabeça e Pescoço

Lana Leimi Sano Okada
Adriana Sondermann

Introdução

A Epidemiologia é uma ciência que estuda a relação entre fatores causais ou de proteção e doenças em populações específicas. Por meio deste estudo pode-se traçar políticas de saúde pública para identificar grupos de risco e sugerir medidas de controle de doenças. O contínuo crescimento e envelhecimento populacional afetaram significativamente o impacto do câncer no mundo, principalmente em países subdesenvolvidos ou em desenvolvimento. Segundo a Organização Mundial de Saúde (OMS), nesses países ocorreu, desde 2008, a metade dos casos novos e quase dois terços dos óbitos por câncer.

A partir de meados do século XX vivenciamos no Brasil uma importante evolução econômica e sociocultural com sensíveis reflexos nas taxas de incidência, prevalência e mortalidade das doenças. Observou-se a queda das doenças infecciosas e o aumento das doenças não infecciosas (doença cardíaca, neoplasias e morte violenta). As doenças infecciosas e parasitárias, que na década de 30 correspondiam a 46% das mortes, hoje representam menos que 5% da mortalidade proporcional no país.

Em contrapartida, o impacto global do câncer mais que dobrou em 30 anos. A incidência de neoplasias malignas nos Estados Unidos, segundo o *Surveillance Epidemiology and End Results* (SEER) 2002-2006, foi de 462,9/100.000 habitantes. Desde 2003 as neoplasias malignas constituem a segunda causa de morte na população, representando aproximadamente 17% dos óbitos de causa conhecida notificados em 2007 e sendo responsável por 140.801 óbitos em 2004, segundo a Secretaria de Vigilância em Saúde, a maioria nas regiões sul, sudeste e centro-oeste. Para o ano de 2010 são esperados, em todo o Brasil, 489.270 novos casos de câncer.

Das doenças tratadas pelo cirurgião de cabeça e pescoço nos dias de hoje, o câncer de tireoide ocupa um papel de destaque e importância. Em relação a esta patologia, estimou-se que o número de casos novos em 2009 nos Estados Unidos foi de 37.200, sendo 10.000 em homens e 27.200 em mulheres. Embora a incidência seja alta, a mortalidade é muito baixa e vem apresentando queda, principalmente pelo diagnóstico e tratamento precoces. Observa-se que a mortalidade total é de 0,5/100.000 habitantes, e a sobrevida é de 97,3%.

O câncer diferenciado da tireoide é a forma mais comum de neoplasia endócrina e, geralmente, é curável. Sua frequência tem aumentado progressivamente cerca de 3% ao ano por fatores etiopatogênicos desconhecidos e principalmente devido à melhora dos métodos que permitem o diagnóstico precoce. Vários fatores de risco para câncer da tireoide são descritos. Porém, a única causa bem demonstrada clínica, epidemiológica e experimentalmente é a exposição à radiação ionizante, particularmente na infância. História de bócio ou de nódulos tireóideos prévios, principalmente em mulheres com mais de 45 anos, é fator de risco para câncer de tireoide. No entanto, hipertireoidismo prévio não eleva significativamente o risco e tampouco existem evidências de aumento de risco em indivíduos com elevada ingestão de iodo ou em uso de terapia de reposição hormonal para menopausa. Ao contrário de grande parte dos tumores no ser humano, o cigarro não é fator de risco para o câncer da tireoide.

Câncer de cabeça e pescoço é um termo coletivo definido por bases anatomotopográficas para descrever tumores malignos do trato aerodigestivo superior. Esta região anatômica inclui a cavidade oral, faringe e laringe. Mundialmente, o carcinoma epidermoide de cabeça e pescoço responde por mais de 500 mil casos anualmente, sendo a cavidade oral o local de maior incidência. Aproximadamente 40% dos cânceres de cabeça e pescoço ocorrem na cavidade oral, 25% na laringe, 15% na faringe e o restante nos demais sítios remanescentes (glândulas salivares e tireoide). Levando-se em consideração o total de mortes por câncer no período entre 2003 e 2007, o câncer da cavidade oral representou 4,3% do total em homens e 1,3% em mulheres, enquanto o câncer da laringe respondeu por 3,6% dos óbitos em homens e 0,6% em mulheres. O tipo histológico mais comum é o carcinoma epidermoide.

No Brasil o câncer de cavidade oral representa 3,7% das neoplasias malignas (excetuando-se o câncer de pele não melanoma), sendo o sétimo mais comum na população geral e o quarto mais comum entre os homens, exceto a próstata. Nos Estados Unidos o SEER estimou, para 2009, 35.720 casos novos de câncer de cavidade oral e faringe, sendo 25.240 homens e 10.480, mulheres. Observa-se que a mortalidade total é de 2,6/100.000 (7.600 mortes por ano), e é maior em homens (3,9/100.000) que em mulheres (1,5/100.000). No Brasil a estimativa é de 14.120 novos casos de câncer de cavidade oral em 2010, sendo 10.330 em homens e 3.790 em mulheres. Para 2010 a taxa bruta de incidência deste câncer, somente no Estado de São Paulo (SP), está estimada em 15,19/100.000 habitantes (3.230 novos casos). Entre as capitais brasileiras, a mais alta taxa bruta de incidência de neoplasia maligna de cavidade oral é a do Rio de Janeiro (RJ), de 20,11/100.000 habitantes. A menor é a de Macapá (AP), de 1,31/100.000 habitantes.

Ainda segundo estimativas do SEER, o número de casos novos de câncer de laringe em 2009 foi de 12.290, sendo 9.920 em homens e 2.370 em mulheres. Observa-se que a mortalidade total é de 1,3/100.000 habitantes (3.360 mortes por ano), e é maior em homens (2,3/100.000) que em mulheres (0,5/100.000).

O câncer de cabeça e pescoço também assume grande importância devido às deformidades estéticas e funcionais associadas à própria doença e ao seu tratamento. O impacto é ainda maior, pois a maioria dos pacientes com este tipo de câncer encontra-se em estádio avançado da doença no momento do diagnóstico, o que piora seu prognóstico. No Estado de São Paulo, considerando-se somente o câncer de boca, 53% dos casos novos são de pacientes em estádio IV e 21% em estádio III ao diagnóstico (Fundação Oncocentro, 2002).

Porém, analisando os dados do SEER no período de 1950 a 2005, observou-se nos Estados Unidos um aumento da sobrevida em cinco anos dos pacientes com câncer de cabeça e pescoço de 46% para 64,4% nos casos de cavidade oral e faringe, e de 52% para 65,5% nos casos de laringe. Isso pode estar relacionado às mudanças nos paradigmas de tratamentos instituídos na última década, como a quimioterapia e novas estratégias com alvos moleculares.

Fatores de risco para o câncer de cabeça e pescoço

As neoplasias de cabeça e pescoço são mais incidentes no sexo masculino, numa proporção de 4:1, chegando a 9:1 no câncer da laringe. Embora os homens sejam mais afetados que as mulheres, nos últimos anos tem sido observado um aumento notável na incidência entre mulheres, o que parece refletir o crescimento no consumo de álcool e tabaco neste grupo.

A incidência do câncer de cabeça e pescoço aumenta com a idade. Na Europa, 98% dos pacientes têm idade superior a 40 anos de idade e apenas 4 a 6% são indivíduos mais jovens. Nos Estados Unidos a maioria dos pacientes é diagnosticada com a doença na quinta e sexta décadas de vida e cerca de 10% dos pacientes têm menos de 40 anos de idade. Entretanto, a incidência nesta faixa etária tem aumentado em vários países e os mecanismos envolvidos na tumorigênese de pacientes jovens devem estar ligados a outros fatores de risco, além dos já bem conhecidos.

Tabagismo e etilismo

Evidências epidemiológicas sugerem que muitos fatores diferentes podem estar associados com o aumento do risco de desenvolvimento de câncer de cabeça e pescoço. Vários estudos mostram uma relação consistente do fumo com esses cânceres. A fumaça do cigarro contém inúmeros agentes carcinogênicos que causam dano ao DNA, que em pessoas mais suscetíveis pode ser irreversível, levando à tumorigênese. Na União Europeia estima-se que aproximadamente 60% das neoplasias orais em homens e 30% em mulheres sejam atribuídas somente ao cigarro. Quanto maior a intensidade do tabagismo (número de cigarros por período de tempo), maior o risco da doença.

Além do fumo, o consumo de álcool também é um fator de risco bem estabelecido para o câncer de cabeça e pescoço, principalmente cerveja e destilados. Estes fatores de risco isoladamente podem aumentar de duas a três vezes a chance de desenvolver câncer de cavidade oral e laringe. O risco aumenta mais de 15 vezes quando ocorre o consumo de álcool e cigarro combinados. Nos pacientes com diagnóstico de câncer de cabeça e pescoço, o uso prévio de cigarro e álcool indica pior prognóstico da doença e a manutenção desses hábitos aumenta o risco de morte de forma cumulativa em até cinco vezes. Existem controvérsias em relação à ingesta de vinho, que contém componentes polifenólicos com propriedades possivelmente anticarcinogênicas.

Dieta

Em relação à dieta, a ingesta de gorduras saturadas pode elevar o risco de neoplasias malignas de cabeça e pescoço, principalmente em fumantes. As deficiências de micronutrientes também parecem estar associadas a um risco aumentado dessas doenças. Paralelamente, uma dieta com peixes, frutas frescas e vegetais verdes (particularmente os ricos em antirradicais livres e antioxidantes como os carotenoides) pode diminuir esse risco.

História familiar

A história familiar positiva aumenta em 3,5 vezes a probabilidade do desenvolvimento do câncer de cabeça e pescoço. Porém não se deve esquecer que existem os fatores genéticos e ambientais que interferem na carcinogênese. Variações geográficas ou regionais indicam que o estilo de vida sociocultural de uma população pode refletir a apresentação clínica e as características do tumor.

Papiloma vírus humano (HPV)

O papiloma vírus humano (HPV) é um DNA vírus cujo genoma contém aproximadamente 8.000 pares de base. São conhecidos atualmente mais de 100 tipos de HPV. Os subtipos que infectam as mucosas causam desde papilomas benignos a carcinomas malignos invasivos. Os considerados de alto risco ou oncogênicos são principalmente 16, 18 e 31, sendo que o HPV 16 é o mais comum, encontrado em até 90% dos cânceres de orofaringe HPV-positivos. A detecção da expressão das proteínas E6 e E7 do papilomavírus é considerada, atualmente, o método mais eficiente para classificação de um tumor como HPV-positivo, além de funcionar como valor preditivo.

A relação etiológica entre o HPV e as neoplasias do trato aerodigestivo superior são conhecidas desde 1983. A superfície epitelial de sua mucosa, pela exposição das células basais, torna-o bastante suscetível ao HPV, de modo que podemos detectar seu genoma em até 49,5% dos carcinomas orais. A participação do HPV no processo multifásico da carcinogênese permanece controversa e sugere-se que ele seja apenas um dos fatores etiológicos. Alguns trabalhos verificaram uma baixa prevalência em lesões leucoplásicas orais (22,8%) e não encontraram o genoma viral nas lesões leucoplásicas que evoluíram para carcinoma.

Em contrapartida, pacientes com neoplasias de orofaringe HPV-positivas têm evolução mais favorável se comparados com os portadores de tumores HPV-negativos. Esses pacientes com carcinomas HPV-positivos costumam ser mais jovens, ter menor exposição ao tabaco e álcool, e ter tumores menores que os dos pacientes HPV-negativos.

Marcadores genéticos e moleculares

A detecção de alterações moleculares pode ser útil para o diagnóstico, prevenção e tratamento do câncer de cabeça e pescoço, o que tem estimulado a busca de biomarcadores com potenciais aplicações clínicas. Com o desvendamento do genoma humano, melhorou significativamente a compreensão da fisiologia dos tumores sólidos, resultando na identificação de novos alvos moleculares a eles relacionados. Cada etapa de sua progressão é seguida por alterações cromossômicas resultantes tanto da perda como do ganho de material genético. Porém, a maioria das alterações genéticas que ocorrem durante este processo ainda não é conhecida ou não está totalmente compreendida.

No câncer de cabeça e pescoço, podemos agrupar os genes com aberrações cromossômicas conforme os mecanismos em que estão envolvidos: crescimento tumoral, supressão tumoral, angiogênese e resposta imune.

O gene EGFR (*Epidermal Growth Factor Receptor*) possui expressão elevada em câncer de cabeça e pescoço e está relacionado com um mau prognóstico para a doença. A sua ativação estimula crescimento, proliferação, angiogênese, invasão, metástase e inibição da apoptose. Vários estudos também mostram o valor prognóstico do VEGF (*Vascular Endothelial Growth Factor*) e seu papel na promoção da invasão e no comportamento agressivo de tumores de cabeça e pescoço.

O gene da ciclina D1 (*CCDN1*), localizado em 11q13, tem atividade que pode ser inibida por vários genes supressores de tumor, incluindo as proteínas p16, p21 e p27. A amplificação ou expressão elevada foram associadas à doença em estádios avançados, precoce acometimento ganglionar, pobre resposta à quimioterapia e redução da sobrevida.

O gene TP53 (*Tumor Protein p53*), mapeado em 17q13, está envolvido em muitas funções celulares, incluindo a manutenção da estabilidade genômica, progressão do ciclo celular, diferenciação celular, reparo a danos no DNA e apoptose. A produção da proteína é aumentada na célula em resposta a danos no DNA. Se o dano não for reparado, p53 leva a célula a apoptose. No câncer de cabeça e pescoço são relatadas mutações em 33 a 59% dos casos, perdas alélicas em 38% e expressão aumentada da proteína em 37 a 76% dos tumores.

A diminuição da expressão de FAS (*TNF – Receptor Superfamily Member*) também conhecido como TNFSF6, CD95 ou APO-1, que sinaliza a apoptose em vários tipos celulares, parece estar relacionado com a transformação maligna e progressão do tumor.

As metaloproteínas (MMPs) são enzimas proteolíticas dependentes de zinco que degradam a maioria dos componentes da matriz extracelular, incluindo colágeno, elastina e fibronectina. A degradação da matriz de colágeno é importante para a invasão de tecidos subjacentes e metástases. Várias MMPs possuem expressão elevada em câncer de cabeça e pescoço e desempenham um papel importante na carcinogênese por degradar o colágeno tipo IV, o principal componente da membrana basal. Alguns estudos mostram uma correlação significante entre a expressão de MMP-9 e baixa sobrevida em pacientes com câncer de cabeça e pescoço.

A expressão elevada de C-ERBB-2 (HER-2), gene codificador do receptor para o fator de crescimento epidérmico localizado no cromossomo 17, observada em 75% dos pacientes com câncer de cabeça e pescoço, também foi correlacionada à baixa sobrevida. Desse modo, a variabilidade individual em genes relacionados aos processos de ativação e detoxificação metabólica parece crucial na suscetibilidade ao câncer de cabeça e pescoço.

Outras considerações

Em um estudo no Hospital das Clínicas da Faculdade de Medicina da Universidade de São Paulo (HC-FMUSP), o perfil dos pacientes com câncer de cabeça e pescoço foi similar ao apresentado em outras regiões do Brasil e do mundo. Houve predominância de homens caucasianos, porém houve também uma tendência ao aumento da incidência em mulheres na última década, que pode ser explicado por mudanças no estilo de vida. A faixa etária mais acometida está em torno da quinta e sexta décadas de vida. Porém, observou-se aumento dos casos em pacientes abaixo de 40 anos. Os principais fatores de risco foram o tabagismo e o etilismo, que atuam de forma sinérgica, a dieta rica em gordura animal e pobre em carotenoides e história familiar. O carcinoma espinocelular foi o tipo histológico mais presente e o sítio anatômico mais acometido foi a cavidade oral.

A maioria dos casos apresentou-se em estádio avançado no momento do diagnóstico, fato que piorou o prognóstico. Isto ilustra que estratégias de prevenção e detecção precoce devem ser enfatizadas por políticas de saúde. Tais medidas podem incluir educação continuada de profissionais da saúde (exame sistemático da cavidade oral) e informação para a população geral sobre fatores de risco e sintomas iniciais da doença.

Outro estudo epidemiológico mostrou que a maior proporção de casos de câncer de tireoide recebidos no HC-FMUSP são do gênero feminino na quarta década de vida e com a variante papilífera. Apesar da variabilidade da evolução entre os tipos histológicos, a mortalidade geral por esta doença foi muito baixa. Entre os fatores de risco estão história de exposição à radiação, história familiar, história de bócio ou nódulo tireóideo benigno prévio.

Bibliografia

1. Alvarenga LM et al. Epidemiologic evaluation of head and neck patients in a university hospital of northwestern São Paulo State. *Rev Bras Otorrinolaringol.* 2008;74(1):68-73.
2. Araújo VJF, Carlucci D, Sasaki SU, Montag E, Azato FN, Cordeiro AC et al. Perfil de Incidência do câncer oral em um hospital geral de São Paulo. *Rev Hosp Clin Méd S Paulo.* 1998;53(3):110-3.

3. Chung CH, Gillison ML. Human papillomavirus in head and neck cancer: its role in pathogenesis and clinical implications. *Clin Cancer Res.* 2009;15(22):6758-62. Epub 2009 Oct, 27.
4. Coeli CM, Brito AS, Barbosa FS, Ribeiro MG, Sieiro APAV, Vaisman M. Incidência e mortalidade por câncer de tireóide no brasil. *Arq Bras Endocrinol Metab.* 2005;49(4):503-9.
5. Dedivitis RA, França CM, Mafra ACB, Guimarães FT, Guimarães AV. Características clínico-epidemiológicas no carcinoma espinocelular de boca e orofaringe. *Rev Bras Otorrinolaringol.* 2004;70:35-40.
6. Dobrossy L. Epidemiology of head and neck cancer: magnitude of the problem. *Cancer and Metastasis Rev.* 2005;24:9-17.
7. Durazzo MD, Araújo CEN, Brandão JS, Potenza AS, Tavares MR, et al. Clinical and epidemiological features of oral cancer in a medical school teaching hospital from 1994 to 2002: increasing incidence in women, predominance of advanced local disease and low incidence of neck metastasis. *Clinics.* 2005;60(4): 293-8.
8. Ferraz AR, Araújo VJF, Gonçalves AJ, Fava AS, Lima RA. *Diagnóstico e tratamento do câncer da tireóide.* Projeto Diretrizes 2006 – Associação Médica Brasileira e Conselho Federal de Medicina.
9. Instituto Nacional do Câncer. Estimativa 2010 – Incidência de câncer no Brasil. Disponível no site: http://www.inca.gov.br.
10. Kjaerheim K, Gaard M, Andersen A. The role of alcohol, tobacco, and dietary factors in upper aerogastric tract cancers: a prospective study of 10,900 Norwegian men. *Cancer Causes Control.* 1998;9(1):99-108.
11. Lefebvre JL, at al. Larynx preservation in pyriform sinus cancer: Preliminary results of a European Organization for Research and Treatment of Cancer phase III Trial. EORTC Head and Neck Cancer Cooperative Group. *Natl Cancer Inst.* 1996;88(13):890-9.
12. Li-E Wang, Zhibin Hu, Sturgis EM, Spitz MR, Strom SS, Amos CI, et al. Reduced DNA Repair Capacity for Removing Tobacco Carcinogen-Induced DNA Adducts Contributes to Risk of Head and Neck Cancer but not Tumor Characteristics. *Clin Cancer Res.* 2010;16(2):764-74.
13. Mayne ST, Cartmel B, Kirsh V, Goodwin WJ. Alcohol and tobacco use prediagnosis and postdiagnosis, and survival in a cohort of patients with early stage cancers of the oral cavity, pharynx, and larynx. *Cancer Epidemiol Biomarkers Prev.* 2009;18(12):3368-74.
14. Rouquayrol MZ, Almeida Filho, N. *Introdução à epidemiologia.* 4a ed. Rio de Janeiro: Guanabara-Koogan; 2006.
15. Ruiz MT, et al. Head and neck cancer epidemiology and biomarkers. *Arq Ciênc Saúde.* 2006;13(1):34-8.
16. Saka JA, Brescia MDG, Durazzo MD, da Cruz JAS, Nascimento C, Sanches AM, et al. Departamento de Cirurgia de Cabeça e Pescoço, Hospital das Clínicas da Faculdade de Medicina da Universidade de São Paulo, Brasil. *Rev Bras Cir Cabeça Pescoço.* Suplemento Digital XXII Congresso Brasileiro de Cirurgia de Cabeça e Pescoço.
17. Surveillance Epidemiology and End Results (SEER) Cancer Statistics Review 1975-2006 National Cancer Institute. Disponível em: http://seer.cancer.gov/statistics.

Parte II

Anatomia

- Anatomia da Face
- Anatomia do Pescoço
- Anatomia da Faringe
- Anatomia da Laringe
- Anatomia Endoscópica da Faringe e Laringe

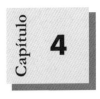

Anatomia da Face

Renata Regina da Graça Lorencetti Mahmoud
Daniel Marin Ramos

Definição

A face é a superfície anterior da cabeça, desde a fronte até o queixo e entre as orelhas. Suas características, de indivíduo para indivíduo, é o que define a nossa identidade.

Regiões da face

A face é dividida em cinco regiões bilaterais e quatro centrais (Fig. 4.1):

Regiões bilaterais { Orbitária, Infraorbitária, Da bochecha, Parotídea, Zigomática }

Regiões centrais { Frontal, Nasal, Oral, Mentoniana }

Além da face, a superfície da cabeça também é dividida em região parietal, occipital e temporal (esta última é onde se localizam os pavilhões auditivos).

Anatomia de superfície da cabeça

Região frontal

Inclui a fronte e a área localizada acima do olho. Imediatamente abaixo dos supercílios encontra-se a margem supraorbital ou superciliar. Entre os supercílios encontra-se área lisa denominada glabela e acima desta está a proeminência da fronte ou túber frontal.

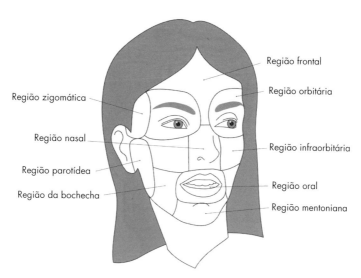

Figura 4.1 – Anatomia de superfície.

Regiões parietal e occipital

Essas regiões são revestidas pelo couro cabeludo recobrindo os ossos do crânio.

Região temporal

Inclui orelha, mastoide e linfonodos pré e retroauriculares. A orelha é formada pelo pavilhão auricular e meato acústico externo. O pavilhão capta o som e o meato acústico transmite este para a orelha média (situada no interior do osso temporal). O pavilhão auricular é formado pela hélice (margem livre superior e posterior), que continua como o lóbulo da orelha inferiormente. A porção alta da hélice corresponde à altura do supercílio e da glabela, e o lóbulo à altura da ponta nasal. O meato acústico é revestido anteriormente por proeminência denominada *tragus* e, oposto a este, encontra-se o *antitragus* (ambos separados pela incisura intertrágica).

Região orbital

Trata-se de uma cavidade óssea em que estão localizados os globos oculares e estruturas auxiliares (glândulas lacrimais, músculos, nervos, vasos e gordura). Os olhos estão localizados na altura média do comprimento vertical da face, e a largura de cada olho corresponde basicamente à distância entre os olhos. No olho observa-se uma área branca denominada esclera e uma parte circular colorida (íris), e a abertura localizada no centro da íris corresponde à pupila. Ambos os olhos são protegidos (de lesões e luz) por duas estruturas móveis denominadas pálpebras (superior e inferior) e por uma fina membrana que recobre a superfície do olho e a parte interna das pálpebras chamada túnica conjuntival (local acometido pela infecção ocular denominada conjuntivite). As duas pálpebras (superior e inferior) unem-se em ângulos denominados comissuras (lateral e medial).

Região nasal

A principal estrutura desta região é o nariz, cuja raiz situa-se entre os olhos; o dorso é formado pela união dos ossos nasal e a ponta (flexível), por cartilagem. As narinas são duas aberturas localizadas na porção inferior do nariz e separadas pela columela (e posteriormente pelo septo nasal). Lateralmente as narinas são formadas por estruturas arqueadas em forma de asa (asa do nariz). A largura de cada asa é próxima à largura do olho ou do espaço entre os olhos.

Região infraorbital, zigomática e da bochecha

A região infraorbitária localiza-se abaixo da órbita e medial ao nariz, e contém pele e músculos recobrindo a parte anterior da maxila. Lateralmente está a região zigomática que vai da região lateral da órbita até a parte superior da orelha. Inferior ao arco zigomático e anterior à orelha está a articulação temporomandibular que une a mandíbula ao osso temporal. Essa articulação pode ser palpada abaixo do arco zigomático ou no meato acústico externo com movimento de abertura bucal ou movimentos laterais da mandíbula. A bochecha é uma área ampla e plana situada entre o nariz, boca e orelha e funciona como parede lateral da cavidade oral. É constituída por massa de tecido adiposo e músculos (principalmente bucinador e masseter). O acentuado ângulo ósseo localizado inferiormente ao lóbulo da orelha é denominado ângulo da mandíbula, o qual é formado pela união do corpo e ramo desse osso.

Região oral

É formada pelos lábios, vestíbulo oral, rebordos alveolares (superior e inferior), dentes, soalho da boca, língua oral, palato duro e área retromolar. Os lábios são a porta de entrada para a cavidade oral, e são constituídos externamente por pele, internamente por mucosa, e região do vermelhão do lábio, que tem cor escurecida e faz a transição para a parte interna da boca. A largura do lábio em repouso corresponde aproximadamente à distância entre as íris de ambos os olhos. A união dos lábios forma ângulo denominado comissura labial, e o sulco que é formado entre a comissura e o nariz é chamado sulco nasolabial. O sulco formado entre o lábio inferior e o mento é denominado de sulco labiomentoniano e o formado entre a porção medial do lábio superior, tubérculo e a columela é chamada de filtro.

Região mentoniana

A principal estrutura dessa região é o mento, que contém uma proeminência chamada protuberância mentoniana e um sulco (entre o mento e o lábio) denominado de sulco labiomentoniano ou mentolabial, o qual se localiza à meia distância entre o ápice do nariz e do mento, no nível do ângulo da mandíbula.

Ossos da face

A face é composta pelos ossos do crânio e pela mandíbula, que se articulam por meio da articulação temporomandibular (ATM).

Osso frontal

É um osso pneumático e responsável por formar o esqueleto da fronte. Articula-se inferiormente com os ossos nasais. Logo acima deste temos a região entre os supercílios que é denominada glabela. O arco superciliar é uma elevação do osso frontal que se inicia na região glabelar e estende-se lateralmente.

Órbitas

São duas cavidades formadas por cinco ossos e contêm os globos oculares. A borda superior é formada pelo osso frontal; a lateral pelos ossos zigomáticos e frontal; a borda inferior pela maxila e pelos ossos zigomáticos e a medial é pelos ossos maxilares, lacrimais, etmoidal e frontal.

Ossos zigomáticos

São os responsáveis por formar as proeminências das bochechas, situam-se nas paredes inferiores e laterais das órbitas e uma superfície temporal localizada na fossa temporal.

Nariz

Apresenta uma composição óssea e uma porção cartilaginosa. A parte óssea do nariz é composta pela porção óssea do septo nasal e o vômer medialmente e, lateralmente, temos os ossos nasais que se articulam com a maxila e o osso frontal, dando o formato piramidal característico. A porção cartilaginosa, por sua vez, compõe-se das cartilagens septal (porção cartilaginosa do septo nasal), alar e lateral superior, formando a ponta do nariz.

Mandíbula

Apresenta três partes: ramo horizontal, ramo vertical e a proeminência mentoniana.

Articulação temporomandibular (ATM)

É uma articulação sinovial que envolve o côndilo da mandíbula, o tubérculo articular do osso temporal e a fossa mandibular. Seus movimentos são produzidos principalmente pelos músculos da mastigação: temporal, masseter e os pterigóideos mediais e laterais, resultando na abertura e fechamento da boca.

Músculos da face

Os músculos da face são os responsáveis pela mímica facial. O músculo da região frontal é o ventre frontal do músculo occipitofrontal. Continua-se com o ventre occipital e é responsável pela elevação dos supercílios.

Nas regiões orbitária e infraorbitária temos o músculo orbicular do olho. Suas fibras têm trajeto circular concêntrico e sua contração é responsável pelo fechamento das pálpebras, pelo estreitamento da rima palpebral e pelo enrugamento da fronte verticalmente.

Na região oral temos o músculo orbicular da boca que circunda a boca nos lábios, importante na articulação da fala, e também os músculos levantador do ângulo da boca, abaixador do ângulo da boca, risório, abaixador do lábio inferior e mentoniano.

O músculo bucinador é outro músculo presente nesta região e é o mais profundo dos músculos da face, estando mais relacionado à mucosa jugal do que com a pele da bochecha. Quando sorrimos este é o responsável em manter as bochechas tensas e evitar a lesão da mucosa jugal quando mastigamos.

Irrigação da face

O suprimento arterial da face é dado principalmente pela artéria facial e a drenagem venosa é realizada pelas veias facial e retromandibular.

Artéria facial

A artéria facial é ramo da artéria carótida externa. Seu trajeto cervical é pequeno e, após passar em torno da borda inferior da mandíbula, tem seu trajeto superior e anterior até o ângulo medial do olho. Possui muitos ramos colaterais com anastomoses contralaterais.

Seus principais ramos são:

1. *Artéria labial inferior* – é responsável pela irrigação do lábio inferior.
2. *Artéria labial superior* – é responsável pela irrigação do lábio superior e possui ramos nasais.
3. *Ramo nasal lateral* – é responsável pela irrigação do nariz.
4. *Artéria angular* – é o ramo terminal da artéria facial, comunica as artérias carótidas interna e externa após anastomose com a artéria oftálmica.

Veia facial

É a veia superficial da face e encontra-se atrás da artéria facial com seu trajeto retificado pela face. Começa ao lado do ângulo medial do olho e comunica-se livremente com a veia oftálmica superior e com o seio cavernoso. A veia facial desemboca na veia jugular interna. Na bochecha, a veia facial recebe a facial profunda.

Devido às conexões com o plexo pterigóideo e o seio cavernoso e ao fato dessas veias não possuírem válvulas aumenta a possibilidade de propagação de infecções superficiais da face ao seio cavernoso. O território da veia facial entre a ponta nasal e o lábio superior é denominado, por este motivo, de "triângulo perigoso" da face.

Veia retromandibular

É a veia profunda da face, formada pela união da veia temporal superficial com a veia maxilar. Segue posteriormente ao ramo da mandíbula passando através da glândula parótida, superficialmente à artéria carótida externa e profundamente ao nervo facial. Termina em dois ramos, sendo que um desemboca na veia facial e outro se une à veia auricular posterior para formar a veia jugular externa.

Drenagem linfática facial

Esta é realizada por meio de vasos linfáticos superficiais que acompanham as veias e os vasos linfáticos profundos que, por sua vez, acompanham as artérias. Tais vasos drenam principalmente para:

1. *Linfonodos parotídeos* – recebem drenagem da linfa da parte lateral da face, couro cabeludo e palpebral.
2. *Linfonodos submentonianos (nível Ia)* – recebem a drenagem da região mentoniana e parte central do lábio inferior.
3. *Linfonodos submandibulares (nível Ib)* – recebem a drenagem do lábio superior e partes laterais do lábio inferior.

Inervação facial

A face é inervada pelo nervo trigêmeo (V par craniano) e pelo nervo facial (VII par).

Nervo trigêmeo (V par craniano)

É o principal responsável pela inervação sensitiva da face e pela inervação motora dos músculos da mastigação (Fig. 4.2).

O nervo trigêmeo tem seu gânglio sensitivo (gânglio trigeminal), localizado na projeção da margem superior do osso zigomático, e os processos periféricos dos neurônios constituem as três divisões do nervo:

1. *Nervo oftálmico (V1)* – é a menor das três divisões, tem trajeto superior e é completamente sensitivo. Seus ramos são os nervos: frontal, nasociliar e lacrimal, com suas subdivisões.
2. *Nervo maxilar (V2)* – é a divisão intermediária, também completamente sensitiva. Seus ramos são os nervos zigomático e infraorbitário.
3. *Nervo mandibular (V3)* – é a maior divisão e contém fibras motoras e sensitivas. Seus principais ramos são os nervos auriculotemporal, bucal e mentoniano.

Anatomia

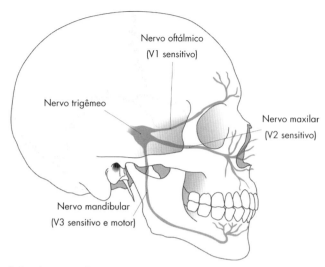

Figura 4.2 – Anatomia do nervo trigêmeo.

Nervo facial (VII par craniano)

Por meio de sua raiz motora, é o nervo responsável pela expressão facial, incluindo o músculo platisma, músculos auriculares e músculos do couro cabeludo (Fig. 4.3).

O nervo facial tem seu trajeto pelo osso temporal e emerge para a face por meio do forame estilomastóideo, este localizado entre a ponta da mastoide e o processo estiloide. Logo após sua saída, dá origem ao ramo auricular posterior e então o facial é englobado pela parótida formando o plexo parotídeo e divide-se cinco ramos:

1. *Ramo temporal* – tem seu trajeto cranial e cruza o arco zigomático. É responsável pela motricidade dos músculos auricular superior, auricular anterior, ventre frontal do occipitofrontal e a parte superior do orbicular do olho.
2. *Ramo zigomático* – é o ramo responsável pela motricidade da parte inferior do músculo orbicular do olho e da região inferior da órbita.
3. *Ramo bucal* – é o responsável pela motricidade do músculo bucinador.
4. *Ramo marginal da mandíbula* – tem o seu trajeto na margem inferior da parótida em 20% das pessoas segue abaixo do ângulo da mandíbula. É o ramo responsável pela motricidade do músculo risório e os músculos do lábio inferior e do queixo.

Anatomia da Face

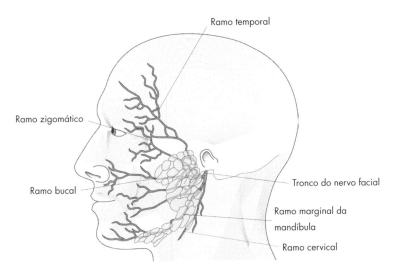

Figura 4.3 – Anatomia do nervo facial e parótida.

5. *Ramo cervical* – tem o seu trajeto mais caudal e é responsável por suprir o platisma.

Glândula parótida

A glândula parótida é a maior das três glândulas salivares maiores. Tem seu formato como uma pirâmide invertida, situando-se entre o ramo da mandíbula, processo mastóideo e o arco zigomático.

A glândula parótida é atravessada pelo nervo facial, sendo em torno 80% do seu parênquima superficial a este e 20% profundo (ver Fig. 4.3). Seu ducto, também chamando de ducto de Stenon, tem cerca de 5cm de comprimento, emerge na superfície lateral da glândula e segue horizontal e posteriormente até perfurar o músculo bucinador, tendo seu ósteo na mucosa jugal na altura da inserção do segundo molar superior.

Em seu interior encontramos diversos linfonodos. A inervação é dada por fibras parassimpáticas e simpáticas.

Órbitas

As órbitas são cavidades ósseas parecidas com pirâmides, com bases anterolaterais e ápices posteromediais (seus eixos formam ângulo de 45°

entre si). São separadas pelo seio esfenoidal e cavidade nasal. Seu conteúdo são os globos oculares e estruturas visuais acessórias (pálpebras, gordura, glândulas lacrimais, vasos, nervos, músculos e fáscia orbital) (Fig. 4.4).

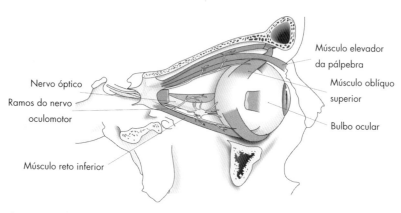

Figura 4.4 – Anatomia da órbita.

Bulbo do olho

Possui estrutura trilaminar, com camada externa fibrosa, camada intermediária vascular e camada interna formada pela retina. Anteriormente tem componente refrativo (córnea) e o segmento anterior é preenchido por humor aquoso, que passa pela pupila até o cristalino (câmara anterior). A câmara posterior (ou vítrea) é preenchida com humor vítreo, que conserva o formato do olho e mantém a retina no lugar e transmite luz.

Músculos extrínsecos do olho

Músculos retos lateral, medial, superior e inferior (cujos movimentos levam o globo ocular para a posição que denomina os músculos), músculo levantador da pálpebra superior (eleva a pálpebra superior), músculos oblíquos superior (abaixa e gira medialmente o olho) e inferior (eleva e gira lateralmente o olho).

Glândulas lacrimais

Têm 2cm de comprimento em forma de amêndoa e localizam-se na fossa da glândula lacrimal na porção superolateral de cada órbita. Secretam líquido lacrimal que lubrifica e protege a superfície conjuntiva e drena pelo ducto nasolacrimal para o meato inferior da cavidade nasal.

Nervos localizados na órbita

Nervo óptico (II par craniano) inerva cada um dos olhos e é responsável pela visão; oculomotor (III par craniano) responsável por inervar todos os músculos extrínsecos do olho, exceto o reto lateral, oblíquo superior e levantador da pálpebra; troclear (IV par craniano) inerva o músculo oblíquo superior; abducente (VI par craniano) inerva o músculo reto lateral; ramos do trigêmeo (V1 – frontal, nasociliar e lacrimal) também cruzam a órbita para inervar estruturas orbitárias (como glândulas lacrimais), região frontal e couro cabeludo.

Vasos da órbita

Artérias oftálmicas e infraorbitais, que unem os sistemas carotídeos externo e interno, e as veias oftálmicas superior e inferior, que drenam para o seio cavernoso.

Boca

Pode ser dividida em vestíbulo da boca e cavidade bucal propriamente dita (Fig. 4.5).

Vestíbulo

Pode ser definido como fenda entre os lábios e bochechas e dentes e gengivas. Comunica-se com o exterior pela abertura da boca (rima da boca).

Cavidade própria da boca

Contida entre os arcos dentais, superiormente seu limite é o palato duro, posteriormente comunica-se com a orofaringe (ver *Capítulo 6*), inferiormente seu limite é formado pela língua (porção oral) e soalho da boca. Com a boca fechada a cavidade oral é totalmente ocupada pela língua.

Lábios

São pregas musculofibrosas móveis que funcionam como esfíncter oral, recobertos por pele externamente e mucosa internamente, e conten-

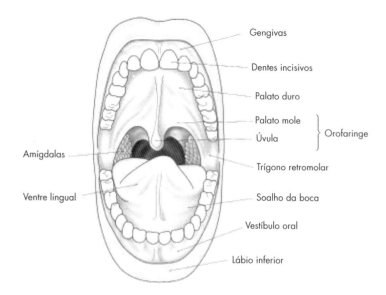

Figura 4.5 – Anatomia da boca.

do zona de transição (denominada vermelhão do lábio). Contêm vasos, nervos e músculos (principalmente o orbicular da boca) e duas pregas mucosas chamadas frênulos dos lábios superior e inferior. As bochechas possuem a mesma estrutura dos lábios e formam as paredes móveis da cavidade oral.

Gengivas

São formadas por tecido fibroso recoberto por mucosa e estão firmemente aderidas aos processos alveolares da maxila e mandíbula e aos colos dos dentes (incisivos, caninos, pré-molares e molares).

Dentes

A estrutura básica do dente é a coroa (que se projeta para fora da gengiva), o colo (situado entre a coroa e a raiz), raiz (fixa ao alvéolo dental pelo periodonto, e seu número é variável em função da localização do dente). Os alvéolos dentais são localizados nos processos alveolares da maxila e mandíbula e fixos às raízes pela sindesmose dentoalveolar (tipo especial de articulação fibrosa). A dentição adulta completa (incluindo os terceiros molares) é 32 dentes (16 superiores e 16 inferiores), divididos em quatro incisivos, dois caninos, quatro pré-molares e seis molares superior e inferiormente.

Palato duro

Constitui a parte superior da cavidade oral e tem formato de abobada. Seu esqueleto ósseo é formado pela maxila e pelo osso palatino e é inervado pelos nervos nasopalatinos, palatinos maiores e menores, e irrigado pelas artérias palatinas maior, menor e ascendente, e drenam para veias tributárias do plexo venoso pterigóideo. O palato mole, localizado imediatamente posterior ao palato duro, é considerado orofaringe e será estudado em outro capítulo (ver *Capítulo 6*).

Língua

É um órgão muscular móvel que pode assumir várias formas, e é extremamente importante para a fala e a alimentação (incluindo deglutição e paladar). Pode ser dividida em língua oral e base da língua (localizada na orofaringe e separada da língua oral pelo "V" lingual ou sulco terminal, formado pelas papilas circunvaladas). A língua oral pode ser subdividida em ponta, dorso, borda lateral e ventre.

A mucosa do dorso da língua é recoberta por papilas linguais responsáveis pelo paladar, e inervadas por ramos sensitivos do VII par craniano (paladar) e ramos do V3 (nervo lingual) para sensibilidade geral. A maior parte da língua é formada por músculos intrínsecos (longitudinal superior, longitudinal inferior, transverso e vertical) responsáveis pela forma da língua e inervados pelo XII par craniano (nervo hipoglosso). Os músculos extrínsecos têm a finalidade de mudar a posição da língua (genioglosso, hioglosso, estiloglosso e palatoglosso) e, com exceção, do palatoglosso (inervado pelo plexo faríngeo), são inervados pelo XII par craniano (hipoglosso).

No ventre lingual anterior observamos uma prega mucosa que prende a língua ao soalho (denominada frênulo da língua) e lateralmente a esta prega observamos os óstios dos ductos das glândulas submandibulares.

A língua é irrigada pelas artérias linguais (ramos da carótida externa), que se dividem em dorsal e profundas da língua, e drenam para as veias de mesmo nome (tributárias da jugular interna).

Soalho

A mucosa entre o ventre lingual e o rebordo alveolar inferior é chamada de soalho da boca (pelve bucal).

Trígono retromolar

Região com mucosa recobrindo o periósteo da face interna do ramo ascendente da mandíbula, localizada posterior e superiormente ao segundo ou terceiro molar inferior.

Nariz

É a parte superior do trato respiratório, e pode ser dividido em esquerdo e direito pelo septo nasal. Cada uma das narinas pode ser dividida em uma região olfatória e uma região respiratória (Fig. 4.6).

Nariz externo

Pode ser dividido em raiz, dorso, ponta, asas, columela e narinas.

Septo nasal

Formado pela lâmina perpendicular do etmoide, vômer e cartilagem do septo nasal.

Cavidades nasais

Começam nas narinas, anteriormente, e acabam na coana, posteriormente, que se abre para a rinofaringe (ver *Capítulo 6*), e são separadas pelo

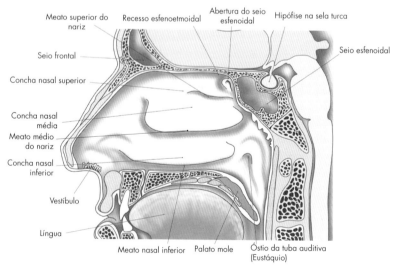

Figura 4.6 – Anatomia do nariz.

septo nasal. Os dois terços inferiores são denominados região respiratória e o terço superior de região olfatória (mucosa pouco amarelada contendo sistema sensorial olfatório). O teto é curvo e estreito, a parede medial é formada pelo septo, e a parede lateral é irregular devido a três elevações longitudinais denominadas conchas (superior, média e inferior), que formam três recessos denominados meatos (superior, médio e inferior). Posterossuperiormente à concha superior está o espaço com abertura dos seios esfenoidais, denominado recesso esfenoidal. Entre as conchas superior e média está o meato superior, onde se abrem os seios etmoidais posteriores. O meato médio (mais longo e largo) recebe abertura do seio frontal (no infundíbulo) e seio maxilar. O meato inferior recebe a abertura do ducto nasolacrimal.

Nervos da mucosa nasal

São ramos do trigêmeo: nasopalatino (V2 – mucosa do septo), etmoidal anterior (V1 – porção anterior), palatino maior e etmoidal anterior (V2 – mucosa da parede lateral).

Artérias da mucosa nasal

São ramos da artéria maxilar (esfenopalatina e palatina maior), oftálmica (artérias etmoidais anterior e posterior) e facial (labial superior, palatina ascendente e lateral do nariz).

Veias da mucosa nasal

Formam rica rede venosa e drenam para veia esfenopalatina, plexo pterigóideo, veia facial, veia infraorbitária, veias oftálmicas e seio cavernoso.

Seios paranasais

São projeções pneumatizadas da porção respiratória da cavidade nasal projetadas nos ossos do crânio (frontal, etmoide, esfenoide e maxila) (Figs. 4.6 e 4.7).

Seios frontais

Estão localizados entre as lâminas interna e externa do osso frontal. Podem ser múltiplos e cada um tem um ducto frontonasal de drenagem própria. São inervados por ramos de V1 (nervos supraorbitais).

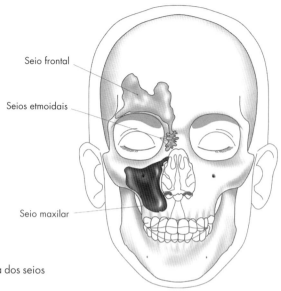

Figura 4.7 – Anatomia dos seios paranasais.

Seios etmoidais

São constituídos por pequenas câmaras denominadas células etmoidais (de 3 a 18), localizadas entre o nariz e a órbita. Para fins descritivos são divididos em células etmoidais: anteriores (drenam para o infundíbulo no meato médio), médias (abrem-se diretamente no meato médio) e posteriores (abrem no meato superior). São inervados pelos ramos anterior e posterior do nervo nasociliar e irrigados por ramos da artéria oftálmica.

Seios esfenoidais

Estão situados posteriormente à parede superior da cavidade nasal, no corpo do osso esfenoide. Nutridos pelas artérias etmoidais posteriores e inervados pelo nervo etmoidal posterior.

Seios maxilares

São os maiores pares de seios paranasais, têm formato piramidal, ocupando totalmente o corpo da maxila. Formados pela parte inferior da parede lateral da cavidade nasal, soalho da órbita e processo alveolar da maxila. Drenam para o meato médio da cavidade nasal. A inervação provém dos nervos alveolares superiores, anteriores, médio e posteriores (ramos do nervo maxilar). A irrigação arterial se dá por meio dos ramos alveolares superiores e da artéria palatina maior.

Bibliografia

1. Araújo Filho VJF, Brandão LG, Ferraz AR. *Manual do residente de cirurgia de cabeça e pescoço.* São Paulo: Keila & Rosenfeld; 1999.
2. Attilio L. *Anatomia da cabeça e pescoço.* Rio de Janeiro: Guanabara-Koogan; 2004.
3. Dangelo JG, Fattini CA. *Anatomia básica dos sistemas orgânicos.* São Paulo: Atheneu; 1997.
4. Di Dio LJA. *Tratado de anatomia sistêmica aplicada.* 2a ed. São Paulo: Atheneu; 2002.
5. Fehrenbach MJ, Herring SW. *Anatomia ilustrada da cabeça e do pescoço.* 2a ed. Barueri: Manole; 2005.
6. Gardner E, Gray DJ, O'Rahilly R. *Anatomia.* 4a ed. Rio de Janeiro: Guanabara-Koogan, 1988.
7. Moore KL, Dalley AF. *Anatomia orientada para a clínica.* Rio de Janeiro: Guanabara-Koogan; 2007.
8. Putz R, Pabst R. *Sobotta atlas de anatomia humana.* 20a ed. Rio de Janeiro: Guanabara-Koogan; 1995.
9. Rohen JW, Yokochi C, Lütjen-Drecoll E. *Anatomia humana – atlas fotográfico de anatomia sistêmica e regional.* 5a ed. Barueri: Manole; 2002.
10. Van De Graaff KM. *Anatomia humana.* Barueri: Manole; 2003.

Capítulo 5

Anatomia do Pescoço

Dorival De Carlucci Jr.

O pescoço apresenta desafios ao cirurgião devido à sua grande complexidade anatômica. Possui a particularidade de conter, numa área restrita, parte de todos os sistemas do corpo humano.

Identificam-se componentes do sistema nervoso central e periférico, do sistema vascular, do sistema digestório e do respiratório, bem como uma estrutura complexa de músculos e da coluna cervical.

A abordagem cirúrgica do pescoço exige um perfeito conhecimento da sua anatomia para realização correta do diagnóstico, do planejamento e do ato operatório.

A divisão do pescoço em triângulos tem sido a forma mais eficiente e clara de estudar os componentes anatômicos cervicais, facilitando o entendimento e o conhecimento das suas estruturas em compartimentos delimitados. Além disso, a correlação de cada triângulo cervical com a embriologia permite o entendimento do desenvolvimento e diagnóstico de algumas massas cervicais.

Limites do pescoço

O pescoço é considerado como região de conexão do crânio com o tórax, sendo delimitado cranialmente pela borda inferior da mandíbula, na sua porção anterior; pela região occipital do crânio, posteriormente; e nas laterais, pela mastoide. Caudalmente é delimitado pela clavícula e manúbrio e, posteriormente, pela apófise espinhosa de C7 e primeiro arco da costela.

Fáscias cervicais

Antes de conhecermos os componentes anatômicos do pescoço é fundamental a compreensão das suas fáscias que circundam e delimitam as suas estruturas. As fáscias oferecem ao cirurgião planos seguros de dissecção na abordagem do pescoço, bem como permitem a compreensão da disseminação de infecções e determinadas doenças que assestam a região.

Anatomia do Pescoço

As fáscias cervicais e suas subdivisões determinam a formação de espaços virtuais, conhecidos como espaços cervicais profundos, normalmente úteis para o deslizamento dos vários constituintes do pescoço durante seus movimentos (Fig. 5.1).

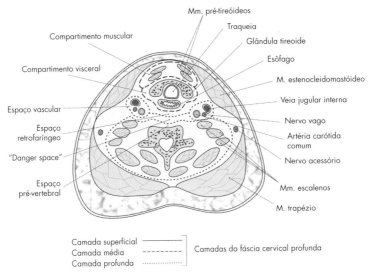

Figura 5.1 – Esquema de corte axial do pescoço ao nível do istmo da tireoide mostrando a fáscia cervical profunda, suas camadas e os espaços por elas determinados.

Fáscia cervical superficial

É constituída por tecido celular subcutâneo que se estende da região zigomática até o tórax e axilas e envolve, em sua espessura, os músculos da expressão facial e o músculo platisma.

Trata-se de uma camada fina e única da fáscia cervical que acompanha toda a pele do pescoço. Sua importância reside na proteção das estruturas superficiais após a incisão da pele.

Fáscia cervical profunda

Esta fáscia é dividida em três camadas e são denominadas como externa, média e interna.

A camada externa circunda totalmente o conjunto de elementos constituintes do pescoço, delimita o músculo platisma e envolve todas as estruturas superficiais do pescoço. Ela se delamina e envolve totalmente, como um envelope, os músculos esternocleidomastóideo e trapézio e as glândulas parótida e submandibular. Devido às estas características ela é também chamada de camada superficial da fáscia profunda.

A camada média da fáscia cervical profunda envolve os músculos pré-tireóideos, esôfago, faringe, laringe, traqueia e glândula tireoide. É, por esse motivo, subdividida em duas porções: muscular e visceral.

A camada profunda da fáscia cervical profunda, do mesmo modo que a camada superficial, forma um envoltório completo da região, porém mais profundo, recobrindo músculos escalenos, elevador da escápula e esplênio da cabeça. É subdividida em duas camadas denominadas fáscia pré-vertebral e fáscia alar. Esta envolve também os vasos jugulocarotídeos e os nervos vago e frênico.

Músculos

O complexo sistema de músculos que estão presentes no pescoço é descrito conforme o quadro 5.1 e figuras 5.2 A e B.

Músculo platisma

Recobre a face anterior e lateral do pescoço limitado superiormente pela mandíbula, onde se entremeia com a musculatura da boca, estendendo inferiormente até a clavícula. Recebe inervação do ramo cervical do nervo facial e sua contração traciona a pele do pescoço para cima e deprime o canto da boca simulando uma expressão de tristeza.

Músculo esternocleidomastóideo

Localizado na porção superficial lateral do pescoço delimita este em triângulo anterior e posterior. Fixa-se na superfície lateral do processo mastoide e no osso occipital superiormente e no terço médio da clavícula e no manúbrio, inferiormente.

Recebe inervação de ramos do plexo cervical (C2 e C3) e do nervo acessório, sendo que sua contração promove a inclinação da cabeça para baixo com pequena rotação para o lado oposto quando atua sozinho. A ação dos dois músculos força a cabeça para baixo e medialmente. É especialmente útil para o auxílio da mecânica respiratória por elevar o esterno e a clavícula.

Exerce proteção aos grandes vasos do pescoço, pois recobre as artérias carótidas e veia jugular interna em todo seu trajeto.

Quadro 5.1 — Músculos do pescoço.

Músculos cervicais	M. platisma M. esternocleidomastóideo
Músculos supra-hióideos	M. digástrico M. estilo-hióideo M. milo-hióideo M. gênio-hióideo
Músculos infra-hióideos	M. esterno-hióideo M. esternotireóideo M. tíreo-hióideo M. omo-hióideo
Músculos vertebrais anteriores	M. longo do pescoço M. longo da cabeça M. reto anterior da cabeça M. reto lateral da cabeça
Músculos vertebrais laterais	Músculos escalenos • anterior • médio • posterior
Músculos viscerais (faringe e laringe)	
Músculos constritores da faringe	M. constritor inferior da faringe M. constritor médio da faringe M. constritor superior da faringe
Músculos elevadores da faringe	M. estilofaríngeo M. salpingofaríngeo
Músculos da laringe	M. cricotireóideo M. cricoaritenóideo posterior M. cricoaritenóideo lateral M. aritenóideo M. tireoaritenóideo

Músculos supra-hióideos

Na porção anterossuperior do pescoço, imediatamente abaixo do arco da mandíbula, encontra-se um pequeno osso em forma de arco, o osso hioide. Componente do complexo laringotraqueal é um ponto de apoio funcional aos músculos anteriores do pescoço e delimita esta região em supra e infra-hióidea.

Os músculos supra-hióideos são o digástrico, estilo-hióideo, milo-hióideo e gênio-hióideo, que são responsáveis por formar o soalho da boca, separando a boca do pescoço.

Anatomia

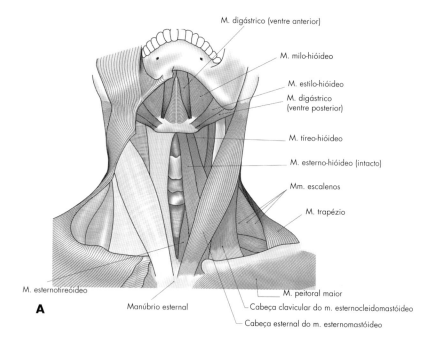

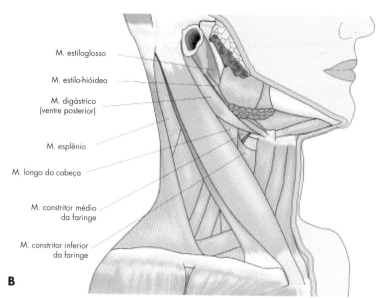

Figura 5.2 – Músculos do pescoço. **A)** Vista anterior. **B)** Vista lateral.

Músculo digástrico

É formado por dois ventres unidos por um tendão intermediário que é fixo no osso hioide. O ventre posterior fixa-se na incisura mastóidea do osso temporal e é inervado por ramos do nervo facial. O ventre anterior liga-se na fossa digástrica da mandíbula e recebe inervação do ramo milo-hióideo do nervo alveolar inferior, ramo do trigêmeo.

Músculo estilo-hióideo

Acompanha o ventre posterior do músculo digástrico, estende-se desde o processo estiloide até o corno maior do osso hioide. Recebe inervação do nervo facial e sua contração traciona o osso hioide posteriormente, alongando o soalho da boca.

Músculo milo-hióideo

Possui fixação na parte interna da mandíbula, linha oblíqua interna, apresenta fibras direcionadas para a linha média e forma o chamado diafragma oral ou soalho da boca.

Por meio da inervação do ramo milo-hióideo do nervo alveolar inferior, que é o ramo mandibular do nervo trigêmeo, promove contração com elevação da língua e projeção posterior auxiliando na deglutição de alimentos.

Músculo gênio-hióideo

Está inserido no tubérculo mentoniano inferior da mandíbula e na porção anterior do osso hioide. Inervado por ramo do nervo hipoglosso, sua contração produz encurtamento do soalho da boca e protrusão do osso hioide.

Músculos infra-hióideos

É composto por quatro pares de músculos situados na região anterior do pescoço, os quais unem o osso hioide, o esterno e a escápula, além da cartilagem tireoide. Inervados diretamente pelo nervo hipoglosso e também por sua alça cervical, promovem o abaixamento da laringe, do osso hioide e do soalho da boca.

Músculo omo-hióideo

É o músculo mais extenso, possui dois ventres que são ligados por uma porção fibrosa aderida à fáscia cervical.

Músculos pré-tireóideos

São os outros componentes dos músculos infra-hióideos, compostos pelos músculos esterno-hióideo, esternotireóideo e tíreo-hióideo.

Músculos vertebrais anteriores

Também denominados de grupo pré-vertebral são compostos pelos músculos longo do pescoço, longo da cabeça, retos anterior e lateral da cabeça e atuam na flexão e inclinação da cabeça.

Músculos vertebrais laterais

São compostos pelos músculos escalenos (anterior, médio e posterior) e estão inseridos nos processos transversos das vértebras cervicais de C1 a C7 e nos dois primeiros arcos costais. São inervados por ramos do plexo cervical C3 e C6 e promovem inclinação lateral da coluna cervical, bem como elevação da primeira e segunda costelas, auxiliando a respiração.

Grupo posterior

A porção posterior do pescoço ou a nuca é composta pelos seguintes músculos:

Músculo trapézio

Possui inserção superior na protuberância occipital externa, inserção mediana nos processos espinhosos das últimas vértebras cervicais e em todas torácicas. Lateralmente fixa-se no terço lateral da clavícula, acrômio e na espinha da escápula. Recebe inervação do nervo acessório e do plexo cervical C3 e C4. Sua contração promove a elevação do ombro, inclinação lateral e extensão da cabeça.

Músculos esplênio da cabeça e esplênio do pescoço

Inserem-se na linha occipital superior, no processo mastoide, nos processos transversos da sétima vértebra cervical e na terceira, quarta e quinta torácicas. São responsáveis pela inclinação lateral, extensão e rotação do pescoço e da cabeça.

Músculos semiespinhais da cabeça e do pescoço.

Músculos retroposterior menor e maior da cabeça.

Músculos oblíquos superior e inferior da cabeça.

Artérias e veias

O pescoço possui uma rica rede vascular responsável pela irrigação e drenagem da cabeça e, principalmente, do cérebro. Sem dúvida alguma a artéria carótida comum é a artéria mais importante da região cervical.

Artéria carótida comum

É oriunda do arco da aorta à esquerda e do tronco braquiocefálico à direita e não emite ramos em seu trajeto cervical. Situa-se medialmente à veia jugular interna, com o nervo vago em posição posterolateral, e lateralmente ao complexo laringotraqueal, esôfago e nervo laríngeo inferior. Seu leito é definido pelos músculos escaleno anterior e longo do pescoço. Encontra-se protegida pelos músculos anteriores do pescoço e pelo músculo esternocleidomastóideo.

Artéria carótida interna

A artéria carótida comum bifurca-se em interna e externa na porção superior da cartilagem tireoide no terço superior do pescoço. A artéria carótida interna não possui ramos cervicais até penetrar no crânio através do canal carotídeo no osso temporal.

Situa-se profunda e lateralmente à carótida externa, ficando abaixo dos músculos digástrico e estilo-hióideo e mantém-se lateral à faringe.

Artéria carótida externa

Possui curto trajeto da sua bifurcação até a borda da mandíbula e neste segmento emite ramos de suma importância na irrigação da face e do pescoço.

Seu primeiro ramo é a artéria tireóidea superior, possui trajeto descendente e oblíquo em direção ao polo superior da glândula tireoide, emitindo artérias como a infra-hióidea, esternocleidomastóidea, laríngeas e cricotireóidea.

Em conjunto com a artéria tireóidea superior encontram-se outros dois ramos importantes da artéria carótida externa – a artéria lingual e a facial – que juntas formam o tronco tireolinguofacial.

A artéria lingual inicia-se na altura do osso hioide, cruza o nervo hipoglosso e corre ao longo da superfície inferior da língua.

A artéria facial apresenta trajeto tortuoso, origina-se logo acima da artéria lingual, fica aderida à glândula submandibular, para a qual emite ramos. Dirige-se cranialmente na borda da mandíbula, emite as artérias palatina e tonsilar.

Como ramos importantes da carótida externa tem-se ainda a occipital, auricular posterior e faríngea ascendente.

Veia jugular interna

É a principal responsável pela drenagem venosa do encéfalo, da face e do pescoço. Atinge o pescoço por meio do forame jugular e acompanha as artérias carótida interna e comum em todo seu trajeto cervical, até sua união com a artéria subclávia e formar a veia braquiocefálica. Suas principais tributárias são as veias faríngeas, tireóideas superior e média, lingual e o seio petroso inferior.

Veia jugular externa

É formada pela união das veias retromandibular e auricular posterior, termina também na veia subclávia.

Veia jugular anterior

Drena a região supra-hióidea, apresenta trajeto descendente pela região anterior do pescoço e termina na veia jugular externa.

Veia jugular posterior

Está situada na região profunda posterior, drena a região occipital e desemboca na veia braquiocefálica.

Nervos

Encontramos no pescoço quatro representantes dos nervos cranianos, sendo nervo lingual do ramo do trigêmeo, nervos vago, acessório e hipoglosso.

O nervo vago, X nervo craniano, emerge do crânio pelo forame jugular e possui trajeto até o tórax junto da bainha carotídea, entre a artéria carótida e a veia jugular interna. Emite os ramos faríngeos responsáveis pela motricidade da faringe e do palato mole. É responsável também pelos nervos laríngeos superior e inferior (ou recorrente).

O nervo laríngeo superior apresenta um ramo interno e um externo. O primeiro destina-se à sensibilidade da laringe, para dor e tato, de toda região da valécula até as pregas vocais. O ramo externo acompanha a artéria tireóidea superior e inerva os músculos cricotireóideo e o constritor inferior da faringe, responsável pelas alterações no timbre da voz.

O nervo laríngeo inferior origina-se do nervo vago na região torácica e apresenta um trajeto ascendente em direção à laringe ou recorrente, como também é conhecido. Devido às alterações embriológicas, o ramo direito possui relação com o tronco braquiocefálico e algumas situações podem não ser recorrentes, originando-se diretamente do vago na região cervical na altura da cartilagem tireoide. O esquerdo possui relação mais constante com a aorta. Ambos seguem o trajeto ascendente pelo sulco traqueoesofágico e inervam os músculos da laringe, exceto o cricotireóideo.

O nervo acessório, ou XI nervo craniano, participa da inervação fornecida pelo vago e complementa ação do plexo cervical na inervação dos músculos trapézio e esternocleidomastóideo. É exclusivamente motor, alcança o pescoço pelo forame jugular, apresenta trajeto oblíquo e lateralizado, passando posteriormente ao ventre posterior do músculo digástrico, penetra na porção posterior o músculo esternocleidomastóideo e exterioriza-se na borda medial do músculo trapézio em que emite fibras para sua inervação.

O nervo hipoglosso, XII nervo craniano, passa pelo canal do hipoglosso no osso occipital, medial ao forame jugular, emergindo do crânio por trás do nervo vago e glossofaríngeo e da artéria carótida interna. Mantendo-se posterior ao músculo digástrico apresenta um trajeto medial e ascendente formando uma alça que cruza as artérias carótidas interna e externa e a artéria lingual, em direção ao músculo lingual. Possui um ramo descendente que acompanha a bainha carotídea denominado de alça cervical do hipoglosso, que recebe fibras do plexo cervical e é responsável pela inervação motora dos músculos infra-hióideos.

Plexo cervical

Formado pela união dos ramos ventrais dos quatro primeiros nervos cervicais, localiza-se anteriormente aos músculos levantador da escápula e escalenos médio e posterior à veia jugular interna. Seus ramos participam da inervação da pele do pescoço, da região posterior deste e de alguns músculos, principalmente o diafragma, por meio do nervo frênico. Este origina-se do quarto nervo cervical, próximo à borda do músculo escaleno, e acompanha este músculo posteriormente à veia jugular interna até o tórax.

Plexo braquial

Formado pelos ramos ventrais de C5 a T1 e de um ramo anastomótico de T2, são responsáveis por toda a inervação dos membros superiores. Seus troncos atingem o pescoço pela fáscia pré-vertebral entre os músculos escalenos na altura da fossa supraclavicular.

Nervo frênico

Origina-se, de cada lado, dos ramos ventrais dos nervos C3 a C5 (principalmente C4), sendo o único suprimento motor para o diafragma. Por isso, a lesão do nervo frênico, de um dos lados, leva à respiração paradoxal e, bilateralmente, à paralisia diafragmática.

É formado, superiormente, na borda lateral do músculo escaleno anterior, na altura da cartilagem tireoide. Dirige-se, em percurso lateral à veia jugular interna, à fáscia pré-vertebral e às artérias cervical transversal e supraescapular, até emergir no mediastino superior, onde assume trajeto peculiar de cada lado.

Sistema linfático

É composto por capilares linfáticos valvulados que formam as redes linfáticas com fluxo unidirecional de linfa. Esta rede é entremeada por linfonodos, que são aglomerados de tecido linfoide limitados por uma cápsula.

O grupo de linfonodos cervicais é um dos três principais do corpo humano, os outros dois são o axilar e o inguinal. O tecido linfoide presente nos linfonodos é responsável pela produção de linfócitos e desempenha importante barreira contra a disseminação de infecções e neoplasias.

Toda a linfa do corpo é coletada por dois ductos principais – torácico e linfático direito. Ambos desembocam no sistema venoso final. O ducto torácico origina-se na altura da segunda vértebra torácica, possui um trajeto cranial no pescoço confluindo com as veias subclávia esquerda e jugular interna.

Os grupos de linfonodos podem ser classificados de acordo com a sua área de drenagem, por seus níveis, para facilitar a compreensão da disseminação das metástases cervicais (Quadro 5.2), ou pela sua localização nos triângulos do pescoço, como será descrito mais adiante.

Quadro 5.2 — Níveis dos linfonodos no pescoço.

Nível	Grupo de linfonodos
I	Submentoniano, submandibular e vasos faciais
II	Jugulodigástrico, porção superior do nervo acessório e veia jugular interna
III	Porção média da veia jugular interna
IV	Porção inferior da veia jugular interna
V	Vasos cervicais transversos, porção inferior do nervo acessório

Triângulos do pescoço

A divisão do pescoço em triângulos facilita o estudo anatômico e permite ao médico conhecer as estruturas que podem ser encontradas no exame do pescoço e associar com as possíveis alterações que elas podem apresentar, auxiliando, portanto, no diagnóstico diferencial de várias doenças.

Partindo como base o músculo esternocleidomastóideo, em uma visão lateral do pescoço, podemos dividi-lo em dois grandes triângulos, posterior e anterior, que são posteriormente subdivididos em outros triângulos conforme veremos a seguir (Fig. 5.3).

Triângulo anterior

É delimitado pela borda anterior do músculo esternocleidomastóideo, linha média do pescoço e borda inferior da mandíbula e pode ser subdividido em três:

1. Triângulo submandibular

Este triângulo é delimitado pela borda inferior da mandíbula e pelo músculo digástrico. Neste pode-se determinar a glândula submandibular, o ramo mandibular do nervo facial e os nervos lingual e o hipoglosso. Junto à glândula submandibular encontramos a artéria lingual, ramo do tronco tireolinguofacial da artéria carótida externa.

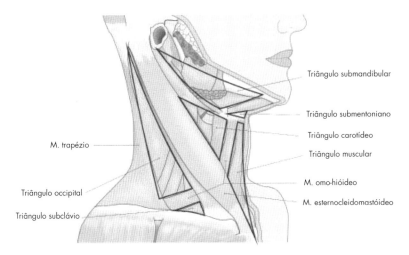

Figura 5.3 – Triângulos do pescoço.

Especialmente neste triângulo são identificados linfonodos do compartimento submandibular que drena a região facial e a boca, conhecido como nível I.

2. Triângulo submentoniano

Os ventres anteriores do músculo digástrico de cada lado e o corpo do osso hioide determinam outra subdivisão do triângulo anterior, o triângulo submentoniano de especial importância pelos linfonodos ali contidos, responsáveis pela drenagem linfática da boca e dos lábios.

3. Triângulo carotídeo

Delimitado pelo ventre posterior do músculo digástrico, ventre posterior do músculo omo-hióideo e pela borda anterior do músculo esternocleidomastóideo.

Este triângulo contém a carótida comum e suas divisões externa e interna, além dos seguintes nervos cranianos: glossofaríngeo (IX), vago (X), acessório (XI) e hipoglosso (XII).

4. Triângulo muscular

Determinado pela borda anterior do músculo esternocleidomastóideo, ventre posterior do músculo omo-hióideo, corpo do osso hioide e linha média. Apresenta os músculos pré-tireóideos, esternotireóideo e esterno-hióideo, como porção profunda, que por sua vez determinam o espaço visceral, em que se identifica a glândula tireoide.

Triângulo posterior

É formado pela borda posterior do músculo esternocleidomastóideo, borda anterior do músculo trapézio e pelo terço médio da clavícula.

A abordagem cirúrgica do triângulo posterior exige o conhecimento dos seus maiores componentes, como os ramos cutâneos do plexo cervical, o nervo acessório (XI nervo craniano) e dois ramos do tronco tireocervical. Importante também é a abundante rede linfática posterior, também conhecida como nível V ou sistema linfático do nervo acessório.

O nervo acessório no triângulo posterior apresenta apenas fibras destinadas à inervação motora do trapézio, sendo o único nervo motor deste triângulo. Os nervos grande auricular, occipital, cutâneo do pescoço e supraclavicular são ramos sensitivos do plexo cervical.

Entretanto, ao abrir a fáscia pré-vertebral, considerada o soalho do triângulo posterior, encontram-se os nervos motores dos músculos profundos do pescoço, o nervo frênico e os ramos do plexo braquial.

O triângulo posterior é subdividido em occipital (superior) e subclávio (inferior) pelo ventre posterior do músculo omo-hióideo. O acesso cirúrgico ao triângulo subclávio, especialmente do lado esquerdo do pescoço, merece especial atenção pela presença do ducto torácico na confluência das veias subclávia e jugular interna.

Bibliografia

1. Craney DO. *Developmental anatomy in otolaryngology – head and neck surgery*. 2a ed. Philadelphia, Pensylvania: Elsevier; 1983. p. 1517-29.
2. Durazzo MD, et al. Os espaços cervicais profundos e seu interesse nas infecções da região. *Rev Ass Med Brasil*. 1997;43(2):119-26.
3. Lingeman RE. *Surgical anatomy in otolaryngology – head and neck surgery*. 2a ed. Hardcover; 1983. p. 1517-29.
4. Ramos GHA. Anatomia e embriologia das estruturas não viscerais do pescoço. In: Carvalho MB. *Tratado de cirurgia de cabeça e pescoço e otorrinolaringologia*. Rio de Janeiro: Atheneu; 2001. p. 71-85.

Capítulo 6

Anatomia da Faringe

Milton Inoue

A palavra "faringe" deriva do grego *phárygx, yggos* (goela) e do latim científico *pharynx, yngis*. Entre os gregos, a palavra *Pharynx* era usualmente empregada no lugar de *Larynx*. Galeno usava o termo para a parte laríngea da faringe.

A **faringe** é um canal musculomembranoso que se estende verticalmente – anterior à coluna cervical, posterior às fossas nasais, da cavidade bucal e da laringe – desde a base do crânio até a borda inferior de C6 (sexta vértebra cervical). Continua-se abaixo com o esôfago.

Limites

Anatomicamente a faringe pode ser dividida em três partes: a nasofaringe (epifaringe), a orofaringe (mesofaringe) e a hipofaringe (Fig. 6.1).

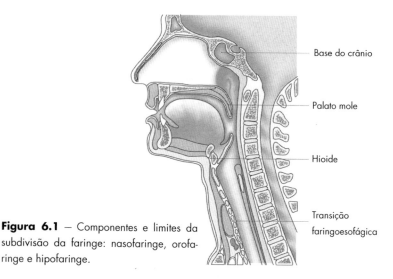

Figura 6.1 – Componentes e limites da subdivisão da faringe: nasofaringe, orofaringe e hipofaringe.

Base do crânio
Palato mole
Hioide
Transição faringoesofágica

A nasofaringe estende-se da base do crânio até o palato mole. O limite da nasofaringe com a orofaringe é, ventralmente, o palato mole e, dorsalmente, a proeminência posterior da parede da faringe, acima do arco do primeiro corpo vertebral cervical.

A orofaringe estende-se do palato mole, em sua porção superior, até a base da língua e osso hioide, em sua porção inferior. A valécula faz parte da orofaringe. A parte posterior da base da língua delimita a parte anterior e média da orofaringe, e os músculos constritores inferiores da faringe delimitam a parede lateral e posterior da orofaringe.

A hipofaringe estende-se da valécula na base da língua até a transição faringoesofágica, onde termina na borda inferior do músculo cricofaríngeo e não inclui o componente esofágico da transição faringoesofágica. A laringe conecta-se à hipofaringe pelo ádito laríngeo anteriormente. O músculo tireofaríngeo e a porção oblíqua do músculo cricofaríngeo unem-se e limitam a parte posterior e lateral da hipofaringe.

Função

A faringe é um órgão de forma cônica, com seu ápice voltado para a parte esofágica, responsável pela passagem de alimentos do trato digestório e do ar nas vias aéreas superiores. Os músculos que participam da deglutição são os do palato mole, do istmo da faringe, da língua, do osso hioide, os constritores e os elevadores da faringe. A faringe tem três músculos constritores: o superior, o medial e o inferior. Esses músculos entrelaçam-se e inserem-se em uma densa folha de colágeno de fibras multidirecionais – a aponeurose bucofaríngea. Na nasofaringe, esta fáscia une-se à fáscia pré-vertebral pela rafe mediana. Inferiormente, as paredes dos músculos constritores são móveis no sentido vertical em relação à fáscia pré-vertebral.

A transição faringoesofágica, junção entre a faringe e o esôfago, inclui as fibras dos músculos constritores inferiores da faringe (o tireofaríngeo e o cricofaríngeo) e as fibras circulares do esôfago cervical proximal. Esta parte é definida como o esfíncter esofágico superior, que impede a exposição da faringe ao conteúdo esofágico ou gástrico regurgitado.

Artérias e veias

A artéria faríngea ascendente é normalmente o segundo ramo da artéria carótida externa e é responsável pela nutrição da faringe. A artéria ascende profundamente à artéria carótida interna. Outros ramos, que também aju-

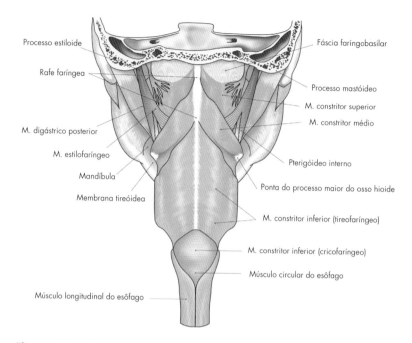

Figura 6.2 — Visão posterior da faringe mostrando sua musculatura e respectivas origens e inserções.

dam na nutrição da faringe, são os ramos faríngeos das artérias tireóidea superior e inferior, denominados plexo faríngeo.

As veias que drenam o sangue da faringe são as veias faríngeas e são tributárias da veia jugular interna.

Inervação

A inervação da faringe é importante para a coordenação de deglutição e manutenção da permeabilidade da via aérea. A sensibilidade e o início do reflexo de deglutição são feitos pelos nervos glossofaríngeo (IX par craniano) e vago (X par craniano), cujo sinal é levado até o núcleo solitário do tronco cerebral.

Os pares cranianos motores envolvidos com a deglutição são: o trigêmeo (V), facial (VII), glossofaríngeo (IX), vago (X) e o hipoglosso (XII). Todos os músculos da faringe, laringe e palato mole recebem fibras motoras dos nervos glossofaríngeo e vago, exceto o tensor do véu palatino, que recebe inervação do trigêmeo.

Drenagem linfática

A drenagem linfática da faringe é feita para os linfonodos cervicais profundos localizados na cadeia jugulocarotídea e no espaço retrofaríngeo.

Sugere-se a complementação da leitura com o *Capítulo 8 – Anatomia endoscópica da faringe e laringe*.

Bibliografia

1. Donner MW, Bosma JF, Robertson DL. Anatomy and physiology of the pharynx. *Gastrointest Radiol.* 1985;10:196-212.
2. GALVÃO, BFR. *Vocabulário etymologico, orthographico e prosodico das palavras portuguesas derivadas da língua grega.* Rio de Janeiro: Francisco Alves; 1909.
3. Moore KL, Dalley AF. *Anatomia orientada pra clínica.* 5a ed. Rio de Janeiro: Guanabara-Koogan; 2007.
4. Netter FH. *Netter atlas de anatomia humana.* 4a ed. São Paulo: Elsevier; 2008.
5. Paciornick, P. *Dicionário médico.* 2a ed. Rio de Janeiro: Guanabara-Koogan; 1975.
6. Sobotta J. *Atlas de anatomia humana.* 22a ed. Rio de Janeiro: Guanabara-Koogan; 2006.

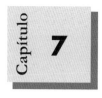

Anatomia da Laringe

Marília D'Elboux Guimarães Brescia

A laringe comunica a boca, o nariz e a faringe com a traqueia, funcionando como válvula para evitar que o alimento deglutido e os corpos estranhos entrem nas vias respiratórias inferiores. Associado ao mecanismo protetor, a laringe também é responsável por produzir a fonação, por meio da modulação de sons com o auxílio das pregas vocais. Este mecanismo fisiológico da laringe será tratado no *Capítulo 46* deste livro.

A laringe está localizada na porção anterior do pescoço, à frente das vértebras cervicais (C3 a C6), sendo um pouco mais alongada (aproximadamente 5cm) em homens adultos, que em mulheres. Existem relatos de que a anatomia laríngea sofre alterações morfométricas populacionais. Observa-se que a inserção das pregas vocais na cartilagem tireoide em cadáveres brasileiros difere, curiosamente, dos dados da literatura internacional.

Interior da laringe

A cavidade da laringe estende-se do ádito da laringe, onde se comunica com a porção laríngea da faringe, até a borda inferior da cartilagem cricoide.

Divisão interna

Internamente a laringe possui três estruturas anatômicas que a subdivide em compartimentos: o superior, denominado vestíbulo da laringe, o qual está situado acima das pregas vestibulares; entre estas e as pregas vocais encontra-se o ventrículo da laringe; e, inferiormente, abaixo das pregas vocais, em continuidade com a traqueia, a cavidade infraglótica.

Divisão anatomofuncional

Está dividida em três partes: supraglote, glote e infraglote. Para melhor compreensão primeiramente será feita a definição de glote: sua origem embriológica provém dos IV e VI arcos branquiais, localizada no nível das pregas vocais verdadeiras, com sua porção membranosa (fonatória) e cartilaginosa (respiratória), na proporção de 3:2 nos adultos. Estende-se até 0,8-1,0cm abaixo das pregas vocais verdadeiras.

A subglote (ou infraglote) tem a mesma origem embriológica que a glote, localiza-se abaixo desta até o plano superior da cartilagem cricoide. Já a supraglote tem origem nos III e IV arcos branquiais, iniciando-se na borda superior da epiglote até as pregas vocais verdadeiras, suas paredes laterais são musculares, representadas pelas pregas vestibulares.

Como é constituída por uma série de cartilagens unidas por membranas e ligamentos, a laringe é dividida em compartimentos ou espaços: de Reinke, pré-epiglótico, paraglótico, áreas cricoide, supraglótica e infraglótica. A importância desses espaços consiste na formação de barreira (confinamento) à disseminação tumoral.

Organização estrutural da prega vocal

A prega vocal apresenta estruturas de revestimento, cuja rigidez aumenta de sua superfície para o interior, facilitando sua vibração durante a fonação. Externamente, na superfície interna da laringe, encontra-se a cobertura. Esta é composta por epitélio mucoso e logo abaixo a camada superficial (lâmina própria/espaço de Reinke). Abaixo da cobertura, encontra-se a transição, composta pela camada intermediária e profunda. É na transição que se encontram o ligamento vocal e o cone elástico. Por fim, mais profundamente ainda, situa-se o corpo da prega vocal, porção mais rígida, onde se situa o músculo vocal, ou seja, a porção medial do músculo tireoaritenóideo.

Cartilagens, articulações, ligamentos e membranas

O esqueleto laríngeo é composto por nove cartilagens unidas por vários ligamentos e membranas que permitem suas articulações (Fig. 7.1).

Cartilagens

a) *Cartilagem tireoide (única)* – é a maior das cartilagens, composta de duas lâminas quadriláteras, fundidas anteriormente, na linha mediana, como um escudo. Nesta região de fusão, forma uma elevação que é notada claramente em homens adultos – denominada proeminência laríngea (popularmente,

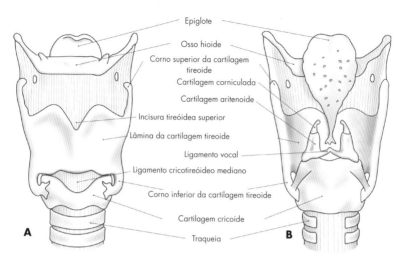

Figura 7.1 — Cartilagens, articulações, membranas e ligamentos da laringe. **A)** Vista anterior. **B)** Vista posterior.

como pomo-de-adão). Na sua parte superolateral, projeta-se como cornos superiores direito e esquerdo. Da mesma forma, projeta-se para baixo, através dos cornos inferiores direito e esquerdo. Estes cornos articulam-se com a cartilagem cricoide, permitindo o deslizamento da cartilagem tireoide para frente ou para trás. Lateralmente, em suas lâminas, nota-se uma linha oblíqua de cada lado, local este em que os músculos constritores inferiores da faringe e os músculos esternotireóideo e tireóideo se fixam.

b) *Cartilagem cricoide (única)* – em forma de anel, composta pela porção anterior, em arco, e posterior, em lâmina. É a cartilagem mais inferior da laringe, fazendo a comunicação entre esta e o primeiro anel traqueal.

c) *Cartilagem epiglote (única)* – situada posteriormente à raiz da língua e anteriormente ao ádito da laringe, é bastante flexível, com sua porção superior livre e inferior, fixa pelos ligamentos tireoepiglótico e hioepiglótico e pregas glossoepiglóticas.

d) *Cartilagens aritenoides (pares)* – articulam-se com as partes laterais da borda superior da lâmina da cartilagem cricoide. Seu ápice está fixado à prega ariepiglótica; sua porção anterior (processo vocal), ao ligamento vocal; e lateralmente (processo muscular), fixado aos músculos cricoaritenóideos posterior e lateral.

e) *Cartilagens cuneiformes (Wrisberg) (pares)* – situam-se nas pregas ariepiglóticas e aproximam-se do tubérculo da epiglote quando, à deglutição, o ádito da laringe é fechado.

f) *Cartilagens corniculadas (Santorini) (pares)* – apresentam-se como um pequeno nódulo na parte posterior das pregas ariepiglóticas.

Articulações sinoviais

a) *Articulações cricotireóideas* – são responsáveis pelo deslizamento e rotação da cartilagem tireoide, resultando em alteração do comprimento das pregas vocais.

b) *Articulações aritenóideas* – permitem a aproximação e o afastamento das cartilagens aritenoides, com seus respectivos movimentos anteroposterior e de rotação. Esses movimentos são também importantes na tensão, relaxamento e aproximação das pregas vocais.

Ligamentos e membranas

a) *Membrana tireóidea* – faz a conexão entre a cartilagem tireoide e o osso hioide para suspender a laringe. Possui espessamentos (laterais e um mediano) chamados ligamentos tireóideos.

b) *Membrana quadrangular* – estende-se da cartilagem aritenoide até a cartilagem da epiglote.

c) *Ligamentos cricotireóideo e cricotraqueal* – fazem a ligação entre as cartilagens cricoide e tireoide e também com o primeiro anel traqueal.

d) *Ligamento vocal e cone elástico* – o ligamento vocal inicia-se no ângulo da cartilagem tireoide e segue até o processo vocal da cartilagem aritenoide, formando o arcabouço da prega vocal. O cone elástico é uma membrana que se estende da cartilagem cricoide até o ligamento vocal.

e) *Ligamento vestibular* – é formado a partir da borda inferior livre da membrana quadrangular, sendo recoberto por uma prega (vestibular) mucosa.

f) *Ligamento hioepiglótico* – fixa a epiglote ao osso hioide.

g) *Pregas glossoepiglóticas* – fixa a base da língua, em sua porção posterior, à epiglote, sendo duas laterais e uma mediana.

h) *Ligamento tireoepiglótico* – fixa a cartilagem tireoide à epiglote.

Musculatura intrínseca

Os músculos intrínsecos da laringe (Fig. 7.2) são responsáveis pela alteração do comprimento, relaxamento e tensão das pregas vocais, eventos estes importantes na fonação; bem como na abertura e formato da rima glótica, processos protetores das vias aéreas superiores. Estes músculos, com suas respectivas funções e inervações, estão descritos no Quadro 7.1.

Quadro 7.1 — Musculatura intrínseca da laringe, sua função e inervação.

Músculo	Número	Função	Inervação
Cricotireóideo (parte reta/superficial; parte oblíqua/profunda)	Bilateral	Tensor da prega vocal	N. laríngeo superior
Tireoaritenóideo lateral (externo)	Bilateral	Tensor da prega vocal fecha a glote	N. laríngeo inferior
Tireoaritenóideo medial (vocal)	Bilateral	Tensor da prega vocal fecha a glote	N. laríngeo inferior
Cricoaritenóideo posterior	Único	Abre a glote por bascular aritenoide (abdutor)	N. laríngeo inferior
Crioaritenóideo lateral	Bilateral	Fecha a glote (adutor)	N. laríngeo inferior
Aritenóideo transverso	Único	Fecha a glote (adutor)	N. laríngeo inferior
Aritenóideo oblíquo	Bilateral	Fecha a glote (adutor)	N. laríngeo inferior
Tireoepiglótico	Bilateral	Estreita o ádito da laringe (protetor da via aérea superior)	N. laríngeo inferior
Ariepiglótico	Bilateral	Estreita o ádito da laringe (protetor da via aérea superior)	N. laríngeo inferior

Ação dos músculos cricoaritenóideos posteriores
Abdução dos ligamentos vocais

Ação dos músculos cricoaritenóideos laterais
Adução dos ligamentos vocais

Ação dos músculos aritenóideos transverso e oblíquo
Adução dos ligamentos vocais

Ação dos músculos vocais e tireoaritenóideo
Encurtamento (relaxamento) dos ligamentos vocais

Anatomia da Laringe

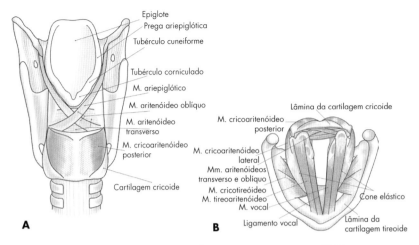

Figura 7.2 — Musculatura intrínseca da laringe. **A)** Vista posterior. **B)** Vista superior.

Musculatura extrínseca

Os músculos extrínsecos da laringe são responsáveis por movimentar a laringe, como um bloco, e também o osso hioide. São divididos em dois grupos: supra-hióideos e infra-hióideos (Fig. 7.3). Os primeiros são responsáveis, junto com o músculo estilofaríngeo, por elevar o osso hioide e a laringe. Os infra-hióideos, por sua vez, são depressores destas estruturas.

Os músculos supra-hióideos são: milo-hióideo, gênio-hióideo, estilo-hióideo e digástrico. Os infra-hióideos são: esterno-hióideo, omo-hióideo, esterno-tireóideo e tíreo-hióideo.

Inervação

A inervação laríngea é feita por dois ramos do nervo vago (NC X): o nervo laríngeo superior, que se origina do gânglio vagal inferior, e o nervo laríngeo recorrente (Fig. 7.4). Ambos se comunicam através da alça de Galeno. Com exceção do músculo cricotireóideo, todos os músculos da laringe são inervados pelo nervo laríngeo inferior.

O nervo laríngeo superior divide-se em ramo interno (sensitivo e autônomo) e externo (motor). O primeiro perfura a membrana tireóidea, com a artéria laríngea superior, enviando suas fibras sensitivas. O segundo acom-

Anatomia

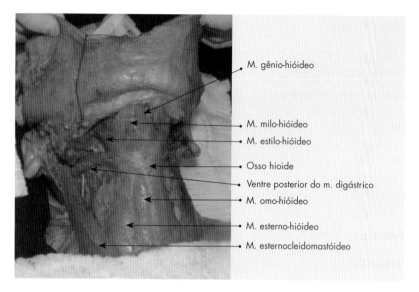

Figura 7.3 — Musculatura extrínseca da laringe (Foto gentilmente cedida por Dr. Climério Pereira do Nascimento Júnior).

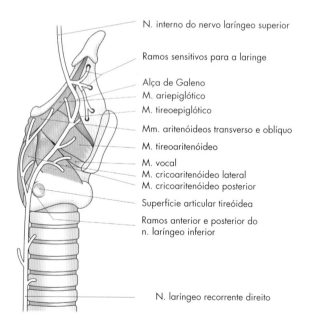

Figura 7.4 — Inervação da laringe.

panha a artéria tireóidea superior, sobre o músculo constritor inferior da faringe, perfurando-o para originar o plexo faríngeo e suprir o músculo cricotireóideo.

O nervo laríngeo recorrente dá origem ao nervo laríngeo inferior (alguns autores acreditam ser uma única entidade) que entra na laringe na porção inferior do músculo constritor inferior da faringe, medialmente à lâmina da cartilagem tireoide. Esta porção acompanha a artéria laríngea inferior até a laringe, dividindo-se em um ramo anterior, que inerva os músculos cricoaritenóideo lateral, tireoaritenóideo, vocal, aritenóideo oblíquo e tireoepiglótico. Já o ramo posterior inerva os músculos cricoaritenóideo posterior, aritenóideos transverso e oblíquo.

Artérias, veias e drenagem linfática

Artérias

As artérias são as laríngeas superior e inferior, ramos, respectivamente, das artérias tireóideas superior e inferior. Como supracitado, a artéria laríngea superior segue seu trajeto juntamente com o ramo interno do nervo laríngeo superior e a artéria laríngea inferior, por sua vez, com o nervo laríngeo inferior. Há também a artéria cricotireóidea, que supre o músculo cricotireóideo, sendo esta proveniente da artéria tireóidea superior.

Veias

São duas as veias responsáveis pela drenagem da laringe: as veias laríngeas superior e inferior, cada qual segue o mesmo trajeto de sua respectiva artéria. A veia laríngea superior desemboca na veia tireóidea superior e daí para veia jugular interna; já a veia inferior drena para a veia tireóidea inferior ou para o plexo venoso anterior à traqueia, terminando na veia braquiocefálica esquerda.

Drenagem linfática

Os vasos linfáticos superiores às pregas vocais drenam para os linfonodos cervicais profundos superiores e, abaixo delas, para os inferiores. Vale ressaltar que as drenagens supra e infraglóticas são muito ricas e, a da própria glote, muito pobre; originando um aspecto em ampulheta. Este fato justifica a presença de disseminação linfonodal maior e mais precoce de tumores malignos acima e abaixo da glote.

Barreiras e fragilidades à disseminação tumoral

A laringe é revestida internamente por epitélio mucoso, por isso é um rico sítio de formação tumoral com facilidade de disseminação submucosa e linfonodal. Através de seu arcabouço, a laringe apresenta formações que facilitam e dificultam a propagação de tumores, sendo as mesmas ainda controversas na literatura:

a) *Barreiras anatômicas* – membrana quadrangular, ligamento vocal, tendão da comissura anterior, cone elástico, cartilagens cricoide e tireoide e seus pericôndrios externo e interno. Os espaços laríngeos são também responsáveis pelo confinamento tumoral, formados a partir das membranas, cartilagens e ligamentos.

b) *Fragilidades anatômicas* – na cartilagem epiglote e tireoide existem múltiplas perfurações por onde passam vasos sanguíneos (fibras de Sharpey) que, como trilhos de trem, possibilitam a disseminação precoce dos tumores de laringe. Outros pontos de fragilidade são a face laríngea da epiglote, prega ariepiglótica, ângulo interno da cartilagem tireoide (sem pericôndrio) e comissura anterior propriamente dita.

Bibliografia

1. Abrahão M, Cervantes O, Haddad L, Rosano M, Neves MC. Tratamento de lesões supra-glóticas. In: Parise O, Kowalski LP. *Câncer de cabeça e pescoço: diagnóstico e tratamento*. São Paulo: Âmbito Editores, 1a ed. Atualizada e revisada; 2008. p.149-55.
2. Brandão LG, Ramos IC, Almeida ACC, Sonderman A, Anteghini H, et al. Estudo Anátomo-cirúrgico da laringe. *Rev. Bras. Cir. Cabeça e Pescoço* (Suplemento digital, ISSN 1981-951X); 2009, 38 (Suplemento): S1.
3. Carvalho MB. Anatomia e embriologia da laringe. In: Carvalho MB. *Tratado de cirurgia de cabeça e pescoço e otorrinolaringologia*. São Paulo: Atheneu; 2001. v.2. p.845-52.
4. Carvalho MB. Barreiras e vias de disseminação dos tumores de laringe. In: Carvalho MB. *Tratado de cirurgia de cabeça e pescoço e otorrinolaringologia*. São Paulo: Atheneu; 2001. v. 2. p. 877-86.
5. Kulcsar MAV, Araújo Filho VJF, Santos LRM, Sampaio MAR, Ferraz AR. Diagnóstico e tratamento do câncer da laringe. *Revista de Medicina*. 1998;77(3):138-42.
6. Martins APZ. Embriologia e anatomia da laringe. In: Campos CAH, Costa OOC. Tratado de otorrinolaringologia. São Paulo: Roca; 2003. v.1. p.743-49.
7. Moore KL, Dalley AF. *Anatomia orientada para a clínica*. 5a ed. Rio de Janeiro: Guanabara-Koogan; 2007.
8. Netter FH. *Netter atlas de anatomia humana*. 4a ed. São Paulo: Elsevier, 2008.
9. Ramos IC. *Estudo anatômico da laringe*. Tese [Doutorado em Medicina (Clínica Cirúrgica)]. São Paulo: Faculdade de Medicina, Universidade de São Paulo; 2000.
10. Sobotta J. *Atlas de anatomia humana*. 22a ed. Rio de Janeiro: Guanabara-Koogan; 2006.

Capítulo 8

Anatomia Endoscópica da Faringe e Laringe

Marco Aurélio Vamondes Kulcsar

O estudo da anatomia topográfica é a base para a compreensão das estruturas anatômicas avaliadas durante o exame direto do trato aerodigestivo superior, e este é realizado por um endoscópio rígido ou flexível. Na endoscopia, o aparelho progride pelas cavidades naturais, isto é, pela cavidade nasal ou pela boca, em direção à faringolaringe e observa-se toda a mucosa que reveste as estruturas dessa região. O diagnóstico das alterações patológicas na mucosa e sua localização precisa é o que determina o tipo de tratamento a ser adotado, tanto em doenças benignas quanto nas neoplasias malignas.

Cavidade nasal

É a porção mais externa do trato respiratório, constituída por duas cavidades separadas pelo septo nasal, com a sua porção cartilaginosa e óssea, e com a pirâmide nasal em seu exterior. A mucosa é uma combinação de um epitélio ciliado, pseudoestratificado com células cuboides. A mucosa nasal contém ainda glândulas mucosas, glândulas salivares menores e melanócitos, bem como na porção superior por um tecido composto por células neuroepiteliais olfativas.

O limite superior da cavidade nasal é o seio etmoidal, enquanto o limite inferior ou o soalho da cavidade nasal é o palato duro. A parede lateral da cavidade nasal é também a parede medial do seio maxilar, que inclui as conchas inferior, média e superior com as suas respectivas fossas. O limite posterior é a nasofaringe e na sua porção mais cranial o seio esfenoidal (Fig. 8.1).

Faringe

No ser humano, é um tubo de conexão entre a cavidade oral e o esôfago, exceto a laringe, sendo um canal comum ao aparelho digestório e ao respirató-

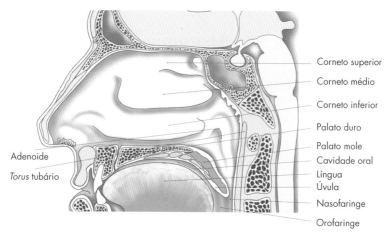

Figura 8.1 – Vista lateral da cavidade nasal, nasofaringe e orofaringe.

rio. A sua comunicação com a laringe está protegida por uma lâmina cartilaginosa, que é a epiglote, e esta pelo mecanismo tipo ao de uma válvula, permite que, durante o fenômeno da deglutição, a epiglote oclua a laringe e assim impeça a progressão dos alimentos para a traqueia e possibilite o trânsito normal para o esôfago.

A faringe é um canal musculomembranoso que se estende, verticalmente, à frente da coluna cervical, atrás da cavidade nasal, da cavidade bucal e da laringe, desde a base do crânio até a borda inferior de sexta vértebra cervical (C6) e continua em sua porção inferior com o esôfago. É uma espécie de vestíbulo que faz comunicar, por um lado, a cavidade oral com o esôfago, e, por outro, a cavidade nasal com a laringe.

Forma

A forma da faringe é a de um funil irregular, largo em cima, um pouco dilatado na sua porção média, na vizinhança com o osso hioide, e estreito em baixo. Dimensões: quando a faringe está em repouso o seu comprimento médio é de 15cm, e quando a faringe se contrai, a sua extremidade inferior se eleva e o seu comprimento diminui cerca de 3cm. O diâmetro transversal da faringe mede de 4 a 5cm na sua parte média das fossas nasais, 4cm nos grandes cornos do osso hioide. Diminui gradualmente de cima para baixo e não mede mais que 2cm na sua extremidade inferior na prega cricofaríngea.

Configuração exterior e relações

Distinguem-se, na faringe, uma face posterior, duas faces laterais e duas extremidades.

À frente, a faringe não possui superfície exterior, pois se confunde de cima para baixo com as cavidades nasal, oral e a laringe.

Face posterior

A face posterior, praticamente plana, continua-se de cada lado com as faces laterais formando dois ângulos suaves, os ângulos da faringe. A aresta suave desses ângulos marca o limite entre as faces posterior e lateral correspondentes. A face posterior relaciona-se com o espaço retrofaríngeo compreendido entre a faringe à frente, a fáscia pré-vertebral atrás e os septos sagitais dos lados.

Faces laterais

As faces laterais inclinam-se para frente e para dentro, desde os ângulos da faringe até ao seu limite anterior. Estas relacionam-se de cima para baixo com: a borda posterior da asa interna da apófise pterigóidea, o ligamento pterigomaxilar, a extremidade posterior da linha milo-hióidea, a face lateral da base da língua, o grande corno do osso hioide, o ligamento tíreo-hióideo lateral, a borda posterior das lâminas laterais da cartilagem tireoide e a porção lateral da cricoide. No ponto de vista das relações, é necessário distinguir duas porções nas faces laterais da faringe, uma superior ou cefálica, outra inferior ou cervical, separadas uma da outra por um plano horizontal tangente à borda inferior do maxilar superior. Acima deste plano, as faces laterais da faringe relacionam-se com os órgãos do espaço maxilofaríngeo: carótida e jugular internas, glossofaríngeo, pneumogástrico, espinhal, grande hipoglosso e simpático atrás – parótida, carótida externa e jugular externa à frente. Abaixo deste plano, as faces laterais da faringe relacionam-se com o pedículo vasculonervoso do pescoço, a glândula tireoide e os seus pedículos vasculares (Fig. 8.2).

Extremidade superior

A faringe está fixa à base do crânio pela sua extremidade superior. A linha de inserção apresenta uma porção média e duas porções laterais. A porção média, curva, côncava à frente, vai de uma espinha do esfenoide à outra, passando pelo tubérculo faríngeo do occipital e dos lados, imediatamente à frente dos orifícios carotídeos do rochedo. As porções laterais dessa linha de inserção, oblíquas para frente e para dentro, estendem-se ao longo da goteira tubária ou esfenopetrosa da base do crânio, da espinha do esfenoide à extremidade superior da asa interna das apófises pterigóideas.

Extremidade inferior

A extremidade inferior da faringe corresponde, anteriormente, à borda inferior da cartilagem cricoide da laringe e, poteriormente, à borda inferior de C6.

Divisão

É arbitrariamente dividida em nasofaringe, orofaringe e hipofaringe com base em pontos de reparos anatômicos, embora seja uma estrutura contínua (Fig. 8.2).

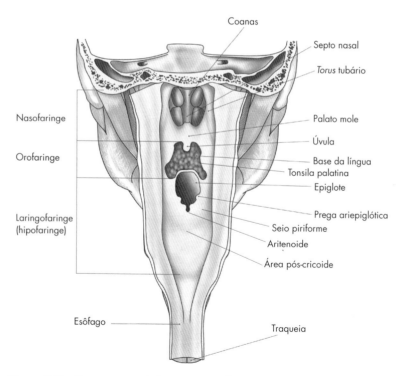

Figura 8.2 — Vista posterior da faringe e suas divisões.

Nasofaringe

A nasofaringe é um corredor vazio, revestido por uma mucosa constituída de um epitélio ciliado como a do nariz, acrescido de nódulos linfóideos que formam a tonsila faríngea ou adenóidea, localizada na base dos ossos esfenoide e occipital. A nasofaringe é a comunicação entre a cavidade nasal e a orofaringe (Fig. 8.3). É limitada anteriormente pela porção posterior das coanas e septo nasal (Figs. 8.1 a 8.3). O soalho é formado pela superfície superior e posterior do palato mole e em comunicação com a orofaringe no nível da úvula, formando o esfíncter velofaríngeo em conjunto com os arcos palatofaríngeos. A parede posterior da nasofaringe está localizada na porção anterior das duas primeiras vértebras cervicais, contendo a fáscia pré-vertebral e bucofaríngea, músculo constritor superior da faringe e a aponeurose faríngea. O teto é formado pelos ossos da base do crânio (esfenoide e occipital). As paredes laterais têm relação medial com o espaço maxilofaríngeo, apófises pterigóideas e espaço parafaríngeo. Os orifícios de entrada da tuba auditiva na nasofaringe, na parede lateral, e cercada por uma protuberância cartilaginosa chamada de *torus* tubário. Um recesso por trás e abaixo do *torus* tubário é a fosseta de Rosenmüller, sendo essa a região mais frequente dos tumores da nasofaringe (Fig. 8.3).

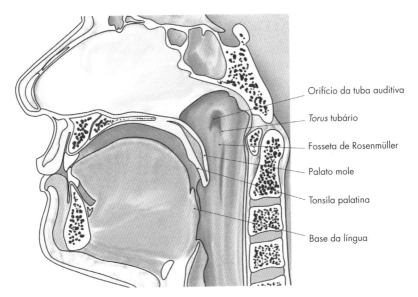

Figura 8.3 — Vista lateral da nasofaringe e da orofaringe.

Orofaringe

Orofaringe é a área que se estende entre o palato duro, na sua porção superior, termina no osso hioide, e na porção anterior continua com a cavidade oral. O limite anterior é formado pelo palato mole, úvula, pilar tonsilar anterior e papilas circunvaladas da língua ("V" lingual). Essa área inclui a base da língua e na sua porção posterior com nódulos linfáticos irregulares, que constituem a tonsila lingual, tendo como limite anterior as papilas circunvaladas e posterior à junção com a epiglote, incluindo as pregas glosso e faringoepiglóticas. O limite lateral é formado pelas fossas e pilares tonsilares (anterior e posterior), e entre eles temos a tonsila palatina. Sendo esta a maior estrutura linfoide do anel de Waldeyer, e que é completado com as tonsilas lingual e faríngea, mas com o diferencial da tonsila palatina ter uma cápsula com criptas em seu interior. O limite posterior localiza-se na parede posterior da faringe, formada pelo músculo constritor e pelas fáscias bucofaríngea e pré-vertebral, é revestida por um epitélio estratificado mais liso com poucas áreas de agregação de nódulos linfóideos, em contraste com as demais regiões.

A orofaringe, do ponto de vista prático, é subdividida em quatro regiões: 1. palato mole, 2. base da língua, 3. fossa e pilares tonsilares e 4. parede posterior da faringe (Figs. 8.1 a 8.3).

Hipofaringe

A parte laríngea da faringe, ou hipofaringe, tem como limite superior a porção superior do osso hioide e termina logo abaixo da cartilagem cricoide na transição com o esôfago. Esses limites são demarcados internamente por duas pregas: a faringoepiglótica (superior) e, na porção inferior, encontra-se a prega cricofaríngea. A parede posterior não apresenta nenhum ponto de reparo, sendo uma continuação da parede posterior da orofaringe. A parede lateral é revestida por uma mucosa lisa, que recobre o osso hioide, e pela cartilagem tireoide. A porção anterior é formada lateralmente com a mucosa recobrindo a superfície medial da cartilagem tireoide e na porção central e medial tem relação com a laringe. Na porção posterior da laringe, abaixo da cartilagem aritenoide, tem-se a área pós-cricóidea, onde a mucosa recobre a musculatura cricotireóidea e esta área termina logo abaixo da cartilagem e continua com o esôfago.

Assim, a hipofaringe divide-se em três regiões (Fig. 8.2):

1. *Seio (recesso) piriforme* – É um sulco profundo situado entre a parede lateral do vestíbulo da laringe (prega ariepiglótica) e a parte posterior da

cartilagem tireoide e da membrana tíreo-hióidea, seu limite superior está próximo ao osso hioide, e seu limite inferior na porção superior da cartilagem cricoide.

2. *Área pós-cricóidea* – Abaixo das cartilagens aritenoides, sendo a parede anterior a região, que recobre a cartilagem cricoide e a parede posterior, é formada pelo músculo constritor inferior da faringe.

3. *Parede posterior da hipofaringe* – É a área compreendida entre o osso hioide até a prega cricofaríngea, lateralmente funde-se com os seios piriformes e inferiormente com a área pós-cricóidea.

Laringe

A laringe é um arcabouço tubular constituído por diversas cartilagens que estão unidas entre si por diversos ligamentos e músculos, os quais não permitem o fechamento das vias aéreas durante a respiração, e é a porção inicial das vias aéreas inferiores. Situada entre a faringe e a traqueia, na altura da quarta vértebra cervical, e cuja constituição permite a fonação.

No adulto, a laringe mede cerca de 5cm de comprimento, no sexo masculino, mas é um pouco menor na mulher. Está localizada anterior e paralela à hipofaringe, abre-se na porção anterior desta por orifício longo, atrás da língua, desce até o meio da cartilagem tireoide, onde se abre o ádito da laringe, o qual faz parte da anatomia interna. A anatomia externa estuda as cartilagens, ligamentos e músculos.

Anatomia interna

Estudam-se as estruturas da laringe recobertas pela mucosa e constituída por (Figs. 8.4 e 8.5):

A) Área supraglótica

É a área entre a epiglote e as pregas vocais.

Vestíbulo da laringe

É o limite superior da cavidade laríngea, compreendida entre o ádito e as pregas vestibulares. Constituída anteriormente pela longa parede que consiste de uma mucosa recobrindo a face laríngea da epiglote e o ligamento tireoepiglótico; a parede posterior (curta) é mucosa, forrando o ápice das aritenoides, a musculatura interaritenóidea (prega interaritenóidea) e as car-

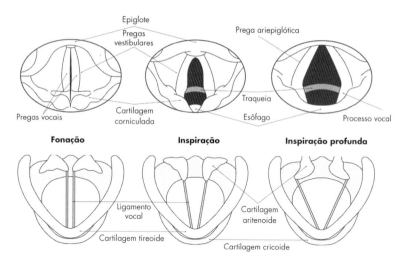

Figura 8.4 – Desenho da laringe na fonação e na respiração.

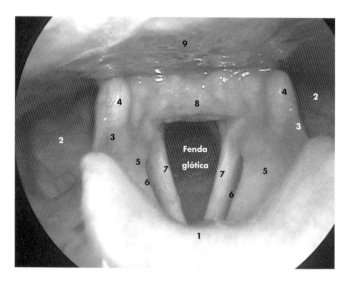

Figura 8.5 – Laringoscopia direta com a visualização da laringe e hipofaringe: 1. epiglote; 2. seio piriforme; 3. prega ariepiglótica; 4. cartilagem aritenóide; 5. prega vestibular; 6. ventrículo de Morgagni; 7. prega vocal; 8. prega interarite-nóidea; 9. parede posterior.

tilagens corniculadas. As laterais são constituídas pelas pregas ariepiglóticas que separam a laringe dos seios piriformes.

Pregas vestibulares

Também denominada falsa prega vocal, constitui a mucosa que reveste o ligamento vestibular entre a cartilagem tireoide e o corpo da aritenoide, em ambos os lados. O movimento das aritenoides determina o movimento das pregas vestibulares, diminuindo o espaço entre elas e criando a rima vestibular.

Ventrículo da laringe (Morgagni)

É o sulco profundo entre as pregas vestibulares e vocais.

B) Área glótica

É a porção mais estreita da laringe, com início logo abaixo dos ventrículos e término logo abaixo da prega vocal.

Pregas vocais

Tem forma de cunha, com ápice na cartilagem tireoide em sua face posterior e a base no corpo da cartilagem aritenoide. A sua estrutura principal é o ligamento vocal na sua porção anterior, que é a borda superior do cone elástico associado a fibras musculares estriadas, o que confere um aspecto esbranquiçado à mucosa desta área. Tem em média 25mm de extensão nos homens e aproximadamente 17mm nas mulheres, o que confere uma voz baixa ao sexo masculino.

Rima (fenda) glótica

É a fissura alongada, anteroposterior, limitada de cada lado pela prega vocal. Sendo que sua forma varia continuamente devido à movimentação das aritenoides sobre a cartilagem cricoide e destas, em relação conjunta com a cartilagem tireoide, pela atuação da musculatura intrínseca da laringe.

Comissura anterior

É a porção anterior da área glótica, sendo a mais estreita e onde as pregas vocais promovem a sua inserção na face posterior da cartilagem tireoide.

Comissura posterior

É a região posterior da glote entre os processos vocais das cartilagens aritenoides.

C) Área subglótica

Constitui a área logo abaixo, a cavidade é achatada de cada lado; mas inferiormente alarga-se e, na cartilagem cricoide torna-se cilíndrica e continua com a traqueia.

Assim, para resumir a anatomia endoscópica da faringolaringe, considera-se uma sequência no exame:

1. *Cavidade nasal* – corneto e septo.
2. *Rinofaringe* – *torus* tubário, fosseta de Rosenmüller, adenoide e parede posterior.
3. *Orofaringe* – base da língua com a sua tonsila, tonsila palatina e palato mole.
4. *Hipofaringe* – seios piriformes, área pós-cricóidea e parede posterior.
5. *Laringe* – área supraglótica, glote e subglote.

Bibliografia

1. Araujo Filho VF, Brandão LG, Ferraz AR. *Manual do residente de cirurgia de cabeça e pescoço*. São Paulo: Keila e Rosenfeld; 1999.
2. Bailey BJ, Biller HF. *Surgery of the larynx*. Philadelphia: Saunders; 1985.
3. Cummings CW. *Otolaryngology: head and neck surgery*. 4a ed. Michigan: Book News; 2005.
4. Cunningham D. *Manual de anatomia prática: cabeça, pescoço e encefalo*. 13a ed. Revista por Romanes GJ. São Paulo: Atheneu; 1976.
5. Hollinshead WH. *Anatomy for surgeons. The head and neck*. 3a ed. Philadelphia: JB Lippincott; 1982.
6. Kulcsar MAV, Araujo Filho VF, Santos LRM, Sampaio MAR, Ferraz AR. Diagnóstico e tratamento do câncer da laringe. *Rev Med São Paulo*. 1998;77:138-42.
7. Loré JM, Medina JE. *An atlas of head and neck surgery*. 4a ed. Philadelphia: Elsevier Saunders; 2005.
8. Shah JP, Patel SG. *American Cancer Society – Atlas of Clinical Oncology – Cancer of the Head and Neck*. Ontario: BC Decker; 2001.

Parte III

Propedêutica

- Propedêutica Facial
- Propedêutica Cervical
- Propedêutica da Cavidade Oral, Orofaringe, Laringe, Hipofaringe e Nasofaringe

Capítulo 9

Propedêutica Facial

Elaine Stabenow

Para que seja possível realizar boa propedêutica facial é fundamental conhecer as regiões da face (ver o *Capítulo 4*) definidas pela anatomia topográfica (Fig. 9.1). Tal definição deve ser empregada na descrição da queixa, da história e do exame físico para que a informação seja uniforme e, assim, mais preciso o contato entre os médicos das diferentes especialidades que irão participar da abordagem do paciente.

É importante também ter sempre em mente as estruturas anatômicas profundas que correspondem a cada região da face, no intuito de melhor dirigir, por exemplo, um interrogatório sobre sintomas associados à determinada lesão. O conhecimento das principais doenças que podem acometer tais estruturas (Fig. 9.2) torna possível formular hipóteses diagnósticas.

A avaliação clínica das doenças que acometem a região da face baseia-se na história da moléstia atual e no exame clínico detalhados.

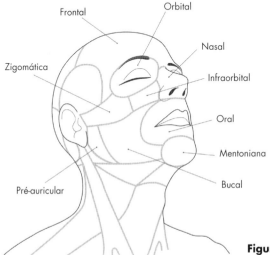

Figura 9.1 – Regiões da face.

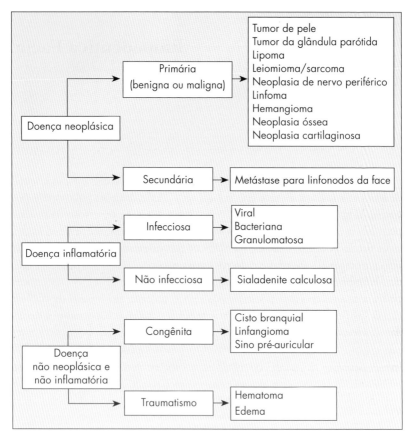

Figura 9.2 – Principais doenças que podem ocorrer na região da face.

Identificação

A hipótese diagnóstica varia em ordem de importância de acordo com a idade. Em pacientes com até 40 anos, tumores são geralmente inflamatórios ou congênitos. Por outro lado, em pacientes com mais de 40 anos de idade, as lesões neoplásicas, sobretudo as malignas, são mais comuns.

A origem étnica tem grande importância, pois lesões cutâneas malignas na região da face são muito mais frequentes em caucasianos.

A ocupação principal é útil, por exemplo, para investigar se houve exposição solar prolongada, importante fator na oncogênese das neoplasias cutâneas faciais.

História

As queixas mais comuns referentes à região da face são aquelas associadas a lesões cutâneas, seguidas das relacionadas a tumores ou abaulamentos.
A duração da queixa é bastante variável e depende da natureza da lesão em questão. Crescimento rápido de uma lesão cutânea ou nódulo na face sugere lesão neoplásica maligna.
O questionário deve ser abrangente e incluir história de febre, sudorese, perda de peso, exposição a agentes infecciosos, como tuberculose e viagens recentes.
Pode haver história de prurido, dor, ulceração, sangramento, mudança de coloração associados a lesões na pele ou abaulamentos na face, bem como assimetria dos movimentos faciais, limitação na abertura da boca, perda da acuidade visual, diminuição do olfato ou gustação e epistaxe.
História de caquexia direciona o diagnóstico para as neoplasias, enquanto febre, dor e eritema sugerem inflamação. Há ainda a possibilidade de múltiplos diagnósticos. Por exemplo, infecção aguda pode ocorrer em cistos congênitos ou mesmo em linfonodo metastático.
A história do mecanismo de um traumatismo auxilia na compreensão das lesões presentes na região da face.

Interrogatório sobre os diversos aparelhos

Verificar a possibilidade de doença sistêmica com manifestação facial (Quadro 9.1).

Antecedentes pessoais e familiares

Incluem os hábitos tabágico e etílico, exposição sexual, além de antecedente de doenças congênitas, neoplásicas e inflamatórias como, por exemplo, a parotidite viral.
Antecedentes cirúrgicos devem ser interrogados. Um exemplo é o paciente no pós-operatório de tireoidectomia total, que pode evoluir com hipoparatireoidismo transitório: o baixo cálcio sérico pode manifestar-se na face pelo sinal de Chvostek, descrito mais adiante.
O xeroderma pigmentoso é uma doença genética, na qual há deficiência na habilidade do organismo de remover o dano causado pela luz de radiação ultravioleta (UV) no DNA. Isto pode levar a múltiplos carcinomas basocelulares em idade precoce.

Quadro 9.1 – Principais fácies sindrômicas.

- **Mixedema** – secundário ao hipotireoidismo grave, leva a rosto inchado e apático, com edema duro mais acentuado ao redor dos olhos. Cabelos e pele ásperos e ressecados.
- **Acromegalia** – o aumento do hormônio de crescimento provoca hipertrofia dos ossos e partes moles e o rosto parece embrutecido.
- **Síndrome nefrótica** – o rosto está edemaciado e frequentemente pálido. O edema costuma aparecer primeiro ao redor dos olhos.
- **Síndrome de Cushing** – "fácies de lua cheia", com bochechas coradas. Há também crescimento excessivo de pelos.
- **Aumento das glândulas parótidas** – aumento assintomático, crônico e bilateral pode estar associado à obesidade, diabetes, cirrose e outras condições.
- **Doença de Parkinson** – a diminuição da mobilidade facial embota a expressão, o que resulta em "máscara", com olhar parado típico. A pele da face torna-se oleosa e pode ocorrer salivação exagerada.

Outra doença estigmatizante é a neurofibromatose do tipo I (von Recklinghausen), em que observamos, além das manchas café-com-leite pela face e por todo corpo, a presença de neuromas faciais. Esses tumores benignos são capazes de deformar a feição do indivíduo, dando-lhe o aspecto de gárgula (figuras monstruosas, humanas ou animalescas, comumente presentes na arquitetura gótica), daí o descrito gargulismo.

Exame físico

O exame físico costuma ser sistematizado da seguinte maneira:

Inspeção estática

Deve-se observar a expressão facial e os contornos do rosto do paciente. Avaliar a simetria facial, a localização, o número e o aspecto de eventuais lesões nas diferentes regiões da face. Atentar também para a presença de movimentos involuntários, fístulas, edema e exoftalmia.

É importante avaliar a pele, sua coloração, textura, espessura, distribuição pilosa, presença de descamação ou cicatriz. Lesões cutâneas devem ser descritas também quanto à forma de crescimento: se planas, infiltrativas (endofíticas) ou vegetantes (exofíticas). Verificar também se há sinais de sangramento recente ou infecciosos. Todas essas características auxiliam diferenciar, por exemplo, uma queratose actínica de um carcinoma basocelular ou epidermoide.

Inspeção dinâmica

Deve ser observada a movimentação da musculatura da mímica (investigação de paralisia de ramos do nervo facial).

A abertura da mandíbula e a movimentação da musculatura extrínseca ocular também podem ser estudadas.

A presença de sudorese na região parotídea, frente a um estímulo à salivação, é um sinal da chamada síndrome de Frey e pode ser congênita ou por complicação após parotidectomia.

Palpação estática

São avaliados o tamanho de uma lesão, sua consistência e os limites com as estruturas vizinhas, presença de sinais flogísticos, frêmito e pulso. É importante pesquisar também a sensibilidade da região da face.

Palpação dinâmica

É estudada a mobilidade da pele sobre um eventual tumor, bem como a mobilidade deste em relação a estruturas profundas.

Pesquisa-se também a hipersensibilidade ao pressionar os seios paranasais.

Em casos de traumatismo facial, deve-se verificar a presença de crepitações que sugerem fraturas do osso nasal, da órbita, da maxila, do osso zigomático (fraturas de Le Fort) e da mandíbula.

Ausculta

A ausculta presta-se para investigar a presença de sopro em tumor vascular.

Percussão

Para pesquisa do sinal de Chvostek, que consiste na presença de espasmos dos músculos faciais em resposta à percussão do território dos diferentes ramos do nervo facial, é um dos sinais observados na hipocalcemia.

Embora classicamente descrito na hipocalcemia, este sinal também pode ser encontrado na alcalose respiratória, como a que acontece na hiperventilação.

É importante ressaltar que cerca de 10% da população tem este sinal positivo sem a hipocalcemia.

Transiluminação

Manobra útil quando há hipersensibilidade dos seios paranasais sugerindo a presença de sinusite.

Na ausência de secreções ou espessamento de mucosa, em um ambiente escuro e com o auxílio de uma fonte de luz forte, é possível ver um fraco brilho vermelho na região do seio frontal, caso este seio esteja presente.

A iluminação logo abaixo à face interna de cada olho, seguida da observação do brilho vermelho no interior da boca, indica que o seio maxilar está cheio de ar.

Bibliografia

1. Bates B. *Propedêutica médica*. 4a ed. Rio de Janeiro: Guanabara-Koogan; 1990. p. 133-207.
2. Graney DO, Baker SR. Face anatomy. In: Cummings CW, Fredrickson JM, Harker LA, Krause CJ, Richardson MA, Schuller DE. *Otolaryngology and head and neck surgery*. 3a ed. St Louis, Missouri, USA: Mosby; 1998. v.1, p. 403-11.
3. Stanley RB. Maxilofacial trauma In: Cummings CW, Fredrickson JM, Harker LA, Krause CJ, Richardson MA, Schuller DE. *Otolaryngology and head and neck surgery*. 3a ed. St Louis, Missouri, USA: Mosby; 1998. v.1, p. 453-85.
4. Swanson NA, Grekin RC. Recognition and treatment of skin lesions. In: Cummings CW, Fredrickson JM, Harker LA, Krause CJ, Richardson MA, Schuller DE. *Otolaryngology and head and neck surgery*. 3a ed. St Louis, Missouri, USA: Mosby; 1998. v.1, p. 413-30.

Capítulo 10 — Propedêutica Cervical

Daniel Marin Ramos

A avaliação inicial de qualquer paciente com queixa relacionada à região cervical deve começar com história clínica e exame físico cervical. A formulação de hipóteses diagnósticas e adequada condução da investigação dependem fundamentalmente desses dois passos.

História clínica

Deve ser feita uma história clínica detalhada do paciente, com atenção às queixas e sintomas, bem como valorizando antecedentes e hábitos. Quanto mais completa a avaliação inicial, mais precisas serão as medidas tomadas posteriormente, chegando o mais breve e com o menor custo possível ao diagnóstico correto.

Todas as informações devem ser anotadas de forma clara e organizada, respeitando os seguintes itens:

1. *Identificação* – Tentar obter o maior número de dados possível.
2. *Queixa e duração* – Preferencialmente manter a queixa nas palavras do próprio paciente (por exemplo, "caroço no pescoço há três meses").
3. *História da moléstia atual* – Pormenorizar todos os dados referentes ao problema do paciente e sua evolução. Os sintomas devem ser detalhados da melhor forma possível quanto ao seu início, intensidade e evolução.
4. *Antecedentes* – Podem ser divididos em pessoais, familiares e hábitos/vícios.
5. *Interrogatório sobre os diversos aparelhos* – Buscar informações adicionais sobre a doença e a condição clínica do paciente.

Alguns sintomas que têm especial interesse na avaliação propedêutica cervical são:

Nódulo cervical – É importante perguntar sobre o tempo de aparecimento do nódulo (desde infância? alguns anos? meses? dias?), crescimento ou dor. Essas informações podem orientar muito o médico para as principais hipóteses diagnósticas (cistos? metástase? linfonodo reacional?).

Dispneia – Tempo de aparecimento, intensidade, piora, presença de ruído ao respirar.

Rouquidão/disfonia – Tempo de aparecimento, piora progressiva, períodos de melhora ou presença de sintomas de refluxo gastroesofágico que pode ser a causa da rouquidão. É importante observar se a voz está realmente rouca ou se está abafada (*hot potato voice*) ou metálica. A primeira é indicativa de lesão ou alteração da laringe, e a segunda pode ser indicativa de lesão na orofaringe.

Distúrbios de deglutição/alimentação – Disfagia, odinofagia, engasgos (pode indicar broncoaspiração), sialorreia e inapetência.

Perda ponderal – Quantificar em kg/intervalo de tempo.

Dor – Sintoma muito frequente e subjetivo. Sua avaliação, quando bem feita, pode ajudar muito no diagnóstico correto.

Antecedentes pessoais com doenças e tratamentos prévios, cirurgias, uso de medicações, próteses e outros devem ser investigados.

Os antecedentes familiares também são importantes. Alguns tipos de câncer têm uma associação genética forte, e a existência de familiar com história da doença é muito relevante (câncer bem diferenciado de tireoide, por exemplo).

Fatores de risco devem ser ativamente questionados e quantificados da melhor forma possível. Alguns exemplos são:

Tabagismo – Fator de risco relacionado a inúmeros tipos de câncer e outras doenças. Preferencialmente deve ser quantificado em maço/ano, que é uma medida que indica quantos maços de cigarro o paciente tem o hábito de fumar em um dia e por quantos anos.

Etilismo – Na região cervical é fator de risco para doenças malignas do trato aerodigestório superior. Tem ação sinérgica com o cigarro.

Infecção pelo papiloma vírus humano (HPV) – Trata-se de fator de risco cada vez mais relacionado com surgimento de carcinoma espinocelular (CEC) em determinados sítios da cabeça e pescoço.

Exposição à radiação – Fator de risco para câncer de tireoide.

Exposição solar – Fator de risco para câncer de pele e lábio, principalmente em pacientes com pele e olhos claros.

Exposição ambiental – Trabalhadores expostos a fumaça (motoristas, taxistas, trabalhadores de carvoarias etc.), trabalhadores expostos a outras substâncias nocivas e potencialmente carcinogênicas (asbesto, sílica etc.).

Exame físico

Durante a avaliação física do pescoço, os seguintes passos devem ser seguidos: inspeção estática, inspeção dinâmica, palpação e ausculta.

Exame importante durante essa avaliação (e que em situação ideal deve ser realizado no mesmo momento do exame físico) é a laringoscopia direta ou indireta (ver *Capítulo 11*).

A idade do paciente obviamente norteia as possibilidades diagnósticas mais prováveis, porém os passos básicos do exame físico não diferem nas diferentes faixas etárias.

Inspeção

Inspeção estática

A inspeção deve ser realizada com o paciente sentado em posição ereta e com luminosidade adequada.

As estruturas mais proeminentes e que servem de reparo na região são cartilagem tireoide, músculo esternocleidomastóideo, músculo trapézio, incisura jugular, veia jugular externa, clavícula e mandíbula (Fig. 10.1).

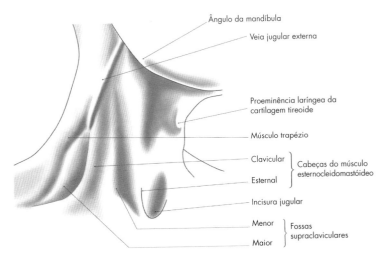

Figura 10.1 – Anatomia de superfície.

Para fins descritivos, o pescoço pode ser dividido em trígonos anterior e lateral. O trígono cervical anterior pode, por sua vez, ser dividido em quatro trígonos menores (carotídeo, muscular, submandibular e submentoniano), e o trígono posterior pode ser dividido em dois trígonos menores (occipital e supraclavicular). Os limites de cada um desses trígonos são tratados no *Capítulo 5*.

Durante a inspeção é importante notar simetria, cicatrizes, lesões cutâneas, massas ou abaulamentos.

Procurar por aumento de volume ou nódulos na topografia das parótidas e das glândulas submandibulares e aumento dos linfonodos cervicais.

Caso o paciente apresente alterações, como cistos ou tumores, notar a localização e a relação da lesão com as estruturas cervicais, por exemplo, cisto cervical localizado no terço médio do pescoço, próximo à borda anterior do músculo esternocleidomastóideo, é sugestivo de cisto branquial.

No caso de cisto de linha média e próximo ao osso hioide, procurar pelo sinal de *Sistrunk*, que é a elevação do cisto com o movimento de protrusão da língua para fora da boca. Isso ocorre nos casos de cisto de ducto tireoglosso, porque o cisto é parcialmente fixo à língua pelo próprio ducto tireoglosso (ver *Capítulo 22*).

Observar distensão ou assimetria de veias jugulares e notar pulso carotídeo. Checar se a traqueia e a laringe estão centradas ou desviadas e com contorno normal.

Na maioria dos pacientes a tireoide não é visível, porém em pacientes magros ou com aumento da glândula (nodular ou difuso) a mesma pode ser observada pouco abaixo da cartilagem cricoide (é mais fácil observar a tireoide com o pescoço levemente estendido). O istmo da glândula normalmente está localizado pouco abaixo dessa região (Fig. 10.2), e a borda inferior de ambos os lobos tireóideos, quando aumentados, pode conferir um aspecto pouco bocelado à porção inferior do pescoço.

Inspeção dinâmica

Como algumas estruturas do pescoço são móveis à deglutição (como laringe e traqueia) e outras estão aderidas a estas estruturas (como a glândula tireoide, aderida à fáscia pré-traqueal), é importante a observação dessa região durante deglutição (de saliva ou água).

Durante a deglutição, essas estruturas elevam-se e retornam à posição original. Dessa forma, é possível avaliar se existem abaulamentos que não

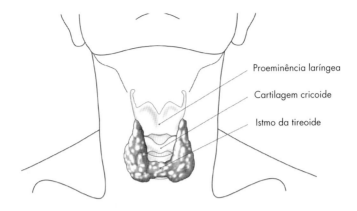

Figura 10.2 – Localização da glândula tireoide.

foram observados na inspeção estática e se os abaulamentos vistos nesta são móveis durante a deglutição (diferenciando linfonodomegalia de nódulo tireóideo, por exemplo).

Pode ser realizado "autoexame da tireoide" por meio da inspeção dinâmica da mesma. O examinador deve permanecer em pé, em frente ao espelho e beber água em goles, tentando observar abaulamentos móveis na topografia da glândula tireoide (ver site da *Sociedade Brasileira de Cirurgia de Cabeça e Pescoço* (www.sbccp.org.br/publico_autoexame_tireoide.php).

Deve ser testada a função motora do nervo espinhal acessório (XI par craniano), e para tanto pode ser avaliada a função do músculo trapézio (inervado por ele), pela elevação do membro superior do lado a ser avaliado. Durante a abdução do membro o músculo trapézio é acionado e o déficit deste pode ser observado com dificuldade para realizar o movimento (Fig. 10.3).

Palpação

Durante a palpação, o paciente deve permanecer sentado, mas agora com a cabeça levemente fletida. O examinador pode ficar na frente ou nas costas do paciente e deve usar a ponta dos dedos para realizar o exame. Para não deixar de avaliar nenhuma parte da região é importante manter uma sistematização do exame.

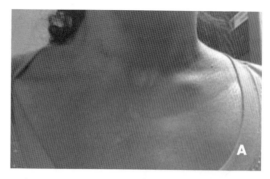
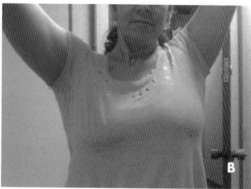

Figura 10.3 - A) Avaliação estática do pescoço mostrando assimetria ("ombro caído" à direita) por déficit do nervo acessório, com atrofia do músculo trapézio. **B)** Avaliação dinâmica do nervo acessório. Observar o déficit de elevação do membro superior direito, causado pela não contratação do músculo trapézio.

Palpação da musculatura

Iniciar a palpação sentindo o músculo esternocleidomastóideo bilateralmente, sua consistência e simetria. Palpar também o músculo trapézio desde a região próxima ao ombro até a inserção no crânio e os músculos pré-tireóideos, que podem ser sentidos profundamente à porção medial e inferior do músculo esternocleidomastóideo.

Palpação da traqueia e laringe

A via aérea pode ser palpada desde o osso hioide, passando pela laringe (cartilagens tireoide e cricoide) até a traqueia. É importante sentir a movimentação lateral da laringe (com o crepitar típico), sua forma e simetria. Tumores dessa região podem causar deformidade e diminuição de mobilidade da laringe. Os primeiros anéis traqueais podem ser palpados abaixo da cartilagem cricoide.

Palpação de linfonodos

Usar os dedos indicador e polegar fazendo uma pinça e apreendendo o tecido das diversas regiões do pescoço. Leve flexão para o lado que está sendo examinado pode ajudar. Com essa manobra é possível sentir o tamanho (que deve ser medido em centímetros) e a consistência dos linfonodos, detectando algumas das seguintes alterações:

Sinais flogísticos – Calor, dor, vermelhidão cutânea e edema.

Flutuação – Pode indicar abscesso ou necrose com liquefação.

Fístula cutânea – Indicando drenagem de material liquefeito/pus.

Consistência endurecida – Indicando doença metastática.

Aderência a planos profundos cervicais – Pode indicar doença maligna com aderência a musculatura ou vasos, que impede sua movimentação (ver *Capítulo 15*).

As seguintes cadeias de linfonodos devem ser palpadas (Fig. 10.4):

Submentoniana (nível Ia) – Região entre os ventres anteriores do músculo digástrico e o osso hioide.

Submandibular (nível Ib) – Região entre os ventres anterior e posterior do músculo digástrico e o corpo da mandíbula (a glândula submandibular localiza-se neste nível).

Jugulocarotídeo superior (nível II) – Região entre a base do crânio e o osso hioide, e entre a borda lateral do músculo esterno-hióideo e a

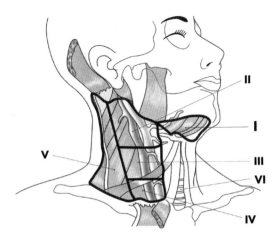

Figura 10.3 – Níveis cervicais.

borda posterior do músculo esternocleidomastóideo (terço superior da veia jugular interna).

Jugulocarotídeo médio (nível III) – Região entre osso hioide e cartilagem cricoide, e entre a borda posterior do músculo esternocleidomastóideo e a borda lateral do músculo esterno-hióideo (terço médio da veia jugular interna).

Jugulocarotídeo inferior (nível IV) – Região entre a cartilagem cricoide e a clavícula, e entre a borda posterior do músculo esternocleidomastóideo e a borda medial do músculo esterno-hióideo (terço inferior da veia jugular interna).

Posterior/cadeia do nervo espinhal acessório (nível V) – Região entre a borda posterior do músculo esternocleidomastóideo, borda anterior do músculo trapézio e clavícula.

Recorrencial/compartimento central do pescoço (nível VI) – Região entre as artérias carótidas, o osso hioide e o manúbrio esternal.

Linfonodos palpáveis com até 3cm e com consistência fibroelástica na maioria das vezes não tem significado patológico, correspondendo apenas à atividade imunológica local (infecções cutâneas/dermatites, infecções dentárias etc.).

Na fossa supraclavicular esquerda está a desembocadura do ducto torácico, na junção da veia jugular interna com a subclávia. Linfonodomegalia nessa região pode ser indicativa de doença metastática de vísceras abdominais ou retroperitônio (*linfonodo de Virchow*).

É importante não confundir linfonodomegalia em nível II com o bulbo carotídeo (bifurcação carotídea). Ao palpar o nódulo nesta localização, sentir o mesmo com a polpa dos dedos por alguns instantes e observar se o mesmo apresenta pulso. Não palpar nódulos bilaterais nesta localização ao mesmo tempo, porque se forem os dois bulbos carotídeos o paciente pode apresentar reflexo vagal, inclusive com síncope.

Algumas lesões vasculares (como *glomus* carotídeo, por exemplo) são localizadas nessa região e, além de pulsáteis, apresentam mobilidade apenas anteroposterior, e não superoinferior (por estarem aderidos à carótida). Outras lesões que podem ser encontradas nessa região são os shwannomas (tumores da bainha neural) e que também apresentam apenas mobilidade anteroposterior (por estarem aderidos ao nervo).

Palpação da tireoide

Independente do método que será utilizado para palpar, o primeiro passo é localizar adequadamente a glândula. Com a cabeça do paciente levemente fletida ou em posição neutra palpe a proeminência da cartilagem cricoide. O istmo da glândula localiza-se imediatamente abaixo dessa posição e mede cerca de 0,5cm. Os lobos tireóideos localizam-se lateralmente à traqueia e cartilagem cricoide e em indivíduos normais medem entre 3 e 5cm no sentido vertical (ver Fig. 10.2).

Alguns pacientes (idosos, com cifose, doença pulmonar obstrutiva crônica etc.) apresentam a cricoide próxima ou abaixo do manúbrio esternal, o que torna a palpação da tireoide difícil ou impossível.

O exame pode ser realizado pela frente ou por trás do paciente.

Exame da tireoide pela frente do paciente

O examinador deve utilizar os dedos indicador e polegar posicionados em cada lado da traqueia e solicitar que o paciente degluta (saliva ou água). Dessa forma pode-se sentir o movimento dos lobos tireóideos e notar tamanho, forma, contorno e consistência dos mesmos. Deve-se também palpar individualmente cada lobo tireóideo no repouso e durante a deglutição. Pode-se utilizar os dedos indicador e médio justapostos, palpando o lobo contrário (a mão direita palpa o lobo esquerdo e vice-versa), ou o polegar, palpando o mesmo lado (o polegar direito palpa o lobo direito e vice-versa).

Exame da tireoide por trás do paciente

O paciente deve estar em posição mais baixa que o examinador, preferencialmente sentado. Utilizar os dedos indicador e médio de ambas as mãos para sentir tamanho, consistência, forma e contorno dos lobos durante repouso e deglutição.

As principais alterações presentes no exame físico da tireoide são:

Nódulos – É importante avaliar tamanho, consistência (nódulos endurecidos são sugestivos de doença maligna) e localização exata.

Aumento de volume/bócios – Avaliar tamanho aproximado, consistência e simetria. É importante observar o limite inferior da glândula e, se este estiver localizado abaixo do manúbrio, constata-se bócio mergulhante. Quando a tireoide tem volume muito aumentado e componente torácico importante, pode-se notar pletora facial, dispneia ou estridor e distensão das veias do pescoço quando o paciente eleva ambos os braços acima da cabeça ou com hiperextensão cervical (sinal de *Pemberton*), e ocorre por compressão da traqueia e veia cava superior. Outro sinal propedêutico de bócio mergulhante é o sinal de *Marañon*, que é a estase jugular com elevação dos dois membros superiores.

Desvio de traqueia ou laringe – Ocorre por efeito de massa do bócio ou nódulo, que empurra a traqueia para o lado contrário.

A avaliação física das glândulas paratireoides é semelhante à avaliação da tireoide. As duas glândulas superiores costumam estar próximas do polo superior da tireoide e em topografia posterior, as duas glândulas inferiores estão, na maioria das vezes, nos terços médio e inferior da tireoide. Normalmente as paratireoides não são palpáveis, porém quando aumentadas (na maioria das vezes por adenoma) podem ser sentidas como nódulos pequenos posteriores à glândula tireoide.

Palpação das glândulas salivares (parótidas e submandibulares)

Na região cervical estão localizados dois pares de glândulas salivares: submandibulares e parótidas.

As primeiras estão localizadas no trígono submandibular, medem cerca de 5cm e têm consistência fibroelástica. Podem ser palpadas pela região submandibular ou por palpação bimanual com uma das mãos na região submandibular e outra no soalho da boca do paciente.

A parótida tem uma parte localizada na região cervical pouco abaixo do pavilhão auricular chamada calda da parótida. Ela pode ser palpada entre o ângulo da mandíbula (formado entre o corpo e o ramo ascendente) e o músculo esternocleidomastóideo tem tamanho variado e consistência fibroelástica.

As principais alterações do exame físico das glândulas salivares são:

Aumento de volume – Causado por hipertrofia (no caso de pacientes etilistas) ou inflamação (sialoadenites). É importante diferenciar de hipertrofia de musculatura mastigatória (masseter).

Nódulo – Avaliar tamanho, consistência (nódulos endurecidos podem ser indicativos de tumor maligno ou adenoma pleomórfico), aderência do nódulo a planos profundos (outro indicativo de malignidade). No caso de nódulos na cauda da parótida, muitas vezes são confundidos com linfonodos aumentados no nível II. Boa dica é notar se o nódulo desloca o lobo da orelha para cima. Se isso ocorrer é provável tratar-se de nódulo em calda de parótida. Da mesma forma, a própria glândula submandibular pode ser confundida com linfonodos aumentados no nível I e, muitas vezes, só podem ser diferenciados com exames complementares.

Dor – Presente nos casos de sialoadenite ou tumores malignos.

Consistência – Nos casos de inflamação crônica (principalmente por cálculo salivar) a glândula doente pode ficar endurecida, resultado da fibrose cicatricial intensa.

Em algumas situações é possível palpar cálculo salivar como nódulo muito endurecido.

A presença de paralisia facial pode ser indicativa de doença maligna com acometimento de nervo facial ou seus ramos (no caso da glândula submandibular, o ramo que pode ser acometido é o marginal da mandíbula, que movimenta o lábio inferior. Já no caso da glândula parótida, como o nervo facial cruza seu interior, qualquer um de seus ramos pode ser acometido) (ver *Capítulo 21*).

Ausculta

Deve ser realizada nos dois lados do pescoço com o paciente sentado e respirando lentamente. Os seguintes aspectos deverão ser analisados:

Ruídos inspiratórios e/ou expiratórios – O som do ar passando pela via aérea superior pode ser ouvido na superfície da cartilagem tireoide. Estridores ou roncos intensos (denominados cornagem) podem indicar obstrução.

Sopro na topografia das carótidas – A ausculta das carótidas é realizada no trígono carotídeo, e a presença de sopro indica obstrução.

Sopro na topografia da glândula tireoide – A glândula tireoide pode apresentar sopro na ausculta, o que indica fluxo sanguíneo elevado e favorece o diagnóstico de tireotoxicose (hipertireoidismo). Em casos graves pode estar associado a frêmito palpável na superfície da glândula.

Bibliografia

1. Araújo Filho VJF, Brandão LG, Ferraz AR. *Manual do residente de cirurgia de cabeça e pescoço*. São Paulo: Keila & Rosenfeld; 1999.

2. Bickley LS, Hoekelman RA. *Physical examination and history taking*. 7a ed. Philadelphia: Lippincott; 1999.
3. Brandão LG, Ferraz AR. *Cirurgia de cabeça e pescoço*. São Paulo: Roca; 1989.
4. Carvalho MB. *Tratado de cirurgia de cabeça e pescoço e otorrinolaringologia*. São Paulo: Atheneu; 2001.
5. Carvalho MB. *Tratado de tireóide e paratireóides*. Rio de Janeiro: Rubio; 2007.
6. Cummings CW, Fredrickson JM, Harker LA, Krause CJ, Schuller DE. *Otolaryngology – head and neck surgery*. 2a ed. St. Louis: Mosby-Year Book; 1993.
7. Ferlito A, Boccato P, Shaha AR, Carbone A, Noyek AM, Doglioni C et al. The art of diagnosis in head and neck tumors. *Acta otolaryngol*. 2001:324-28.
8. Maciel LMZ. O exame físico da tireóide. *Medicina (Ribeirão Preto)*. 2007;40,1:72-7.
9. Moore KL. *Clinically oriented anatomy*. 3a ed. Baltimor: Williams & Wilkins; 1992.
10. Myers EN, Suen JY, Myers JN, Hanna EY. *Cancer of the head and neck*. 4a ed. Philadelphia: Saunders; 2003.
11. Site oficial da *Sociedade Brasileira de Cirurgia de Cabeça e Pescoço:* www.sbccp.org.br/publico_autoexame_tireoide.php.

Capítulo 11
Propedêutica da Cavidade Oral, Orofaringe, Laringe, Hipofaringe e Nasofaringe

Cesar Augusto Simões
Maury Antonio Ribeiro Sampaio

A propedêutica em cabeça e pescoço deve seguir o mesmo roteiro já bem estabelecido para a propedêutica médica em geral, abrangendo queixa e duração, história da moléstia atual, antecedentes, hábitos e o exame físico. Em geral, as queixas são dor ou incômodo na área acometida pela doença, abaulamentos cervicais, sangramentos, disfagia, odinofagia e rouquidão. Os antecedentes familiares são importantes quando a suspeita é neoplasia maligna, haja vista a transmissão genética que predispõe alguns pacientes, na presença de fatores de risco, ao desenvolvimento do câncer.

Os hábitos de ingerir bebidas alcoólicas regularmente, bem como de fumar, são fatores de risco amplamente citados para o desenvolvimento do carcinoma epidermoide em boca, orofaringe, hipofaringe e laringe.

O exame físico bem realizado e a intervalos regulares, em especial nos pacientes expostos a fatores de risco para o desenvolvimento de neoplasias malignas é a nossa maior arma para o diagnóstico precoce e o tratamento efetivo do câncer, especialmente quando realizado em conjunto com a propedêutica armada. Didaticamente abordamos as subregiões anatômicas com suas técnicas específicas de exame, descritas a seguir.

Cavidade oral

As queixas mais frequentes do paciente com doenças na cavidade oral são a presença de lesões e dor. A boca é de fácil acesso para o exame físico, inclusive ao paciente, que muitas vezes usa um espelho para o autoexame e nos descreve uma lesão que o acomete.

No autoexame o paciente deve procurar mudanças na aparência dos lábios e da porção interna da boca, endurecimentos, caroços, feridas, sangramentos, inchações e áreas dormentes, mudanças de coloração, áreas irritadas debaixo de próteses (dentaduras ou pontes móveis), feridas que não cicatrizam em duas semanas, dentes quebrados ou amolecidos.

Além do paciente, dentistas e médicos de família entre outros profissionais da saúde podem e devem examinar a boca, considerando-a como um órgão sede de inúmeros sinais e sintomas que refletem alguma doença sistêmica ou primária desse órgão, incluindo o câncer.

Estabelecemos uma padronização do exame, que pode ser realizado em qualquer ambiente ambulatorial, com o auxílio de uma cadeira, uma fonte de luz ou espelhos que a reflitam e duas espátulas. Não se deve menosprezar a proteção do examinador, que inclui o uso de óculos de proteção, luvas de látex e uma máscara que proporcione uma barreira a patógenos, como o *Mycobacterium tuberculosis*.

Deve-se estabelecer uma rotina de exame, ordenando as estruturas da boca a serem examinadas. Nossa rotina é inicialmente examinar os lábios, os dentes, a mucosa interna labial, jugal, os sulcos gengivolabiais inferior e superior, os sulcos gengivojugais superior e inferior, o soalho da boca, a língua oral e o palato duro. O exame é dividido em duas partes: a inspeção e a palpação.

Na inspeção, com o paciente sentado à frente do examinador, solicitar que abra a boca. Adequar a iluminação para que reflita adequadamente a superfície de todas as estruturas, e introduzir as espátulas para que o exame seja realizado. As duas mãos do examinador devem estar livres para que cada uma segure uma espátula para o adequado afastamento das bochechas, língua, lábios, sulcos gengivolabiais e gengivojugais.

Inspecionar o estado dentário do paciente, alterações no brilho da mucosa e sua coloração, presença de lesões e suas características, que podem ser esbranquiçadas, hiperemiadas, elevadas, ulceradas ou vegetantes. O exame deve abranger todas as estruturas da boca visíveis pelo examinador, sendo que eventualmente a presença de trismo (*constrição intensa da mandíbula devido à contratura permanente dos músculos mastigadores, que torna difícil a abertura da boca*) dificulta, ou até mesmo impede, o acesso a áreas mais internas da cavidade.

Para exame do soalho da boca anterior, solicitar ao paciente que eleve a língua ao "céu da boca", ou seja, em direção ao palato duro. Nas suas porções laterais, pedir ao paciente que coloque a língua "para fora" por meio da protrusão da língua, a fim de que a musculatura do soalho se eleve, e com isto possibilite ao examinador sua adequada visualização. O exame deve sempre ser realizado com o auxílio das espátulas. Para exame do palato duro, solicitar ao paciente que eleve a cabeça com a boca aberta.

O auxílio de corantes, como o "azul de toluidina" e o "lugol", bem como luzes com espectro de frequência específico para identificação de lesões pré-neoplásicas e neoplásicas, como o *Narrow Band Image* (NBI), vêm ganhando espaço nas últimas décadas, e já são empregados de rotina para acompanhamento e *screening* de pacientes com fatores de risco para o desenvolvimento de neoplasias na boca e orofaringe.

A palpação deve ser empregada sempre, em qualquer lesão visualizada na inspeção, para que características como consistência e extensão submucosa auxiliem no diagnóstico. Para o acompanhamento de pacientes já tratados com neoplasias malignas de boca, a palpação auxilia no diagnóstico precoce de uma eventual recidiva da doença, detectando lesões "endurecidas" que muitas vezes ainda não atingiram a mucosa adjacente e, portanto, não são visíveis.

As biópsias podem ser incisionais ou com pinças em saca-bocados, preferencialmente após anestesia tópica e infiltrada com lidocaína a 0,5%.

Orofaringe

As queixas dos pacientes com patologias nesta região são, em geral, a presença de lesão, dor e disfagia. Para melhor visualização de toda a orofaringe, deve-se, antes do início do exame da boca, pulverizar de lidocaína a 10% na base da língua, pilares e palato mole, com o intuito de diminuir o reflexo nauseoso, não excedendo a uma borrifada em cada local descrito. Mesmo assim, em alguns pacientes este exame não é possível, devido ao reflexo exacerbado, pela presença de trismo ou ainda pelos tumores que o impedem por serem obstrutivos ou extremamente dolorosos ao toque.

Esta região também é de fácil acesso ao examinador, e deve ser examinada como rotina após a inspeção da boca. Ainda com o paciente de boca aberta, com a cabeça elevada, inspecionar o palato mole. Colocar as duas espátulas sobre a base da língua e solicitar ao paciente que repita continuamente a vogal "A", apesar do leve desconforto, para que assim possamos observar adequadamente os pilares palatoglosso e palatofaríngeo (pilares amigdalianos), as tonsilas amigdalianas, boa parte da base da língua, as papilas gustatórias e parte da parede posterior (Fig. 11.1). O exame de toda a orofaringe deverá ser complementado com a laringoscopia indireta.

A palpação de lesões na orofaringe deve ser realizada assim como na boca, apesar de eventualmente ser pouco tolerada pelo paciente, pois possibilita ao examinador inferências que podem auxiliar no diagnóstico, abordando a consistência e a extensão já citados previamente. Para biópsias, utilizar pinças de biópsia em saca-bocados curvas para baixo ou retas, de acordo com a localização da estrutura desejada.

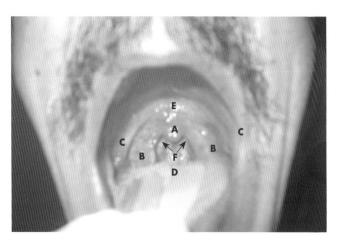

Figura 11.1 – Oroscopia. Observar a posição adequada das espátulas sobre a língua oral e início da base da língua, evidenciando as estruturas da orofaringe: **A)** úvula; **B)** amígdalas (tonsilas); **C)** pilares anteriores (palatoglosso); **D)** base da língua; **E)** palato mole; **F)** pilares posteriores (palatofaríngeo).

Laringe

Tumores que se iniciam nesta região geralmente cursam com rouquidão, hemoptise e dor, referidos pelo paciente.

Desde a introdução da laringoscopia indireta para estudo laríngeo pelo Maestro Manuel Garcia, em 1854, o espelho de laringe, também chamado de espelho de Garcia, em sua homenagem, ainda é empregado na avaliação das estruturas da hipofaringe e da laringe. Existem limitações para o método, tais como tumores ou alterações anatômicas da epiglote, que impedem a adequada visualização da laringe, hiper-reflexia nauseosa, excessiva produção salivar, saliva espessa que adere ao espelho e estreitamento da região orofaríngea.

Para o exame com o espelho, posicionar o paciente sentado, com postura reta à frente do examinador. A iluminação pode ser obtida fixando na cabeça do examinador uma fonte de luz ou de um espelho fixado (espelho frontal) que reflita uma fonte posicionada lateralmente ao paciente. Ao abrir a boca, segurar a língua do paciente com o auxílio de uma gaze, levemente tracionada para fora e solicitar que ele fale a vogal "i" continuamente. Com esta manobra, observa-se uma abertura maior da orofaringe causada pela depressão da base da língua e, assim, consegue-se uma maior

Cavidade Oral, Orofaringe, Laringe, Hipofaringe e Nasofaringe

penetração de luz e, consequentemente, maior reflexão da imagem laríngea (Fig. 11.2).

O espelho a ser introduzido na cavidade oral é previamente umedecido na própria língua do paciente, pois a viscosidade salivar impede a formação de uma superfície microgoticular no espelho, que o torna embaçado durante a respiração do paciente. Outra técnica para evitar o embaçamento do espelho é o leve aquecimento do mesmo em uma chama, que, devido ao calor, imediatamente evapora qualquer gotícula que se instale no espelho. Posicionar o espelho em um ângulo aproximado de 45°, logo acima da base da língua, "elevando" delicadamente a úvula do paciente com o dorso do espelho, previamente anestesiada com lidocaína a 10%.

As imagens junto ao cabo do espelho correspondem à região anterior do paciente, as imagens no ápice do espelho constituem a região posterior. O que se observa no lado esquerdo do espelho corresponde ao lado direito do paciente e vice-versa.

A avaliação endoscópica feita com o uso do telescópio laríngeo rígido, do endoscópio flexível e do laringoscópio de suspensão apresenta-se como melhor método da "propedêutica armada" para adequada visualização, superpondo as limitações do espelho de Garcia. As biópsias podem ser realizadas com o auxílio de uma pinça em saca-bocados curva para baixo, desde que as estruturas estejam anestesiadas topicamente.

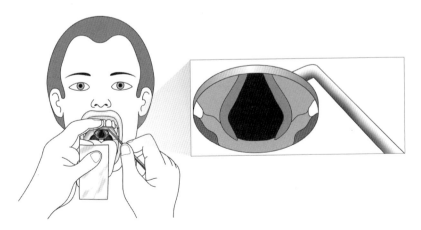

Figura 11.2 – Demonstração do exame de laringoscopia indireta, com pregas vocais em abertura, permitindo a ventilação. Notar a epiglote em imagem anterior (superior no espelho).

Exames

Com laringoscópio rígido (telescópio de 70° e 90°)

Posicionar o paciente conforme relatado no exame com o espelho, a anestesia com lidocaína a 10% é necessária para a diminuição do reflexo nauseoso, ou quando o paciente a solicitar, haja vista que proporciona maior conforto, porém seu paladar é extremamente desagradável.

Com o mento ligeiramente tracionado para cima e a língua confortavelmente segura pelo examinador com uma gaze e o polegar posicionado no dorso lingual, o exame é levado a cabo.

Com o paciente pronunciando a vogal "i" continuamente, atentar para o movimento das diversas estruturas que compõem a faringolaringe (Figs. 11.3 e 11.4) e suas eventuais alterações funcionais e anatômicas. Eventualmente o próprio paciente pode segurar sua língua para realizar as biópsias.

É considerado o melhor método para diagnóstico, por apresentar melhor resolução na imagem captada pelo conjunto de lentes e prismas no seu interior, porém para o estudo funcional da laringe e hipofaringe não apresenta boa utilização, pois a tração da língua realizada pelo examinador impede a adequada deglutição e fonação, que fica restrita à emissão de vogais.

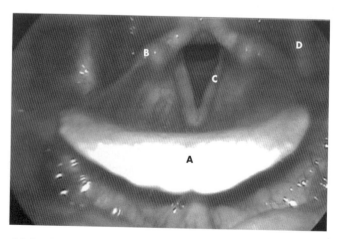

Figura 11.3 – Demonstração da imagem obtida no exame de laringoscopia direta com laringoscópio rígido. Observa-se que a imagem é invertida em relação à imagem vista no espelho da laringoscopia indireta (a epiglote situa-se na posição superior do espelho). **A)** Epiglote; **B)** aritenoide direita; **C)** prega vocal esquerda; **D)** seio piriforme esquerdo.

Cavidade Oral, Orofaringe, Laringe, Hipofaringe e Nasofaringe

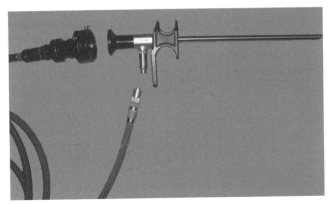

Figura 11.4 – Laringoscópio rígido de 70°, e seus acessórios compostos pela câmera de vídeo acoplada posteriormente e a fonte de luz a ser fixada inferiormente.

Com endoscópio flexível

Solicitar ao paciente que respire sempre pelo nariz durante o exame, pois assim observa-se uma "abertura" das estruturas a serem analisadas. Esse endoscópio é introduzido pela fossa nasal, passando pelo meato inferior, paralelamente ao palato duro.

Ao atingir a rinofaringe logo após adentrar as coanas, cuidadosamente, observam-se os óstios faríngeos das tubas, os recessos, as paredes lateral e posterior, com suas eventuais alterações. Coloca-se então cuidadosamente o endoscópio para baixo e passar pelo anel velofaríngeo até atingir a orofaringe, visualizar as estruturas já descritas neste capítulo, agora sob nova perspectiva, e solicitar ao paciente que realize os movimentos necessários para o exame (Figs. 11.5 e 11.6).

As vantagens deste método são o pouco desconforto e a visualização da laringe durante a respiração, deglutição e a emissão vocal articulada e cantada. A desvantagem é uma pequena perda da qualidade da imagem quando comparada com o laringoscópio rígido.

Com o laringoscópio de suspensão

Trata-se de uma laringoscopia direta, indicada principalmente para a realização de procedimentos cirúrgicos, como também para o estadiamento de lesões que não foram adequadamente visualizadas pelos métodos anteriores. Embora seja possível sua realização com o paciente sob

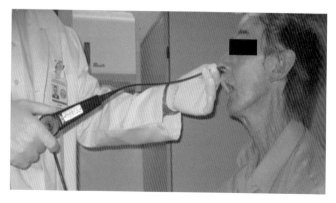

Figura 11.5 – Exame de laringoscopia direta com aparelho flexível. Neste exame a flexibilidade proporciona melhor conforto ao paciente e permite ao examinador um melhor acesso.

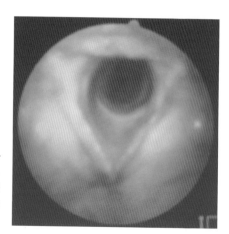

Figura 11.6 – Imagem de laringoscopia direta com aparelho flexível. Notar que a qualidade da imagem é inferior quando comparada com a do laringoscópio rígido (Fig. 11.3).

anestesia local e sedação, é uma condição bastante desconfortável, portanto recomenda-se sua realização com anestesia geral e ventilação por entubação endotraqueal, o que muitas vezes pode significar a realização de uma traqueostomia previamente ao exame, em casos de tumores obstrutivos.

Com o paciente em decúbito dorso-horizontal, e o pescoço hiperestendido com o auxílio de um coxim sobre a cintura escapular, introduzir o laringoscópio na cavidade oral, com um auxiliar tracionando a língua para o exterior com uma gaze. Cuidadosamente, atentando para a possibilidade de

Cavidade Oral, Orofaringe, Laringe, Hipofaringe e Nasofaringe

uma fratura dentária, o laringoscópio deve ser posicionado ultrapassando a epiglote, com movimento basculante. Quando a entubação ventilatória traqueal se dá pela cavidade oral, o laringoscópio pode ser posicionado acima ou abaixo da cânula, de acordo com a necessidade do momento. Uma vez alcançada a estrutura desejada, fixar o laringoscópio com o auxílio do *holder*, apoiado sobre o tórax do paciente (Figs. 11.7 e 11.8).

Hipofaringe

Quando o paciente apresenta tumores nesta região, em geral tem queixa de "incômodos" ao engolir, que se assemelham a um "espinho" na garganta. Muitas vezes a presença de uma lesão nesta região pode ser assintomática, por ser pequena, sendo descoberta após o aparecimento de suas metástases cervicais – conceito de "linfonodomegalia como primeiro sintoma".

A hipofaringe pode ser visualizada com o auxílio do espelho de Garcia, porém sua melhor inspeção é obtida com o auxílio dos endoscópios. Quando acometidos por tumores, os seios piriformes, pela diminuição de sua mobilidade, podem se apresentar com estase salivar, o que impede a adequada observação. Solicitar então ao paciente para deglutir um pouco de água, para tentar uma melhor visualização. Uma endoscopia digestiva alta

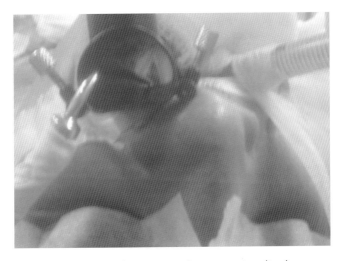

Figura 11.7 – Laringoscopia de suspensão. Este exame é realizado com o paciente sob anestesia geral. Notar o tubo de ventilação rebatido para a direita. Por esta técnica podemos realizar biópsias e microcirurgias na laringe.

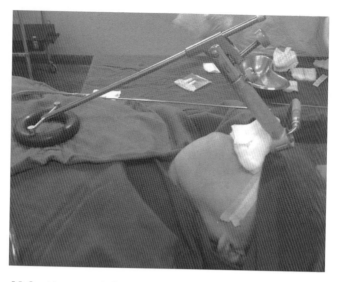

Figura 11.8 – No exame de laringoscopia de suspensão o laringoscópio é apoiado sobre o tórax do paciente, "suspendendo" a laringe e as estruturas adjacentes para melhor visualização e acesso.

tende a "inflar" a faringe por meio da infusão de ar no interior da cavidade, tornando possível a sua melhor visualização.

Observar todas as estruturas que compõem a hipofaringe, com as faces laríngeas, paredes laterais (seios piriformes) e posteriores, bem como suas alterações. As biópsias podem ser realizadas com o auxílio de pinças sacabocados curvas para baixo.

Nasofaringe

A nasofaringe é uma área de difícil acesso para exame com o uso dos espéculos nasais, por se localizar posteriormente às coanas. Tais espéculos são utilizados para acesso e visualização das cavidades nasais, localizadas anteriormente (Fig. 11.9).

Para sua melhor observação, o uso do endoscópio flexível é o melhor método, pois nesta região a flexibilidade do aparelho permite uma melhor varredura. O uso do endoscópio rígido pode fornecer dados valiosos pela melhor definição das imagens.

Cavidade Oral, Orofaringe, Laringe, Hipofaringe e Nasofaringe

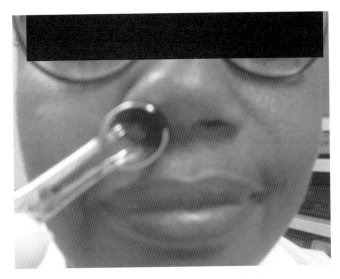

Figura 11.9 – O exame da rinofaringe é extremamente difícil apenas com o espéculo nasal. Tal instrumento é útil para visualização de estruturas anteriores às coanas.

O exame, descrito no tópico que trata da endoscopia flexível, pode ser realizado com a instilação de lidocaína a 10%, o que propicia melhor conforto ao paciente, porém também desconforto na instilação, que causa "ardor" na cavidade nasal.

Biópsias podem ser realizadas com pinças em saca-bocado retas, penetrando na narina e coanas contralaterais as que contêm o endoscópio.

Bibliografia

1. Araújo Filho VJF, Brandão LG, Ferraz AR. *Manual do residente de cirurgia de cabeça e pescoço.* São Paulo: Keila e Rosenfeld; 1999. p. 41-4; 115-21, 136-44.
2. Bujanda L. The effects of alcohol consumption upon the gastrointestinal tract. *Am J Gastroentereol.* 2000;95:3374-82.
3. IBCC (Instituto Brasileiro de Controle do Câncer. Disponível em http://www.sbccp.org.br/publico_autoexame_cavidade.php.
4. Kujan O, Glenny AM, Duxbury AJ, Thakker N, Sloan P. Screening programmers for the early detection and prevention of oral cancer. *Cochrane Database Syst Rev.* 2003;(4) CD004150.
5. Mashbergh A, Merletti F, Boffetta P et al. Appearance, site of occurrence and physical and clinical characteristics of oral carcinoma in Torino, Italy. *Cancer.* 1989;63:2522-7.

6. Orita Y, Kawabata K, Mitani H, Fukushima H, Tanaka S, Yoshimoto S et al. Can narrow-band imaging be used to determine the surgical margin of superficial hypopharyngeal cancer? *Acta Med Okayama*. 2008;62(3):205-8.
7. Piazza C, Cocco D, De Benedetto L, Del Bon F, Nicolai P, Peretti G. Narrow band imaging and high definition television in the assessment of laryngeal cancer: a prospective study on 279 patients. *Eur Arch Otorhinolaryngol*. 2009 (Epub ahead of print).
8. Riboli E, Kaaks R, Estève J. Nutrition and laryngeal cancer. *Cancer Causes Control*. 1996;7:147-56.
9. Schwartz LH, Ozsahiin M, Zhang GN, Touboul E, De Vataire F, Andolenko P, Lacau-Saint-Guily J, Laugier A, Schlienger M. Synchronous and metachrounous head and neck carcinomas. *Ann Cancer*. 1994;74:1933-8.
10. Sherber A. Tolonium (toluidine blue) rinse: a screening method for recognition of squamous carcinoma. Continuing study of oral cancer IV. *JAMA*. 1981;245:2408-10.
11. Simões CA, Durazzo MD, Sampaio MAR, Kulksar MA, Brandão LG, Ferraz AR. Lugol cromoscopy for early diagnosis of second primary tumors in patients treated for carcinoma of the head and neck. *Oral Oncology* (Supl) 2007;2:195-6.

Parte IV
Afecções e Seus Principais Aspectos

- Doenças Benignas da Tireoide
- Doenças Malignas da Tireoide
- Doenças das Glândulas Paratireoides
- Esvaziamento Cervical
- Tumores dos Seios Paranasais
- Tumores de Nasofaringe
- Tumores da Cavidade Oral e Orofaringe
- Tumores de Laringe e Hipofaringe
- Traqueostomias
- Tumores de Glândulas Salivares
- Anomalias Congênitas Cervicofaciais
- Tumores Vasculares e Neurogênicos
- Tumores Odontogênicos
- Tumores da Base do Crânio

- Tumores de Pele
- Diagnóstico Diferencial das Massas Cervicais
- Biópsias Cervicofaciais
- Estadiamento dos Principais Tumores em Cabeça e Pescoço

Capítulo 12

Doenças Benignas da Tireoide

Vergilius José Furtado de Araújo Filho
Lenine Garcia Brandão

Introdução

As doenças benignas da tireoide representam um capítulo muito importante da especialidade de Cirurgia de Cabeça e Pescoço, por sua alta prevalência na população geral, como também pela grande frequência em que o especialista é solicitado a atuar no seu diagnóstico e tratamento.

A tireoide é uma glândula endócrina situada na região cervical anterior baixa e profunda, com íntima relação anatômica com a traqueia, a laringe e o esôfago (ver *Capítulos 5 e 10*). É também muito próxima dos grandes vasos e nervos cervicais, especialmente a veia jugular interna, o nervo vago e os nervos laríngeos inferiores e superiores, estes últimos responsáveis pela fonação. Além disso, é um órgão extremamente vascularizado, o que, somado às suas relações anatômicas, tornam a cirurgia da tireoide um procedimento altamente especializado e com complicações potenciais relevantes.

A função da tireoide é produzir os hormônios tireóideos, o T3 (triiodotironina) e o T4 (tiroxina). Esses hormônios são fabricados na unidade funcional da glândula: o folículo tireóideo. Este é composto pelas células foliculares que se apresentam dispostas em grupos, ao redor de um conteúdo coloide, por elas mesmas produzido. Os hormônios tireóideos têm como matéria-prima o iodo plasmático. Eles circulam em suas formas livres ou ligados a proteínas plasmáticas (TBG). O T4 é a principal forma de hormônio secretado, sendo sua conversão na periferia em T3, sua forma mais ativa. A produção de T4 é regulada pelo TSH hipofisário (hormônio estimulante da tireoide), este por sua vez sofre influência do TRH hipotalâmico (hormônio liberador da tireotrofina). Tanto a produção de TRH como a de TSH são reguladas pelos níveis séricos de T3 e T4. Os hormônios tireóideos desempenham papel fundamental, atuando no metabolismo celular em praticamente todas as células de todos os órgãos e sistemas e tanto a falta (hipotireoidismo) quanto o excesso (hipertireoidismo) de hormônios estão associados com sintomatologia importante (Fig. 12.1).

A tireoide é um órgão único formado por dois lobos, o direito e o esquerdo, que são unidos em sua porção mediana pelo istmo, uma pequena ponte de tecido tireóideo anterior e aderido à traqueia na altura de seu segundo anel (ver Fig. 10.2, pág. 89).

As formas clínicas mais importantes em que essas doenças benignas se apresentam são as tireoidites e os bócios.

Faremos uma revisão destas formas com suas definições, prevalência, quadro clínico, diagnóstico e tratamento.

Apresentação clínica e definições

As tireoidites, ou doenças inflamatórias da tireoide, são classificadas em agudas, subagudas e crônicas.

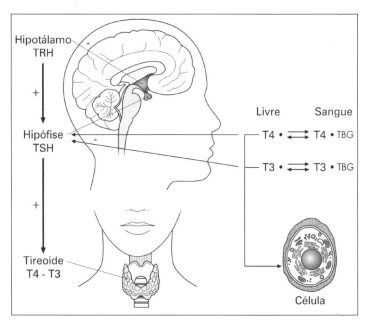

Figura 12.1 – Síntese de hormônios da tireoide, com mecanismo de retroalimentação (*feedback*): hormônio liberador da tireotrofina (TRH); hormônio estimulador da tireoide (TSH); triiodotironina (T3); tiroxina (T4); globulina tireoligadora (TBG); estímulo (+); inibição (−).

As *tireoidites agudas* são bastante raras e correspondem a um quadro infeccioso bacteriano de início súbito. As *subagudas*, também chamadas de De Quervein, são também infrequentes, causadas por infecção viral da glândula de início insidioso e diagnóstico por vezes difícil. As *tireoidites crônicas*, ou de Hashimoto, são muito mais comuns de etiologia autoimune e costumam ser assintomáticas, frequentemente evoluindo para o hipotireoidismo.

Os bócios são definidos como os aumentos glandulares de causa não inflamatória (tireoidites) nem neoplásica (tumores benignos e malignos). São muito comuns e podem ser causados por baixa ingestão de iodo na dieta, chamados de *bócios endêmicos,* ou os *esporádicos*, quando não existe esta deficiência alimentar.

Os bócios podem ainda ser classificados conforme sua produção hormonal: 1. *simples*, quando a função tireóidea é normal; 2. *tóxicos*, em que há hipertireoismo. A forma mais comum em que os bócios se apresentam é a nodular simples.

Uma terceira classificação para os bócios é em relação à sua forma: 1. *Difusos*, quando há um aumento homogêneo de toda a glândula; 2. *Nodulares*, quando há nódulos. Estes são *uninodulares* quando há só um nódulo, ou *multinodulares*, quando há mais de um.

Os nódulos de tireoide – que podem ser consequência não apenas dos bócios, mas também de tireoidites crônicas, tumores benignos e malignos – são muito prevalentes. Acometem principalmente o gênero feminino e têm incidência crescente com a idade. Sabe-se que aos 50 anos, cerca de metade das mulheres apresentam nódulos de tireoide detectáveis à ultrassonografia. Estes nódulos são cada vez mais diagnosticados, já que o exame de ultrassonografia teve uma grande melhora técnica e instrumental, tornado-se mais confiável e, consequentemente, mais utilizado como ferramenta diagnóstica (ver *Capítulo 35*).

Quadro clínico e diagnóstico

As tireoidites agudas são de diagnóstico essencialmente clínico. O paciente refere quadro de dor e aumento de volume na região da tireoide, frequentemente acompanhado de sinais inflamatórios locais, queda do estado geral e febre. Ao exame físico há dor e edema ao toque. É confirmada por ultrassonografia, que pode mostrar coleção líquida correspondente ao abscesso tireóideo.

As tireoidites subagudas são também de diagnóstico clínico. O quadro típico é, após um processo gripal, o aparecimento de dor cervical baixa anterior de pouca ou moderada intensidade com irradiação para a orelha e que piora na deglutição. Pode haver febre baixa. O tempo de queixa é comumente longo (de meses), podendo o paciente já ter passado por vários médicos sem o diagnóstico correto. Ao exame físico a tireoide é sensível ao toque, esta dor com irradiação à orelha ipsolateral. Exames como ultrassonografia não esclarecem o diagnóstico, e dosagens hormonais podem estar alteradas de forma inespecífica e inconclusiva.

O quadro clínico das tireoidites crônicas está relacionado ao aumento da glândula, sendo comum o aparecimento de nódulos e do hipotireoidismo. Este é insidioso e, na maioria das vezes, oligoassintomático. Faz parte deste quadro: aumento de peso, falta de apetite, cansaço, sonolência, intolerância ao frio, obstipação, amenorreia, falta de concentração, esquecimento, entre outras queixas. Ao exame físico a tireoide usualmente está aumentada, por vezes com nódulos e sua consistência está aumentada. Pode haver edema, principalmente de membros inferiores. À ultrassonografia a tireoide apresenta-se heterogênea, com áreas nodulares mal definidas e de volume aumentado. A citologia dos nódulos obtida por punção aspirativa com agulha fina (PAAF) demonstra tireoidite crônica. No hipotireoidismo a dosagem hormonal sérica mostra o T4-livre diminuído e o TSH aumentado. Os anticorpos antiperoxidase e antitireoglobulina estão positivos.

Os bócios nodulares simples são geralmente assintomáticos e muitas vezes o diagnóstico é feito por ultrassonografia rotineira. O paciente, em bócios maiores, pode referir abaulamento local ou sintomas de compressão cervical, como disfagia e dispneia. Ao exame físico a tireoide pode estar aumentada e com nódulos palpáveis. Quando o volume glandular é maior pode haver sinais de compressão cervical ao exame de radiografia simples com desvio lateral ou afilamento da traqueia (Figs. 12.2 e 12.3). À ultrassonografia há um ou mais nódulos e o volume da glândula pode estar normal (até 15cc) ou aumentado. A PAAF geralmente é sugestiva de bócio, mas há casos de áreas nodulares com hiperplasia intensa em que a citologia é dada com suspeita para tumores de linhagem folicular. A dosagem de T4-livre e TSH são normais e os anticorpos estão negativos. Em casos de bócios volumosos com extensão ao tórax, seja no mediastino anterior (mais comum) ou posterior, o exame de tomografia computadorizada está indicado para determinação exata do grau de insinuação no tórax, para um planejamento cirúrgico adequado.

A forma clínica mais frequente de bócio tóxico é a doença de Graves. Ele é mais comum em mulheres por volta da segunda e terceira décadas de vida,

Doenças Benignas da Tireoide 115

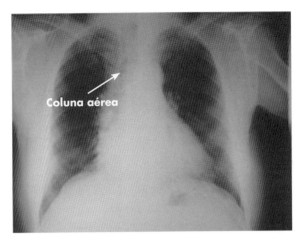

Figura 12.2 – Radiografia simples de tórax revelando um alargamento de mediastino superior e um acentuado desvio de traqueia para a direita.

manifestando-se com o aumento da tireoide, dermopatia e oftalmopatia (80% dos casos há o exoftalmo ou complexo exoftálmico) infiltrativas e sintomas progressivos de hipertireoidismo (nervosismo, palpitação, intolerância ao calor, aumento do apetite, emagrecimento e tremores). Outros sintomas, como diarreia e alteração menstrual, podem ser referidos. No exame físico ainda há o sinal de *lid-lag* em que o fechamento palpebral sofre um atraso devido ao exoftalmo.

Os bócios na doença de Graves são geralmente difusos, mas pode ocorrer aparecimento de nódulos (doença de Graves com nódulos). Estes são de etiologia autoimune, em que anticorpos contra o receptor de TSH (TRAb) da célula folicular atuam levando à hiperplasia, hipertrofia e hiperfunção dos folículos tireóideos. Por conta disso, observa-se um processo de angiogênese intensa, com consequente hipervascularização glandular.

Por razões ainda não completamente esclarecidas, mas relacionadas também ao quadro autoimune, ocorre um edema na musculatura retro-orbitária que causa a protrusão dos globos oculares. Este edema é rico em mucopolissacarídeos, processo linfoplasmocitário, folículos linfoides, entre outros, gerando o exoftalmo.

A doença de Graves compartilha diversos aspectos imunológicos com a tireoidite crônica autoimune, tais como outros anticorpos relacionados à autoimunidade da tireoide (anticorpos antiperoxidase e antitireoglobulina).

À ultrassonografia, a tireoide na doença de Graves tem seu volume aumentado difusamente, com hipervascularização de todo o parênquima

116 Afecções e Seus Principais Aspectos

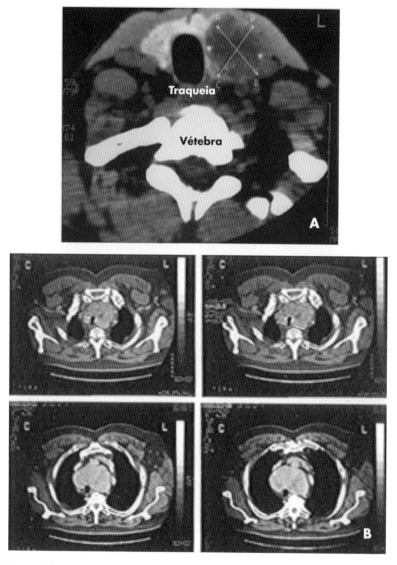

Figura 12.3 – A) Trata-se de um exame de tomografia computadorizada em que se observa um aumento do lobo esquerdo da tireoide, às custas de um nódulo (assinalado), que desvia a coluna aérea (traqueia) para direita, tomando-se como referência para a linha média a coluna vertebral. **B)** Múltiplos cortes de tomografia computadorizada de um bócio multinodular, com lobo esquerdo da tireoide maior que o direito, gerando desvio de traqueia.

glandular. Podem existir nódulos, mas geralmente estão ausentes (ver *Capítulo 35*).

Em exames laboratoriais encontra-se T4-livre elevado e o TSH suprimido. O TRAb é positivo e os anticorpos antiperoxidase e antitireoglobulina costumam ser positivos, não em todos os casos.

Outra forma de bócio tóxico é a nodular. Este não tem etiologia autoimune. Os bócios nodulares tóxicos podem ocorrer pelo surgimento de um ou mais nódulos autônomo, que não respondem ao TSH e são hiperprodutores de hormônios tireóideos. Nos nódulos únicos, conhecidos como doença de Plummer, o crescimento é lento e o hipertireoidismo é proporcional à massa do nódulo. Seu diagnóstico é feito pela visualização de um nódulo cervical pelo próprio paciente, geralmente em mulheres com idade superior a 40 anos. Por este motivo, manifestações cardiovasculares ocorrem precocemente devido à menor reserva cardíaca pela idade. Assim, não há taquicardia significativa e sim arritmias. Também é usual a insuficiência cardíaca congestiva.

Ao exame físico, a tireoide pode estar aumentada e com nódulo palpável. Não há exoftalmo. À ultrassonografia o volume pode ser normal ou aumentado e há um ou mais nódulos, dependendo da forma de bócio nodular tóxico. O T4-livre é pouco elevado e o TSH pouco diminuído. Um exame que pode ser empregado em bócios nodulares tóxicos é o mapeamento com iodo-131, em que o paciente ingere uma pequena dose deste radioisótopo para ser submetido depois a um exame de mapeamento cervical. Este mapeamento demonstra áreas frias (sem captação de iodo em relação ao tecido normal), mornas (mesma captação) e quentes (maior captação). Na doença de Plummer o nódulo costuma ser quente e, dependendo do grau de hipertireoidismo, o parênquima restante pode estar até mesmo ausente ao mapeamento. Isso ocorre porque o excesso de hormônios tireóideos suprime o TSH e na sua falta não há estímulo para o parênquima restante funcionar.

Há ainda o bócio nodular tóxico, em que o hipertireoidismo não é causado pelos nódulos e sim por áreas autônomas de hiperplasia entre os nódulos. Eles também ocorrem mais em mulheres idosas, geralmente portadoras de bócios nodulares de longa evolução, abrindo o quadro com arritmias, fibrilação atrial até tireotoxicose. Nesses casos, quando o bócio atinge grandes volumes, pode haver sintomas compressivos, como disfagia e dispneia.

Nos bócios mutinodulares tóxicos os nódulos são frios à cintilografia, e, as áreas quentes, são as internodulares.

Tratamento

As tireoidites agudas são tratadas com a drenagem cirúrgica do abscesso tireóideo sob anestesia geral e uso de antibióticos. Este procedimento deve ser precoce para evitar o agravamento da infecção cervical e sua temida extensão para o mediastino, a mediastinite aguda, associada à altíssima taxa de mortalidade.

As tireoidites subagudas são tratadas com anti-inflamatórios não hormonais, nem sempre com sucesso. Quando isso ocorre, a medicação de escolha é corticoide por via oral e a resposta costuma ser excelente. Raros casos de tireoidites intratáveis, a tireoidectomia total pode ser a solução.

As tireoidites de Hashimoto são de tratamento clínico, ou seja, a reposição de tiroxina quando há hipotireoidismo. Há casos de tireoidites muito volumosas em que o tratamento precisa ser cirúrgico (tireoidectomia) devido à compressão ou quando há nódulos em que existe suspeita de malignidade pela punção aspirativa por agulha fina (PAAF). Mas de modo geral o tratamento da tireoidite crônica não é cirúrgico (ver *Capítulo 30*).

Os bócios simples têm indicação cirúrgica quando há compressão cervical, com sintomatologia respiratória ou disfagia, ou há desvio ou compressão da traqueia, percebida ao exame radiológico simples (Figs. 12.2 e 12.3). Deve-se tomar cuidado em pacientes com bócios pequenos e sintomas inespecíficos, principalmente engasgos, em que a causa destes não é compressão e sim faringite crônica, na maioria das vezes por refluxo gastroesofágico, muito prevalente. Quando o bócio é mergulhante também está indicada a tireoidectomia, a mais precoce possível, pois nesse caso a doença costuma ser progressiva e ao longo do tempo a cirurgia necessária pode requer inclusive a toracotomia, de muito maior morbidade e mortalidade. Também quando a PAAF é suspeita para neoplasia, há indicação cirúrgica.

A tireoidectomia é cirurgia especializada e padronizada que deve ser feita por cirurgião experiente. Isto porque a tireoide tem relações anatômicas muito próximas às estruturas nobres, como os nervos responsáveis pela fonação (principalmente os laríngeos inferiores) e as glândulas paratireoides. Estas últimas são em número de quatro (duas de cada lado), pesando aproximadamente de 15 a 25mg, do tamanho de um grão de arroz e estão adjacentes à cápsula da tireoide. Elas produzem o paratormônio que tem ação hipercalcemiante e é responsável por manter a calcemia normal. As complicações específicas das tireoidectomias estão relacionadas a estas duas estruturas e mesmo uma cirurgia bem realizada não é isenta de risco. Complicações como disfonia por paresia ou paralisia das pregas vocais por lesão dos nervos laríngeos inferiores, ou formigamentos e câimbras por hipocalcemia, por lesão ou remoção das paratireoides, costumam ocorrer com frequência pequena e ser temporárias. Essas complicações, quando definitivas, são muito importantes e geralmente são mais graves do que a doença que levou o paciente a ser operado. Em mãos experientes elas ocorrem em menos de 1% das vezes, mas nunca a incidência é nula. Assim, a tireoidectomia deve ser indicada com extremo critério e, desta forma, apenas uma minoria dos pacientes portadores de bócios simples são operados, sendo as duas principais indicações a compressão cervical e a suspeita de neoplasia (Fig. 12.4).

A extensão da tireoidectomia já foi assunto de muito debate. Hoje há consenso em alguns serviços de que não se deve proceder à lobectomia parcial, ou seja, a remoção não completa de um lobo doente. Se houver

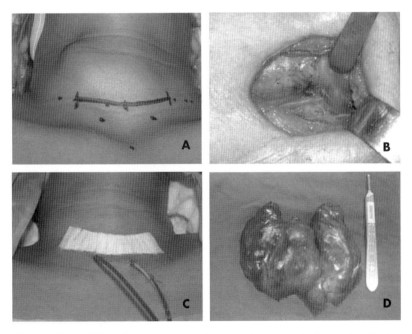

Figura 12.4 – A) Posição em hiperextensão cervical e marcação da incisão cirúrgica para um bócio multinodular volumoso. **B)** Leito cirúrgico após a retirada da tireoide. Destaque para o nervo laríngeo inferior esquerdo no sulco traqueoesofágico. **C)** Resultado final imediato de uma tireoidectomia (paciente da Figura A), em que se nota o uso de drenos. **D)** Peça cirúrgica de um bócio multinodular simples volumoso.

necessidade de abordagem de um lado da tireoide, a melhor conduta é a lobectomia total. A explicação é que a reabordagem de uma loja tireóidea costuma ser muito difícil e arriscada com relação às duas complicações específicas descritas anteriormente. Assim, se o paciente for portador de doença unilateral, a conduta em doenças benignas é a lobectomia total deste lado. Se a doença for bilateral, a conduta é a tireoidectomia total. Não se deve proceder a cirurgias menores, como nodulectomias (exceto na doença uninodular de Plummer) ou lobectomias parciais. Uma exceção é a istmectomia, a remoção apenas do istmo da tireoide, feita nos casos de nódulos localizados apenas neste pequeno segmento da glândula. Isto é possível porque recidivas posteriores não implicam em risco maior, já que os lobos não foram previamente manipulados.

A tireoidectomia subtotal unilateral ou bilateral é uma técnica em que se procura, na doença benigna nodular ou na doença de Graves, retirar todo o tecido tireóideo macroscopicamente alterado. Desta forma, deixa-se um tecido remanescente residual diminuto de 2 a 3g. Pelas razões expostas acima, é pouco utilizada atualmente.

A técnica da tireoidectomia não será descrita aqui, pois não faz parte do objetivo deste capítulo. Ela é facilmente encontrada em textos de técnica cirúrgica.

Os bócios difusos tóxicos geralmente são tratados de forma clínica com drogas antitireóideas ou por radioiodo (ver *Capítulo 41*). Em casos de bócios muito volumosos, com exoftalmo importante e quando há recidiva da doença após tratamento clínico ou o paciente não deseja o tratamento com iodo, está indicada a tireoidectomia, geralmente a total. É importante que o paciente seja operado em estado de eutireoidismo para que se evite a crise tireotóxica causada pela manipulação cirúrgica de uma tireoide descompensada, isto é, em hipertireoidismo. Esta compensação é obtida com drogas antitireóideas.

Os bócios nodulares tóxicos costumam ser tratados com tireoidectomia devido ao hipertireoidismo e os nódulos. Na doença de Plummer a conduta mais aplicada é a lobectomia unilateral e nos bócios multinodulares procede-se à tireoidectomia total. Nesses casos também é importante a compensação clínica pré-operatória com as drogas antitireóideas.

Bibliografia

1. Brandão, LG. *Tireóide e paratireóide:* Estudo de Casos São Paulo, 2002.
2. Chowdhury S, Mukherjee S, Mukhopadhyay S, Mazumder R. The thyroid nodule - evaluation and management. *J Indian Med Assoc.* 2006;104(10):568-70, 572-3.

3. Cohen JI, Salter KD. Thyroid disorders: evaluation and management of thyroid nodules. American Thyroid Association; American Association of Clinical Endocrinologists; Associazione Medici Endocrinologi. *Oral Maxillofac Surg Clin North Am.* 2008;20(3):431-43.
4. De Martino E, Pirola I, Gandossi E, Delbarba A, Cappelli C. Thyroid nodular disease: an emerging problem. *Minerva Endocrinol.* 2008;33(1):15-25.
5. Dean DS, Gharib H. Epidemiology of thyroid nodules. *Best Pract Res Clin Endocrinol Metab.* 2008;22(6):901-11.
6. Gharib H, Papini E, Paschke R. Thyroid nodules: a review of current guidelines, practices, and prospects. *Eur J Endocrinol.* 2008;159(5):493-505.
7. Gharib H, Papini E. Thyroid nodules: clinical importance, assessment, and treatment. *Endocrinol Metab Clin North Am.* 2007;36(3):707-35.
8. Ghassi D, Donato A. Evaluation of the thyroid nodule. *Postgrad Med J.* 2009;85(1002):190-5.
9. Mehanna HM, Jain A, Morton RP, Watkinson J, Shaha A. Investigating the thyroid nodule. *BMJ.* 2009;13:338:b733.

Capítulo 13 — Doenças Malignas da Tireoide

Lenine Garcia Brandão
José de Souza Brandão Neto

Atualmente, o câncer da tireoide é doença cada vez mais diagnosticada, constituindo aproximadamente 1 a 1,5% dentre todas as doenças malignas. A cada ano, nos Estados Unidos, são diagnosticados entre 8.000 e 14.000 novos casos, sendo 0,5% em homens e 1,5% em mulheres. Observa-se que de 70 a 90% são carcinomas bem diferenciados dos tipos papilífero ou folicular, de 3 a 5% são carcinomas medulares e de 1 a 3% são carcinomas anaplásicos ou indiferenciados.

Dos pacientes que morreram de outras causas, 3% tinham câncer de tireoide oculto e aproximadamente 35% das glândulas tireoides examinadas pós-necrópsia apresentaram carcinoma papilífero.

Esta patologia é responsável pelo óbito de 1.000 a 2.000 pacientes por ano nos Estados Unidos, sendo que 4 a 7% da população adulta possuem nódulos tireóideos palpáveis e menos de 5% são malignos.

O diagnóstico de malignidade dos pacientes com nódulo de tireoide atendidos no Serviço de Cirurgia de Cabeça e Pescoço do HC-FMUSP, bem como os tipos histológicos e a idade dos pacientes estão expressos nas figuras 13.1 a 13.3.

Avaliação diagnóstica

A suspeição clínica de câncer de tireoide aumenta em pacientes: com nódulo da tireoide e idade menor que 15 ou maior que 40 a 45 anos, no sexo masculino, em doença maligna de tireoide preexistente na família (em lesões bem diferenciadas e no carcinoma medular da tireoide – polipose familiar e síndrome de Gardner) e em pacientes com tumor previamente irradiado na região cervical ou próxima do pescoço, como na região torácica anterior alta. Em crianças ou adolescentes jovens esses tumores tornam-se nódulos malignos da tireoide em aproximadamente 30 a 50% dos casos, com um período de latência de 10 a 30 anos, em nódulos solitários maiores que 1cm

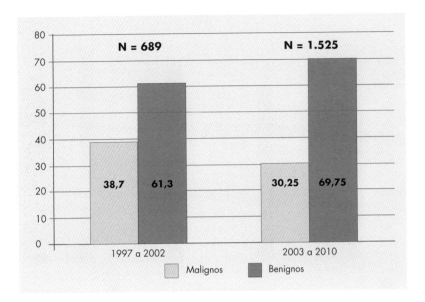

Figura 13.1 — Resultados anatomopatológicos de malignidade (Serviço de Cirurgia de Cabeça e Pescoço do HC-FMUSP).

de diâmetro. Se o nódulo solitário for em homens acima de 70 anos de idade, a probabilidade de ser maligno está próxima a 70%. De uma maneira geral, em nódulo solitário a chance de ser maligno varia, na literatura, de 5 a 30% e de nódulos múltiplos de 3 a 6%, em nódulos maiores que 4cm de diâmetro, em alterações ultrassonográficas nodulares tireóideas, tais como a presença de hipervascularização central, microcalcificações, bordas irregulares etc. (ver *Capítulo 35*).

Do ponto de vista eminentemente clínico, se houver crescimento rápido do nódulo tireóideo ou se, ao exame físico, este for de consistência firme, endurecido ou pétreo, indolor ou pouco móvel às estruturas circunvizinhas, são sintomas ou sinais de neoplasia maligna de tireoide. Da mesma forma, a presença de linfonodomegalia, a paralisia de prega vocal, principalmente do mesmo lado da lesão nodular, e a invasão de estruturas cervicais importantes como traqueia, esôfago e laringe, que se manifestam respectivamente com dispneia, disfagia e disfonia, sugerem malignidade da lesão.

Quanto aos exames subsidiários, após anamnese e exame físico bem cuidadosos, na presença de nódulo tireóideo, pode-se avaliar a glândula ti-

124 Afecções e Seus Principais Aspectos

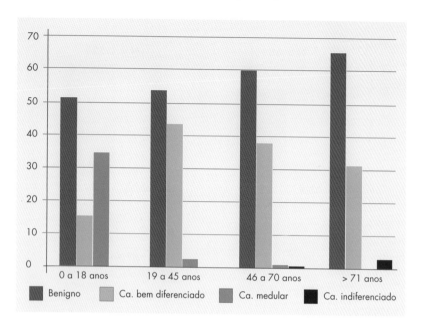

Figura 13.2 — Distribuição etária das tireoidectomias (Serviço de Cirurgia de Cabeça e Pescoço do HC-FMUSP).

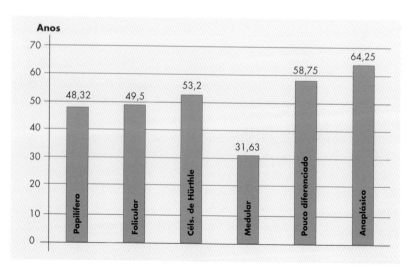

Figura 13.3 — Média de idade dos pacientes com carcinoma de tireoide (Serviço de Cirurgia de Cabeça e Pescoço do HC-FMUSP).

reoide por meio dos exames de T4 livre, TSH e exame ultrassonográfico. Na dependência das características ultrassonográficas, do tamanho do nódulo e da história do paciente poderá ser solicitado o exame citológico (punção aspirativa por agulha fina – PAAF) e a tireocalcitonina.

O resultado da PAAF pode revelar doença benigna (bócio, hiperplasia e tireoidite), doença maligna, como carcinoma papilífero, medular, anaplásico e linfoma, ou suspeita de lesão folicular (que geralmente é benigna, mas pode, também, ser doença maligna da tireoide). Em alguns casos, há necessidade de se repetir a punção.

A biópsia por punção de nódulo tireóideo é exame minimamente invasivo, em geral dirigida por ultrassonografia, de ótimo custo-benefício, que costuma selecionar a conduta a ser realizada no paciente, mas que tem a desvantagem deve ter que ser feita por um profissional ou uma equipe altamente experiente, tanto do ponto de vista da citologia quanto da ultrassonografia (ver *Capítulo 30*).

O exame radiológico simples de tórax é solicitado de rotina, enquanto a tomografia computadorizada e a ressonância magnética são solicitadas em casos selecionados, principalmente na doença avançada. É importante ressaltar que o uso de contraste iodado pode prejudicar a realização de adjuvância com iodo radiotivo, que será melhor comentado adiante.

A cintilografia poderá ser utilizada como arma diagnóstica na suspeita de adenomas tóxicos (doença de Plummer), e é mandatória no pós-operatório de casos de câncer da tireoide. No pré-operatório é exame que não tem a mesma sensibilidade ou especificidade que a PAAF em distinguir nódulos benignos de malignos (17% de nódulos "frios", 13% de nódulos "mornos" e de 1 a 4% de nódulos "quentes" são malignos).

Carcinoma papilífero da tireoide

É o tumor mais comum da glândula tireoide. É mais encontrado em mulheres, numa proporção de dois até 4:1 em relação aos homens, com uma média de idade próxima a 45 anos.

Do ponto de vista patológico, a forma clássica é a não encapsulada, em algumas vezes o tumor tem pseudocápsula em outras é multifocal.

Normalmente é de bom prognóstico e nas pessoas acima de 40 a 45 anos, em homens, e de 50 anos em mulheres tende a ter um curso clínico mais agressivo. Frequentemente produz metástase para os linfonodos cervicais, principalmente para os linfonodos da cadeia recorrente (nível VI) e para a cadeia jugulocarotídea (níveis II, III, IV e V). Pode invadir estruturas locais, necessitando às vezes de tratamento cirúrgico extenso e radical da lesão primária e dos órgãos acometidos no pescoço e das metástases linfonodais cervicais, podendo também produzir metástases a distância por via hematogênica.

Existem variantes histológicas: clássica, oncocítica, folicular, macrofolicular, de células claras, sólidas, esclerosante e difusa, de "células altas" e de "células colunares", sendo que estas duas últimas costumam ser mais agressivas.

Carcinoma folicular da tireoide

É também mais frequente em mulheres (em uma proporção de dois até 4:1), atinge também jovens, mas não tão jovens como no carcinoma papilífero. Produz com maior frequência metástases a distância, principalmente para pulmões, ossos (longos, calota craniana e pelve) (Fig. 13.4) e cérebro, mas pode produzir também metástase linfática em 13% dos casos.

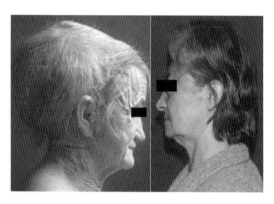

Figura 13.4 — Metástases de pacientes com carcinoma folicular de tireoide.

É encontrado com maior frequência nas regiões endêmicas e tem um subtipo chamado de células oxifílicas ou oncocítica, ou células de Hürthle, que costuma ser mais agressivo e menos diferenciado, não captando ou captando pouco o iodo radioativo administrado (PCI/dose terapêutica), costuma ser multifocal, produzindo metástases ósseas e pulmonares em 15% e disseminação linfática em 30%.

O carcinoma folicular na anatomia patológica é visto, na maioria das vezes, como encapsulado, apresentando dois principais subtipos:

a) minimamente invasivo com discreta invasão vascular ou capsular;
b) fortemente invasivo com extensão venosa intratireóidea ou extratireóidea.

O diagnóstico definitivo de carcinoma folicular só deve ser feito quando há evidência de invasão capsular ou vascular. O exame citológico não é necessário para distinguir lesão benigna folicular da tireoide com carcinoma folicular, bem como o exame de congelação intraoperatória, mas neste último existem raras exceções onde o diagnóstico é realizado.

Tratamento do carcinoma bem diferenciado da tireoide

O tratamento indicado é a tireoidectomia total na remoção da lesão primária maligna da tireoide, pois, em nossa experiência e na de muitos outros autores da literatura, a taxa de sobrevida é maior do que nas tireoidectomias parciais, permitindo também melhor controle da doença por meio do uso de marcador tumoral (tireoglobulina) e de tratamento complementar quando indicado, com iodo radioativo. Diminui o risco de disseminação metastática ou recorrência.

Aproximadamente 30 a 87% dos carcinomas papilíferos apresentam invasão de lobo contralateral da tireoide (lesões multifocais). As complicações de disfonia e de hipoparatireoidismo definitivos não são frequentes nas mãos de um cirurgião experiente e habilidoso.

Existem várias classificações quanto aos fatores prognósticos, entre elas podemos destacar: a AMES (que leva em conta idade, metástase, extensão e tamanho), a AGES (idade, grau histológico, extensão, tamanho), a APES (idade, ploidia, extensão, tamanho), a EORTC (idade, sexo, tipo histológico, extensão, metástases únicas ou múltiplas), a TNM (tamanho, linfonodo regional, metástases a distância, idade menor ou maior 45 anos). Essas classificações permitem referenciar o prognóstico a um paciente individual e também avaliar estratégias de diferentes tratamentos em estudos clínicos.

Deste modo, o paciente que tenha um menor risco pode ser tributário de tratamento através de tireoidectomia parcial (lobectomia + istmectomia) ou quase total (*near total*). Segundo Cady e Rossi (1988), pacientes do grupo de baixo risco: homens com menos de 40 anos de idade e mulheres com menos de 50, a recorrência situava-se em 11% e o óbito em 4%, enquanto que em homens acima de 40 anos de idade e mulheres acima de 50, a recorrência situava-se em 40% e o óbito em 36%.

Em nosso Serviço indicamos a tireoidectomia total como cirurgia mínima em casos de câncer bem diferenciado da tireoide.

Quanto aos linfonodos cervicais, indicamos esvaziamento cervical de necessidade ou terapêutico toda vez que existirem evidências clínicas ou intraoperatórias de metástases cervicais (Fig. 13.5).

O esvaziamento eletivo ou profilático não é realizado de rotina. Segundo alguns autores que preferem a realização rotineira dessa cirurgia, acham que a detecção precoce e a remoção microscópica dos linfonodos cervicais regionais previnem a recorrência e aumentam a sobrevida. O envolvimento de pacientes com linfonodos metastáticos varia de 46 a 90%. No entanto, existem outras opiniões na literatura afirmando que o esvaziamento profilático não melhora a sobrevida e há aumento de complicações, ou que os linfonodos clinicamente indetectáveis não pioram o prognóstico.

No esvaziamento cervical terapêutico ou no eletivo, faz-se a dissecção do compartimento central (nível VI) e a dissecção lateral (níveis II a V), que vai lateralmente da bainha carotídea ao músculo trapézio e da veia subclávia inferiormente ao nervo hipoglosso superiormente. Isto é realizado, quando existe linfonodo acometido ou em casos de alto risco.

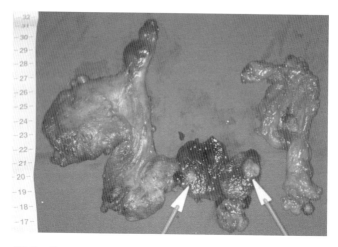

Figura 13.5 — Esvaziamento cervical em carcinoma papilífero.

Avaliação pós-operatória

Os controles são realizados com TSH e dosagens de tireoglobulina (marcador tumoral que pode ser indicativo de doença residual ou recorrente no câncer diferenciado da tireoide, após tireoidectomia total) e de anticorpos antitireóideos.

A PCI (Pesquisa de Corpo Inteiro com iodo radioativo) é em geral realizada e a dose terapêutica não é indicada em todos os casos como em alguns serviços. Sempre que o paciente tiver doença fora do sítio primário (tireoide), mesmo microscópica, tanto na cápsula da tireoide como em invasão linfonodal após tireoidectomia total e esvaziamento cervical ou metástases a distância (com PCI positiva), indica-se tratamento com iodo radioativo, assim como também em casos de histologia agressiva e nos pacientes de alto risco.

Quanto a eventuais núcleos (*reliquats*, remanescentes e restos) de captação no pescoço, após PCI, apenas indica-se em geral a dose terapêutica, caso a doença seja residual.

O paciente é acompanhado clínica e laboratorialmente pelo seu médico endocrinologista e, de preferência, também pelo cirurgião, no mínimo por cinco anos. Existem casos de acompanhamento por 10 anos e outros por toda a vida do paciente. O exame ultrassonográfico do pescoço deve ser realizado a cada seis meses ou um ano.

A PCI pode ser realizada utilizando-se o TSH recombinante, o que evitaria a sintomatologia de hipotireoidismo, irritabilidade, retenção de líquido, sono excessivo, cansaço, mas estes são sintomas passageiros e na maior parte dos pacientes o estímulo é realizado pelo TSH endógeno.

A hormonioterapia (T4 – levotiroxina) tem duas funções básicas: repor o hormônio tireóideo e, em segundo lugar, suprimir o TSH, porém em doses que não produzam sinais ou sintomas de hipertireoidismo.

Segundo McGriff e col. (2000), a terapia de supressão do hormônio tireóideo diminui significativamente o risco de doença recorrente e de mortalidade, sendo administradas doses de 2µg/kg/dia de LT4 com TSH menor que 0,1mU/l em pacientes de alto risco.

O tratamento com radioterapia externa é indicado em raras ocasiões, como por exemplo, em determinadas recorrências locorregionais após tratamento cirúrgico com PCI negativa e metástases ósseas com PCI negativa.

Outras terapias, tais como quimioterapia, inibidores de angiogênese, imunomoduladores, terapia gênica, moduladores de crescimento, inibidores de tiroquinase, também podem ser usadas em casos específicos e, em geral, discutidas amplamente em equipe multidisciplinar (cirurgia de cabeça e pescoço, oncologista clínico e endocrinologista).

Carcinoma medular da tireoide

O carcinoma medular da tireoide (CMT) é originário das células parafoliculares ou das células C da glândula tireoide, derivando-se, em última instância, das células da crista neural dos arcos branquiais e secretam calcitonina, que têm papel no metabolismo do cálcio. Tem sua etiologia associada com o proto-oncogene RET. As formas clínicas existentes são apresentadas a seguir.

Carcinoma medular da tireoide esporádico

O CMT esporádico é o mais comum de todos os CMTs (70 a 80%), costuma ser unilateral e unifocal (70%), tendo como idade média 50 anos. É pouco mais agressivo que o CMT familiar e Neoplasia Endócrina Múltipla IIa (NEM IIa), cursa com envolvimento extratireóideo (74%) e com 75% de sobrevida aos 15 anos.

Carcinoma medular da tireoide familiar

O CMT familiar costuma ser bilateral e multifocal, tendo como idade média 43 anos. É de transmissão autossômica dominante, não sendo associado a qualquer endocrinopatia. Tem o melhor prognóstico de todos os tipos de CMT, com 100% de sobrevida aos 15 anos.

Carcinoma medular da tireoide na neoplasia endócrina múltipla IIa (NEM IIa)

O CMT NEM IIa constitui a chamada síndrome de Sipple (CMT + feocromocitoma + hiperplasia de paratireoides), tendo como idade média 27 anos. É de transmissão autossômica dominante, com 85 a 90% de sobrevida aos 15 anos.

Carcinoma medular da tireoide na neoplasia endócrina múltipla IIb (NEM IIb)

O CMT NEM IIb é também chamado de síndrome de Werner (feocromocitoma + múltiplas lesões em mucosa + hábito marfanoide). O CMT é desenvolvido até a idade de 20 anos (90%). É o tipo mais agressivo de CMT, com 40 a 50% de sobrevida aos 15 anos.

Diagnóstico e tratamento

Laboratorialmente é realizado através da dosagem de calcitonina, de cálcio sérico e de catecolaminas de 24h (metanefrinas, ácido vanilmandélico e não metanefrinas) e antígeno carcinoembrionário (CEA). A PAAF pode ser usada e também o teste genético com proto-oncogene RET.

Quanto ao tratamento cirúrgico, recomenda-se tireoidectomia total e esvaziamento do compartimento central (nível VI) de ambos os lados e esvaziamento bilateral das cadeias linfonodais cervicais (níveis II a V).

Se o paciente apresentar feocromocitoma, removê-lo em primeiro lugar, antes da tireoidectomia total. No seguimento, há necessidade das dosagens periódicas de calcitonina sérica, CEA e realização de exames imagenológicos (ultrassonografia, tomografia computadorizada, ressonância magnética e PET/CT).

Carcinoma anaplásico

É tumor altamente agressivo e letal, que incide preferencialmente em pessoas acima de 60 anos de idade (30% dos casos ocorrem em pacientes acima de 70 anos), sendo que 47% têm história prévia de carcinoma bem

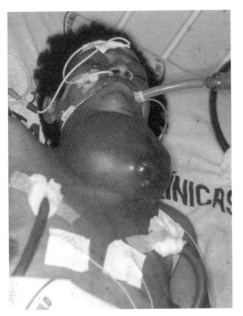

Figura 13.6 — Paciente com carcinoma indiferenciado de tireoide.

diferenciado da tireoide e 53% possuem antecedentes de bócio preexistente (Fig. 13.6).

Este tumor caracteriza-se pela invasão precoce das estruturas locais, produzindo também metástases linfáticas e sanguíneas e história de dispneia, disfagia e disfonia.

O diagnóstico é feito pela história clínica e pelo exame citológico. O tratamento indicado é o cirúrgico, mas raramente é possível a remoção total glandular, pois, devido à grande extensão da doença, geralmente consegue-se fazer traqueostomia e uma biópsia diagnóstica com uma ressecção descompressiva. A sobrevida em geral é de seis meses a um ano.

Bibliografia

1. Brandão LG, Cavalheiro BG, Junqueira C. Prognostic influence of clinical and pathological factors in medullary thyroid carcinoma: a study of 53 cases. *Clinics.* 2009;64:849.
2. Byar DP, Green SB, Dor P, et al. A prognostic index for thyroid carcinoma. A study of the EORTC Thyroid Cancer Cooperative Group. *Eur J Cancer.* 1979;15:1033.
3. Cady B, Rossi R. An expanded view of risk-group definition in differentiated thyroid carcinoma. *Surgery* 1988;104:947.
4. Cooper DS, Doherty GM, Haugen BR, et al. Revised American Thyroid Association management guidelines for patients with thyroid nodules and differentiated thyroid cancer. *Thyroid* 2009;19:1167.
5. Davies L, Welch HG. Increasing incidence of thyroid cancer in the United States, 1973-2002. JAMA 2006;295:2164.
6. Davis NL, Bugis SP, McGregor GI, et al. An evaluation of prognostic scoring systems in patients with follicular thyroid cancer. *Am J Surg.* 1995;170:476.
7. DeGroot LJ. Thyroid carcinoma. *Med Clin North Am.* 1975;59:1233.
8. DeGroot LJ, Kaplan EL, Straus FH. Does the method of management of papillary thyroid carcinoma make a difference in outcome? *World J Surg.* 1994;18:123.
9. Hay ID, Berstralh EJ, Goellner JR. Predicting outcome in papillary thyroid carcinoma: development of a reliable prognostic scoring system in a cohort of 1779 patients surgically treated at one institution during 1940 through 1989 *Surgery.* 1993;114:1050.
10. Hay ID, Grant CS, Taylor WF, et al. Ipsilateral lobectomy versus bilateral lobar resection in papillalry thyroid carcinoma: a retrospective analysis of surgical outcome using a novel prognostic scoring system. *Surgery.* 1987;102:1088.
11. Hegedus L. The thyroid nodule. *N. Engl. J. Med.* 2004;351:1764.
12. Jemal, A, Siegel R, Ward E, et al. Cancer statistics, 2008. *CA Cancer J Clin.* 2008;58:71.
13. Jhiang SM, Sagartz JE, Tong Q, et al. Targeted expression of the RET-PTC1 oncogene induces papillary thyroid carcinomas. *Endocrinology.* 1996;137:375.
14. Jonklaas J, Sarlis NJ, Litofsky D, et al. Outocomes of patients with differentiated thyroid carcinoma following initial therapy. *Thyroid.* 2006;16:1229.

15. Kebebew E, Greenspan FS, Clark OH, et al. Anaplastic thyroid carcinoma. *Cancer* 2005;103:1330.
16. Kebebew E, Peng M, Reiff E, et al. A phase II trial of rosiglitazone in patients with thyroglobulin-positive and radioiodine-negative differentiated thyroid cancer. *Surgery* 2006;140:960.
17. Mazzaferri EL, Jhiang SM. Long-term impact of initial surgical and medical therapy on papillary and follicular thyroid cancer. *Am J Med.* 1994;97:418.
18. Mazzaferri EL, Kloos RT. Is diagnostic iodine-131 scanning with recombinant human TSH useful in the follow-up of differentiated thyroid cancer after thyroid ablation? *J Clin Endocrinol Metab.* 2002;87:1490.
19. Pacini F, Schlumberger M, Drale H, et al. European consensus for the management of patients with differentiated thyroid carcinoma of the follicular epithelium. *Eur. J. Endocrinol.* 2006;154:787.
20. Randolph GE, Daniels GH. Radioactive iodine lobe ablation as as alternative to completion thyroidectomy for follicular carcinoma of the thyroid. *Thyroid* 2002;12:989.
21. Shaha AR, Loree TR, Shah JP. Prognostic factors and risk group analysis in follicular carcinoma of the thyroid. *Surgery* 1995;118:1131.
22. Soh EY, Clark OH. Surgical considerations and approach to thyroid cancer. *Endocrinol Metab Clin North Am.* 1996;25:115.
23. Tuttle RM. Risk-adapted management of thyroid cancer. *Endocr Pract.* 2008;14:764.

Capítulo 14

Doenças das Glândulas Paratireoides

Fábio Luiz de Menezes Montenegro

Introdução

A discussão do tema das doenças das glândulas paratireoides na graduação em Medicina é importante não só pela descoberta científica das glândulas em humanos ter sido realizada por um estudante de Medicina, mas principalmente pela alta prevalência das doenças dessas glândulas na população.

As paratireoides são glândulas endócrinas e que produzem pelo menos um hormônio conhecido até o momento – o paratormônio (PTH) ou paratirina. As doenças relacionadas a essas glândulas apresentam quadros clínicos decorrentes do excesso de função desse hormônio (hiperparatireoidismo) ou da falta ou baixa desta função (hipoparatireoidismo). Muito raramente o distúrbio da glândula apresentará sinais e sintomas apenas relacionados a efeitos anatômicos dessa alteração, como nos cistos da paratireoide.

Anatomia e embriologia

Pode-se afirmar que as glândulas paratireoides "nasceram" para o conhecimento científico da humanidade após o humilde trabalho de um jovem estudante de Medicina sueco chamado Ivar Sandström. Ao preparar peças para ensino, ele notou que havia uma pequena estrutura próxima à tireoide que diferia desta e dos linfonodos locais. Estimulado por essa observação e associando seu conhecimento em histologia, fez dissecções em outros animais e em cadáveres humanos. Conseguiu, assim, demonstrar sua frequência e estrutura histológica característica. Infelizmente, o estudante de medicina recebeu pouca atenção dos anatomistas da época e seu artigo foi rejeitado para publicação por estar "muito longo". Ainda que só tenha publicado na sua língua de origem, Sandström criou o nome que essas glândulas têm até hoje, derivado do latim *glandulae parathyreoideae,* presente na publicação original, em 1880. Obviamente ele não sabia a função dessa estrutura até então desconhecida, mas previu que ela poderia originar tumores. Confessou que jamais pensara na possibilidade de descobrir algo novo em um assunto em que tantos outros já haviam trabalhado, mas coube sim a um estudante de Medicina a última descoberta da anatomia macroscópica.

Uma glândula paratireoide normal pode ter seu aspecto macroscópico variável de acordo com a faixa etária. Ao longo da vida, há uma tendência de aumento no conteúdo de gordura das glândulas. Isso pode determinar pequena mudança de tamanho e de coloração. Em seres humanos adultos, a paratireoide apresenta forma discoide ou lenticular, com cerca de 5mm no maior eixo, de coloração marrom clara e peso entre 30 e 50mg. Além da idade, outros fatores podem determinar a variabilidade da forma, tamanho e do peso de uma paratireoide normal.

Essa variabilidade também pode ser notada em relação ao número de paratireoides num único indivíduo; afirma-se que a maioria dos seres humanos tem quatro glândulas. Normalmente, existem duas paratireoides de cada lado, sendo uma inferior e a outra superior. São raros e discutíveis casos com menos que quatro glândulas. Notavelmente, a situação inversa, ou seja, a existência de mais que quatro glândulas é bem conhecida e documentada. As denominadas glândulas supranumerárias podem ocorrer em 5 a 15% das pessoas. O mais comum é haver uma quinta glândula, mas em casos mais raros podem haver seis, sete ou até mesmo múltiplos focos de paratireoides (paratireomatose).

A localização das paratireoides também é outro aspecto anatômico com possibilidade ampla de variação. Como o próprio nome afirma, as glândulas estão quase sempre ao lado da glândula tireoide (para = próximo, ao lado de), em cerca de 70 a 80% das vezes. Porém, podem ser encontradas glândulas paratireoides no timo (mediastino anterior), na janela aortopulmonar, no mediastino posterior, próximas à glândula submandibular, na bainha carotídea, intravagais, na região retrofaríngea e retroesofágica, subcapsulares ou totalmente imersas na glândula tireoide (intratireóideas). Essas localizações menos comuns são denominadas ectopias, as quais são razoavelmente explicáveis pelo conhecimento embriológico.

As paratireoides originam-se nas bolsas branquiais. Curiosamente, as paratireoides superiores têm origem na quarta bolsa branquial, enquanto as inferiores originam-se na terceira, junto ao timo. Portanto, as paratireoides inferiores apresentam um trajeto de "migração" mais amplo e mais comumente estão associadas a ectopias. Essas glândulas podem ser não descidas (e localizarem-se próximas às glândulas submandibulares) ou mediastinais intratímicas.

Existem ectopias não claramente explicáveis pela embriologia, como o triângulo lateral do pescoço. Ainda assim, o conhecimento da embriologia das paratireoides e do tecido tímico é fundamental ao cirurgião que se propõe a tratar de pacientes com doenças da paratireoide (Fig. 14.1).

Fisiologia

Ainda existem aspectos mais sutis e menos conhecidos sobre a fisiologia das paratireoides que fogem ao escopo de uma discussão na graduação. De aspecto mais claro, a fisiologia das glândulas está relacionada ao metabolismo do cálcio, para manter a homeostase deste cátion no organismo.

A ocorrência das paratireoides na escala filogenética como estrutura anatômica está documentada nos anfíbios. Atribui-se o aparecimento da glândula à necessidade de controlar os níveis do cálcio no meio interno, uma vez que ao abandonar o meio aquático houve uma mudança na disponibilidade de cálcio no ambiente. Assim, demonstrou-se a presença dos genes produtores de PTH nas guelras de alguns tipos de peixe e a própria

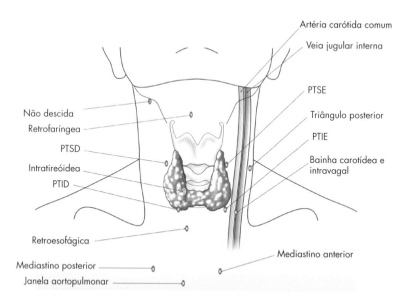

Figura 14.1 – Possíveis localizações anatômicas das glândulas paratireoides. PTSD – paratireoide superior direita; PTID – paratireoide inferior direita; PTSE – paratireoide superior esquerda; PTIE – paratireoide inferior esquerda.

presença do hormônio em seu sangue, apesar da não identificação de uma estrutura glandular responsável por sua produção nesses animais.

Admite-se que a redução do nível de cálcio no sangue estimula a paratireoide através do receptor de membrana sensível ao íon cálcio (CaSR). A glândula aumenta a secreção da molécula intacta de PTH para aumentar a calcemia, por meio de seu efeito nos órgãos-alvo diretamente (osso e rim) ou indiretamente (absorção intestinal).

O PTH é secretado na paratireoide na forma de um precursor pre-proPTH. Dentro da célula esse precursor passa a proPTH e finalmente a PTH molécula intacta (PTH 1-84), armazenado em vesículas na célula. Dependendo das necessidades do indivíduo, o PTH é secretado em maior ou menor quantidade pela célula. É importante lembrar que o PTH é secretado na molécula intacta, mas também em vários outros fragmentos de sua molécula (aminoterminais e carboxiterminais). A síntese e a secreção de PTH é um fenômeno rápido e continuamente reajustado às variações da calcemia. Pequenas variações da calcemia para cima podem determinar a própria degradação intracelular do PTH, com secreção de maior número de fragmentos da molécula, em vez do PTH intacto. Como muitos desses fragmentos não têm a ação hipercalcemiante da molécula intacta (PTH 1-84) ou da fração aminoterminal (1-34), eles eram denominados inativos. Não se sabe bem a função desses outros fragmentos, mas não parece ser adequado chamá-los mais de inativos.

A molécula intacta do PTH ou a sua fração aminoterminal tem a capacidade de mobilizar o cálcio estocado nos ossos e liberá-lo para o sangue. No rim, o PTH aumentará a reabsorção tubular de cálcio e a excreção de fosfato. Outra função no rim é o aumento da atividade da enzima 1-alfa-hidroxilase. Essa enzima irá converter a 25-hidroxivitamina D em 1,25-dihidroxivitamina D (calcitriol). O calcitriol atua no intestino e aumenta a absorção intestinal de cálcio.

Resumidamente, o metabolismo do cálcio compreende a ingestão diária de aproximadamente 1.000mg. A excreção fecal de cálcio é de cerca de 800mg ao dia. O intestino absorve aproximadamente 300mg para o meio extracelular e secreta 100mg. O meio extracelular troca cerca de 500mg com tecido ósseo diariamente. Essa troca é importante para o metabolismo ósseo que, a partir do estímulo anabólico do PTH, inicia diariamente unidades de remodelação. O meio extracelular perde cerca de 10g de cálcio na filtração renal diariamente, mas, dado o eficiente mecanismo de reabsorção, recuperam-se aproximadamente 9,8g. Desse modo, a excreção urinária diária de cálcio é próxima a 200mg apenas.

Doenças das glândulas paratireoides por hipofunção (hipoparatireoidismo)

Embora o hipoparatireoidismo possa ocorrer por agenesia das paratireoides ou por poliendocrinopatias autoimunes, a causa mais comum na prática clínica é a destruição ou a retirada inadvertida das paratireoides durante uma tireoidectomia.

A falta ou redução do PTH na circulação será seguida de uma redução progressiva da calcemia, por perda dos mecanismos de compensação ativados pelo PTH. A queda da calcemia é progressiva e raramente apresenta-se clinicamente nas primeiras horas após a operação. A manifestação sintomática, caracterizada por parestesias nas extremidades e peroral pode evoluir para contratura tetânica. Às vezes, o paciente refere um mal-estar não bem definido, náuseas ou confusão, podendo evoluir para laringoespasmo e convulsões.

Já em 1940, o Professor Alípio Corrêa Netto advertia os alunos da Faculdade de Medicina sobre os perigos do método da tireoidectomia, por lesão das paratireoides e comentava os sinais clínicos para sua pesquisa. Dois sinais clínicos são práticos e empregados corriqueiramente. O sinal de Chvostek é pesquisado pela percussão leve do tronco do nervo facial, na região pré-auricular. A contratura do lábio e da face ipsolateralmente podem estar presentes em cerca de 10% das pessoas normais e sem hipocalcemia. Entretanto, após uma tireoidectomia ou paratireoidectomia, a obtenção ou a acentuação dessa contratura (Chvostek positivo) numa pessoa sem o efeito antes da operação é fortemente sugestiva de redução da calcemia.

O outro sinal é denominado sinal de Trousseau. Ele é pesquisado com auxílio do esfigmomanômetro. Após a insuflação do manguito, se houver a contratura espástica em adução dos dedos (mão de parteira) e flexão do antebraço, diz-se que o sinal é positivo e há hipocalcemia.

Os sinais clínicos são importantes para orientar a terapêutica, uma vez que a dosagem de cálcio pode demorar algumas horas ou não ser disponível em caráter de urgência. O eletrocardiograma pode mostrar alargamento do intervalo QT.

Na fase aguda, a hipocalcemia poderá ser tratada com a infusão de gluconato de cálcio ou cloreto de cálcio de uma duas ampolas diluídas em um pouco de soro glicosado ou fisiológico e administrado em alguns minutos. Após a reversão da fase aguda, inicia-se a reposição oral de cálcio (1 a 4g/dia) e calcitriol (duas a quatro cápsulas ao dia), com controle laboratorial periódico.

Doenças das glândulas paratireoides por hiperfunção (hiperparatireoidismo)

O hiperparatireoidismo pode ser caracterizado como uma condição de secreção excessiva do PTH, com complicações decorrentes.

Denomina-se hiperparatireoidismo primário quando não é possível identificar nenhum distúrbio metabólico que possa ter estimulado as paratireoides previamente e que a função excessiva de uma ou mais glândulas decorre de um problema intrínseco a essa ou essas glândulas.

No hiperparatireoidismo secundário o quadro de aumento de secreção de PTH decorrente de um distúrbio metabólico preexistente que cronicamente estimula as paratireoides (por exemplo, hipocalcemia, deficiência de vitamina D e hiperfosfatemia). A causa mais comum desta doença é a insuficiência renal crônica. Há outras causas, porém mais raras, como malabsorção intestinal e uso crônico de lítio.

O hiperparatireoidismo terciário apresenta quadro de secreção excessiva de PTH por desenvolvimento de autonomia de secreção da paratireoide após longo período de hiperparatireoidismo secundário. Assim, mesmo que seja revertida a causa metabólica inicial, a paratireoide continuará a secretar excessivamente. O exemplo típico é o indivíduo renal crônico que recebe um transplante renal bem sucedido. Caso ele persista com o hiperparatireoidismo mesmo após alguns meses do transplante renal, diz-se que as glândulas paratireoides estão autônomas e que o paciente é portador de hiperparatireoidismo terciário.

Hiperparatireoidismo primário

Existem várias formas clinicopatológicas que apresentam o mesmo quadro denominado hiperparatireoidismo primário. A manifestação clínica final decorre dos efeitos excessivos do PTH e da hipercalcemia por ele causada. Com poucas e discutíveis exceções, todos esses pacientes apresentarão PTH elevado e da calcemia. Essa alteração bioquímica estabelece o diagnóstico, independentemente da sintomatologia e do resultado de exames de imagem.

Em países desenvolvidos, cerca de 80% dos casos são denominados assintomáticos e a doença foi detectada após a medição de hipercalcemia em amostras de sangue analisadas por outros motivos. É importante a análise de possíveis lesões em órgãos-alvo como o osso (osteopenia, osteoporose, elevação da fosfatase alcalina ou de outros marcadores ósseos), rim (nefrolitíase e nefrocalcinose), sistema nervoso (depressão, confusão mental e fraqueza muscular) aparelho digestório (pancreatite). Mesmo que essas condições não correspondam a sintomas clínicos, a confirmação laboratorial determinará a classificação desses indivíduos como sintomáticos. Enquanto é aceitável propor acompanhamento periódico aos indivíduos assintomáticos, o tratamento definitivo (cirurgia) é necessário nos denominados sintomáticos.

Até o presente momento, não existem medidas clínicas alternativas à cirurgia no tratamento definitivo do hiperparatireoidismo primário.

O tratamento cirúrgico necessita a identificação de todo tecido de paratireoide hiperfuncional para atingir o sucesso. O objetivo da cirurgia é metabólico e não anatômico. Deve-se normalizar o metabolismo da paratireoide e do cálcio.

Essa condição determina os dois pontos-chaves da operação por hiperparatireoidismo primário. Um ponto é saber se a doença é de uma glândula (adenoma de paratireoide), duas glândulas (duplo adenoma), três ou mais (hiperplasia primária) ou câncer da paratireoide. A causa mais comum do hiperparatireoidismo primário é o adenoma de paratireoide (85 a 90%), seguido pelo duplo adenoma (5 a 10%), pelas hiperplasias (5 a 10%) e, raramente, carcinomas (menos do que 5%). Enquanto adenoma e o duplo adenoma são adequadamente tratados pela simples ressecção, as hiperplasias exigem ressecções mais extensas, como a paratireoidectomia subtotal ou paratireoidectomia total com autoimplante imediato. Com poucas exceções, o quadro clínico não permite predizer se o paciente tem uma doença uniglandular ou multiglandular. Essa condição só poderá ser estabelecida durante a operação ou na evolução pós-operatória. Uma exceção comum a essa regra é o diagnóstico pré-operatório de neoplasia endócrina múltipla do tipo 1 (tumor hipofisário, hiperparatireoidismo e tumor pancreático). Nessa doença sabe-se que o acometimento da paratireoide é multiglandular.

O outro problema é localizar a glândula doente. Embora na maioria das vezes a glândula doente esteja nas vizinhanças da glândula tireoide, ela poderá situar-se em lugares menos comuns e, não sendo encontrada, determinará a persistência da doença. Esse problema abre um capítulo importante, denominado exames de localização de paratireoides, a ser comentado mais adiante.

Hiperparatireoidismo secundário e terciário

Na insuficiência renal crônica, a baixa do cálcio, do calcitriol e aumento do fósforo determinam estímulo continuado às paratireoides. Há uma hiperplasia inicial e posteriormente alguns clones celulares ganham autonomia e passam a produzir o excesso de PTH, mesmo com as tentativas de corrigir os distúrbios preexistentes. O excesso de PTH causa importante morbidade musculoesquelética e significativo impacto nos fatores de risco para complicações cardiovasculares e mortalidade.

Após o insucesso do tratamento clínico (dieta e medicamentos) ou do transplante renal para reverter o hiperparatireoidismo deve-se considerar a operação da paratireoide.

Como a doença é multiglandular, a cirurgia mínima é a paratireoidectomia subtotal. Alguns autores advogam a paratireoidectomia total exclusiva, pelo alto risco de recidiva nessa doença. No Brasil, a maioria dos autores prefere a paratireoidectomia total com autoimplante imediato de fragmentos de paratireoide em leito muscular. Esse autoimplante compreende de 30 a 40 fragmentos de aproximadamente de 1 a 2mm e preferencialmente é realizado no músculo braquiorradial do membro superior não dominante ou sem a fístula arteriovenosa (Fig. 14.2).

A realização do autoimplante no antebraço permite a coleta simultânea do PTH nos dois membros e a sua comparação. No caso de uma recidiva do hiperparatireoidismo, se houver um gradiente significativo entre os dois membros, presume-se que a recidiva seja decorrente do implante. Caso os

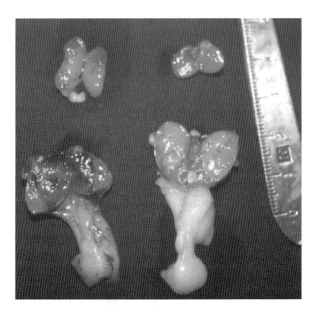

Figura 14.2 – Hiperplasia de paratireoides em hiperparatireoidismo secundário.

dois níveis sejam semelhantes, pode-se supor a existência de uma glândula supranumerária no pescoço ou no tórax como causa da recidiva.

Nesta modalidade de tratamento, pode-se criopreservar parte do tecido da paratireoide. Caso haja hipofunção do implante imediato, o material estocado pode ser implantado após alguns meses e reverte o hipoparatireoidismo.

Exames de localização em hiperparatireoidismo

Como um dos problemas na cirurgia da paratireoide é saber se sua localização é tópica ou não e qual é a glândula com alteração da função, vários métodos de imagem podem ser empregados para procurar antecipar essa informação antes da cirurgia.

Alguns métodos são denominados não invasivos. A ultrassonografia é muito útil, principalmente por orientar doenças da tireoide concomitantes. A tomografia computadorizada e a ressonância magnética são bons exames, mas geralmente empregados quando se deseja melhor análise do mediastino e não são empregados de rotina. Até o momento, a tomografia por emissão de pósitrons (PET) com glicose mostrou-se insatisfatória para localizar paratireoides.

Um dos exames não invasivos mais importantes para localização de paratireoides é a cintilografia de paratireoides com MIBI. É o mais sensível e analisa tanto o pescoço como o mediastino. Sua imagem pode ser adquirida com cortes tomográficos (SPECT) e conjugada a uma imagem de tomografia computadorizada convencional (MIBI-SPECT-CT) de alto valor para o cirurgião (Fig. 14.3).

Os denominados exames invasivos são a arteriografia de a venografia com coleta seletiva do PTH em diferentes veias para tentar estabelecer um gradiente de secreção do hormônio, que pode indicar a possível localização da fonte produtora do excesso. Esses exames são empregados em pacientes com falha na exploração cirúrgica prévia e que não houve clara demonstração da localização pelos exames de localização supracitados.

Dosagem rápida do PTH intraoperatória

Como foi comentado na fisiologia, a produção do PTH é rápida e a meia-vida molecular intacta é curta (5 a 8min). Desse modo, a evolução técnica permitiu que o PTH seja mensurado em alguns minutos. Essa possibilidade de medida rápida do PTH foi aplicada à clínica com sucesso. A hipótese de que a retirada da fonte produtora do excesso de PTH seria

Doenças das Glândulas Paratireoides

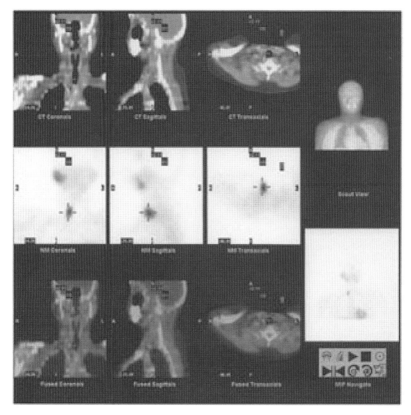

Figura 14.3 – Exame de localização de paratireoide: MIBI-SPECT-CT.

acompanhada de uma queda significativa do nível do hormônio na circulação provou-se verdadeira. Desse modo, o cirurgião pode dosar o PTH no começo da cirurgia e em tempos definidos após a retirada da glândula suspeita. Um dos critérios mais efetivos determina que uma redução de 50% no nível do PTH num paciente operado por hiperparatireoidismo primário esporádico, 10 minutos após a retirada do adenoma, estará associada à "cura" e as outras glândulas não precisariam ser pesquisadas.

Bibliografia

1. Bergenfelz AOJ, Hellman P, Harrison B, Sitges-Serra A, Dralle H. Positional statement of the European Society of Endocrine Surgeons (ESES) on modern techniques in pHPT surgery. Langenbecks Arch Surg 2009; 394(5): 761-4.

2. Cordeiro AC, Montenegro FLM, Kulcsar MAV, Dellanegra LA, Tavares MR, Michaluart P, Ferraz AR. Parathyroid carcinoma. *Am J Surg*. 1998;175:52-5.
3. Mihai R, Barczynski M, Iacobonne M, Sitges-Serra A. Surgical strategy for sporadic primary hyperparathyroidism: an evidence-based approach to surgical strategy, patient selection, surgical access, and reoperations. *Langenbecks Arch Surg*. 2009;394(5):785-98.
4. Montenegro FLM, Araujo Filho VJF, Brandão LG. Afecções da paratireóide. In: Gama-Rodrigues JJ, Machado MCC, Raslan S.(eds.). *Clínica Cirúrgica*. São Paulo: Manole; 2008. v. 1. p. 210-25.
5. Montenegro FLM, Brandão LG, Nascimento Jr CP, Santos SRCL, Ferraz AR, Cordeiro AC. Paratireóides supranumerárias em hiperparatireoidismo secundário. *Rev Bras Cir Cabeça Pescoço* 2009;38(3):153-6.
6. Tominaga Y. Surgical Treatment of Secondary Hyperparathyroidism due to Chronic Kidney Disease. *Upsala J Med Sci* 2006;111(3):277-92.
7. Tonelli F, Marcucci T, Giudici F, Falchetti A, Brandi ML. Surgical Approach in hereditary hyperparathyroidism. *Endocrine J*. 2009;56(7): 827-41.
8. Triponez F, Clark OH, Vanrenthergem Y, Evenepoel P. Surgical treatment of persistent hyperparathyroidism after renal transplantation. *Ann Surg*. 2008;248:18-30.

Capítulo 15

Esvaziamento Cervical

Marcos Roberto Tavares

As duas características mais marcantes dos tumores malignos são a invasão local e a capacidade de produzir metástase. Além das alterações no controle da divisão celular, para que a metástase surja, deve haver maior angiogênese, deficiência na adesão intercelular, lesão de membrana basal e invasão vascular. As células desprendidas do tumor primário devem sobreviver na circulação, instalar-se e desenvolver-se no novo local. A disseminação pode ocorrer por via linfática e/ou hematogênica.

Menos de 5% dos cânceres humanos ocorrem nas regiões da cabeça e do pescoço, sendo que o carcinoma epidermoide corresponde a 90%. É tumor de origem epitelial, geralmente na mucosa do trato aerodigestório superior, boca, faringe, laringe, seios paranasais. Outros locais que podem desenvolver tumor e metástases são: a pele, as glândulas tireoide, paratireoide e salivares. Tumores podem se iniciar também nos tecidos de sustentação e linfático.

O câncer de cabeça e pescoço é uma doença relativamente comum e tem como característica importante ser inicialmente locorregional, com metástase a distância tardia, mas metástase em linfonodo cervical frequente. No câncer de laringe com metástase em linfonodo a chance de cura cai pela metade. Por isso, identificar e tratar doença nos linfonodos são fundamentais para o resultado. O fácil acesso cirúrgico às cadeias de linfonodos cervicais permite melhora da sobrevida.

O tratamento ideal das mestástases é pesquisado há muito tempo. Celius, em 1847, afirmou que "quando o tumor da boca atinge a glândula submandibular, a remoção completa da doença é impossível". Em 1906 George Crile apresentou um trabalho com 132 esvaziamentos cervicais, demonstrando ser possível o tratamento.

O sistema linfático pode se originar diretamente do endotélio das veias ou do mesênquima, quando a relação entre os sistemas se estabelece de forma secundária. Começa na quinta semana de vida intrauterina, com os sacos linfáticos juntos às veias jugulares. No segundo mês desenvolvem-se as valvas e tem início a atividade do sistema linfático. No terceiro mês aparecem os linfonodos.

O sistema linfático é uma rica rede de vasos, que se conectam entre si e com linfonodos, sendo responsável pela drenagem de fluidos dos interstícios. O produto da drenagem, a linfa, é esvaziado no sistema venoso pelos grandes coletores linfáticos, à esquerda pelo ducto torácico, que drena membros inferiores, abdome, hemitórax esquerdo e lado esquerdo da cabeça e do pescoço e à direita pelo ducto linfático, com a linfa do hemitórax direito, membro superior direito e lado direito da cabeça e do pescoço.

Os sacos endoteliais linfáticos dão origem a uma rede capilar nos interstícios, sem lâmina basal contínua, permitindo a entrada do líquido intersticial no sistema que se dirige aos vasos linfáticos. Estes possuem parede com elementos endoteliais, elásticos e musculares e dirigem-se para os linfonodos, que funcionam como barreira para partículas da linfa, que inclui células tumorais e bactérias.

O número de linfonodos no corpo humano varia entre 500 e 1.000, sendo cerca de 150 a 300 no pescoço. Deles saem os ductos coletores que drenam no sistema venoso.

Na cabeça e pescoço o sistema linfático é constituído por uma rede linfática superficial, na junção mucosa-submucosa. A linfa coletada segue pelos capilares, vasos pré-coletores e vasos coletores até a primeira estação de linfonodos. Destes, parte pelos vasos coletores pós-nodais para a rede linfática profunda, com menor densidade de vasos linfáticos.

Os linfonodos podem atuar como filtros mecânicos de células tumorais, mas as células cancerosas podem atravessar livremente os linfonodos metastáticos. Os linfonodos regionais desempenham papel ativo na iniciação da resposta imunológica sistêmica, para o que dependem da capacidade antigênica do tumor e da competência da imunidade do paciente.

Níveis cervicais

No pescoço os linfonodos são classificados em níveis I a V conforme a figura 15.1, sendo ainda acrescido o nível VI que compõe, juntamente com os linfonodos do mediastino anterior e superior, chamado nível VII (embora erroneamente, pois estão no tórax), o compartimento central do pescoço.

Esta classificação facilita a descrição da disseminação dos tumores da cabeça e do pescoço pelo sistema linfático. Os tumores possuem padrão

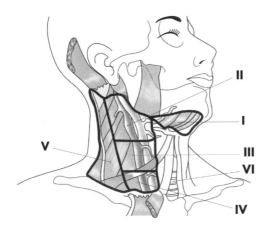

Figura 15.1 – Níveis cervicais.

previsível de comportamento nos casos não previamente tratados. As metástases dos tumores de boca são mais comuns nos níveis I, II, III, IV e V; os de orofaringe nos níveis I e II, III, IV e V; de rinofaringe, no nível II, linfonodos retrofaríngeos e níveis III, IV e V; os tumores de laringe e hipofaringe drenam para os níveis VI e III, II, IV e V; os da glândula tireoide, para os níveis VI, VII, III, II, IV e V; tumores da pele da face para linfonodos na parótida e níveis II, I, III e IV e da pele do couro cabeludo posterior para os níveis V, II, III e IV. O local das metástases pode dar uma ideia da origem do tumor primário, mas a endoscopia do trato aerodigestório superior deve ser solicitada.

Diagnóstico de doença nos linfonodos

A situação dos linfonodos em portadores de câncer de cabeça e pescoço é avaliada clinica e radiologicamente. As características clínicas mais importantes são o tamanho, a localização, a forma, a consistência, a mobilidade e a coalescência. Aceitam-se como normais linfonodos com até 15mm no maior diâmetro, sendo mais comumente palpáveis nos níveis I, III e V, com forma oval, consistência elástica, sem aderência a planos superficiais ou profundos e não coalescidos, que é a condição em que dois ou mais linfonodos estão aderidos um ao outro, não sendo possível distinguir o limite de cada um à palpação.

Os exames complementares mais utilizados para o diagnóstico são a ultrassonografia, a tomografia computadorizada e a punção biópsia por agulha fina. Além da forma, a ultrassonografia permite avaliar as condições do linfonodo, especialmente alterações do hilo, que são fortemente sugestivas de doença. A tomografia computadorizada permite avaliar a relação dos linfonodos com estruturas vizinhas e, quando presente, áreas de necrose, características de metástase. Ressonância magnética é menos útil e não é necessária na maior parte dos casos. A punção aspirativa por agulha fina (PAAF) pode permitir o diagnóstico da doença, sendo possível realizar exame imunocitoquímico para esclarecer o órgão que deu origem à metástase. Muito importante é não realizar biópsia incisional quando a pele está íntegra, pois caso esteja presente a metástase de carcinoma, a chance de cura diminui 50%, pela ruptura da cápsula do linfonodo (ver *Capítulo 28*).

Os diferentes métodos de avaliação são comparados quanto à sensibilidade e especificidade. À palpação, Friedman e col. relataram 71% de sensibilidade e 75% de especificidade, e 90% de sensibilidade e 92% de especificidade à tomografia. Byers e col. consideraram que a tomografia nada acrescentou. A PAAF guiada por ultrassonografia permitiu acurácia de 85%, enquanto Hillsamer e col. obtiveram, com a ressonância magnética, 92% de acurácia.

Classificação dos linfonodos conforme o acometimento por metástase

Os linfonodos são classificados conforme as características encontradas pela classificação TNM e de maneira geral seguem a seguinte regra:

N0 – Ausência de linfonodo suspeito à palpação, à tomografia computadorizada ou por qualquer outro método.
N1 – Linfonodo único, do mesmo lado da lesão primária, ≤ 3cm no maior diâmetro.
N2a – Linfonodo único, do mesmo lado da lesão primária, > 3 e ≤6cm.
N2b – Mais que um linfonodo, do mesmo lado da lesão primária ≤6cm.
N2c – Mais que um linfonodo, pelo menos um do lado oposto ao da lesão primária ≤ 6cm.
N3 – Pelo menos um linfonodo > 6cm.

O estadiamento clínico é confirmado pelo exame anatomopatológico, quando se escreve como pN0, pN1 etc., que representa o estadiamento definitivo (ver *Capítulo 29*).

Diagnóstico diferencial

Aumento fisiológico que ocorre nos primeiros anos de vida. Os linfonodos têm até 15mm no maior diâmetro, são múltiplos, móveis, não aderentes, não dolorosos, não coalescentes e sem outros sintomas como febre, emagrecimento, astenia.

Os linfonodos também podem aumentar nas doenças inflamatórias, que podem ser específicas (como tuberculose e paracoccidioidomicose) ou inespecíficas.

Outras doenças menos comuns, como a sarcoidose e doença da arranhadura do gato, causam aumento dos linfonodos – linfonodomegalia. Nesses casos a linfonodomegalia é acompanhada de sintomas sistêmicos além da dor local, tais como febre, astenia e perda de peso.

Tumores primários dos linfonodos, tais como os linfomas, também se apresentam com aumento de volume no linfonodo cervical. Doenças congênitas, tais como o cisto branquial, cisto de ducto tireoglosso, hemangiomas, linfangiomas e malformações vasculares, podem ter a mesma apresentação. Nessas doenças, a indicação de punção aspirativa deve ser considerada com cuidado, para evitar puncionar uma lesão vascular com risco de sangramento de difícil controle ou mesmo ruptura.

Tratamento das metástases

O tratamento mais utilizado para a metástase em linfonodos cervicais é o esvaziamento cervical, cirurgia fundamental e característica do cirurgião de cabeça e pescoço. Essa cirurgia consiste na exérese das cadeias de linfonodos cervicais, incluindo ou não estruturas anatômicas adjacentes, para o tratamento das metástases linfáticas locorregionais, e tem como objetivo a retirada dos linfonodos comprometidos.

Esse procedimento era realizado de forma não sistemática em meados do século XIX. Em 1906, Crile demonstrou a possibilidade de remoção em conjunto dos linfonodos cervicais, preservando a carótida, nervo frênico, plexo braquial e coluna com a musculatura pré-vertebral. Esta técnica é conhecida como esvaziamento cervical radical.

A técnica foi difundida por Hayes Martin em 1951. Em 1963 um autor sul-americano chamado Suarez demonstrou resultados semelhantes com a preservação do músculo esternocleidomastóideo, veia jugular interna e nervo acessório (XI par craniano). A técnica foi difundida por Bocca em 1964.

Em 1985, Byers demonstrou resultados semelhantes com esvaziamento de níveis específico, por exemplo, níveis I, II e III para tumores de soalho da boca, clinicamente N0.

Indicações do esvaziamento cervical

A presença de metástase é a indicação mais clara para o esvaziamento cervical. Neste caso ele é chamado de *esvaziamento terapêutico*.

Esvaziamento eletivo é indicado na ausência de metástase, para tumores em que a metástase linfonodal está presente em mais que 20% dos casos. Exemplos desses tumores são os tumores primários de orofaringe. Além da localização, há outras indicações de esvaziamento eletivo relacionadas ao tumor primário, que são o tamanho do tumor, sua espessura e profundidade, a presença de invasão vascular, perineural, o grau de diferenciação, a ploidia e a presença de angiogênese.

O esvaziamento é também indicado nos procedimentos em que sua realização facilita a remoção do tumor primário, quando é chamado *esvaziamento de oportunidade*. Um exemplo dessa condição é o tumor de soalho da boca, em que a remoção completa fica mais segura quando se retiram linfonodos do nível I, região submandibular.

É preciso também escolher em que lado do pescoço esvaziar. Em tumores lateralizados, como na borda lateral da língua, com metástase apenas para o mesmo lado do tumor primário, por exemplo, o esvaziamento pode ser feito apenas do lado da lesão primária, o esvaziamento unilateral. Nos tumores da linha média, como palato, ponta e região média da língua, por exemplo, a drenagem linfática pode ocorrer nos dois lados do pescoço. Nesses casos, o esvaziamento bilateral pode ser mais adequado. Será também bilateral quando houver metástase nos dois lados do pescoço, mesmo para tumores lateralizados.

Embora existam controvérsias, o esvaziamento deve abranger todos os níveis do pescoço se houver linfonodo com metástase. Este esvaziamento pode ser *radical* (Crile) ou *radical modificado* (Suarez; Bocca) quando são preservados o músculo esternocleidomastóideo e/ou o nervo acessório (XI par craniano) e/ou a veia jugular interna. Quando é necessário remover outras estruturas que não fazem parte do esvaziamento, como por exemplo, a pele, o esvaziamento é chamado de *radical estendido* ou *ampliado*.

Nos esvaziamentos seletivos não são retiradas todas as cadeias de linfonodos. Não há controvérsias sobre a adequação desta técnica de esvaziamento quando o pescoço é clinicamente N0. Pode ser supraomo-hióideo (níveis I a III), lateral (níveis II a V), posterolateral (níveis II a V e nuca) e esvaziamento do compartimento central (níveis VI e VII).

A ressecção de linfonodos isolados e outras condutas são exceção, praticadas em recidivas e em ressecções com finalidade de redução de tumor.

As decisões são mais difíceis diante a possibilidade de haver metástases fora do local mais provável. Este evento é conhecido como *skip metastases*, descrito por Byers, que encontrou 16% das metástases apenas nos níveis III ou IV em grupo de 277 portadores de carcinoma de língua.

A variedade de procedimentos tornou necessária uma classificação e uma nomenclatura considerando a indicação, as estruturas removidas e a extensão, cuja versão mais recente é de 2002:

Quanto à indicação:
- Eletivos (profiláticos) – pescoço negativo N0
- Terapêuticos (de necessidade) – pescoço positivo N+
- De oportunidade

Quanto à lateralidade:
- Unilaterais
- Bilaterais

Classificação quanto à extensão:
- Esvaziamento radical
- Esvaziamento radical modificado
- Esvaziamentos seletivos
- Supraomo-hióideo
    Lateral
    Posterolateral
    Compartimento anterior
- Esvaziamentos radicais estendidos ou ampliados

Complicações dos esvaziamentos

As consequências do esvaziamento cervical são a cicatriz, alterações de sensibilidade da pele do pescoço por secção de ramos do plexo cervical superficial e do nervo grande auricular, responsável pela sensibilidade do pavilhão auricular. Metástases metacrônicas ocorrem em 5% dos pacientes submetidos a esvaziamento eletivo.

Podem ocorrer as complicações gerais das cirurgias, tais como hemorragia, infecção e distúrbios metabólicos do trauma. Ainda há complicações específicas relacionadas a lesões de nervos, como por exemplo o acessório, o frênico, o plexo simpático cervical, o hipoglosso, o lingual e o facial, com maior risco para seu ramo marginal mandibular, responsável pelo movimento da comissura labial. Complicações mais severas estão relacionadas às lesões da artéria carótida, cuja ligadura pode provocar acidente vascular cerebral e mesmo a morte.

Nos esvaziamentos bilaterais, cuidado especial deve ser tomado com as veias jugulares internas. A ligadura das duas jugulares internas pode provocar edema cerebral e morte. Quando necessária a ligadura das duas veias por invasão por tumor, deve-se optar por ligaduras com intervalo de pelo menos três semanas entre os procedimentos.

Fístula linfática pode acontecer por lesão inadvertida ou ligadura inadequada dos linfáticos próximos de sua desembocadura na veia jugular interna, na base do pescoço. Esta fístula pode se manifestar por aumento de volume gradual do pescoço ou derrame pleural e seu tratamento inicial é feito com curativo compressivo e dieta pobre em gordura, numa tentativa de diminuir o fluxo linfático. Caso a fístula permaneça, deve-se programar nova cirurgia para localizar o local da fístula e ligar o vaso.

Contraindicações dos esvaziamentos cervicais

Os esvaziamentos não devem ser indicados quando a condição clínica está comprometida, o que ocorre na presença de comorbidades, desnutrição, invasão de estruturas "nobres", como de carótida interna e de fáscia pré-vertebral, não por não ser possível a remoção, mas por ser inútil. Tumor primário intratável pode eliminar os benefícios do esvaziamento cervical.

Indicações de radioterapia complementar

A indicação de radioterapia complementar depende de características do tumor primário, como sua localização, tamanho e presença de invasão local. São também indicações para radioterapia complementar a identificação de linfonodo maior que 3cm, a presença de mais de um linfonodo envolvido, o nível cervical comprometido não é o esperado (estação de drenagem), a presença de disseminação extracapsular identificada ao exame anatomopatológico, de invasão perineural e vascular.

Radioterapia ou esvaziamento eletivo?

Radioterapia externa exclusiva é uma boa alternativa especialmente para pescoço N0 ou quando há metástase isolada e sem necrose. Aplica-se também quando há contraindicação clínica para a operação. O esvaziamento permite estadiamento anatomopatológico (N0 que corresponde a pN0 ou pN+), preservar a radioterapia para outro tumor que pode se desenvolver pelos efeitos do campo de cancerização.

Metástase com tumor primário oculto

Mesmo com a aplicação de todos os exames, a pesquisa do tumor primário pode ser infrutífera. Tumor primário oculto é responsável por 3 a 5% das metástases cervicais e a possível origem é a nasofaringe. Na maior parte das vezes corresponde a carcinoma epidermoide e o tratamento é o esvaziamento radical modificado, seguido de radioterapia com ou sem quimioterapia. O tumor primário é identificado em 30% dos casos em dois anos, mas a mortalidade é elevada.

Perspectivas

Melhores resultados serão alcançados com a detecção precoce de metástases cervicais ocultas, a melhor compreensão dos mecanismos envolvidos com a carcinogênese e o desenvolvimento de novas armas terapêuticas não invasivas, específicas e mais eficientes não apenas contra as lesões primárias como também contra as metástases.

Bibliografia

1. Bocca E, Pignataro O. A conservation technique in radical neck dissection. *Ann Otol Rhinol Laryngol.* 1967;76(5):975-87.
2. Byers RM. Modified neck dissection. A study of 967 cases from 1970 to 1980. *Am J Surg.* 1985;150(4):414-21.
3. Byers RM, El-Naggar AK, Lee YY, Rao B, Fornage B, Terry NH et al. Can we detect or predict the presence of occult nodal metastases in patients with squamous carcinoma of the oral tongue? *Head Neck.* 1998;20(2):138-44.
4. Byers RM, Weber RS, Andrews T, McGill D, Kare R, Wolf P. Frequency and therapeutic implications of "skip metastases" in the neck from squamous carcinoma of the oral tongue. *Head Neck.* 1997;19(1):14-9.
5. Crile G. III. On the technique of operations upon the head and neck. *Ann Surg.* 1906;44(6):842-50.
6. Friedman M, Mafee MF, Pacella BL Jr, Strorigl TL, Dew LL, Toriumi DM. Rationale for elective neck dissection in 1990. *Laryngoscope.* 1990;100(1):54-9.
7. Martin H, Del Valle B, Ehrlich H, Cahan WG. Neck dissection. *Cancer.* 1951;4(3):441-99.

8. Righi PD, Kopecky KK, Caldemeyer KS, Ball VA, Weisberger EC, Radpour S. Comparison of ultrasound-fine needle aspiration and computed tomography in patients undergoing elective neck dissection. *Head Neck*. 1997;19(7):604-10.
9. Robbins KT, Clayman G, Levine PA, Medina J, Sessions R, Shaha A et al. Neck dissection classification update: revisions proposed by the American Head and Neck Society and the American Academy of Otolaryngology-Head and Neck Surgery. *Arch Otolaryngol Head Neck Surg*. 2002;128(7):751-58
10. Shaha AR, Shah JP. Carcinoma of the subglottic larynx. *Am J Surg*. 1982;144(4): 456-8.
11. Suárez O. El problema de las metastasis linfáticas y alejadas del câncer de laringe e hipofaringe. *Rev Otorrinolaringol*. 1963;23:83-99.
12. Werner JA, Dünne AA, Myers JN. Functional anatomy of the lymphatic drainage system of the upper aerodigestive tract and its role in metastasis of squamous cell carcinoma. *Head Neck*. 2003;25(4):322-32.

Capítulo 16

Tumores dos Seios Paranasais

Sérgio Samir Arap

Anatomia dos seios paranasais (Figs. 16.1 e 16.2)

Os seios paranasais são cavidades de ar revestidas por mucoperiósteo, dentro dos ossos da face. São esquematicamente divididos em quatro grupos, ou pares de cavidade: seios paranasais (2), seios frontais (2), seios esfenoidais (2) e seios ou celas etmoidais (em número variado). Cada uma destas cavidades comunica-se, direta ou indiretamente, com a cavidade nasal por meio de pequenos orifícios.

Os seios maxilares são os maiores dos seios, situados no corpo do osso maxilar e na cavidade não existem ao nascimento, mas se formam com o crescimento da criança. Cada seio tem o formato de uma pirâmide, com a

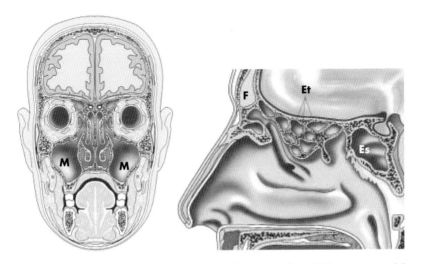

Figura 16.1 – Seio maxilar (M), seio esfenoidal (Es), seio frontal (F) e seio etmoidal (Et).

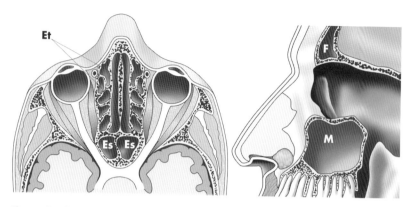

Figura 16.2 – Seio maxilar (M), seio esfenoidal (Es), seio frontal (F) e seio etmoidal (Et).

base na parede lateral da cavidade nasal e o ápice no processo zigomático do osso maxilar. A anatomia topográfica do seio é muito importante, pois está relacionada com os sintomas dos problemas deste.

O teto do seio tem relação com o soalho da órbita; o soalho, com o processo alveolar do osso maxilar. A parede anterior tem relação com a região anterior da face; a posterior, com a fossa pterigopalatina e infratemporal. A drenagem é realizada para o hiato semilunar, no meato médio da cavidade nasal.

Os seios frontais estão localizados no interior do osso frontal e existe normalmente uma assimetria entre o tamanho do seio de cada lado da fronte. Também não estão areados no nascimento. A drenagem é feita para o conduto frontonasal, que se abre no meato médio da cavidade nasal. O teto e a parede posterior do seio têm relação com o encéfalo; e a parede inferior, com a cavidade nasal.

Os seios esfenoidais, situados no interior do osso esfenoide, já existem ao nascimento, mas terão seu tamanho definitivo na idade adulta. As relações anatômicas são feitas, em sua parede superior, com o quiasma óptico e a glândula hipófise; a inferior, com a faringe; a anterior, com a cavidade nasal e a parede lateral, com o nervo óptico, seio cavernoso e a artéria carótida interna. A drenagem é feita para o recesso esfenoetmoidal, acima da concha superior da cavidade nasal.

Os seios etmoidais são múltiplas pequenas cavidades localizadas entre as massas laterais do osso etmoide, que podem variar em número, desde quatro até 17 cavidades, com paredes muito finas entre elas.

Tumores benignos dos seios paranasais

Os tumores benignos são pouco frequentes, sendo os carcinomas as mais comuns nesta região. Esses tumores apresentam sintomatologia pobre, normalmente similar à sinusopatia crônica, como secreção nasal e dor esporádica.

Dentre os tumores benignos, destacamos quatro grandes grupos, divididos pela origem dos mesmos: ósseos, odontogênicos, mesenquimais e epiteliais. Osteomas, hemangiomas e papilomas destacam-se em frequência dentro destes quatro grupos.

Tumores benignos ósseos ou esqueléticos

Os osteomas são os tumores mais frequentes dos seios paranasais, de crescimento lento, oligossintomáticos e de etiologia desconhecida. São distintos do osso normal à sua volta. Quando crescem podem apresentar sintomas, como tumor palpável ou visível, ou obstrução de drenagem dos seios. O tratamento é cirúrgico, mas a ponderação entre radicalidade do tratamento e aspectos estéticos e funcionais, sempre com maior peso para o segundo grupo, deve dirigir o plano de tratamento.

Outros tumores incluem condroma (tumor cartilagíneo), cordoma (embrionário), tumor de células gigantes e lesões fibro-ósseas (displasia fibrosa, fibromixoma e os fibromas e suas variantes).

Tumores odontogênicos

Os tumores odontogênicos serão discutidos em outro capítulo, porém destacamos o ameloblastoma. Estes, de origem epitelial odontogênica ou do esmalte, acometem mais frequentemente a mandíbula, porém, em 20% dos casos, podem acometer a maxila.

Tumores mesenquimais

Dentre os de origem vascular, temos os hemangiopericitomas, que são tumores intermediários, originados de células presentes nos capilares, principalmente da cavidade nasal. Algumas vezes, pela agressividade, podem ser classificados como tumores malignos e infiltrar os seios paranasais. Quando apresentam este comportamento, podem ser identificadas infiltração agressiva, recidiva e metástases à distância.

Os tumores neurogênicos são representados pelo neuroma e meningioma.

Os neuromas são os tumores neurogênicos mais comuns, que, nesta região, acometem principalmente a área nasoetmoidal.

Os meningiomas podem alcançar os seios paranasais por infiltração dos meningiomas intracranianos; raramente são primários dos seios. Os espaços mais frequentemente acometidos, em ordem, são: seio frontal, seio maxilar e seios etmoidais.

Tumores epiteliais

O papiloma invertido representa aproximadamente 47% dos papilomas nasossinusais, e apresenta-se como grandes tumores polipoides de fossas nasais, que podem envolver os seios etmoidal e maxilar, com destruição óssea por mecanismo compressivo não infiltrativo.

Os tumores de glândulas salivares podem acometer os seios maxilares e a cavidade nasal, já que essas glândulas estão presentes na mucosa e no mucoperiósteo. Cerca de 50% destes são benignos, consequentemente a outra metade são tumores malignos. Dentre os tumores benignos, o adenoma pleomórfico é o mais predominante.

Tumores malignos dos seios paranasais

Os tumores malignos primários dos seios paranasais normalmente acometem mais o antro maxilar, em quase 75% dos casos. Infelizmente, em nosso meio, identificamos alguns tumores de pele que podem evoluir com invasão da parede anterior dos seios paranasais. Por esse motivo, é importante o diagnóstico precoce e tratamento correto dos tumores de pele.

Os tumores malignos dos seios são importantes diagnósticos diferenciais de sinusites, já estes apresentam sintomatologia pobre, que dificulta o diagnóstico e pode-se perder a oportunidade do diagnóstico e tratamento precoce também dos tumores primários sinusais. Rubin citou em um de seus artigos que "...antes de se tratar um câncer dos seios paranasais, devemos diagnosticar um câncer do seio paranasal...", que demonstra a dificuldade diagnóstica presente até hoje. Por esse motivo, devemos suspeitar de lesões malignas e reavaliar o paciente sempre que uma infecção do seio (sinusite) não responder ao tratamento adequado.

Os tumores malignos desta região representam 3,2% dos cânceres na topografia de cabeça e pescoço, em que 95% destes estão localizados no seio maxilar. É quatro vezes mais frequente no sexo masculino, e mais incidente na sexta e sétima décadas de vida. Como fatores etiológicos, destacam-se contato prolongado com pó de madeira, formaldeído, metais pesados, como níquel, e materiais têxteis (couro). Em alguns casos, pode-se associar a rinites, sinusites, poliposes e traumas.

A maioria dos tumores origina-se na mucosa e 70% destes são carcinomas epidermoides. Além do carcinoma epidermoide, podemos ter adenocarcinomas, carcinomas adenoidecísticos, carcinomas mucoepidermoides, linfomas não Hodgkin e sarcomas. Os tumores do seio maxilar podem invadir estruturas adjacentes, por isso a importância da revisão da anatomia no início deste capítulo, já que a anatomia topográfica da região tem relação direta com os sintomas apresentados.

Além do estadiamento TNM, descrito em outro capítulo deste livro, existem outras duas classificações: uma anatômica, que divide os seios maxilares em regiões, e outra, a linha de Öhngren, descrita em 1933, que é utilizada para estadiamento desde então.

A primeira classificação (Fig. 16.3 A) divide o seio maxilar em três regiões: supra (1), meso (2) e infraestrutura (3). A supraestrutura contém a região dos seios etmoidais, as órbitas, a fossa nasal acima do corneto médio e o teto do seio maxilar; a meso, a fossa nasal abaixo do corneto médio e a cavidade antral; e a infra, os soalhos da fossa nasal e do seio maxilar.

A segunda classificação (Fig. 16.3 B) divide o seio maxilar em duas subregiões, a partir de uma linha imaginária (linha de Öhngren) traçada em radiografias entre o canto interno do olho e o ângulo da mandíbula. Tumores anteroinferiores a esta linha apresentam ressecções cirúrgicas menos complexas do que os tumores acima e posteriores a esta linha.

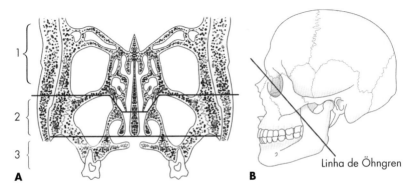

Figura 16.3 – Divisão das subregiões do seio maxilar (A) e linha de Öhngren (B).

Quadro clínico do carcinoma do seio maxilar

Como já foi citado anteriormente, a sintomatologia dos tumores dos seios maxilares é pequena. O paciente pode desenvolver dor, na região malar, abaixo do olho ou nos dentes, cefaleias frontais, occipitais ou hemicrânicas.

Algumas vezes, sintomas nasais podem estar associados, como obstrução nasal, com secreção piossanguinolenta, cacosmia e/ou anosmia. Além de dores dentárias, pode evoluir com amolecimento e perda de unidades dentárias. Como sintomas oftalmológicos, podemos identificar diplopia, exoftalmo, conjuntivite e lacrimejamento; em casos extremos, inclusive, pode haver perda de acuidade visual. Dependendo da evolução e infiltração tumoral, o paciente pode desenvolver trismo, por comprometimento dos músculos pterigomaxilar e masseter, ou alterações dos nervos cranianos, quando há extensão para rinofaringe.

Após a descrição de todos os sintomas passíveis, destacamos que o tumor nasal ou intraoral, com obstrução unilateral, associada à dor facial ou dentária e rinorreia são os sintomas mais frequentes, nesta ordem.

O diagnóstico diferencial deve remeter a sinusites, sinusopatias de origem dentária, lesões odontogênicas (como ameloblastomas) granulomas de células gigantes e adenoma pleomórfico.

O paciente deve ser avaliado no consultório, por inspeção e palpação da região malar, estudo de função dos nervos cranianos, rinoscopia anterior e posterior (rígida e/ou fibra) e oroscopia. Apesar de raro acometimento metastático, os linfonodos das cadeias de drenagem devem ser palpados, dentre eles os bucinadores, submandibulares e jugulocarotídeos.

Como propedêutica complementar, podemos utilizar radiografia simples (incidências de Waters, Caldwell e Hirtz), porém pouco específicas e sensíveis, mas úteis naqueles tumores ósseos ou odontogênicos. A tomografia e a ressonância magnética podem identificar muito mais detalhes do que os exames anteriores. A janela óssea na tomografia tem sua utilidade para identificar erosões ou abaulamentos ósseos, assim como a ressonância magnética é superior para partes moles, porém um pode ser complementar ao outro.

Após a identificação do tumor, uma biópsia pode ser realizada por punção ou por incisão. Em alguns pacientes, há necessidade de um acesso cirúrgico para realizar a biópsia. Como em todas as biópsias, há necessidade de representar boa parte do tecido, desde a região superficial, até a parte mais profunda. Quando há suspeita de tumores vasculares, como hemangiomas ou nasoangiofibromas, a biópsia é contraindicada. O estudo citológico de lavado do seio maxilar ou da cavidade nasal pode também ser conclusivo em alguns casos.

Tratamento do carcinoma do seio maxilar

O tratamento dos tumores malignos do seio maxilar deve ser multidisciplinar, com a presença de neurocirurgiões, otorrinolaringologistas, cirurgiões plásticos e, esporadicamente, oftalmologistas e odontologistas. O acesso ao tumor, muitas vezes, é maior do que a retirada do próprio.

No tratamento cirúrgico dos tumores malignos, devemos considerar a evolução das táticas cirúrgicas e tecnologias; com o advento das óticas e das pinças de cirurgia endonasal, as cirurgias podem ser realizadas, em sua grande parte, por este acesso.

Caso não seja possível, podemos utilizar vários acessos clássicos descritos na literatura, dentre estes, Caldwell-Luc, Degloving, Transoral-transpalatal, rinotomia lateral e incisões a Weber-Fergusson, com suas extensões infra ou supraciliares.

A radioterapia pode ser utilizada em pós-operatório, após ou durante a quimioterapia, ou exclusiva, em casos irressecáveis. A maior dificuldade do tratamento radioterápico se deve à tridimensionalidade da topografia da região, associada à proximidade de várias estruturas sensíveis a este tratamento.

Atualmente, alguns protocolos indicam tratamentos combinados, com cirurgia citorredutora, associada à poliquimioterapia e radioterapia. Outros protocolos indicam quimioterapia intra-arterial seguida por radioterapia, com intuito de preservar a maxila.

Bibliografia

1. Carrau RL, Myers EN. Neoplasms of the nose and paranasal sinuses. In: Bailey BJ, Johnson JT, Newlands SD, Calhoun KH, Deskin RW. (eds.) *Head and neck surgery-otolaryngology*. Philadelphia: Lippincott-Raven; 1993. p 1091-109.
2. Cernea CR. Controvérsias acerca do tratamento dos tumores nasossinusais. In: Carvalho, MB. (ed.) *Tratado de cirurgia de cabeça e pescoço e otorrinolaringologia*. São Paulo: Atheneu; 2001. v.2, p. 1097-105.
3. Kanda JL. Tratamento dos tumores sinusais malignos In: Carvalho MB. (ed.) *Tratado de cirurgia de cabeça e pescoço e otorrinolaringologia*. São Paulo: Atheneu; 2001. v.2, p. 1077-86.
4. Lehn CN. Epidemiologia, diagnóstico, patologia e estadiamento dos tumores nasossinusais. In: Carvalho MB. (ed.) *Tratado de cirurgia de cabeça e pescoço e otorrinolaringologia*. São Paulo: Atheneu; 2001. v.2, p. 1041-50.

5. Medina dos Santos LR, Kuhnen FQ, Back LA. Tratamento do câncer dos seios paranasais. In: *Sociedade Brasileira de Cirurgia de Cabeça e Pescoço. Câncer de Cabeça e Pescoço. Diagnóstico e Tratamento.* São Paulo: Âmbito Editores; 2008. p. 258-62.
6. Mello Filho FV, Mamede RCM, Ricz HMA, Santos AC, Brigato RR. Tumores malignos das fossas nasais e seios paranasais. In: *Sociedade Brasileira de Cirurgia de Cabeça e Pescoço. Câncer de Cabeça e Pescoço. Diagnóstico e Tratamento.* São Paulo: Âmbito Editores; 2008. p. 252-57.
7. Michaluart Jr P. Câncer do nariz e dos seios paranasais. In: Araújo Filho VJF, Brandão LG, Ferraz AR. (ed.) *Manual do residente de cirurgia de cabeça e pescoço.* Rio de Janeiro: Keila & Rosenfeld; 1999. p. 145-48.
8. Weymuller Jr EA. Neoplasms. In: Cummings CW. (ed.) *Otolaryngology-head and neck surgery.* St. Louis: CV Mosby; 1993. p. 941-54.

Capítulo 17 — Tumores de Nasofaringe

Caio Plopper
Juliana Pignatari Micelli

A nasofaringe é um espaço trapezoide localizado posteriormente às coanas nasais, representando a porção mais cranial da faringe. Mede entre 2 e 3cm de extensão anteroposterior e de 3 a 4cm de extensão vertical e transversal. Comunica-se anteriormente com a cavidade nasal, seu teto é formado pela base do crânio e a porção inferior do seio esfenoidal, sua parede posterior é dada pela fáscia pré-vertebral de C1 e C2. Inferiormente, comunica-se com a orofaringe ou, em caso de fechamento do palato mole, este forma o seu soalho. Lateralmente, encontram-se os óstios das tubas auditivas, cada um parcialmente encoberto por uma elevação cartilaginosa denominada *torus* tubário. Medialmente ao *torus* tubário, encontra-se o recesso faríngeo, ou fosseta de Rosenmüller, local de origem da maior parte das neoplasias malignas da nasofaringe.

Segundo definição da Organização Mundial de Saúde (OMS), denomina-se carcinoma de nasofaringe o tumor maligno originado na mucosa da nasofaringe que demonstre diferenciação escamosa à microscopia óptica ou eletrônica. Esta definição opõe o carcinoma de nasofaringe ao linfoma e às neoplasias linfoepiteliais.

A primeira descrição de um grupo de 14 pacientes com este tumor é de 1901, com uma série de 79 pacientes publicada em 1922. O detalhamento das características clinicopatológicas da doença foi feito pela primeira vez em 1941, em uma série de 114 pacientes. Assim, trata-se de doença de reconhecimento recente.

Epidemiologia

O carcinoma de nasofaringe é doença rara na maioria dos países, com incidência inferior a um caso em 100.000 pessoas. Entretanto, a doença ocorre em frequência muito superior em algumas populações, em especial no sul da China (Província de Guangdong), norte da África e Alasca (entre a população dos Inuits), com incidência até 30 vezes superior. Uma incidência elevada se mantém em populações de origem asiática imigrantes para América do Norte e sudeste asiático, porém decresce entre os descendentes. Isto reforça a presença de fatores genéticos étnicos e ambientais na sua gênese.

Trata-se de neoplasia mais comum em homens na proporção de 2:1, com pico de incidência entre 50 e 60 anos; um pico menor de incidência ocorre no fim da infância.

Análises genéticas (especialmente nas populações chinesas com a doença) demonstram associação do carcinoma de nasofaringe com alguns tipos de HLA (antígeno leucocitário humano). Outro fator etiológico importante na gênese desta neoplasia é a infecção pelo vírus Epstein-Barr (EBV). A detecção de antígeno nuclear de EBV e de DNA viral em células tumorais demonstra que o vírus infecta células epiteliais e afeta sua transformação em câncer. O DNA viral também é encontrado em lesões pré-malignas, demonstrando o papel do EBV nas fases iniciais de carcinogênese.

Patologia

As células do carcinoma de nasofaringe são comumente entremeadas com infiltrado linfocitário abundante, dando origem ao termo *linfoepitelioma*, sinônimo consagrado pelo uso. Estudos de microscopia eletrônica demonstram que esses tumores são variantes do carcinoma epidermoide.

A OMS determinou a classificação dos carcinomas de nasofaringe em três tipos, de acordo com o grau de diferenciação escamosa e de queratinização:

- ◆ **Tipo I** – Trata-se do carcinoma epidermoide diferenciado, com pontes intercelulares e queratinização na maior parte de sua extensão. Tem relação mais pobre com EBV, menor agressividade e raramente ocorre em indivíduos abaixo dos 40 anos.
- ◆ **Tipo II** – Trata-se do carcinoma diferenciado não queratinizante, com relação mais forte com EBV e maior potencial de disseminação.
- ◆ **Tipo III** – Carcinoma indiferenciado, com padrão desordenado de crescimento, em oposição à aparência estratificada e pavimentosa dos carcinomas diferenciados. Podem estar associados a infiltrado linfocitário proeminente, porém os linfócitos não são malignos (Fig. 17.1). Trata-se de lesão com grande correlação com a infecção por EBV, e

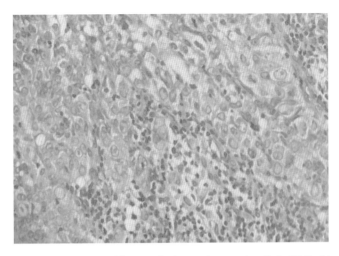

Figura 17.1 – Carcinoma indiferenciado de nasofaringe, tipo III da OMS. (Hematoxilina e eosina – Aumento de 200x).

de disseminação metastática mais frequente. É o mais comum dos carcinomas de nasofaringe, especialmente nos países onde a doença é endêmica.

Estadiamento

O estadiamento para os tumores de nasofaringe está descrito em capítulo específico (ver *Capítulo 29*).

Quadro clínico

Pacientes portadores de carcinomas de nasofaringe podem apresentar sintomas decorrentes de quatro situações:

- ◆ **Presença de massa tumoral de nasofaringe**: os sintomas mais comuns relacionados são epistaxe, obstrução e secreção nasal.
- ◆ **Disfunção de tuba auditiva**: zumbido e perda auditiva podem ocorrer em decorrência da obstrução da mesma.
- ◆ **Invasão de base de crânio e acometimento de nervos cranianos**: são mais comuns os sintomas relacionados a déficit dos nervos cranianos V e VI, inicialmente (o déficit de nervos cranianos está presente em aproximadamente um quarto dos casos). Outros

sintomas relacionados à extensão para base do crânio são cefaleia, diplopia e tontura.

◆ **Metástase cervical:** pacientes com carcinoma de nasofaringe raramente procuram atenção médica antes de apresentarem metástases linfonodais. A presença de linfonodomegalia cervical é o sintoma mais comum, presente em até 80% dos casos. Nos casos iniciais, a maior parte das metástases acomete o nível II; a presença de metástase para fossa supraclavicular tem especial relação com pior prognóstico. Entretanto, metástases a distância são raras, ocorrendo em menos de 5% dos pacientes.

Sintomas gerais relacionados à caquexia de câncer, tais como perda ponderal, anorexia e astenia, são incomuns. Nesses pacientes, deve-se suspeitar de presença de metástase a distância.

Diagnóstico

Pacientes com linfonodomegalia cervical com suspeita de metástase ou com quadro clínico sugestivo de neoplasia, como descrito anteriormente, devem ser submetidos a exame endoscópico dirigido.

Nos casos em que o primeiro sintoma é a linfodomegalia cervical metastática, a pan-endoscopia é o exame que diagnostica a neoplasia na maior parte dos casos. À nasofibroscopia, habitualmente há lesão tumoral na parede lateral da nasofaringe, junto à fosseta de Rosenmüller, com aspecto exofítico, infiltrativo ou ulcerado. A biópsia da lesão primária, nesses casos, é o padrão para diagnóstico.

Nos casos em que o exame endoscópico não encontre evidência de tumor, a punção aspirativa por agulha fina (PAAF) de linfonodomegalia metastática cervical demonstra acometimento por neoplasia pouco diferenciada. A imunocitoquímica (ou imuno-histoquímica em *cell-block* originado na punção) para EBV positiva fecha o diagnóstico de carcinoma de nasofaringe.

O tumor tipo I (queratinizado) tem clara semelhança com o carcinoma epidermoide que ocorre em outros sítios do trato aerodigestório superior, sendo de fácil diagnóstico. Já as variantes não queratinizadas (tipos II e III) são mais problemáticas, e podem se confundir com uma série de outros tumores, tais como linfomas, melanoma maligno, plasmocitoma e, especialmente, os carcinomas indiferenciados de seios paranasais.

Radiologicamente, estudos de tomografia computadorizada (TC) ou ressonância magnética (RM) são muito utilizados para o diagnóstico e estadiamento do tumor primário, com preferência pela RM. Nos casos de tumor primário desconhecido com metástase linfonodal como único sintoma, bem como em tumores recidivados, a tomografia por emissão de prótons (PET-scan) pode ser útil.

Tratamento

Devido à localização difícil e a elevada radiossensibilidade, a primeira linha de tratamento para os carcinomas de nasofaringe é não cirúrgica. Habitualmente, reserva-se o tratamento cirúrgico para pacientes com tumores não responsivos ou recidivados, ou para doença metastática cervical residual.

Radioterapia

É o tratamento padrão para os carcinomas de nasofaringe. Infelizmente, devido à localização do tumor na base do crânio e sua proximidade com o tronco cerebral, medula, hipotálamo e hipófise, olhos, lobo temporal, orelha média e interna, a radioterapia tem uma série de efeitos colaterais indesejados, que podem limitar sua dose.

A dose de radioterapia normalmente aplicada ao tumor primário é de 65 a 75Gy, com 65 a 70Gy para linfonodos metastáticos. Devido à grande incidência de metástases linfonodais ocultas nos pacientes com pescoço clinicamente negativo, uma dose de 50 a 60Gy deve ser administrada para o leito linfonodal mesmo nos casos de estadiamento N0.

As taxas de controle local para tumores T1 e T2 variam de 75 a 90%, caindo para 50 a 75% para os tumores T3 e T4. Já o controle regional cervical gira em torno de 90% nos casos de tumores N0 e N1, e em torno de 70% para pescoço N2 ou N3. Todos os esforços devem ser feitos para que o curso de radioterapia não seja interrompido, devido à queda das taxas de sucesso e controle locorregional quando da interrupção do tratamento.

Avanços no planejamento e na administração de radioterapia muito significativos foram atingidos com o uso de planejamento conformacional tridimensional e com a radioterapia de intensidade modulada (IMRT). Essas novas técnicas, que agregam a melhor capacidade de poupar estruturas nobres, são especialmente valiosas para o tratamento de carcinomas de nasofaringe, por aumentar muito o diferencial de dose entre o tecido tumoral e os tecidos nobres adjacentes limitadores de dose. Com isso, atingem-se taxas de controle locorregional superiores com efeitos adversos menos frequentes e mórbidos.

Quimioterapia

Diversos avanços com a associação de quimioterapia e radioterapia foram documentados. O estudo *Intergroup 0099*, de Al-Sarraf e col. (1998), foi o primeiro a descrever melhora na sobrevida global com a associação de radioterapia e quimioterapia com cisplatina, seguida de quimioterapia adicional com cisplatina e 5-fluorouracil. Apesar de criticado devido ao uso do estadiamento UICC de 1992 (que incluiu pacientes com estádio menos avançado), uso de radioterapia em esquemas diversos e baixa aderência à quimioterapia, o estudo *Intergroup 0099* modificou o padrão-ouro de tratamento da doença.

Há diversas discussões acerca do regime de quimioterapia ideal (neoadjuvante, concomitante ou adjuvante), porém há em geral preferência pelo esquema concomitante de Al-Sarraf.

De qualquer forma, nos esquemas de quimioterapia e radioterapia concomitantes o controle locorregional de doença foi elevado, tornando as metástases à distância o principal motivo de falha de tratamento, tornando o prognóstico ruim para os pacientes de estádio IV.

Manejo de doença residual

Para a obtenção de bons resultados de tratamento, o diagnóstico precoce de doença residual após radioterapia e quimioterapia é essencial. O uso de PET-scan melhorou o seguimento dos pacientes, e áreas suspeitas devem habitualmente ser biopsiadas endoscopicamente. O tratamento de doença residual deve ser agressivo, especialmente nos casos de doença restrita à nasofaringe.

Doença residual no pescoço

As falhas terapêuticas isoladas no pescoço após quimioterapia e radioterapia concomitantes são baixas, em torno de 5%. O esvaziamento cervical radical ou radical modificado, quando possível, eleva as taxas de controle locorregional quando comparado a um novo curso de radioterapia. Assim, torna-se o tratamento de escolha para as recidivas cervicais isoladas.

Doença residual em nasofaringe

A doença residual em nasofaringe pode ser tratada com novo curso de radioterapia, com níveis aceitáveis de controle local. Em casos selecionados, especialmente em tumores de pequeno volume, a radioterapia estereotática pode ser empregada, na tentativa de diminuir as elevadas taxas de morbimortalidade da re-irradiação.

Nos casos de doença recidivada na nasofaringe com grandes extensões parafaríngeas, ou que se tornem muito extensas para a re-irradiação ou braquiterapia, o tratamento cirúrgico pode ser empregado com a nasofaringectomia. Devido à posição da nasofaringe no centro da cabeça, o acesso cirúrgico para ressecção oncológica é complexo. Diversos acessos foram descritos, como a via infratemporal, transpalatina, transmaxilar, transmaxilar e anterolateral.

Considerando que o tratamento cirúrgico é reservado a pacientes com doença residual com antecedente de radioterapia, os índices de controle locorregional em torno de 65% e de sobrevida livre de doença em cinco anos ao redor de 55%, com morbidade aceitável, são atrativos.

Bibliografia

1. Al-Sarraf M, Leblanc M, Giri S et al. Chemoradiotherapy versus radiotherapy in patients with advanced nasopharyngeal cancer: phase III randomized Intergroup Study 0099. *J Clin Oncol.* 1998;16:1310-7.
2. Jeyakumar A, Brickman TM, Jeyakumar A, Doerr T. Review of nasopharyngeal carcinoma. *Ear Nose Throat J.* 2006;85(3):168-84.
3. Weber AL, Al Arayedh S, Rashid A. Nasopharynx: clinical, pathologic and radiologic assessment. *Neuroimag Clin N Am.* 2003;13:465-83.
4. Wei W, Sham JST. Nasopharyngeal carcinoma. *Lancet.* 2005;3652041-54.

Capítulo 18

Tumores da Cavidade Oral e Orofaringe

Marcelo Doria Durazzo

Introdução

Os tumores da boca (ou da cavidade oral) são comuns e principalmente malignos. Os que se assestam na orofaringe, região anatômica imediatamente posterior à boca, são igualmente malignos na maioria dos casos, porém menos frequentes. Os tumores benignos da boca e da orofaringe são, na maioria dos casos, oriundos das glândulas salivares menores, as localizadas imediatamente abaixo das mucosas de revestimento das estruturas superiores dos tratos respiratório e digestório.

O presente capítulo trata especialmente dos tumores malignos que se desenvolvem na mucosa da cavidade oral e da orofaringe, ou seja, do câncer da boca e da orofaringe. No que diz respeito aos tumores benignos, referências aos mesmos serão feitas sobretudo quando da abordagem do diagnóstico diferencial e do tratamento.

Incidência, mortalidade e fatores de risco

O câncer da boca — que envolve uma gama de tumores malignos na primeira região anatômica do trato digestório — é o *mais incidente* no território da cabeça e pescoço. Cerca de 14 mil casos novos são estimados para o ano de 2010 de acordo com o Instituto Nacional de Câncer. Ocupa a oitava posição entre os tumores malignos mais incidentes entre os brasileiros. Entre os homens brasileiros, é o sexto tumor maligno mais incidente. A página do Atlas de Mortalidade por Câncer do Instituto Nacional do Câncer na *Internet* (http://mortalidade.inca.gov.br) aponta para o câncer da boca como responsável por 4,3% das mortes por câncer no Brasil de 2003 a 2007. O câncer da orofaringe é menos incidente e não figura entre os mais comuns na população brasileira.

Muitos fatores estão associados à gênese e ao desenvolvimento dos tumores malignos da boca e orofaringe. Os mais importantes são o *tabagismo* e o *etilismo*, ou seja, o hábito de fumar tabaco e a ingestão de quantidades significativas de bebidas alcoólicas. O tempo de exposição e a quantidade inalada ou ingerida desses dois fatores estão associadas a maiores riscos de desenvolvimento do câncer. Ambos fatores se mostram sinérgicos na gênese e no desenvolvimento do câncer. Outras condições associadas ao aumento do risco de desenvolvimento do câncer da boca e da orofaringe são as deficiências de vitamina A e a infecção pelo vírus da papilomatose humana (HPV). O câncer que se assesta nos lábios, no intróito da cavidade oral, está associado principalmente à radiação solar, tal como ocorre nos tumores malignos da pele.

Diagnóstico

O diagnóstico dos tumores da boca e da orofaringe é sobretudo clínico. A anamnese e o exame físico são de suma importância. Na anamnese, a queixa inicial mais frequente é a *presença de lesão na boca*. As lesões dos lábios são bastante mais evidentes e referidas pelos pacientes como "feridas". As lesões da mucosa da cavidade oral são também referidas como "feridas". A queixa da presença de "afta" ou "ferida" na mucosa da cavidade oral que não cicatrize em duas a três semanas desde seu aparecimento pode indicar a presença de um tumor em sua fase inicial de desenvolvimento, o que demanda investigação por meio de, por exemplo, biópsia e exame anatomopatológico do espécime.

Dor à mastigação e/ou à deglutição, halitose e dificuldade de fonação são outras queixas comuns em portadores de câncer da boca. Ao exame físico, na chamada *oroscopia* (inspeção sistemática das sub-regiões da boca e da orofaringe com o paciente sentado com a boca aberta e iluminada com uma fonte de luz) seguida da *palpação*, as lesões de lábios se mostram vegetantes ou infiltrativas e com ulceração. Já na mucosa oral, a lesão usualmente é ulcerada ou ulceroinfiltrativa e localizada preferencialmente na borda lateral da língua ou no soalho da boca. Algumas lesões têm aspecto exofítico ou verrucoso, como que aflorando da mucosa. As lesões da língua são frequentemente infiltrativas e demandam palpação minuciosa (Fig. 18.1). Os tumores da boca são muito dolorosos à palpação. Só com o crescimento do tumor vão surgindo sintomas que trazem mais transtornos como os sangramentos, a salivação abundante, a halitose e a dor. Nas fases mais tardias, o paciente pode apresentar-se com imobilidade da língua, otalgia, infecções secundárias, perda de peso, trismo e dificuldades para fonar, mastigar e deglutir. Como o tipo histopatológico que acomete a maioria dos pacientes é o carcinoma epidermoide, a presença de linfonodopatia cervical metastática (evidenciável à inspeção e palpação do pescoço) é comum, porém apresenta-se em menos da metade dos pacientes com câncer de boca.

Os tumores da orofaringe causam menos sintomas que os da boca. Nas fases iniciais, a maioria dos pacientes é assintomática. As lesões da base da língua são mais dolorosas e diagnosticadas tardiamente. As lesões do palato mole, da loja tonsilar e da parede posterior são mais sintomáticas e mais facilmente diagnosticáveis. Não é incomum o paciente referir a sensação de corpo estranho na garganta, sintoma bastante inespecífico. A oroscopia e a palpação da base da língua se impõem. As linfonodomegalias podem se apresentar na ausência de sintomas resultantes da presença de lesão orofaríngea. Em fases mais avançadas o paciente pode referir a presença de lesão na região tonsilar, dor, disfagia, odinofagia, trismo, emagrecimento e outros sintomas. Os tumores malignos da orofaringe, onde predomina também o carcinoma epidermoide, têm disseminação preferencialmente linfática e por contiguidade. A disseminação hematogênica pode ser constatada apenas nas fases tardias da doença.

As lesões suspeitas – as *eritroplasias* (formações vermelhas) e as *leucoplasias* (lesões brancas) e as lesões vegetantes, ulceradas ou infiltrativas devem ser obje-

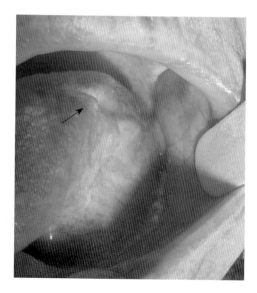

Figura 18.1 – A oroscopia (exame sistemático da cavidade oral com auxílio de fonte de luz e espátulas) é facilmente realizável por médicos e cirurgiões-dentistas com o paciente sentado e com a boca aberta. Notar a presença de úlcera na borda da língua (*seta*).

to de biópsia (Fig. 18.2). A biópsia (excisional quando possível) resulta no espécime que deve ser enviado ao exame anatomopatológico com vistas a confirmar ou descartar a existência do câncer de boca ou da orofaringe. Como já mencionado, o tipo histológico mais frequentemente encontrado, em 90% ou mais dos casos, é o *carcinoma epidermoide*. Além dos cirurgiões de cabeça e pescoço, a biópsia pode ser feita por dermatologistas familiarizados com a estomatologia, otorrinolaringologistas, cirurgiões oncológicos ou outros médicos, assim como pelos cirurgiões-dentistas quando da presença de lesão suspeita.

Quanto ao diagnóstico diferencial, existem inúmeras lesões que podem ser confundidas com câncer da boca. As mais comuns são as lesões de comportamento incerto quanto ao seu potencial de malignização, tais como as hiperplasias e displasias (frequentemente na forma de leucoplasias ou eritroplasias) e as lesões inflamatórias, como no caso das estomatites. Cistos de retenção das glândulas salivares menores e hemangiomas ou linfangiomas podem mimetizar tumores benignos da boca. A candidíase, a úlcera tuberculosa, os papilomas, a blastomicose e a actinomicose podem se manifestar de forma pseudotumoral sem que constituam verdadeiras neoplasias (Figs. 18.3 e 18.4). As neoplasias benignas são mais incomuns que os carcinomas e se originam de glândulas salivares menores localizadas na submucosa.

Seja no caso do câncer da boca ou da orofaringe, após o diagnóstico clínico e anatomopatológico, procura-se estabelecer a dimensão, a localiza-

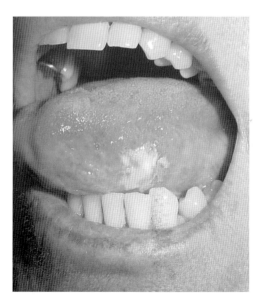

Figura 18.2 – Leucoplasia (lesão branca) na borda lateral da língua. Tais lesões devem ser submetidas à biópsia (excisional, se possível) e estudadas microscopicamente sempre que não haja regressão em duas ou três semanas. O mesmo se aplica a eritroplasias (lesões vermelhas) e a erosões da mucosa (referidas como "aftas" ou "feridas" pelos pacientes).

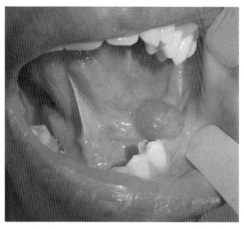

Figura 18.3 – Cisto de retenção de glândula salivar menor em soalho da boca e rebordo gengival inferior. A lesão tem aspecto nodular e aflora da mucosa. Entretanto, pode-se notar a regularidade da mucosa não usual nas neoplasias malignas.

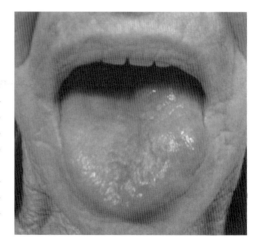

Figura 18.4 – Hemangioma com aspecto violáceo em hemilíngua esquerda mimetizando tumor da boca. Os hemangiomas são frequentes na região da cabeça e do pescoço. São, na verdade, malformações vasculares e bastante mais incidentes em crianças e jovens, sobretudo em recém-nascidos.

ção e a relação com estruturas adjacentes de um dado tumor. Os exames mais empregados para isso são a *tomografia computadorizada da face e do pescoço* e a *ressonância magnética*, esta última bastante menos disponível e de custo mais elevado. Ambos métodos imagenológicos permitem também complementar observações do exame físico quanto à presença de linfonodos metastáticos (Figs. 18.5 e 18.6). A *fibroscopia* das porções superiores dos tratos respiratório e digestório (laringoscopia, broncoscopia e endoscopia digestiva alta) é empregada nos portadores de carcinoma da boca e da orofaringe

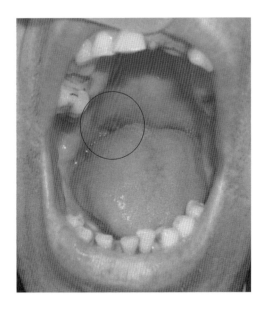

Figura 18.5 – Carcinoma epidermoide vegetante da orofaringe evidenciável pela oroscopia. Notar a irregularidade da mucosa da região tonsilar direita com abaulamento discreto e vegetação.

sistematicamente com o intuito de examinar a orofaringe e outras regiões anatômicas igualmente sob risco de desenvolvimento de segundos tumores primários como a laringe, a hipofaringe e o esôfago.

Ainda no que tange à imagenologia, a *radiografia simples do tórax* (ou a *tomografia computadorizada do tórax*) é valiosa para verificar a presença de metástases distantes pulmonares. A *tomografia por emissão de pósitrons* (PET), bastante sensível, é empregada em casos de recidiva e de difícil caracterização de tumores. É um exame disponível em pouquíssimas instituições em grandes cidades brasileiras.

O conjunto de informações colhidas clinicamente e com os exames subsidiários supracitados permite proceder ao chamado *estadiamento* da doença (de acordo com a Classificação TNM dos tumores malignos) e a *planejar o tratamento*. O estadiamento é tratado em capítulo à parte neste livro. Serve para classificar os pacientes de acordo com o estágio em que se encontram suas doenças levando-se em conta o tumor primário (T), o comprometimento dos linfonodos regionais (N) e as metástases a distância (M). Resulta daí a classificação em estádios 0 (carcinoma *in situ*, doença inicial), I, II, III e IV (doença avançada). O tratamento é abordado nas linhas que seguem abaixo.

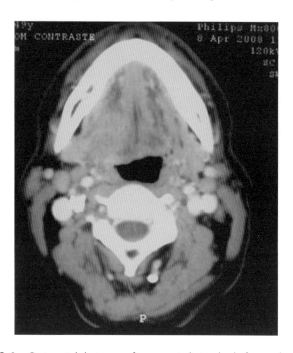

Figura 18.6 – Corte axial de tomografia computadorizada da face e do pescoço do paciente da figura 18.5. Notar o efeito de massa exercido pelo tumor de orofaringe (na região da tonsila direita) desviando a coluna aérea da orofaringe para a esquerda. Notar também a presença de linfonodos aumentados juntos às jugulares e carótidas direita e esquerda (os vasos encontram-se realçados por contraste iodado). A tomografia computadorizada (assim como a ressonância magnética) complementa informações obtidas no exame físico quanto ao tamanho, à localização e às relações do tumor primário. Além disso, permite avaliar o aumento de linfonodos eventualmente não identificados por ocasião do exame do pescoço.

Tratamento

A base do tratamento dos tumores malignos que se fundamenta no tratamento do tumor primário, das metástase regionais (assestadas em linfonodos) e das metástases distantes (usualmente em pulmão, ossos ou fígado no caso do carcinoma epidermoide). O tratamento é levado a cabo após o diagnóstico e o estadiamento. As condições clínicas dos pacientes devem sem avaliadas e as condições mórbidas minimizadas. O tratamento tem caráter eletivo.

Os tumores da boca são frequentemente associados à infecção pelo vírus da papilomatose humana (HPV 16). Tal associação parece ter efeito positivo no prognóstico dos pacientes quando comparados com os tumores não associados ao HPV 16. A cessação do tabagismo até os 50 anos de idade é outro fator com aparente impacto positivo no prognóstico. As boas condições nutricionais, o bom estado geral e o emprego de terapêutica adequada podem, com os fatores acima mencionados, proporcionar a cura de um grande número de acometidos.

O tratamento do câncer da boca envolve a *cirurgia* em quase a totalidade dos casos. A abordagem cirúrgica da cavidade oral e das estruturas nela contidas pode ser feita pelos acessos mais variados, a saber: 1. por via transoral (*per os*), ou seja, pela abertura da boca (Fig. 18.7), empregada nas lesões mais iniciais (estádios 0, I ou II); 2. por via transcervical, ou seja, pelo acesso através do pescoço (nas chamadas operações *pull through*); 3. pela via transfacial transmandibular, ou seja, pela ressecção mandibular (nas operações compostas) ou pela secção mandibular (lateral, mediana ou paramediana) seguida da síntese óssea (Fig. 18.8); 4. pela via transfacial transmaxilar, empregada nas maxilec-

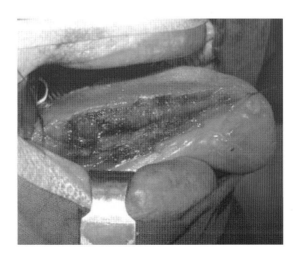

Figura 18.7 – Leito obtido após ressecção *per os* de carcinoma epidermoide da borda lateral direita da língua. A abertura da boca é suficiente para a ressecção de lesões T1 (até 2cm) ou T2 (de 2 a 4cm) da boca e da orofaringe (exceto no caso da base da língua). Após a ressecção, as margens são estudadas após o envio de fragmentos do leito operatório para o exame anatomopatológico intraoperatório. A sutura simples do defeito ilustrado é suficiente para o fechamento da ferida operatória na língua.

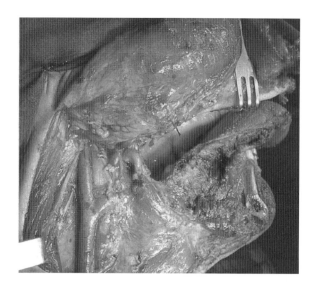

Figura 18.8 – Acesso transmandibular (por mandibulotomia paramediana) para ressecção de tumor do soalho e da língua com extensão para a orofaringe. Tumores volumosos e posteriores da boca, assim como muitos tumores da orofaringe, demandam a secção da mandíbula para que sejam abordados. Após a ressecção do tumor, o estudo das margens e a reconstrução de partes moles, a mandíbula é reconstituída com fios de aço ou com placas de titânio. Notar o leito do esvaziamento cervical direito já realizado.

tomias usadas para tratamento das lesões do palato duro e da gengiva superior (Fig. 18.9). Tumores volumosos (T3 ou T4) ou que se estendem a outras estruturas ou regiões anatômicas (especialmente a orofaringe) demandam acessos mais complexos, especialmente os transmandibulares. É mandatório o estudo das margens de ressecção no leito operatório pelo exame anatomopatológio intraoperatório (ou "de congelação"). Associados às ressecções das lesões da boca, os esvaziamentos cervicais são indicados (terapêutico nos pacientes N1, N2 ou N3, e eletivo – envolvendo os níveis I, II e III nos pacientes N0). Os portadores de tumores malignos oriundos de glândulas salivares podem não necessitar do esvaziamento cervical, dependendo do tipo histológico.

Seguindo o tratamento cirúrgico, a *radioterapia* se impõe para a maioria dos pacientes, preferencialmente após o tratamento cirúrgico. Os principais pacientes eleitos para a radioterapia são os doentes com lesões T4, com linfonodos metastáticos, com invasão vascular e/ou perineural pelo tumor

Tumores da Cavidade Oral e Orofaringe

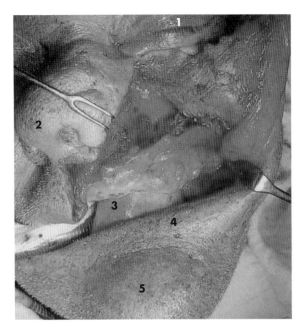

Figura 18.9 – Acesso transfacial para abordagem de tumor do palato duro e do rebordo gengival esquerdo. Após a exposição do osso maxilar (ilustrada na foto), procede-se às osteotomias e à maxilectomia de sorte que palato duro acometido seja removido em todos os planos (mucosa, submucosa e osso maxilar). 1. olho esquerdo, 2. nariz, 3. língua, 4. lábio inferior e 5. mento.

à histopatologia e aqueles nos quais as margens cirúrgicas se mostraram comprometidas por câncer no exame anatomopatológico "de congelação" ou no definitivo.

Os tumores benignos são tratados com a simples ressecção dos mesmos. Se muito volumosos, podem demandar a via transmandibular para sua ressecção. A maioria dos pequenos tumores benignos pode ser ressecada com a abertura da boca.

Os tumores malignos da orofaringe têm comportamento biológico mais agressivo que os da boca. As formas menos diferenciadas – e mais agressivas – do carcinoma epidermoide são mais frequentes que na boca. A associação com a infecção pelo vírus da papilomatose humana (HPV 16) sugere melhor prognóstico. Tais tumores são abordados com *terapêutica multimodal*. *Cirurgia, radioterapia* e *quimioterapia* são largamente empregadas no tratamento do câncer da orofaringe.

A abordagem cirúrgica da orofaringe pode ser feita pelos acessos utilizados para as ressecções de tumores da cavidade oral, ou seja, por via transoral (*per os*), transcervical (pelas faringotomias) (Fig. 18.10) ou transmandibular (pelas mandibulectomias ou pela mandibulotomia paramediana). Tumores do palato mole, benignos ou malignos, podem ser ressecados *per os* sem muita dificuldade. O mesmo vale para tumores de pequenas e médias dimensões das regiões tonsilares ou da parede posterior da orofaringe. Já os tumores volumosos (T3 ou T4) e os que se estendem a outras estruturas ou regiões anatômicas (nasofaringe superiormente ou hipofaringe inferiormente) demandam acessos mais complexos (como a mandibulotomia paramediana ou as faringotomias laterais). Estes mesmos acessos complexos são os empregados para a abordagem dos tumores malignos da base da língua, ainda que diminutos. Associado à ressecção das lesões da orofaringe, o esvaziamento cervical é empregado (terapêutico nos pacientes N1, N2 ou N3, e eletivo − envolvendo os níveis II, III e IV nos doentes N0).

A radioterapia é outra modalidade terapêutica frequentemente empregada para o tratamento dos tumores malignos da orofaringe. Muitos fatores contribuem para isso, a saber: 1. a boa resposta dos carcinomas

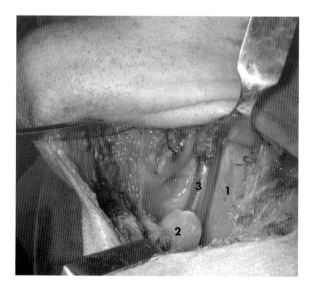

Figura 18.10 – Acesso transcervical de tumor de orofaringe por faringotomia lateral esquerda em paciente já irradiado por câncer de laringe. 1. Mucosa faríngea, 2. epiglote, 3. tubo orotraqueal de ventilação.

epidermoides moderadamente ou pouco diferenciados e dos carcinomas indiferenciados, muito frequentes na orofaringe, à radioterapia; 2. os melhores resultados estéticos e, principalmente, funcionais que os obtidos com o tratamento cirúrgico (usualmente de grande porte, ainda que para lesões pequenas, tendo em conta a localização mais posterior das estruturas da orofaringe e a consequente necessidade de acessos mais complexos para a abordagem dos tumores); 3. o decréscimo significativo da qualidade de vida observável nos operados por tumores da base da língua; 4. a evolução técnica da radioterapia nas últimas décadas; 5. a identificação do papel radiossensibilizador de muitos quimioterápicos (especialmente os derivados da platina e os taxanos).

A radioterapia é empregada nas suas duas modalidades: teleterapia (com fonte externa) e braquiterapia (com fonte intratumoral). Ambas se associam frequentemente. A quimioterapia concomitante melhora a resposta de tumores, sobretudo os menos diferenciados, à radioterapia. A radioterapia é empregada com ou sem quimioterapia concomitante na maioria dos pacientes operados, preferencialmente no pós-operatório.

Os tumores benignos, como no caso da boca, podem ser ressecados por via transoral ou transmandibular, esta última no caso de grandes lesões.

O tratamento do câncer da boca e da orofaringe envolve a *multidisciplinaridade* e visa o adequado *tratamento* e *reabilitação* do doente. Além de cirurgiões, especialistas em radioterapia e oncologistas clínicos experientes, é importante contar com a atuação de uma gama de profissionais afeitos ao diagnóstico, tratamento e reabilitação dos tratados. A atuação de patologistas experientes em exame "de congelação" é, a título de exemplo, marcante. Igualmente, cirurgiões-dentistas, mormente os especializados em prótese bucomaxilofacial, prestam grande serviço para a reconstrução imediata de defeitos após, por exemplo, as maxilectomias. Os cirurgiões plásticos são de fundamental importância para a reconstrução imediata de defeitos complexos, sobretudo quando da necessidade do emprego das reconstruções microcirúrgicas. Os fonoaudiólogos, os fisiatras e fisioterapeutas, os psicólogos, os nutrólogos e nutricionistas, os enfermeiros e os cirurgiões-dentistas especializados na prevenção e no tratamento das sequelas da radioterapia são profissionais indispensáveis tanto no período pré como no pós-operatório. Daí o tratamento dos tumores malignos da boca e da orofaringe figurar entre os procedimentos de alta complexidade. Daí, também, a necessidade de levá-lo a cabo em instituições devidamente estruturadas.

Bibliografia

1. Brandão LG, Cavalheiro BG. Câncer da cavidade oral. In: Araújo Filho VJF, Brandão LG, Ferraz AR (eds.). *Manual do residente de cirurgia de cabeça e pescoço*. Keila & Rosenfeld: São Paulo;1999. p.115-21.
2. Brandão LG, Durazzo MD, Ferraz AR. Tumores da cavidade oral e da orofaringe. In: Rasslan S, Gama-Rodrigues JJ, Machado MCC (eds.). *Clínica cirúrgica*. Manole: São Paulo; 2008. v. 1. p. 226-33.
3. Brandão LG, Ferraz AR. Tumores malignos da orofaringe. In: Brandão LG, Ferraz AR (eds.). *Cirurgia de cabeça e pescoço* (vol. I). Roca: São Paulo; 1989. p. 355-62.
4. Brasil. Ministério da Saúde. Instituto Nacional de Câncer. Estimativa 2010: Incidência de câncer no Brasil/Instituto Nacional de Câncer. Rio de Janeiro: INCA, 2009.
5. Cano ER, Lai SY, Caylakli et al. Management of squamous cell carcinoma of the base of tongue with chemoradiation and brachytherapy. *Head Neck*. 2009;31:1431-8.
6. Curado MP, Hashibe M. Recent changes in the epidemiology of head and neck cancer. *Curr Opin Oncol*. 2009;21:194-200.
7. Durazzo MD, Araujo CEN, Brandão Neto JS, Potenza AS, Costa P, Takeda F et al. Clinical and epidemiological features of oral cancer in a medical school hospital from 1994 to 2002: increasing incidence in women, predominance of advanced local disease, and low incidence of neck metastases. *Clinics*. 2005;25:7-10.
8. Durazzo MD, Magalhães RP, Tavares MR, Cernea CR, Cordeiro AC. Diagnóstico e tratamento do câncer da faringe. *Rev Med (São Paulo)*. 1998;77:143-8.
9. Franco EL, Kowalski LP, Oliveira BV, Curado MP, Pereira RN, Silva ME et al. Risk factors for oral cancer in Brazil: a case-control study. *Int J Cancer*. 1989;43:992-1000.
10. Nishio S, Carlucci Jr D. Câncer da orofaringe. In: Araújo Filho VJF, Brandão LG, Ferraz AR (eds.). *Manual do residente de cirurgia de cabeça e pescoço*. Keila & Rosenfeld: São Paulo; 1999. p. 127-31.

Capítulo 19

Tumores de Laringe e Hipofaringe

Chin Shien Lin

TUMORES DE LARINGE

Introdução

Os tumores de laringe representam 25% das neoplasias malignas do trato aereodigestório superior, apenas superados por aqueles que acometem a cavidade oral. Têm uma incidência estimada em cinco casos novos para cada 100.000 habitantes, o que se traduz em 8.000 casos novos e 3.000 mortes pela doença anualmente na população brasileira. Apresentam grande predomínio entre os homens (relação de 7:1), principalmente entre a quinta e a sétima décadas de vida.

Epidemiologia

Vários fatores de risco estão relacionados ao câncer de laringe. Os mais importantes são tabagismo e etilismo. O risco de desenvolver o câncer de laringe é 3,7 vezes maior dentre os etilistas pesados. Entre os fumantes de 10 cigarros/dia o risco é quatro a cinco vezes maior e para aqueles que fumam acima de 20 cigarros/dia, sobe para 10 vezes. Existe, portanto, uma relação de dose-dependência. Também se reconhece um efeito multiplicativo para o risco quando há consumo concomitante do fumo e do álcool.

Baixo nível educacional e algumas ocupações estão relacionados aos tumores de laringe. Trabalhadores expostos a cancerígenos, tais como asbesto, compostos aromáticos policíclicos, poeiras de cimento, de metais e de madeira, têm risco aumentado para câncer de laringe.

Altos consumos de carnes salgadas e da gordura total estão relacionados a tumores de laringe. Sendo que este último mantém efeito potencializador com o fumo. Por outro lado, estudos têm confirmado que dieta rica em frutas, vegetais crus e legumes exercem efeito protetor.

Há referências da possível associação com o papiloma vírus humano (HPV tipos 16, 18 e 33), inclusive com leucoplasia laríngea (lesão pré-maligna) e papilomatose respiratória recorrente. No entanto, apesar de a positividade do HPV ser muito mais comum em carcinomas de orofaringe, a analogia para os tumores de laringe ainda não está totalmente demonstrada.

Recentemente, o refluxo gastroesofágico tem despertado grande interesse como fator carcinogênico independente ou como cofator em associação com fumo e álcool. No entanto, a sua frequente presença nos tumores de laringe ainda não teve uma correlação estabelecida.

Parentes de primeiro grau portadores de tumores de laringe têm risco aumentado para desenvolver a mesma doença, sugerindo susceptibilidade genética. Polimorfismos genéticos, especialmente de genes envolvidos na ação de enzimas responsáveis pela metabolização de cancerígenos (como os de citocromo P450 e glutationa transferase), apresentam associação com o câncer de laringe.

Patologia

O tipo histológico mais comum é o carcinoma epidermoide (carcinoma espinocelular ou carcinoma de células escamosas) em variados graus de diferenciação, que corresponde a 95% dos tumores malignos. Este é o motivo pelo qual a discussão deste capítulo está baseada essencialmente para este tipo de tumor.

O restante é composto por carcinoma verrucoso, tumores de glândulas salivares menores (adenocarcinoma, carcinoma adenoide cístico e mucoepidermoide), sarcomas (condrossarcomas, fibrossarcomas) e linfomas.

Dentre os tumores benignos, podemos citar papilomatose laríngea, nódulos inflamatórios das cordas vocais, fibroma, condroma e hemangioma.

Supraglote

Os dois lados da supraglote são independentes do ponto de vista de circulação linfática, com exceção da epiglote e do espaço paraglótico que possuem drenagem cruzada.

As disseminações tumorais inferiormente às bandas ventriculares não são habituais. As recidivas dos tumores supraglóticos comumente ocorrem na base da língua. Apesar de ocorrer acometimento anterior do espaço pré--epiglótico, as invasões do osso hioide e da cartilagem tireoide são raras.

Glote

Os tumores glóticos geralmente ficam limitados ao arcabouço formado pelos ligamentos da região glótica e pela cartilagem tireoide. As cordas vocais são pobres em vascularização (tanto sanguínea como linfática), resultando em baixo índice de metástases (menos de 6%).

Subglote

As lesões circunferenciais e extensão superior através do cone elástico podem provocar a fixação das cordas vocais. Posteriormente, a disseminação por baixo da cartilagem tireoide pode produzir invasão da hipofaringe e do esôfago.

Para estudo mais aprofundado sobre as barreiras à disseminação da laringe, consultar o *Capítulo 7*.

Metástases linfáticas

Os carcinomas de supraglote apresentam a maior frequência de metástases cervicais palpáveis ou ocultas, variando de 25 a 75% (levando em consideração todos os estádios). Os primeiros grupos linfonodais comprometidos são os níveis II, III e IV (*cadeia jugular carotídea superior, média* e *inferior*, respectivamente), sendo que as metástases para os níveis I (cadeia submandibular) e V (cadeia do nervo espinal acessório) são muito raras.

Os carcinomas de glote, por sua vez, apresentam riscos relativamente baixos de metástases cervicais. Os grupos linfonodais mais acometidos também são os dos níveis II, III e IV. As metástases bilaterais ou contralaterais não são comuns, a não ser que tenha extensão para outras sublocalizações de supraglote ou subglote, ou quando há invasão da cartilagem tireoide adjacente. Nesses casos, o envolvimento do linfonodo délfico (que se localiza na membrana cricotireóidea), assim como da glândula tireoide, pode ser visto.

Estadiamento

O estadiamento serve de orientação para definir a extensão e o prognóstico de um tumor, também permite o intercâmbio de informações entre instituições. O sistema adotado pelos grandes serviços de referência é o TNM da UICC (União Internacional Contra o Câncer) e da AJCC (*American Joint Committee on Cancer*). O tumor primário é classificado de acordo com os critérios: de tamanho da lesão, limitação à sublocalização anatômica, fixação da hemilaringe e invasão a estruturas adjacentes extralaríngeas. Para o estádio mais avançado, são levados em consideração critérios de não operabilidade, como o acometimento da artéria carótida, mediastino e espaço pré-vertebral (ver *Capítulo 29*).

Quadro clínico

A apresentação clínica varia conforme o tamanho, a localização e a extensão da lesão primária, assim como a presença ou não de metástases cervicais.

Tumores supraglóticos

Apresentam-se com alteração vocal, rouquidão, desconforto faríngeo, disfagia, otalgia reflexa (via ramo interno do nervo laríngeo superior) ou uma massa cervical ("linfonodo primeiro sintoma"). Se o tumor for uma lesão volumosa poderá causar uma tosse crônica ou estridor. Geralmente a voz é descrita como "abafada" ou "posteriorizada", a rouquidão verdadeira é típica de tumores glóticos ou de lesões mais avançadas (fixação da corda vocal por invasão da aritenoide ou articulação cricoaritenóidea).

Tumores glóticos

Apresentam-se tipicamente com disfonia devido a alterações mucosas. A dispneia secundária a tumores obstrutivos ocorre em casos avançados.

Tumores subglóticos

Em geral manifestam-se em fases mais tardias com rouquidão e desconforto respiratório devido à fixação da corda vocal.

Hemoptise (sangramento de tumores ulcerados), *odinofagia, disfagia* pode acontecer em tumores de qualquer localização, embora sejam lesões avançadas.

Massa cervical em geral indica metástase cervical, mas também pode representar a extensão direta do tumor através da membrana cricotireóidea ou tíreo-hióidea (áreas de menor resistência).

No exame físico, realiza-se a palpação cervical para investigar linfonodomegalia cervical, avaliação da mobilidade do complexo laringotraqueal (alguns autores descrevem como *crepitação laríngea* devido ao barulho característico quando se mobiliza a laringe em torno do seu eixo vertical), pesquisar por lesões de pele sugestivas de invasão extralaríngea do tumor. Avaliando-se o paciente como um todo, é necessário verificar suas condições gerais (como estado nutricional agravado pelo alcoolismo, doenças pulmonares secundárias ao fumo), atentar para o desconforto respiratório muitas vezes presente em lesões obstrutivas ou avançadas.

A *laringoscopia indireta* mostra-se um recurso extremamente útil porque permite estudar a localização, a extensão da lesão, a mobilidade da corda vocal e a permeabilidade da via aérea.

Exames complementares

A *laringoscopia direta com biópsia* constitui no exame mais importante para o estudo dos tumores laríngeos. Possibilita uma visualização da lesão quanto ao seu aspecto (ulcerada, vegetante ou exofítica), localização, extensão e acometimento de estruturas adjacentes. Uma vez que os tratamentos são agressivos e mutilantes, a confirmação histopatológica é obrigatória. Manobras de valsalva durante o exame ajudam a delinear a extensão tumoral.

O exame por *videoestroboscopia* melhorou a nossa capacidade para fotodocumentar e monitorar esses tumores durante o tratamento, assim como na detecção de lesões precoces (ver *Capítulos 8, 10 e 11*).

O método de imagem mais utilizado é a *tomografia computadorizada de face e pescoço*. Avalia a extensão do tumor primário, as metástases cervicais, o acometimento de espaços cervicais profundos e detecta a invasão da cartilagem tireoide ou extravasamento extralaríngeo. Apesar de oferecer melhor definição de detalhes das partes moles, a ressonância magnética não é de uso rotineiro em estadiamento de tumor laríngeo.

Tratamento

A escolha do tratamento mais apropriado depende da localização, do estadiamento do tumor primário, dos recursos disponíveis, da experiência do cirurgião e das condições do paciente. Em geral, para as lesões precoces, o tratamento pode ser radioterapia exclusiva (com menor prejuízo para a fonação) ou ressecção endoscópica.

Tumor primário

Tratamento cirúrgico

A seguir apresentamos os procedimentos cirúrgicos mais comumente utilizados para o tumor primário da laringe.

Cirurgias endoscópicas

Conhecidas como microcirurgias de laringe, são indicadas para lesões precoces de glote e supraglote. O paciente deve se submeter à anestesia geral, com as vias respiratórias asseguradas pela intubação endotraqueal ou pela traqueostomia (como nos tumores obstrutivos). Utiliza-se um microscópio para visualização da lesão ou por meio de um sistema de vídeo que possibilita a sua ampliação. A ressecção pode ser feita por técnica que utiliza o laser ou de forma convencional.

O laser mais usado é o de CO_2 que possui um alto coeficiente de absorção de água. Isso facilita a absorção do raio pelos tecidos moles adjacentes ricos em água, minimizando a indesejável lesão térmica ao redor. Cuidados especiais incluem utilização de cânulas apropriadas, uso de solução salina com azul de metileno para a insuflação do balonete da cânula endotraqueal, proteção ocular do paciente e da equipe.

Cordectomia via laringofissura

Indicada para lesões glóticas T1 e T2 precoces (comissura posterior livre). Consiste na ressecção da corda vocal acometida sob visão direta, através da abertura da cartilagem tireoide na linha média. Recomenda-se a traqueostomia de proteção. A glote é deixada cruenta, o que mais tarde poderá acarretar má qualidade vocal, estenose e granuloma da laringe e sinéquia (aderência) entre as pregas vocais. É um procedimento em desuso devido aos avanços da radioterapia e das cirurgias endoscópicas.

Laringectomia parcial horizontal supraglótica

Consegue preservar a fonação sem a necessitar da traqueostomia definitiva, tratando lesões supraglóticas T1 e T2. Nessa operação, todo o andar supraglótico é removido, incluindo a parte superior da cartilagem tireoide. O remanescente da laringe é fixado na base da língua (Fig. 19.1)

De forma inevitável, o paciente é exposto no pós-operatório à aspiração salivar moderada. Portanto, em paciente com condições pulmonares deficientes ou com sequelas neurológicas graves isso poderá piorar a função pulmonar de forma irreversível, com pneumonias repetitivas, e tornar-se uma situação ameaçadora à vida. Em casos extremos, a totalização da laringectomia deve ser considerada.

Laringectomia parcial vertical frontolateral

É indicada para o tratamento de lesões glóticas T1b, T2 ou casos selecionados de T3. Por meio de uma incisão vertical na quilha da cartilagem

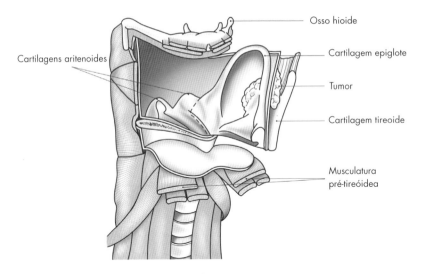

Figura 19.1 – Laringectomia supraglótica.

tireoide, retira-se parte da desta cartilagem, parte da falsa corda, a corda vocal acometida, podendo chegar até parte da corda vocal contralateral à lesão. O coto da corda remanescente é fixado na cartilagem tireoide, o defeito da cartilagem é recoberto pelo pericôndrio externo e pela aproximação de músculos pré-tireóideos. Preserva a fonação sem a traqueostomia definitiva. Pode apresentar como complicações enfisema do subcutâneo e a aspiração (em menor grau).

Laringectomia parcial supracricoide com crico-hioido-epiglotopexia (CHEP) ou com crico-hioidopexia (CHP)

Utilizada para tratar tumores glóticos avançados com pequena extensão subglótica, espaço pré-epiglótico livre, com pelo menos uma das cartilagens aritenoides livres, ou em tumores menores que acometem a comissura anterior. Consiste na ressecção de toda a cartilagem tireoide, das duas cordas vocais, de quase todo o andar supraglótico, preservando pelo menos uma das aritenoides, o osso hioide e, eventualmente, a epiglote (Fig. 19.2). Procede-se então à pexia (ou fixação) da cartilagem cricoide no osso hioide e a musculatura do soalho bucal. Quando se preserva a epiglote procede-se à CHEP, quando não, à CHP.

A laringectomia supracricoide preserva a função fonatória sem a necessidade da traqueostomia definitiva.

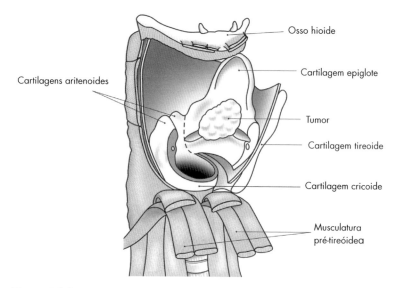

Figura 19.2 – Laringectomia supracricoide com CHEP.

Laringectomia subtotal à Pearson (laringectomia "near total")

Uma hemilaringe inteira e os dois terços anteriores da hemilaringe contralateral são removidos (Fig. 19.3). A partir do remanescente laríngeo, que consiste fundamentalmente da aritenoide (contralateral à lesão) inervada, confecciona-se uma fístula traqueofaríngea. A fonação é possível devido à passagem de ar da traqueia para a faringe; a aritenoide, por meio de sua movimentação, promove o fechamento da fístula, impedindo a aspiração traqueobrônquica. Como o volume de ar que passa pela fístula é insuficiente para a respiração, o paciente precisará da traqueostomia definitiva. Pode ser usada para tratar os tumores T3 e T4 glóticos ou supraglóticos com pelo menos uma aritenoide livre.

Laringectomia total (LT)

Nesta cirurgia, toda a laringe é removida, incluindo as cartilagens tireoide e cricoide, as aritenoides, as cordas vocais falsas e verdadeiras, a epiglote e o osso hioide. Como consequência, causa uma completa separação entre a faringe e a traqueia, sendo mandatória a confecção concomitante da traqueostomia definitiva (traqueostoma terminal) (Fig. 19.4). A faringe é fechada

Tumores de Laringe e Hipofaringe

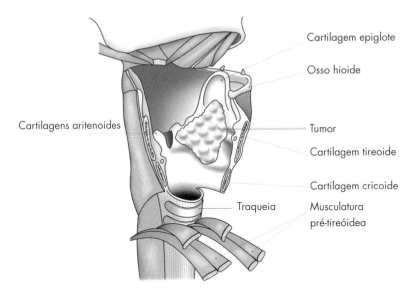

Figura 19.3 – Laringectomia *near total*.

entre as bordas, e sutura-se a porção superior na base da língua. É indicada para as neoplasias de laringe e hipofaringe adjacente, cujo acometimento laríngeo não permite qualquer tipo de procedimento conservador; como operação de resgate para tratamento de recidiva após cirurgia conservadora ou químio e radioterapia prévias; remoção de laringe não funcionante (por exemplo, condrorradionecrose). As complicações precoces mais comuns são infecção do sítio operatório e formação de fístula. A estenose do traqueostoma e a retração da hipofaringe são observadas mais tardiamente.

As fístulas precoces após LT ocorrem entre 20 e 40% dos casos. Estão em parte relacionadas à contaminação e à infecção perioperatória, por isso convém seguir aos protocolos de antibioticoterapia vigentes em cada instituição. Outra condição que favorece o aparecimento de fístulas é a radioterapia prévia. A grande maioria evolui com fechamento espontâneo quando tratada de forma conservadora com drenagem, limpeza e curativos compressivos. Em casos de fístulas refratárias ou persistentes deve ser descartada a recidiva local do tumor.

Radioterapia

É usada para o tratamento das *lesões precoces* supraglóticas (T1) e glóticas (carcinoma *in situ*, T1 e T2). Também é indicada como tratamento combi-

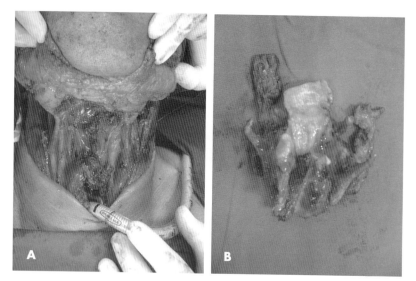

Figura 19.4 – A) Vista intraoperatória da faringe, logo após a retirada da laringe em uma laringectomia total. Destaca-se o tubo de ventilação através da traqueia que será maturada na pele como um traqueostoma definitivo (terminal). **B)** Peça cirúrgica de uma laringectomia total com esvaziamento cervical bilateral. Nota-se, em vista posterior, a laringe e, lateralmente, o produto do esvaziamento cervical em bloco com o tumor primário. (Foto gentilmente cedida pelo Dr. Hugo Leonardo de Moura Luz).

nado com a quimioterapia (principalmente a cisplatina) para lesões glóticas T3, ou como tratamento complementar pós-operatório para doença linfonodal metastática, invasão perineural ou margem macro ou microscopicamente comprometidas (ver *Capítulos 39* e *40*).

Tratamento do pescoço

O esvaziamento cervical seletivo dos níveis II a IV bilateralmente é preconizado para todos os tumores supraglóticos com pescoço N0. Em pescoço positivo, realiza-se o esvaziamento radical (níveis I a V) clássico ou modificado.

Para os tumores glóticos com pescoço negativo (N0), adota-se de princípio o esvaziamento cervical seletivo dos níveis II a IV bilateralmente a partir do T3.

Em tumores subglóticos ou transglóticos que atinjam a subglote (ou infraglote), preconiza-se também o esvaziamento central.

Recidiva peritraqueostoma

Refere-se aos carcinomas que surgem a partir das margens de ressecção traqueal ou faríngea, ou a partir de partes moles ou de linfonodos da área peritraqueostoma (muitas vezes mediastinais) depois da laringectomia. É um evento raro, porém de prognóstico reservado.

O tratamento é essencialmente cirúrgico. Consiste na operação do Sisson que aborda o mediastino superior por meio de uma extensa ressecção: a pele ao redor do traqueostoma com margem de 2 a 3cm, a parte superior do esterno, as porções médias das clavículas e dos dois primeiros arcos costais. Ressecam-se a recidiva traqueal e o esvaziamento dos linfonodos locais. O novo traqueostoma é confeccionado numa posição mais caudal. O defeito é recoberto por um retalho do músculo peitoral maior.

Reabilitação

Qualquer que seja o tratamento realizado, inevitavelmente o paciente sofrerá alteração na qualidade vocal. Além da reabilitação fonatória propriamente dita, muitos necessitam de orientação especializada para se protegerem contra aspiração salivar, para realimentação oral e deglutição na presença de cânula de traqueostomia (ver *Capítulos 45 e 47*).

Seguimento

A evolução dos tumores da laringe depende da localização do tumor primário e podem apresentar um bom prognóstico quando diagnosticados precocemente. A sobrevida global da doença (sem considerar o estadiamento) em cinco anos gira em torno de 80% para glote, 52% para supraglote e 65% para subglote. A presença de metástase cervical reduz em cerca de 50% a sobrevida do paciente.

O seguimento preconizado consiste em avaliações clínicas regulares: de um a três meses no primeiro ano; de dois a quatro meses no segundo ano, e de quatro a seis meses entre o terceiro a quinto anos. Especialmente para os pacientes que receberam tratamento com irradiação, o hipotireoidismo deve ser lembrado durante o seguimento. Exames complementares com imagem e estudos endoscópicos quando necessários.

TUMORES DE HIPOFARINGE

Introdução

Os tumores de hipofaringe representam cerca de 7% de todas as neoplasias malignas do trato aerodigestório superior, com uma incidência anual estimada de 1,1 caso novo para cada 100.000 habitantes. Apresentam grande predomínio em sexo masculino (80 a 85% dos pacientes), principalmente entre a sexta e a sétima décadas de vida.

Por apresentarem algumas peculiaridades, tais como multicentricidade, disseminação submucosa, apresentação inicial em estádios avançados e disseminação precoce na forma de metástases para linfonodos cervicais uni ou bilateralmente, estes são os tumores de piores prognósticos dentre as neoplasias da região cervicofacial.

Epidemiologia

A etiologia dos cânceres de hipofaringe ainda não está completamente definida, assim como em outras regiões do trato aerodigestório superior. Há associação com o uso excessivo de tabaco e álcool. O álcool deve agir mais como promotor em produzir a transformação maligna. A alta incidência de segundo tumor primário (entre 4 e 7%) e a displasia de mucosa encontrada em tecido adjacente ao tumor sugerem efeito de *cancerização em campo*.

A deficiência dietética pode também contribuir, mas o mecanismo ainda não está esclarecido. A vitamina A e seus análogos (como ácido retinóico) promovem a maturação normal do epitélio escamoso, a ausência da vitamina A na dieta pode levar à persistência de um tipo de célula basal mais primitiva.

A síndrome de Plummer Vinson ou Paterson-Brown Kelly representa uma combinação de disfagia, membrana hipofaríngea, acloridria, atrofia da mucosa faríngea e esofágica, emagrecimento e anemia sideropênica. Ocorre em geral em mulheres não fumantes do norte europeu com idade entre 30 e 59 anos. A disfagia inicia-se de forma intermitente e progride num curso constante. Por serem lentos e indolentes, os pacientes tendem a alterar a dieta tentando acomodar a disfagia, dificultando o diagnóstico precoce. A falha em corrigir o defeito de base é associada à alta incidência de carcinomas pós-cricoides.

Patologia

A faringe é um segmento que funciona como conduto para ar, líquidos e comida. O seu revestimento se dá por epitélio escamoso estratificado, mais resistente do que o epitélio colunar ciliado. A transição desses dois tipos de epitélio faz-se gradualmente e está sujeita à variação individual.

Os tecidos subepiteliais da faringe possuem uma variedade de tecidos e estruturas sustentadas por uma matriz fibrosa e fibromixoide que, por sua vez, contêm numerosos vasos sanguíneos e linfáticos, nervos periféricos e abundantes glândulas salivares menores.

O tipo histológico mais comum é o carcinoma epidermoide, representa cerca de 95%. Do restante, podemos citar: neoplasia de glândulas salivares menores e sarcomas.

Seio piriforme

É o sítio acometido com maior frequência (65%). Os tumores são de crescimento rápido e agressivo; extensão submucosa e com metástases precoces.

Tendem a invadir a parede medial da região supraglótica da laringe. Nos casos mais avançados podem levar à fixação da corda vocal. Lesões da parede lateral podem se disseminar ao longo da parede faríngea lateral ou invadir a parede posterior da hipofaringe (atingindo até o seio piriforme contralateral).

O crescimento superior é em direção para a base da língua. A extensão direta desses tumores resulta em invasão da cartilagem tireoide. Eles podem disseminar através da área de fraqueza da parede lateral faríngea, estendendo-se diretamente para o pescoço e, desta forma, apresentar-se como uma massa cervical justa inferior ao osso hioide. Podem também acometer os músculos constritores, disseminando ao longo destas estruturas para suas origens na base do crânio.

Área pós-cricoide

Compreende cerca de 20% dos tumores hipofaríngeos. Comumente invade a cartilagem cricoide e o músculo cricoaritenóideo posterior. Muitos se apresentam como lesões circunferenciais e, nesses casos, podem invadir a glândula tireoide.

Metastatizam com frequência para linfonodos paratraqueais e os cervicais profundos. Estão relacionados à extensão para o esôfago cervical, também a síndrome de Plummer Vinson.

Parede posterior da faringe

Abriga entre 10 e 15% dos tumores da hipofaringe. Acometem principalmente homens idosos e são também pouco sintomáticos até atingirem tamanhos grandes. Tendem a permanecer na parede posterior, infiltrando estruturas profundas, quase sempre cruzam a linha média. Superiormente, chegam à área tonsilar e, inferiormente, ao esôfago cervical. Emitem metástases precocemente para cadeia jugular (10 a 15% têm metástases cervicais bilaterais) e classicamente para linfonodos retrofaríngeos (42% dos pacientes). Podem ter associação com segundos tumores primários.

Metástases linfáticas

A hipofaringe possui uma rede linfática profusa. A principal drenagem é feita para os grupos linfonodais superior, médio e inferior da cadeia jugulocarotídea, seguida pela cadeia retrofaríngea (linfonodos de Rouviere) e a cadeia do nervo espinal acessório (também conhecido como nível V). Os linfonodos da cadeia jugular alta (conhecidos como jugulodigástricos ou nível IIA) são usualmente a primeira área de manifestação.

Entre 60 e 75% dos pacientes têm linfonodos clinicamente positivos no momento do diagnóstico. A incidência da doença metastática oculta, dentre os pacientes com pescoço clinicamente negativo, pode atingir 80 a 90%. A taxa de metástases cervicais bilaterais é de aproximadamente 10%, podendo chegar a 60% se o tumor estiver localizado na parede posterior.

Até 40% dos pacientes apresentam os linfonodos retrofaríngeos acometidos. Os de localização lateral apresentam relação íntima com as artérias carótidas internas na base do crânio.

Estadiamento

Para um estudo mais detalhado, consultar o *Capítulo 29 – Estadiamento em Cirurgia de Cabeça e Pescoço*.

Quadro clínico

Os tumores da hipofaringe em geral são diagnosticados tardiamente devido ao seu início silencioso e à manifestação pouco específica.

Os sintomas mais comuns são: *desconforto na garganta, disfagia, otalgia referida* e *massa cervical*. Desconforto leve ao deglutir, dor vaga ou sensação de corpo estranho na faringe, geralmente de um lado só, são sintomas iniciais da doença. Na medida em que o tumor cresce, predominam queixas como a disfagia grave e rouquidão.

A *rouquidão* pode ser causada pela invasão direta da laringe o que acontece com frequência em tumores do seio piriforme, ou comprometimento do nervo laríngeo recorrente por tumor que surge na região pós-cricóidea ou no esôfago cervical.

A *disfagia progressiva*, inicialmente com alimentos sólidos e mais tarde com líquidos, é um sintoma marcante para tumores baixos em hipofaringe.

Nos casos avançados, observam-se queixas como *odinofagia, halitose, sialorreia, saliva com laivos de sangue*, tosse e perda progressiva de peso.

O emagrecimento é comum neste tipo de câncer, sendo mais evidente em lesões circunferenciais. Lembramos que muitos pacientes são desnutridos de base e agravados pelo abuso de álcool.

Aproximadamente 25% dos pacientes apresentam como sintoma inicial massa cervical (linfonodomegalia como primeiro sintoma); 75% dos pacientes têm linfonodo palpável no exame físico inicial. Uma síndrome dolorosa, caracterizada por dor occipital e cervical posterior que irradia para um ponto atrás do olho, é causada por linfonodo metastático retrofaríngeo grande.

Exame físico

Tumores da parede posterior ou do seio piriforme superior podem ser detectados pela *laringoscopia indireta*, que em geral apresentam-se como *lesão ulcerovegetante*. Já os tumores da região pós-cricoide são mais difíceis de serem visualizados. Edema e eritema da laringe, paralisia ou mobilidade diminuída da laringe, desvio da laringe para um dos lados, estase salivar, odor fétido característico são sinais indiretos dos tumores em hipofaringe.

A perda da crepitação laríngea também pode ser observada.

Deve-se proceder à palpação cuidadosa das cadeias linfonodais cervicais, deslizando com as mãos em cada lado do pescoço, medialmente aos músculos esternocleidomastóideos (ver *Capítulos 8, 10 e 11*).

Exames complementares

O mais importante exame diagnóstico é a *laringoscopia direta* com biópsia da lesão. Permite avaliar a extensão do tumor, como o comprometimento do seio piriforme, diminuição da mobilidade ou paralisia da corda vocal, invasão da região pós-cricoide e verificar o tipo da lesão (se parcial ou circunferencial).

A *esofagoscopia* é importante na averiguação do limite inferior do tumor e do grau de comprometimento do esôfago cervical.

O estudo contrastado de esôfago ainda é indicado para investigar a disseminação da doença na mucosa e a presença de segundo tumor primário no esôfago.

Os exames de *tomografia computadorizada* (TC) são altamente sensíveis para determinar a espessura do tumor e o acometimento de estruturas como laringe e tonsilas. A extensão medial para o espaço paraglótico e a destruição da cartilagem tireoide são alterações importantes que podem ser demonstradas ou, nos casos avançados, determinar o envolvimento da fáscia pré-vertebral. São também muito úteis em localizar as linfonodopatias cervicais, incluindo os retrofaríngeos. Os critérios para os linfonodos suspeitos são: aqueles maiores de 1,5cm, que contêm áreas foscas, necrose central e obliteração de planos fasciais. No entanto, a TC é pouco eficaz para diferenciar entre a doença na mucosa e o edema adjacente, o que pode resultar numa superestimação do tamanho tumor.

A *ressonância magnética* possui melhor resolução para estudar os detalhes de partes moles (ver *Capítulo 36*).

Tratamento

A escolha do tratamento apropriado para os tumores da hipofaringe é baseada em vários fatores, tais como o estado clínico do paciente, a extensão da doença, a invasão da laringe e a presença e a extensão da doença cervical. A maioria dos pacientes com doenças avançadas precisa ser submetida à laringectomia total para uma ressecção adequada do tumor.

As modalidades de tratamento padronizado são cirurgia e radioterapia, como opções únicas ou combinadas. Recentemente, quimioterapia de indução combinada com radioterapia clássica tem sido utilizada com a finalidade de prolongar a sobrevida e de preservar a função do órgão.

Tratamento do tumor primário

Tratamento cirúrgico

Lesões precoces da parede faríngea podem ser tratadas com ressecção cirúrgica, porém a preservação da laringe é possível em menos da metade dos casos. Nos casos avançados, a laringectomia total é mandatória, não somente para assegurar margens cirúrgicas adequadas como para prevenir aspirações. Devido à grande extensão da submucosa com displasia de mucosa adjacente, recomenda-se a ressecção com margens de segurança, avaliada pelo exame de congelação intraoperatória.

Pequenas lesões T1 e T2 localizadas na prega faringoepiglótica e na parede medial do seio piriforme podem ser consideradas com um procedimento conservador. Esses não devem acometer a cartilagem tireoide, o ápice do seio piriforme ou a área pós-cricóide ou fixar a prega vocal homolateral. Somente 2% dos tumores de hipofaringe é passível der ressecção através de uma faringolaringectomia parcial. A abordagem pode ser feita por meio de uma faringotomia lateral ou faringotomia transióidea.

Para tumores primários da região pós-cricóidea, a laringectomia é em geral necessária.

Reconstrução

As ressecções faríngeas podem gerar três tipos de defeitos: parcial, total (circunferencial), incluindo o esôfago.

Os princípios de uma reconstrução ideal incluem: procedimento realizado em um tempo cirúrgico; uso de tecidos que não pertençam ao campo da irradiação, boa recuperação com baixa morbidade, familiaridade do cirurgião.

Para defeitos pequenos podemos proceder com o fechamento primário ou enxertia de pele. Para reconstrução pós-faringectomia subtotal, podem ser utilizados o retalho deltopeitoral, o retalho miocutâneo do músculo peitoral maior ou o retalho microcirúrgico do antebraço. Para as ressecções faringoesofágicas totais, a restauração do trânsito alimentar pode ser feita pela interposição de segmento de alça jejunal com anastomose microcirúrgica ou a interposição gástrica (ver *Capítulo 44*).

Tratamento do pescoço

Devido ao alto índice de metástases cervicais ocultas, o esvaziamento cervical eletivo deve ser realizado no princípio em conjunto com a ressecção do tumor primário. As lesões que se aproximam ou cruzam a linha média necessitam de tratamento cervical bilateral. Os esvaziamentos devem incluir os níveis II, III e IV. Como cerca de metade dos tumores tem acometimento dos linfonodos retrofaríngeos, estes também devem ser retirados sempre que possível. Em faringectomias total ou subtotal, pode-se ter o acesso aos linfonodos retrofaríngeos durante a abordagem do tumor primário. Nos casos de tratamento combinado com a radioterapia, os portais devem incluir os linfondos retrofaríngeos, além dos níveis II, III e IV.

Radioterapia e quimioterapia

A radioterapia é eficaz contra lesões precoces da hipofaringe, especialmente as exofíticas. Também possui a propriedade de esterilizar metástases cervicais ocultas e precoces, portanto a radioterapia complementar ao procedimento cirúrgico é muito utilizada.

Para pacientes selecionados nos quais o tumor primário é pequeno e passível de radiação definitiva, mas com volumosa metástase cervical, a radioterapia, com finalidade curativa para o tumor primário seguido de esvaziamento cervical, tem sido indicada com a preservação da função.

Para lesões mais extensas, a combinação da laringectomia total com faringectomia parcial ou total seguida de radioterapia pós-operatória é praticada na maioria dos centros, uma vez que se conhece exatamente a extensão do tumor, as doses podem ser melhor distribuídas. A radioterapia pré-operatória dificulta o controle de margem tumoral e aumenta as complicações pós-operatórias.

A quimioterapia de indução tem como objetivos: preservar a função, aumentar o tempo de sobrevida livre de doença e tentar reduzir tumores não ressecáveis em operáveis. A cisplatina é a droga mais eficaz para o tratamento dos carcinomas epidermoides na região da cabeça e pescoço.

Seguimento

Conforme anteriormente discutido, os tumores da hipofaringe apresentam um prognóstico ruim, com frequentes recidivas locais, metastáticas cervicais, incidência de segundos tumores primários e metástases a distância. A sobrevida da doença em cinco anos gira em torno de 30 a 40%. O seguimento preconizado é similar ao da laringe.

Bibliografia

1. Clayman G L, Weber S. Cancer of the hypopharynx and cervical esophagus. In: Myers EN, Suen, JY. *Cancer of the head and neck*. USA: W.B. Saunders; 1989. p. 423-38.
2. Curado MP, Hashibe M. Recent changes in the epidemiology of head and neck cancers. *Curr Opin Oncol.* 21:194-200.
3. Gil Z, Fliss DM. Contemporary management of head and neck cancers. *IMAJ* (11) May;2009.
4. Hogikyan ND, Bastian RW. Surgical therapy of glotic and subglotic tumors. In: Thawley SE, Panje WR, Batsakis JG, Lindberg RD. (eds.) *Comprehensive management of head and neck tumors*. USA: W. B. Saunders: 1999. p. 1039-68.
5. Mallick I, Waldron JN. Radiation therapy for head and neck cancers. *Seminars in Oncology Nursing.* 3(25), 2009:193- 202.
6. National Comprehensive Cancer Network – Clinical Practice Guidelines in Oncology: Head and Neck Cancers. Disponível em: http://www.ncc.com.

7. Sinard R, Netterville JL, Garrett CG, Ossoff RH. Cancer of the Larynx. In: Myers, Eugene N, Suen JY (eds.) *Cancer of the head and neck*. USA: W.B. Saunders; 1989. p. 381-422.
8. Thawley SE, Sessions DG, Deddins AE. Surgical therapy of supraglotic tumors. In: Thawley SE, Panje WR, Batsakis JG, Lindberg RD. (eds.) *Comprehensive management of head and neck tumors*. USA: W.B. Saunders; 1999. p. 1007-38.
9. Thawley SE, Sessions DG, Genden EM. Surgical therapy of hypopharyngeal tumors. In: Thawley SE, Panje WR, Batsakis JG, Lindberg RD. (eds.) *Comprehensive management of head and neck tumors*. USA: W.B. Saunders; 1999. p. 876- 913.
10. Wünsch Filho, V. The epidemiology of laryngeal cancer in Brazil. *São Paulo Med J*. 2004;122(5):188-94.

Capítulo 20

Traqueostomias

Rodney Berzoini Smith
Marília D'Elboux Guimarães Brescia

Traqueostomia caracteriza-se pela confecção de um orifício comunicando o meio externo com a luz traqueal, criando-se um estoma. Trata-se de um procedimento antigo, com relatos de utilização no século I. Pela elevada morbidade tratava-se de um procedimento reservado apenas para situações desesperadoras de morte iminente por insuficiência respiratória obstrutiva alta.

A padronização científica e sistematizada das traqueostomias teve grande impulso com o primeiro relato em literatura, de 1546, pelo médico italiano Antonio Musa Brasavola. Foi descrita a realização de uma traqueostomia para tratamento de um paciente portador de obstrução respiratória por um abscesso de orofaringe.

O grande pioneiro e responsável pela difusão da traqueostomia como procedimento médico, Chevalier Jackson, publicou, em 1896, um clássico trabalho pormenorizando a técnica, indicações e complicações das traqueostomias. Foi este o passo necessário para a diminuição das complicações e consequente aceitação e difusão da traqueostomia como um procedimento cirúrgico aceitável.

Indicações

A traqueostomia passou de último recurso na tentativa de socorro de pacientes com insuficiência respiratória obstrutiva para uma técnica cirúrgica difundida e praticada pelos cirurgiões, até mesmo de forma eletiva de proteção de vias aéreas. Algumas clássicas indicações perderam o sentido devido aos avanços médicos do século XX. O controle da difteria impactou significativamente na realização de traqueostomias para manutenção da vias aéreas em pacientes portadores desta doença, prática comum em 1833. O surgimento e desenvolvimento da broncoscopia e traqueoscopia reduziram a realização de traqueostomias para retirada de corpos estranhos traqueais.

Atualmente podemos dividir as traqueostomias em dois grandes grupos: as realizadas na urgência e as traqueostomias eletivas.

As traqueostomias realizadas na urgência têm sua indicação quando não existe a possibilidade de intubação orotraqueal, quer seja pela impossibilidade mecânica causada por edemas, quer por obstruções ou pela contraindicações decorrentes de traumatismos de face ou coluna cervical. Têm as mesmas indicações de uma cricotireostomia (abertura da membrana cricotireóidea), sendo que esta última, apesar de rápida confecção e simplicidade, é ineficiente nos casos de tumores laríngeos, já que a abertura é feita acima do ponto de obstrução e deve também ser evitada em crianças menores de 11 anos. A escolha entre os dois procedimentos depende da causa da obstrução da via aérea e da habilidade do cirurgião, bem como da disponibilidade de equipe especializada e materiais adequados.

Os exemplos de indicações de traqueostomia de urgência estão indicados a seguir e são basicamente agentes causais de obstrução de vias aéreas.

Trauma – trauma de face ou de coluna cervical que impeça o acesso seguro à via aérea por intubação orotraqueal.

Queimaduras e corrosivos – são responsáveis por insuficiência respiratória consequente a edema de vias aéreas, impedindo a intubação orotraqueal.

Corpos estranhos – obstrução mecânica das vias aéreas superiores com insuficiência respiratória aguda.

Infecções – redução da via aérea com insuficiência respiratória por abscessos ou infecções cervicofaciais.

Neoplasias – o crescimento e a consequente constrição ou obstrução das vias aéreas por tumores do segmento cervicofacial podem levar à necessidade de intervenções de urgência com a realização de traqueostomia.

Complicações pós-operatórias – hematomas cervicais com insuficiência respiratória aguda por edema e obstrução de vias aéreas superiores. Pode ser consequente a cirurgias cervicais ou a venopunção para acesso venoso central.

As traqueostomias eletivas são procedimentos realizados para obtenção de acesso à via aérea inferior, tanto para sua manipulação e higienização, quanto para desconexão, ainda que temporária, da faringe em relação à via respiratória. Neste caso, o procedimento tem como objetivo a proteção da traqueia em pacientes submetidos à intubação endotraqueal prolongada (risco de estenose), ou como medida de segurança após extensos procedimentos na região cervicofacial.

Acesso a via aérea – Pacientes portadores de patologias neuromusculares ou que, devido à senilidade não são capazes de uma correta expulsão das secreções traqueobrônquicas, podem se beneficiar de uma traqueostomia como via de acesso e higienização efetiva do trato respiratório baixo.

Desconexão da faringe e via respiratória – Pacientes que apresentam frequentes aspirações de secreção para as vias aéreas e, consequentemente, têm pneumonias aspirativas são candidatos à traqueostomia como forma de isolamento da árvore respiratória. Esta intervenção pode ser temporária ou definitiva.

Intubação endotraqueal prolongada – A intubação endotraqueal prolongada pode levar a complicações como estenose de traqueia e de laringe, feridas orais e dificuldade de higienização da boca e da orofaringe. Cânulas com balão de baixa pressão e a constante monitorização da pressão exercida na parede traqueal diminuem a incidência de isquemia endotraqueal e estenose. A traqueostomia ainda é a melhor forma de proteção da traqueia das complicações decorrentes da intubação prolongada. A partir do sétimo dia de intubação, até no máximo o décimo quarto, o risco de estenose traqueal já justifica sua realização. O caráter reversível e a baixa morbidade, quando realizada em condições ideais, contribuem para a indicação de traqueostomia como medida de suporte a pacientes submetidos à intubação endotraqueal prolongada.

Existe uma modalidade de abertura definitiva da traqueia que é o *traqueostoma terminal* (definitiva e permanente) (Fig. 20.1). Sua aplicação é feita nas laringectomias totais, em que toda a circunferência da traqueia é seccionada na altura de seus primeiros anéis e maturada diretamente na pele. Desta forma, há uma desconexão completa do trato aéreo superior do inferior, perdendo-

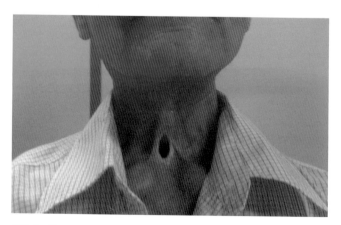

Figura 20.1 – Traqueostoma terminal: não há necessidade do uso de cânulas, a traqueia está maturada diretamente na pele.

se a capacidade de umidificação do ar e filtragem de partículas, uma vez que o ar é inspirado diretamente para traqueia. Esta situação gera um grande impacto na qualidade de vida do paciente, já que o olfato diminui (o ar inspirado não passa pelo nariz e, consequentemente, pelo sistema olfatório), assim como também o paladar (que é composto pelo sentido da gustação e do olfato).

Outro problema são banhos de chuveiro ou de imersão (em banheira, piscina, mar, lagos etc.) uma vez que a laringe, responsável pelo mecanismo de proteção de via aérea por meio do fechamento da glote, está ausente, e a entrada de água pela abertura do traqueostoma sem proteção implica em processo de afogamento (ver *Capítulos 19* e *45*). A indústria tem criado modalidades de proteção para o traqueostoma, tanto para evitar a inspiração de partículas como também de água, porém ainda com custos muito elevados.

Anatomia cirúrgica

A traqueia tem o seu início na borda inferior da cartilagem cricoide e o seu término na carina. É um tubo formado por uma estrutura cartilaginosa de anéis incompletos com uma parede posterior membranosa que guarda uma íntima relação com a parede esofágica.

A irrigação da traqueia é dada por uma rede anastomótica que tem relação com a irrigação esofágica. Na sua porção cervical tem origem em ramos da artéria tireóidea inferior. Existe uma difusão do fluxo sanguíneo pela submucosa traqueal. Por esta particularidade entendemos a importância da baixa pressão dos balões endotraqueais, visto que pressões elevadas e moderadas podem levar à diminuição deste fluxo e à consequente estenose.

Técnica cirúrgica (Figs. 20.2 A a D)

A traqueostomia, quando realizada em condições desfavoráveis, é um procedimento de grande dificuldade e pode levar a consequências desastrosas.

A falta de suporte, tanto técnico (material, suporte ventilatório e iluminação adequados) como de profissional (ausência de pessoal qualificado na realização e no auxílio), são fatores que muito dificultam a realização e o sucesso deste procedimento.

A traqueostomia pode ser realizada com anestesia geral ou local, esta última depende a compreensão e colaboração do paciente para a realização com máxima eficácia e menor desconforto para o mesmo.

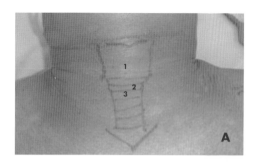

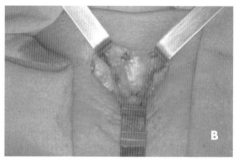

Figura 20.2 – Sequência da técnica de uma traqueostomia eletiva. Neste caso o paciente foi submetido ao procedimento devido à intubação orotraqueal prolongada para ventilação mecânica. **A)** Marcação da anatomia topográfica cervical para a programação da incisão da traqueostomia, em que 1 é a cartilagem tireoide; 2 a cartilagem cricoide e 3 o segundo anel traqueal. **B)** Traqueia exposta após abertura de planos superficiais e afastamento do istmo da tireoide. **C)** Traqueia aberta numa incisão em "T", com reparos bilaterais de fios de náilon para melhor exposição luminal. Observar a marcação "*" em que se observa o balão do tubo orotraqueal na luz da traqueia aberta. **D)** Resultado final da traqueostomia, após colocação de cânula plástica com balão e fixação da mesma ao redor do pescoço com fixador de velcro. (Fotos gentilmente cedidas pela Dra. Lana Leimi Sano Okada).

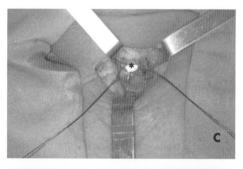

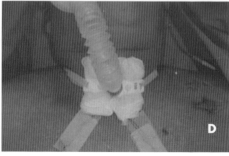

Sempre que possível o paciente deverá estar em decúbito dorsal horizontal com o pescoço levemente hiperextendido. Após assepsia e antissepsia habituais, os campos estéreis são colocados. A incisão que leva a melhores resultados estéticos e funcionais é a transversa em colar, cerca de 2cm acima da fúrcula esternal (a opção de incisão vertical torna o procedimento mais rápido, porém com resultados estéticos desfavoráveis por ser perpendicular às linhas de força da pele).

Segue-se a dissecção dos retalhos superiores e inferiores e a abertura da linha média, transformando a incisão horizontal em vertical. A musculatura pré-tireóidea é afastada com a abertura da linha média e tem-se então a exposição da loja da glândula tireoide. O istmo tireóideo é visualizado, podendo ser afastado, ressecado ou seccionado, o que vai depender da sua localização e dimensões.

Com a abordagem do istmo, tem-se então a exposição dos anéis traqueais, devendo ser incisado, sempre que possível, na altura do segundo ou terceiro anéis e compreendendo aproximadamente dois e três anéis de extensão longitudinal. A incisão na traqueia pode ser feita em forma de "T", "T invertido", "U", "H", longitudinal apenas ou mesmo com a retirada de uma "janela" quadrada. Após a abertura da traqueia, devemos proceder sua higienização com aspiração da secreção luminal. Pontos de reparo com fios inabsorvíveis podem ser posicionados na borda do anel traqueal incisado visando uma melhor exposição da luz traqueal em casos de perda da cânula no pós-operatório.

A cânula deve ser introduzida somente após o seu funcionamento testado a contento (balão sem vazamentos) e com o mandril em seu interior. Com sua ponta no orifício traqueal na posição cefálica, a cânula é introduzida no orifício traqueal e, conforme progride no interior da traqueia, deve ser rodada 90° para a posição caudal. A cânula deve ser fixada com um cadarço ou fixador de velcro próprio, evitando-se a sua expulsão acidental durante episódios de tosse ou mesmo no transporte do paciente. É importante que a amarração do cadarço na cânula seja feita com nós firmes, porém, ao redor do pescoço, com um laço de fácil retirada. Isto é importante para que a cânula possa ser retirada sem dificuldades caso haja obstrução de seu lúmen (por rolhas de secreção, por exemplo) ou em qualquer outra intercorrência que exija o acesso direto e imediato à via aérea.

Atualmente há a modalidade de traqueostomia percutânea, em que é feita uma incisão cutânea cervical baixa com punção da traqueia e dilatação do orifíco para a passagem da cânula. Este procedimento requer um controle por fibroscopia. A traqueostomia percutânea tem indicação restrita, principalmente para pacientes graves nos quais o transporte para centro cirúrgico é temerário.

Cuidados pós-operatórios e complicações

Especial atenção deve ser dada no pós-operatório para a umidificação do ar respirado pelo paciente. A traqueostomia exclui da via respiratória a umidificação e o aquecimento do ar. O paciente passa a respirar um ar mais seco e frio, consequentemente tem-se uma diminuição da atividade ciliar da mucosa respiratória e um ressecamento do muco, gerando crostas e rolhas de secreção.

A atenção ao paciente no pós-operatório idealmente deve ser realizada de maneira multidisciplinar, com a participação de equipe especializada. Os cuidados passam por higienização correta e manutenção da cânula de traqueostomia, com aspiração da secreção traqueal, fisioterapia respiratória e umidificação do ar respirado para uma correta mobilização de secreções (ver *Capítulo 49*). A ferida cirúrgica também necessita dos cuidados habituais de um pós-operatório com troca de curativos e monitorização.

A mortalidade da traqueostomia deve-se a complicacões intra e pós-operatórias. No intraoperatório pode ocorrer parada cardiorrespiratória por hipóxia, pneumotórax por lesão de parede posterior da traqueia ou de ápices pulmonares. As complicações pós-operatórias principais são hemorrágicas e de ventilação com obstrução da traqueostomia ou perda da cânula. Outras complicações, tais como enfisema de subcutâneo, infecções ou fístula traqueoesofágica por lesão de parede posterior da traqueia, ocorrem menos frequentemente. Arola e col. quantificaram em 1,4% a mortalidade das traqueostomias.

Um dos eventos mais temidos é a fístula tráqueo-inominada, que ocorre em menos de 1% das traqueostomias. Inicia-se com um sangramento de pequena quantidade ("sentinela") ou com a pulsação da cânula. Esses são sinais de alerta para a suspeita desta complicação. O controle temporário da hemorragia pode ser feito por meio da hiperinsuflação do balão combinado com a compressão digital, para então se proceder à abordagem cirúrgica imediata. Não raro, os pacientes com estas complicações falecem com hemorragia de grande volume e broncoaspiração de sangue.

Sabe-se que as complicações em pacientes portadores de extensas neoplasias cervicofaciais apresentam maior índice de complicações devido às condições locais frequentemente desafiadoras, tais como invasão de estruturas nobres e alteração da anatomia local.

Cânulas de traqueostomia

Atualmente dispomos de cânulas plásticas e metálicas (Figs. 20.3 e 20.4).

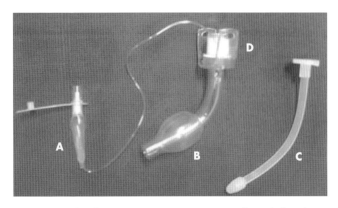

Figura 20.3 – Cânula plástica. **A)** Dispositivo para insuflar o balão da cânula; **B)** cânula propriamente dita com o balão (*cuff*) insuflado; **C)** introdutor (mandril); **D)** local de fixação do cadarço ou fixador próprio de cânulas.

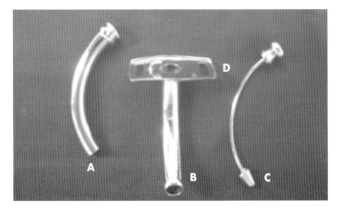

Figura 20.4 – Cânula metálica. **A)** Dispositivo interno; **B)** cânula metálica propriamente dita; **C)** introdutor (mandril); **D)** local de fixação do cadarço ou fixador próprio de cânulas.

As cânulas metálicas apresentam três peças distintas: uma cânula interna (que pode ser retirada para higienização), uma cânula externa (que possui um suporte externo para fixação do cadarço cervical) e um mandril (que facilita a colocação da cânula). Existem modelos com ou sem o balonete interno.

As cânulas de plástico podem ou não possuir a cânula interna e também o balão. Assim, como a cânula metálica, deve ser colocada no orifício de traqueostomia sempre com o mandril, evitando-se traumas na parede da traqueia e no trajeto, bem como a realização de falsos pertuitos.

Uma vantagem da cânula sem balão é o fato de permitir que, à oclusão do orifício desta, após a inspiração, o ar expirado passe pelas pregas vocais e gere fonação. Por outro lado, tem a desvantagem de não impedir a passagem de secreções aspiradas da via aérea superior para a inferior. É válido lembrar que para crianças pequenas a cânula com balão deve ser evitada e sua indicação é controversa.

Assim como no caso dos traqueostomas terminais, a indústria tem elaborado cânulas mais cômodas e multifuncionais, principalmente visando a proteção da via aérea e a fonação, porém o acesso ainda é muito restrito devido ao alto custo. As cânulas de silicone estão cada vez mais populares porque são leves e forma menos crostas de secreções.

Existem também cânulas ajustáveis, sendo indicadas principalmente para obesos, em que o trajeto subcutâneo é muito longo.

Bibliografia

1. Arola MK. Tracheostomy and its complications. *Ann Chir Gynae*. 1981;70:96-106.
2. Durazzo MD, Montenegro FLM, Maglahães RP. Traqueostomias. In: Rasslan S, Gama-Rodrigues JJ, Machado MCC (eds.) *Clínica cirúrgica*. São Paulo: Manole; 2008. v.1. p.248-53.
3. Eisele DW. Avoidance of complications in conventional tracheotomy and percutaneous dilatational tracheotomy. In: Cernea CR,. Dias FL, Fliss D, Lima RA. *Pearls and pitfalls in head and neck surgery*. Basel: Karger; 2008. p. 174-5.
4. Gold AR, Irish JC, Gullane PJ. Tracheotomy. In: Pearson FG, Deslauriers J, Ginsberg R. (eds.) *Thoracic surgery*. New York; Churchill-Livingstone; 1995. p. 313-20.
5. Goodall EW. The story of tracheotomy. *Br J Child Dis* 1934; 31:167.
Jackson C. High tracheotomy and other errors: the chief causes of chronic laryngeal stenosis. *Surg Gynecol Obstet* 1921;32:392.
6. Lehn CN. Emergency upper airway obstruction: cricothyroidotomy or tracheotomy? In: Cernea CR,. Dias FL, Fliss D, Lima RA. *Pearls and pitfalls in head and neck surgery*. Basel: Karger; 2008. p. 172-3.
7. Myers EM. Minimizing complications in traqueostomy. In: Cernea CR,. Dias FL, Fliss D, Lima RA. *Pearls and pitfalls in head and neck surgery*. Basel: Karger; 2008. p. 170-1.

Capítulo 21 — Tumores de Glândulas Salivares

José de Souza Brandão Neto
Lenine Garcia Brandão

Introdução

As glândulas salivares são sede de inúmeros processos neoplásicos benignos ou malignos e também de processos não neoplásicos que simulam lesões tumorais nestas glândulas.

Dividem-se em maiores e menores, sendo que as maiores são formadas por três pares: as parótidas, as submandibulares e as sublinguais. As parótidas são as maiores glândulas salivares, com 25 a 30g, localizadas na lateral da face, anteriormente ao *tragus* e ao redor do ramo da mandíbula. Através do ducto de Stensen a glândula parótida drena o seu conteúdo salivar para a boca, sendo sua desembocadura na mucosa jugal, próxima ao segundo dente molar superior. O VII nervo craniano, ou nervo facial – responsável pela mímica da face – atravessa a parótida dividindo-a em lobo superficial, com cerca de 80% do seu volume, e profundo com os 20% restantes (Fig. 21.1).

As glândulas submandibulares estão no trígono submandibular, abaixo da mandíbula entre os ventres anterior do músculo digástrico e drena pelo ducto de Wharton que desemboca lateralmente ao freio lingual (Fig. 21.2).

As glândulas sublinguais são as de menor tamanho das glândulas salivares maiores. Estão localizadas no soalho da boca e drenam para os ductos de Bartholin (principal), que desembocam ao lado do ducto de Wharton e pelos ductos de Rivinus (menores), que se abrem abaixo da língua.

As glândulas salivares menores são em número aproximado de 600 a 1.000, estando localizadas em todo trato aereodigestório superior, desde a cavidade nasal até a laringe.

A produção diária de saliva é de aproximadamente 1.500ml, sendo cerca de 90% produzida pelas parótidas e submandibulares, 5% pelas glândulas sublinguais e 5% pelas glândulas salivares menores.

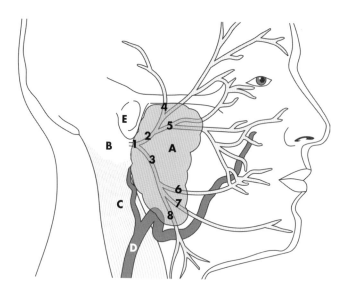

Figura 21.1 – Nervo facial, seus ramos e sintopia com a glândula parótida. **A)** Parótida; **B)** mastoide; **C)** músculo esternocleidomastóideo; **D)** veia jugular externa; **E)** conduto auditivo ósseo; **1.** tronco do nervo facial; **2.** ramo superior do nervo facial; **3.** ramo inferior do nervo facial; **4.** ramo temporal; **5.** ramo zigomático; **6.** ramo bucal; **7.** ramo marginal da mandíbula; **8.** ramo cervical.

Achados clínicos

O aumento das glândulas salivares se traduz em processos neoplásicos ou não neoplásicos que geram edema e intumescimento, simulando assim um tumor.

Pela história tenta-se diferenciar os processos benignos, malignos ou inflamatórios. Muitas vezes, mesmo com a história e o exame físico completo do paciente só se atinge o diagnóstico final por meio de análise patológica.

Idade do paciente: o mais jovem tem maior chance de ter processos não neoplásicos como uma parotidite viral.

Tempo de evolução: processos neoplásicos geralmente têm histórias mais longas, ao passo que os não neoplásicos duram algumas semanas.

Sintomas sistêmicos: febre, principalmente associada a um rápido aumento das glândulas, leva à hipótese de doenças inflamatórias ou infecciosas.

Mudança no padrão de evolução do tumor: é sinal de alerta para possível diferenciação maligna do tumor.

Tumores de Glândulas Salivares

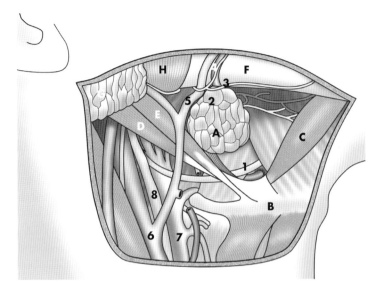

Figura 21.2 – Glândula submandibular e suas relações anatômicas. **A)** Glândula submandibular; **B)** osso hioide; **C)** ventre anterior do músculo digástrico; **D)** ventre posterior do músculo digástrico; **E)** músculo estiloióideo; **F)** mandíbula; **G)** cauda da parótida; **H)** músculo platisma; **1.** nervo hipoglosso (XII); **2.** nervo lingual (abaixo da glândula submandibular); **3.** ramo marginal da mandíbula do nervo facial; **4.** artéria facial; **5.** veia facial; **6.** veia jugular interna; **7.** artéria carótida externa; **8.** nervo vago.

Dor e edema: tumores benignos geralmente são indolores, a não ser quando associados a processos inflamatórios agudos. Processos infecciosos agudos, como nas parotidites, pode haver dor de forte intensidade. Nas sialolitíases, dor e edema geralmente ocorrem de forma associada pela obstrução de ductos, especialmente quando ocorre estímulo à salivação, como durante a alimentação. Existe um tipo de tumor maligno chamado adenoide cístico, que costuma produzir dor de leve a média intensidade (ver adiante).

Xerostomia: pode ser um sinal ou um sintoma, a boca seca pode estar relacionada ao uso de várias drogas ou associada à síndrome de Sjögren ou a desidratação, diabetes insípido ou uremia.

Alterações no sabor: a secreção purulenta produzida na glândula afetada pode dar um sabor desagradável aos alimentos, estando geralmente associada a sialoadenites.

Acometimento uni ou bilateral: quando há uma única glândula acometida, é maior a probabilidade de se tratar de sialolitíase ou de tumor.

Exame físico

A avaliação das glândulas salivares compreende examinar toda região cervicofacial. As etapas de inspeção, palpação uni ou bimanual, juntamente com a oroscopia e visualização dos orifícios dos ductos, estão inclusas no exame físico.

O examinador deve se posicionar em frente ao paciente para observar assimetria, mudança na coloração, massas pulsáteis ou móveis à deglutição. Os achados clássicos sugestivos de tumores de parótida são o apagamento do ângulo da mandíbula e a elevação do lóbulo da orelha (Fig. 21.3). Na glândula submandibular pode-se notar um aumento da região posterior ao mento e medial ao ângulo da mandíbula, que muitas vezes é difícil de ser distinguida de uma linfonodomegalia cervical.

A oroscopia deve ser realizada à procura de lesões na cavidade oral e observando a simetria dos orifícios dos ductos, sinais de oclusão, abaulamentos de soalho ou mucosa jugal e aspecto da saliva. O abaulamento medial da parede lateral da orofaringe sugere um tumor de lobo profundo de parótida. Deve-se realizar palpação minuciosa da região cervical procurando caracterizar o tumor em relação a sua consistência, aderência a ou-

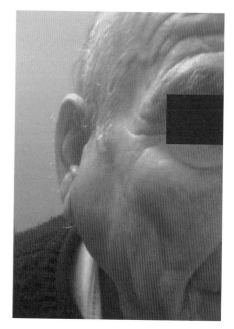

Figura 21.3 – Nódulo de parótida com seus achados clássicos: apagamento do ângulo da mandíbula e a elevação do lóbulo da orelha.

tras estruturas e linfonodomegalias cervicais. Também é feita, para melhor exame da glândula submandibular, a palpação da cavidade oral de forma bimanual (uma mão na região cervical e o dedo da outra no soalho da boca, palpando-se possíveis cálculos). Deve-se ainda pressionar as glândulas parótidas e submandibulares durante a oroscopia, observando as características da saliva expelida em seus orifícios.

Localização do tumor: Como regra pode-se associar diretamente o risco de um tumor ser benigno com o tamanho da glândula acometida, ou seja, quanto maior a glândula, maior a chance de o tumor ser benigno (80% dos tumores de parótida são benignos, 50% da submandibular).

Consistência do tumor: Tumores mais duros e fixos a estruturas profundas ou à pele têm maior chance de serem malignos.

Paralisia ou paresia da face: Pode refletir invasão neural do tumor, principalmente do nervo facial na parótida ou do seu ramo marginal da mandíbula, na glândula submandibular. Esta situação é fortemente sugestiva de neoplasia maligna. As paresias e paralisias do nervo facial e de seus ramos devem ser avaliados por meio da atividade e simetria da musculatura da mímica (*ramos do tronco superior* – contração da musculatura da frente, fechamento ocular e *ramos do tronco inferior* – sorriso e movimento de beijo). Existem situações em que nada tem a ver com invasão neural por tumores, o que é o caso da *paralisia de Bell*. Trata-se de uma paralisia de nervo facial unilateral idiopática (sem causa conhecida), de início rápido, geralmente em dois dias, que pode ou não melhorar com o uso de anti-inflamatórios, corticoides e antivirais (por acreditar-se na associação com o herpes vírus).

Presença de tumores que drenem para linfonodos intra ou periglandulares: Não é incomum. As glândulas parótida e submandibular frequentemente são sedes de tumores metastáticos, por isso, assim como no caso de lesões primárias de parótida, deve-se examinar a face do paciente a procura de lesões de pele, tais como carcinoma espinocelular e melanomas, e na glândula submandibular procurar tumores de cavidade oral.

Exames complementares

Exames laboratoriais – Não há uma sequência específica de exames para o diagnóstico em glândulas salivares. Esses exames devem ser solicitados baseados nas hipóteses diagnósticas. A amilase elevada pode auxiliar no diagnóstico diferencial da parotidite epidêmica, mas também pode ser encontrada na sialolitíase. Sorologias específicas podem ser úteis em casos de suspeita de citomegalovirose ou parotidite pelo vírus da imunodeficiência humana (HIV). Doenças como diabetes, Cushing, cirrose, hipovitaminose A, pelagra, beribéri, desnutrição, atrofia testicular e hipertireoidismo também podem levar ao aumento das glândulas salivares possuindo testes específicos. Na síndrome de Sjögren realizamos eletroforese de proteínas, taxa de sedimentação de eritrócitos, fator antinuclear e fator reumatoide.

Radiografia de face ou panorâmica – Nas sialolitíases submandibulares o cálculo é radiopaco na maioria das vezes, ocorrendo o contrário com os cálculos de parótida.

Sialografia – É um exame no qual se injeta solução contrastada pelo óstio do ducto salivar, revelando a anatomia e possíveis cálculos ou estenoses na glândula e na árvore ductal. É importantíssimo na suspeita de sialolitíase, mas pouco elucidativo para tumores. Deve-se aguardar a passagem da fase aguda com melhora dos sinais flogísticos para sua realização.

Ultrassonografia – É um exame de imagem muito útil e não invasivo. Revela facilmente se há ou não nódulos e se estes são císticos ou sólidos. Neoplasias geralmente aparecem como nódulos sólidos, com exceção do tumor de Whartin.

Tomografia computadorizada – É o *gold standart* para tumores de parótida, mostrando sua extensão e possível acometimento do lobo profundo. Ainda pode mostrar sinais de invasão de estruturas circunvizinhas ou presença de linfonodomegalias suspeitas.

Ressonância magnética – Tem menor contraste entre o tecido tumoral e o tecido normal do que a tomografia computadorizada, porém permite estudar os nervos e seus forames com maior precisão.

Punção aspirativa por agulha fina (PAAF) – Apesar de todo nódulo de parótida ter tratamento cirúrgico, a PAAF é útil para tentar definir a citologia do tumor, o que às vezes não é atingido. A diferenciação entre o perfil maligno e benigno é mais frequente e tem grande valia no planejamento da extensão da operação. A PAAF também consegue identificar lesões inflamatórias. É importante ressaltar que este exame tem boa especificidade e sensibilidade somente nas mãos de citopatologistas experientes. É importante lembrar que carcinoma epidermoide primário nas glândulas salivares é raro, devendo-se pesquisar possíveis primários no território cervicofacial.

Biópsia incisional – É conduta de exceção, devendo ser realizada apenas em tumores de glândulas salivares menores ou de glândulas salivares maiores já ulcerados para a pele.

Cintilografia com tecnécio — Há hipercaptação em tumores de Whartin mostrando um "nódulo quente" de parótida.

Nódulos de parótida são sempre tratados cirurgicamente, por isso alguns autores advogam que um nódulo de parótida pequeno, não aderido, sem sinais de invasão neural em pacientes jovens não necessitam de nenhum exame de imagem ou citológico previamente à cirurgia.

Diagnóstico diferencial (Quadro 21.1)

Doenças inflamatórias

Sialolitíase e sialoadenites

É mais comum na glândula submandibular, correspondendo a aproximadamente 80% dos casos, com apenas 10% nas parótidas. Isto ocorre justamente pelo sentido antigravitacional da saliva no ducto longo e tortuoso de Wharton, bem como pela sua composição alcalina e viscosa. Não há ainda etiologia conhecida e não há dietas para prevenir o aparecimento de novos cálculos. Atinge preferencialmente indivíduos adultos, com o dobro da incidência em homens. Classicamente apresenta-se com dor e edema uniglandular associado ao reflexo da salivação.

Nas sialoadenites os sintomas e sinais são semelhantes, porém não há cálculos gerando obstrução, e sim alterações anatômicas que prejudicam o escoamento da saliva.

Síndrome de Sjögren

Também conhecida como sialoadenite mioepitelial ou doença de Mikulicz, dependendo da apresentação. Seu diagnóstico é clínico com a presença de dois dentre estes três achados: aumento parotídeo bilateral, queratoconjuntivite *sicca* e poliartrite simétrica. O diagnóstico pode ser confirmado com biópsia de tecido da glândula salivar, geralmente realizado no lábio.

Doenças infecciosas

Virais

A parotidite epidêmica, ou viral, ou caxumba é causada pelo paramixovírus e é a causa mais comum de aumento das parótidas. Costuma incidir mais em indivíduos do sexo masculino, jovem, principalmente entre 4 e 19 anos de idade.

Quadro 21.1— Diagnóstico diferencial das doenças glandulares.

Hipertrofia glandular	Alterações metabólicas Desnutrição Alterações endócrinas	
Doenças inflamatórias	Sialolitíase Síndrome de Sjögren Doença de Mikulicz Sarcoidose	
Doenças infecciosas	Virais	Caxumba, citomegalovírus, parainfluenza e HIV
	Bacterianas	**Agudas:** *Staphylococcus aureus, Streptococcus viridans, Streptococcus hemolyticus* e *Pneumococcus sp.* **Crônicas específicas:** *Micobacterium tuberculosis* (tuberculose), *Treponema pallidum* (sífilis), bacilo DAG ou *Bartonella henselae* (doença da arranhadura do gato)
Tumores benignos	Adenoma pleomórfico (Tumor misto) Tumor de Whartin (Cistoadenoma papilífero linfomatoso) Oncocitoma (Adenoma de células oxifílicas) Adenoma monomórfico Hemangioma Lingangioma	
Tumores malignos	Carcinoma mucoepidermoide Carcenoma adenoide cístico Carcinoma de células acinares Carcinoma ex-adenoma pleomórfico (ex-tumor misto) Carcinoma epidermoide	

Seu período de incubação é de 7 a 25 dias, com período de contágio que se estende entre dois e cinco dias antes do aumento das glândulas até 5 a 10 dias após o final dos sintomas. Acomete a parótida unilateralmente em 25% dos casos, com dor local, precedida por queda do estado geral, febre, mialgia e cefaleia. Na maior parte dos casos a doença é autolimitada, mas às vezes pode atingir as gônadas, sistema nervoso central e pâncreas.

Na fase aguda temos leucocitose e aumento de amilase sérica. O diagnóstico também pode ser feito com ELISA.

As parotidites virais também podem ser causadas por citomegalovírus (CMV), *Parainfluenzae sp.* ou HIV.

O HIV, por sua vez, é capaz de gerar cistos benignos nas parótidas, os chamados cistos linfoepiteliais. Frequentemente o paciente não tem o conhecimento de sua soropositividade e acaba recebendo este diagnóstico após a confirmação citológica deste cisto por PAAF e consequente coleta sorológica.

Bacterianas agudas

São causadas por *Staphylococcus aureus*, *Streptococcus viridans*, *Streptococcus hemoliticus* e *Pneumococcus sp*. Acometem pacientes debilitados, idosos e graves, geralmente em UTI. Ocorre um edema geralmente unilateral na glândula parótida com sinais flogísticos como dor, calor e rubor na região, podendo até ocorrer trismo. Pode-se observar a saída de secreção purulenta pelo ducto de Stensen, que é praticamente patognomônica desta infecção. Esta secreção pode ser colhida, sendo utilizada para cultura e antibiograma a fim de orientar antibioticoterapia.

Bacterianas crônicas específicas

a) Parotidite tuberculosa

Causada pelo *Mycobacterium tuberculosis* é pouco frequente, geralmente associada ao HIV, sendo unilateral. Tem duas formas clínicas: nodular e difusa. Comumente está associada a outras manifestações da tuberculose.

Para diagnosticar realiza-se PAAF da parótida procurando sinais de processo granulomatoso, pesquisa e cultura para micobactéria, PPD (ou teste de Mantoux) e radiografia de tórax.

b) Parotidite sifilítica

Atualmente é rara, causada pelo *Treponema pallidum*. Ocorre aumento das parótidas geralmente bilateral, podendo ser doloroso ou não. Na sífilis secundária aparecem linfonodomegalias satélites, trismo, sialorreia e dor na região parotídea.

Na forma terciária, observa-se aumento das glândulas bilateralmente difuso e indolor.

O diagnóstico pode ser feito com pesquisa de treponemas na saliva ou exames sorológicos.

Tumores benignos

Adenoma pleomórfico ou tumor misto

É o mais frequente tumor das glândulas parótidas correspondendo a 90% dos tumores benignos de parótida e 50% de todos os tumores da glândula submandibular. Tem igual prevalência entre os sexos, tendo maior incidência a partir dos 40 anos e em alguns casos raros pode ser bilateral. É originário das células do ducto intercalado e das células mioepiteliais. Pode ser multicêntrico e geralmente apresenta-se como uma massa de crescimento lento e indolor na cauda da parótida. Quando ocupa o polo inferior da parótida pode se apresentar como tumor do espaço parafaríngeo. Alterações no seu ritmo de crescimento podem significar degenerações malignas. Uma margem de tecido glandular normal é exigida na sua ressecção para diminuir as chances de recidiva que chegam até 10%.

Tumor de Whartin ou cistoadenoma papilífero linfomatoso

Representa cerca de 7% de todos os tumores salivares. Tem localização exclusiva nas parótidas, atingindo sete homens para cada mulher, com maior incidência a partir dos 70 anos. Apresenta-se como nódulo cístico, de evolução lenta, indolor, flutuante, com superfície lisa e usualmente se localiza na cauda da parótida. Em 80% das vezes está no polo superficial, podendo ser bilateral em 10% dos casos. Acredita-se que tem origem em células do epitélio ductal ectópicas que se desenvolvem em linfonodos intraparotídeos.

Oncocitoma ou adenoma de células oxifílicas

Corresponde a 1% de todos os tumores das glândulas salivares, tem igual incidência entre os sexos, sendo raro antes dos 50 anos. Pode-se apresentar como nódulo endurecido, indolor e crescimento lento. Ocorre quase que exclusivamente na glândula parótida no lobo superficial. Tem origem nas células do ducto estriado. Raramente se comporta como maligno, gerando metástases, mas histologicamente permanece muito semelhante ao benigno.

Tumores malignos

Carcinoma mucoepidermoide

É o tumor maligno mais frequente na glândula parótida e o segundo na glândula submandibular. Representa 5 a 9% de todas as neoplasias salivares e 16% das neoplasias malignas. Este tipo histológico de tumor pode atingir todas as glândulas salivares, inclusive as menores, onde sua maior incidência é no palato. Tem incidência igual entre os sexos, geralmente a partir dos 50 anos, embora também seja o tumor maligno mais frequente na infância. Apresenta-se clinicamente de forma extremamente heterogênea refletindo seus graus de malignidade. É dividido em alto e baixo graus. O carcinoma mucoepidermoide de baixo grau tem comumente uma história clínica semelhante ao do adenoma pleomórfico, podendo ter o nódulo sólido, misto ou cístico. Cerca de 10% desses tumores são considerados de alto grau, sendo o crescimento rápido, gerando nódulos maiores, geralmente sólidos, mal delimitados, com invasão dos tecidos adjacentes e com a presença de dor. Também em 40% dos casos são as linfonodomegalias cervicais metastáticas. Várias células podem ser observadas em sua histologia: mucosas, colunares, epidermoides, claras e intermediárias.

Carcinoma adenoide cístico ou cilindroma

Tem prevalência igual entre os sexos, com maior incidência partir dos 50 anos. Representa 6% de todas as neoplasias salivares e 40% das malignas. Apesar de ser menos frequente na glândula parótida que o carcinoma mucoepidermoide, é a neoplasia maligna mais comum na glândula submandibular e nas glândulas salivares menores, representando 30% dos tumores da submandibular. Em geral apresenta-se inicialmente como uma massa que invade rapidamente os tecidos adjacentes, gerando dor e paralisia facial. Em 8% dos casos já há linfonodomegalias metastáticas no início do quadro. Invasão perineural que leva à dor e à paralisia é típica deste carcinoma. A alta taxa de metástases aà distância também é sua característica, acometendo os pulmões em 40% das vezes, cérebro em 20% e ossos em 20%. Tem classicamente quatro padrões histológicos: cribiforme, tubuloglandular, celular sólido e cilindromatoso.

Carcinoma de células acinares

Representa 1% das neoplasias das glândulas salivares, estando em 95% das vezes na parótida, e quase 5% na submandibular, sendo raríssimo nas glândulas salivares menores. Tem maior incidência no sexo feminino e a partir dos 50 anos. É o segundo tumor maligno de glândula salivar mais frequente na infância, perdendo para o mucoepidermoide. Apresenta-se como tumor sólido, assintomático, de baixa malignidade na maioria das vezes. Pode ser bilateral em 3% dos casos.

Carcinoma ex-adenoma pleomórfico ou ex-tumor misto

Representa 2 a 5% dos tumores de glândulas salivares e origina-se em adenomas pleomórficos preexistentes ou suas recorrências. Tem maior incidência na glândula parótida, apresentando-se como nódulo com crescimento lento, por 10 a 15 anos, que subitamente cresce e começa invadir os tecidos adjacentes com necrose, invasão neural e vascular e área de calcificação. Metástases locorregionais são comuns, levando a um péssimo prognóstico. Acredita-se que tem origem nas células epiteliais do adenoma pleomórfico prévio.

Tratamento

O tratamento para cada acometimento das glândulas salivares está resumido no Quadro 21.2.

Como já citado anteriormente, os nódulos de glândulas salivares são tratados cirurgicamente e os exame complementares são apenas subsidiários para o planejamento da extensão cirúrgica. Assim, vale ressaltar alguns detalhamentos técnicos das cirurgias da parótida e da glândula submandibular.

A glândula parótida tem a peculiaridade de ter o nervo facial (VII par craniano) passando em seu interior. Por conta disso, o grande desafio da parotidectomia é a ressecção do tumor com a preservação dos ramos do nervo facial. Em casos de tumores malignos, que invadem o nervo, a ressecção do mesmo é imperativa, por isso a programação de uma reconstrução com enxerto microcirúrgico (com nervo ou veia) pela cirurgia plástica é de suma importância para a reabilitação da mímica facial. Em casos incidentais

Quadro 21.2 – Tratamento.

Doença inflamatória	
Sialoadenites	Dilatações mecânicas do ducto Ressecção da glândula se for recorrente
Sialolitíase	Remoção do cálculo transoral (por sialoendoscopia) ou via cervical Ressecção da glândula se os sintomas ou cálculos forem recorrentes
Doença infecciosa	
Parotidite epidêmica viral (caxumba)	Tratamento sintomático
Parotidite bacteriana aguda	Antibioticoterapia para estafilococos + hidratação, enquanto aguarda antibiograma + drenagem se abscesso
Parotidite sifilítica	Penicilina Benzatina 2.400.000 IM 1º e 2º ciclos: 2 doses com intervalo de 7 dias 3º ciclo: 3 a 4 doses com 7 dias de intervalo
Tumores benignos	
Parótida	Parotidectomia superficial com preservação do nervo facial, caso o tumor se estenda para o lobo profundo parotidectomia total
Outras localizações	Ressecção da lesão conjuntamente com a glândula acometida
Tumores malignos	
Parótidas	*Baixo grau, < 2cm no lobo superficial:* parotidectomia superficial *Baixo grau:* parotidectomia total com sacrifício do nervo facial se houver invasão *Moderado e alto graus:* parotidectomia total com sacrifício do nervo facial se houver invasão e esvaziamento cervical (pode-se associar radioterapia adjuvante para lesões desfavoráveis)
Outras localizações	*Baixo grau:* Ressecção da lesão conjuntamente com a glândula acometida com margens *Moderado e alto graus:* ressecção da lesão conjuntamente com a glândula acometida com margens e esvaziamento cervical

de lesão do nervo facial é fundamental que a anastomose microcirúrgica dos cotos seja feita no mesmo ato cirúrgico, com melhor resultado pós-operatório que em segundo tempo.

É importante ressaltar que, por vezes, a simples manipulação dos ramos faciais durante sua dissecção é capaz de gerar paresia pós-operatória.

Uma complicação não rara da parotidectomia é a síndrome de Frey, ou sudorese gustatória. É caracterizado por sudorese, calor e hiperemia de face, nas regiões parotídea e malar, durante o ato da mastigação e salivação. Os sintomas geralmente aparecem após seis semanas do procedimento cirúrgico ou até 14 anos depois. Em 1923, Lucie Frey apontou com precisão a função do nervo auriculotemporal nesta síndrome e André Thomas forneceu a teoria mais aceita hoje: teoria da regeneração aberrante. Acredita-se que há fibras do nervo auriculotemporal danificadas no ato cirúrgico, e que, no processo de regeneração, as fibras simpáticas das glândulas sudoríparas subcutâneas unem-se às parassimpáticas da glândula salivar. Desta forma, num reflexo de salivação ocorre produção de suor e vasodilatação locais, com consequente hiperemia. Alguns autores preconizam a rotação de retalhos musculares ou enxertos subcutâneos entre o nervo e a pele, mas os resultados são controversos, além de dificultarem o diagnóstico de recidivas ao exame clínico. Ainda hoje, a melhor conduta é usar antitranspirante local.

A cirurgia de sialoadenectomia submandibular é permeada de muitos cuidados, já que a glândula submandibular apresenta íntimo contato com os nervos hipoglosso (XII nervo craniano), marginal da mandíbula (ramo do nervo facial — VII nervo craniano) e lingual (ramo sensitivo do nervo mandibular, o qual é parte do nervo trigêmeo — V nervo craniano — o nervo lingual transporta fibras aferentes gerais provenientes dos dois terços anteriores da língua, do soalho da boca e da gengiva da mandíbula do nervo trigêmeo) (ver Fig. 21.2). O nervo lingual emite um ramo que trafega junto ao ducto de Wharton, chamado nervo secretório. Durante a cirurgia de retirada da glândula submandibular é feita a ligadura dos vasos faciais com a manobra de Hayes Martin (reparo da ligadura dos vasos faciais para proteção do nervo marginal da mandíbula). A ligadura do ducto de Wharton deve ser o mais próximo possível da musculatura do soalho da boca, para assim evitar a estase de saliva e cálculos posteriores.

Bibliografia

1. Al-Zaher N, Obeid A, Al-Salam S, Al-Kayyali BS. Acinic cell carcinoma of the salivary glands: a literature review. *Hematol Oncol Stem Cell Ther.* 2009;2(1):259-64.

2. Araujo VJF. Patologia Cirúrgica das Glândulas Salivares. In: Araújo Filho VJF, Brandão LG, Ferraz AR, (eds.) *Manual do residente de cirurgia de cabeça e pescoço*. São Paulo: Keila & Rosenfeld; 1999. p. 89-92.
3. Armstrong JG, Harrison LB, Thaler HT, Friedlander-Klar H, Fass DE, ZelefskyMJ, et al. The indications for elective treatment of the neck in cancer of the major salivary glands. *Cancer*. 1992;69(3):615-9.
4. Britto e Silva G, Ferraz AR. Tumores das Glândulas Salivares Menores. In: Ferraz AR, Brandão LG. *Cirurgia de Cabeça e Pescoço*. São Paulo: Roca; 1989. p. 241-248.
5. Carew JF, Spiro RH, Singh B, Shah JP. Treatment of recurrent pleomorphic adenomas of the parotid gland. *Otolaryngol Head Neck Surg*. 1999;121(5):539-42.
6. Ellies M, Laskawi R. Diseases of the salivary glands in infants and adolescents. *Head Face Med*. 2010;15;6:1.
7. Guzzo M, Locati LD, Prott FJ, Gatta G, McGurk M, Licitra L. Major and minor salivary gland tumors. *Crit Rev Oncol Hematol*. 2010;74(2):134-48. Epub 2009 Nov 24.
8. Lorre TR. Management of Salivary Gland Tumors in An Atlas of Head and Neck Surgery. 2005. p. 880-881.
9. Santos RC, Chagas JFS, Bezerra TFP, Baptistella JE, Pagani MA, Melo AR. Frey syndrome prevalence after partial parotidectomy. *Rev Bras Otorrinolaringol*. 2006; 72(1):112-5.
10. Shah JP, Ihde JK. Salivary gland tumors. *Curr Probl Surg*. 1990;27(12):775-883.
11. Speight PM, Barrett AW. Prognostic factors in malignant tumours of the salivary glands. *Br J Oral Maxillofac Surg*. 2009;47(8):587-93. Epub 2009 May.

Capítulo 22

Anomalias Congênitas Cervicofaciais

Beatriz Godoi Cavalheiro
Lenine Garcia Brandão

Introdução

Falhas no desenvolvimento do organismo durante a vida intrauterina levam a malformações ou doenças congênitas. Estas devem estar presentes desde o nascimento, entretanto não é incomum seu diagnóstico durante a infância ou mesmo na vida adulta, especialmente em território de cabeça e pescoço. O segmento cefálico e o pescoço são estruturas de anatomia e desenvolvimento embriológico complexos, o que propicia uma gama de processos patológicos congênitos. O estudo propedêutico deve orientar e auxiliar o diagnóstico diferencial com entidades inflamatórias ou neoplásicas da região e, desta forma, pode direcionar a conduta terapêutica.

À anamnese atenta-se à idade ao surgimento da lesão, ritmo de seu desenvolvimento, eventuais sintomas concomitantes, presença de outras anomalias, além de processos associados como inflamatórios e infecciosos. Na faixa etária pediátrica, massas cervicais têm como primeiras hipóteses diagnósticas afecções inflamatórias ou congênitas. Já, entre adultos, suspeitas de neoplasias precedem as hipóteses de doenças inflamatórias ou congênitas.

A história familiar deve ser investigada, assim como os antecedentes de abordagens terapêuticas prévias na região afetada. Ao exame físico deve-se atentar à exata localização da lesão nos compartimentos cervicofaciais, sua relação com os movimentos de deglutição e fala, seu aspecto (tumor ou fístula, por exemplo), consistência à palpação, presença de secreções e sintomas à manipulação, presença de sintomas compressivos e assimetrias, linfonodomegalias associadas, cicatrizes, presença de pulso ou frêmito à ausculta. O trato aereodigestório superior deve ser examinado, como na investigação de outras entidades patológicas do território de cabeça e pescoço.

À propedêutica armada, a ultrassonografia auxilia na caracterização da lesão, como cística ou sólida, na identificação de linfonodomegalias associadas ou de coleções, bem como de acometimento de estruturas adjacentes.

A ultrassonografia com Doppler colorido orienta a presença de vascularização e qual o seu padrão (central e/ou periférico). Por meio da tomografia computadorizada pode-se determinar a topografia da lesão e sua relação com as estruturas adjacentes e os planos profundos cervicais, além de se observar dados complementares em relação às suas características, inclusive vascularização. Exames imagenológicos contrastados pela cateterização de fístulas podem auxiliar a determinação de seu trajeto e sugerir sua etiologia, mas nem sempre se fazem necessários. A punção aspirativa com agulha fina fornece material para o estudo citológico da lesão. É um exame que não requer preparos, oncologicamente seguro, mas que deve ser evitado em lesões de origem vascular.

Afecções congênitas podem acometer o tegumento, estruturas vasculares, inclusive linfáticas, músculos, nervos, a glândula tireoide e o trato aereodigestório superior, entre outras estruturas. Seguem as principais lesões encontradas na prática clínica do cirurgião de cabeça e pescoço.

Linfangioma

O linfangioma é tumor de origem linfática e ocorre predominantemente em território de cabeça e pescoço. O triângulo posterior cervical é o mais comumente afetado (75 a 80% dos casos), especialmente na sua porção inferior. Outros sítios acometidos incluem axilas, mediastino e retroperitônio, sendo regiões ricas em tecido linfático. A maioria dos casos é diagnosticada na primeira infância, não havendo predileção sexual. Sua origem embriológica é controversa, sendo aceito tanto como uma neoplasia verdadeira, como decorrente do sequestro de fragmentos de tecido linfático embrionário.

É formado por cistos multiloculados confluentes que podem infiltrar estruturas adjacentes como soalho da boca, faringe e até mediastino. Seu ritmo de crescimento é variável caso a caso e, eventualmente, pode até regredir. Normalmente indolor, os sintomas decorrem de seu efeito de massa e incluem disfagia e dispneia por obstrução da via aerodigestiva superior, disfonia (compressão de nervos laríngeos), comprometimento da mobilidade cervical, paralisia facial (compressão de nervo facial e seus ramos) e até alterações sensitivas por acometimento do plexo braquial.

Revestido de endotélio, contém líquido claro com transiluminação positiva. Sua consistência é amolecida com a sensação de conteúdo líquido à palpação. A pele adjacente é lisa, mas pode perder tais características após processos infecciosos locais. Estes, em geral, ocorrem após traumas e infecções de vias aéreas superiores e podem associar-se a abscessos. Seu caráter infiltrativo pode determinar apresentações clínicas diversas e tumores grandes podem ultrapassar os limites do músculo esternocleidomastóideo em direção à região anterior do pescoço e à face.

A classificação histopatológica dos linfangiomas inclui três entidades: *linfangioma simples*, *linfangioma cavernoso* e *higroma* ou *linfangioma cístico*. Diferenciam-se pelas dimensões dos espaços vasculares e espessura da camada adventícia de seu revestimento. Parece-nos, porém, uma classificação de pouca aplicabilidade prática.

Os diagnósticos diferenciais incluem hemangioma, cisto branquial, lipoma, linfoadenopatias, neoplasias com degeneração cística, laringocele, entre outras afecções com conteúdo cístico.

Em pacientes com lesões estáveis ou em regressão a observação clínica é uma opção de seguimento. Corticoterapia, infiltração de agentes esclerosantes, aspirações descompressivas e laser são tratamentos preconizados, embora a ressecção cirúrgica seja a terapia de escolha. A lesão deve ser ressecada em sua totalidade sob o risco de recidiva, no entanto as exéreses de tumores extensos e infiltrativos podem envolver riscos funcionais e cosméticos não desprezíveis. Complicações operatórias como linfedema, linfocele e linforragia persistente são observadas. A operação deve visar a ressecção completa do linfangioma com mínimo comprometimento de estruturas vitais.

Hemangioma

Acometendo mais do que 2% dos recém-nascidos, é a anomalia congênita mais prevalente, com diagnóstico de 95% dos casos até o primeiro ano de vida. As mulheres são mais afetadas. Origina-se de desvios em qualquer fase do desenvolvimento vascular embrionário ou fetal. Seu rápido crescimento durante o primeiro ano de vida, seguido por lenta involução da lesão, é característico, embora cerca de 20% não regrida espontaneamente. O mecanismo de involução é desconhecido.

Como tumores de pele e partes moles altamente vascularizados, são agrupados em: *cutâneos* (acometendo até a derme papilar), *subcutâneos* (acometendo até a derme reticular ou gordura subcutânea) e *compostos* (mistos). Também são classificados como *cavernosos*, *capilares*, *capilares planos* e *aneurismas cirsoides*.

Hemangiomas cavernosos são lesões compressíveis que podem aumentar ao esforço físico. Formados por lagos vasculares, têm consistência esponjosa e coloração variável entre tons de vermelho e roxo. Sangrantes, estes tendem a acometer porções profundas da derme e tecido celular subcutâneo.

Hemangiomas capilares são lesões discretamente elevadas, superficiais, compressíveis e avermelhadas. Podem estar associadas a hemangiomas cavernosos.

Hemangiomas capilares planos (nevus flammeus) são lesões vinhosas, planas, presentes ao nascimento. Constituídos por plexos arteriais difusos geralmente superficiais, raramente regridem com a idade e podem estar associados à síndrome de Sturge-Weber entre outras afecções.

Aneurismas cirsoides (angioma racemosum) são hemangiomas cavernosos, pulsáteis, plexiformes e com múltiplos *shunts* arteriovenosos. Tendem a acometer a pele próxima à região das carótidas com propensão à progressão para estruturas profundas.

Outros subtipos de hemangiomas também incluem as *marcas de morango*, formadas por hemangiomas capilares que regridem espontaneamente, os *hemangiomas senis*, pequenas pápulas de origem capilar observadas durante a vida adulta e as *teleangectasias aracnoides*, com aparência de pequenas aranhas avermelhadas. Muitos hemangiomas, porém, são mistos.

Não devem ser confundidos com as malformações vasculares, que podem ser linfáticas, capilares, venosas ou arteriovenosas. Estas podem ser massas pulsáteis e apresentar frêmito à ausculta. Geralmente crescem no ritmo de desenvolvimento da criança.

O tratamento cirúrgico do hemangioma está indicado nos casos em que não se observa indícios de regressão a partir dos dois anos de idade ou a lesão continua a crescer. Outras possibilidades terapêuticas incluem: corticoterapia, crioterapia, embolização, laser, ligadura vascular e até radioterapia externa. O tratamento deve visar o bom senso considerando-se sua necessidade por compressão de estruturas vitais, coagulopatia, distúrbio hemodinâmico, obstrução respiratória e comprometimento cosmético, mas com preservações funcionais e estéticas. Dimensões, localizações e profundidades das lesões devem ser consideradas quanto às decisões terapêuticas. A arteriografia, usada também como exame diagnóstico, pode auxiliar a determinação da origem vascular da lesão e propiciar sua embolização previamente à completa exérese operatória. O laser tem evoluído a favor da terapia do hemangioma, mas a individualização do tratamento permanece como princípio terapêutico inicial.

Remanescentes branquiais

As malformações branquiais são lesões cervicais laterais derivadas de defeitos, geralmente persistências, dos arcos, fendas e bolsas branquiais primitivas (ou faríngeas). O desenvolvimento desse aparato, nas laterais da extremidade cefálica, tem início na terceira semana de vida embrionária e este permanece até a sétima semana. É constituído por cinco arcos sólidos de origem mesodérmica, com inervação e suprimento vascular próprios e cartilagem, intercalados por quatro fendas ectodérmicas (exterior) e que correspondem a quatro bolsas endodérmicas que se abrem para o interior da porção anterior do tubo intestinal primitivo (faringe primitiva). O crescimento do primeiro arco é acentuado e suas extremidades anteriores unem-se na linha média. O segundo arco não encontra a linha média, assim também como os outros arcos, de pequeno crescimento e que são sepultados pelo segundo arco. A membrana obturadora separa o interior da faringe primitiva do meio externo no ponto de contato entre as fendas (externo) e bolsas (interno). Há também o crescimento caudal dos arcos, com predomínio do segundo arco, o qual, ao se sobrepor aos terceiro e quarto arcos, formam uma cavidade chamada seio cervical de *His*. Embora diversas teorias existam, acredita-se que o fechamento incompleto deste seio ou a perfuração da membrana obturadora possam resultar nos cistos e fístulas branquiais.

O aparato branquial levará à formação da faringe, pescoço, mandíbula e orelhas média e externa, entre outras estruturas. Suas anomalias, por sua vez, podem ser cistos, resultantes do desenvolvimento de células epiteliais sequestradas no desenvolvimento do seio cervical; fístulas incompletas ou *sinus*, com abertura externa (pele) ou interna (faringe) e com prolongamento em fundo cego no mesoderma, resultantes do fechamento incompleto das placas branquiais; e fístulas completas, caracterizadas pela comunicação entre a faringe e a pele, por fechamento incompleto das placas branquiais ou ruptura da membrana obturadora.

Não se observam diferenças nas frequências dessas anomalias entre os sexos, bilateralidade pode ocorrer e tendências familiares têm sido citadas.

A anomalia mais frequente é o cisto, raramente diagnosticado ao nascimento mas sim no decorrer da vida, em geral devido a processos infecciosos associados a infecções das vias aéreas superiores. A infecção secundária pode levar à ruptura do cisto pelo desenvolvimento de abscesso, com formação de fístula secundária. Seguem, em sequência de frequência, as fístulas completas e as incompletas. Manifestam-se através de pequenos orifícios que podem eliminar material leitoso, seroso, mucoso ou purulento. O trajeto da fístula pode, eventualmente, ser palpado e a localização do orifício dependerá da porção do aparato branquial da qual a anomalia deriva. Adenomegalias associadas são frequentes e o desenvolvimento de displasias epiteliais seguidas de carcinomas epidermoides é descrito, porém raro.

Anomalias decorrentes de remanescentes da primeira fenda branquial podem ser classificadas em tipo I (ectodérmicas), consideradas como uma duplicação do conduto auditivo externo, e tipo II (ecto e mesodérmicas), mais frequentes e que se originam nas proximidades do ângulo da mandíbula seguindo através do tecido parotídeo, em íntima relação com o nervo facial, até as proximidades do conduto auditivo externo. O tipo I apresenta-se como massa cística ou fístula posterior à concha auricular e, o tipo II, como fístula para a concha, conduto auditivo externo ou pescoço. O diagnóstico diferencial faz-se com cistos e *sinus* pré-*tragus*, sempre laterais ao nervo facial, não relacionados ao conduto auditivo externo e resultantes de anomalia do primeiro arco.

Anomalias decorrentes de remanescentes da segunda fenda branquial são muito mais frequentes. Suas aberturas externas, quando presentes, estão ao longo da borda anterior do músculo esternocleidomastóideo. Seus tratos, também quando presentes, seguem a bainha carotídea, transpõem o nervo hipoglosso (XII nervo craniano), cruzam entre as artérias carótidas interna e externa e terminam na fossa tonsilar ou parede faríngea. As dilatações císticas podem ocorrer em qualquer ponto do trato e são classificadas em: tipo I, quando superficiais e sobre a borda anterior do músculo esternocleidomastóideo; tipo II, quando entre o músculo esternocleidomastóideo e a veia jugular interna; tipo III, quando entre as artérias carótidas interna e externa; e tipo IV, quando próximas à faringe. Os cistos, quando não acometidos por processos inflamatórios, são bem delimitados, arredondados, de paredes lisas e indolores (Fig. 22.1).

Anomalias da terceira fenda são raras e seus orifícios de abertura também se localizam ao longo da borda anterior do músculo esternocleidomastóideo em suas porções média e inferior. Seu trato é posterior à carótida interna (derivada do terceiro arco) em direção ao seio piriforme (hipofaringe) seguindo o nervo laríngeo superior, derivado do nervo vago. Anomalias da quarta fenda, por sua vez, são raríssimas e seus tratos dirigem-se ao esôfago (remanescente da quarta bolsa).

Seu tratamento consiste na exérese do cisto ou fístula e seu trato em toda a sua extensão evitando-se recidivas. Ressecções operatórias durante processos inflamatórios e/ou infecciosos devem ser evitadas em função das dificuldades técnicas decorrentes. Aspirações de cistos não infectados são contraindicadas e podem resultar em processos infecciosos.

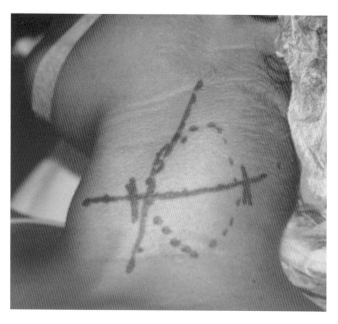

Figura 22.1 – Exemplo de cisto branquial derivado de remanescentes da segunda fenda.

Cisto do ducto tireoglosso

A tireoide desenvolve-se na quarta semana de vida embrionária a partir de invaginação de células endodérmicas da porção ventral da faringe primitiva, adjacente a derivações do primeiro arco branquial que se tornarão os dois terços anteriores da língua. Este ponto, localizado no vértice do "V" lingual do indivíduo já formado, é chamado de forame cego. Nas quinta e sexta semanas, a tireoide cresce em sentido caudal como um divertículo bilobulado e tubular e migra no mesmo sentido, deixando neste trajeto um trato que conecta a porção central da glândula (istmo) ao forame cego e é denominado ducto tireoglosso (de *His* ou de *Bochdalek*). Participa do desenvolvimento do osso hioide e na sétima semana já ocupa sua posição habitual pré-traqueal. O osso hioide funde-se na linha média, podendo englobar o ducto tireoglosso nesta porção. O ducto tireoglosso também pode ser anterior ou posterior ao hioide. Até a décima semana o ducto tireoglosso já deve estar obliterado e atrofiado. A persistência da porção caudal deste trato resulta no lobo piramidal tireóideo, também chamado de pirâmide de *Lalou-*

ette (ou *Morgagni*). Já a persistência do trato com seu revestimento epitelial pode resultar na formação de cisto por retenção de secreção do epitélio. A hipertrofia do sistema linfático lingual, especialmente associada a infecções de vias aéreas superiores, pode obstruir a saída do ducto com retenção de secreção e infecção.

Constitui lesão da linha média do pescoço (em 90% dos casos), computando cerca de 70% dos tumores císticos cervicais (Fig. 22.2). Pode ser também discretamente desviado para a esquerda. Não há preferência sexual e seu diagnóstico pode ser feito em indivíduos das diferentes faixas etárias. A maioria ocorre em topografia correspondente à membrana tireóidea, mas podem ser supra-hióideos e até intralinguais. São tumores fibroelásticos, indolores se não associados a processos inflamatórios, e móveis, tanto à deglutição como à protrusão da língua (sinal de *Sistrunk*) devido à sua relação com o hioide e a língua. Quando infectados, podem fistulizar-se secundariamente, assim também como após trauma, drenagem cirúrgica e operação incompleta. Sintomas compressivos para via aerodigestiva superior podem até ser observados em casos de tumores de grandes proporções. Tecido tireóideo funcionante pode estar presente no ducto tireoglosso em 30% dos casos, e podem ocorrer afecções deste tecido, até mesmo carcinomas. Um de seus diagnósticos diferenciais é o nódulo da pirâmide tireóidea.

A única opção terapêutica é a ressecção cirúrgica do cisto e do trato em toda a sua extensão até a base da língua, incluindo a porção central do osso

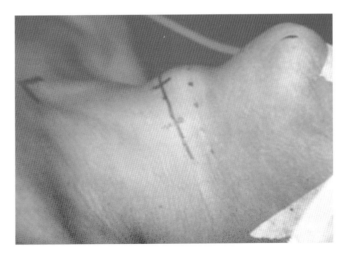

Figura 22.2 – Exemplo de cisto tireoglosso.

hioide (técnica de *Sistrunk*), uma vez que este osso pode englobar o ducto tireoglosso durante o desenvolvimento embrionário. Operações menores do que esta acarretam risco de recidivas. Processos inflamatórios devem estar resolvidos para a realização da cirurgia curativa.

Anomalias da tireoide

Estas incluem desde a agenesia da glândula (total – rara, do istmo – mais frequente, de lobo lateral – principalmente lobo esquerdo), como anomalias de sua topografia (lingual, supra-hióidea, traqueal, torácica e lateral). Na embriogênese, o processo de "descida" do coração traciona consigo a tireoide, em direção caudal. Assim, fragmentos de tecido glandular podem ocorrer em pontos desse trajeto, desde a base da língua até o mediastino e até mesmo o miocárdio. Raramente toda a glândula sofre uma migração anômala e podem ocorrer alterações funcionais. A cintilografia com iodo marcado pode auxiliar na sua localização. O tratamento operatório estará indicado na presença de sintomas e sinais compressivos ou obstrutivos e sangramentos. Deve-se atentar às tireoides primariamente intratorácicas, quando sua vascularização deriva do tórax e mediastino dificultando o tratamento cirúrgico quando necessário. O diagnóstico diferencial se faz com bócios mergulhantes de topografia inicialmente cervical, mas com crescimento em direção ao mediastino.

Cisto dermoide e teratomas

O cisto dermoide é considerado a mais frequente lesão do tipo teratoma do pescoço. É constituído por ectoderma e mesoderma, diferenciando-o dos cistos de inclusão epiteliais simples, inclusive por poder conter resquícios de apêndices cutâneos, como folículos pilosos e glândulas sebáceas. Pode manifestar-se no decorrer da vida. Os teratomas verdadeiros, por sua vez, contêm tecidos das três camadas germinativas e, na maioria dos casos, as lesões já são identificáveis ao nascimento. A teoria mais aceita para o desenvolvimento de tais lesões em território de cabeça e pescoço refere-se à inclusão congênita das camadas germinativas em tecidos profundos ao longo de linhas de fusão embriológica, com sequestro celular.

Os teratomas são lesões semicísticas, não aderidas à pele adjacente e móveis. Já os cistos dermoides são mais aderidos aos tecidos ao redor e frequentemente ocupam a linha média. Em função de suas localizações e dimensões podem ocasionar sintomas compressivos e obstrutivos. As ressecções cirúrgicas devem ser completas evitando-se recidivas e processos infecciosos secundários.

Costela cervical

Refere-se à costela extranumerária em continuação à sétima vértebra cervical. Seus principais sintomas decorrem da síndrome do desfiladeiro torácico, resultante das compressões do plexo braquial e da artéria subclávia, embora na maioria dos casos não haja sintomas. Quando presentes, o paciente refere dor, entre outras alterações de sensibilidade, nos territórios dos nervos ulnar e médio ao elevar o ombro, além de redução de força muscular. Isquemia, dor difusa e parestesias também podem estar presentes independentemente da posição do membro superior. Palpa-se a costela na base do pescoço. O tratamento inclui fisioterapia e ressecção cirúrgica.

Torcicolo congênito

Decorre da contratura permanente do músculo esternocleidomastóideo, talvez por determinada posição intrauterina resultando na má-formação deste músculo. Nos primeiros meses de vida pode haver a resolução espontânea da anomalia, mas esta também pode progredir levando à tração do segmento cefálico para o lado afetado e limitando a mobilidade cervical. Pode resultar também em assimetria do crânio e da face. Em crianças pequenas, a fisioterapia pode surtir efeito terapêutico, mas, não havendo melhora em cerca de seis meses ou em crianças com mais de um ano de idade, o tratamento cirúrgico estará indicado.

Bibliografia

1. Cordeiro AC, Ferraz AR. Fundamentos embriológicos da cirurgia de cabeça e pescoço. In: Brandão LG, Ferraz AR (eds.) *Cirurgia de cabeça e pescoço*. São Paulo: Roca; 1989. v. 1, 167-70.
2. Cordeiro AC, Ferraz AR. Afecções cervicofaciais congênitas de interesse cirúrgico. In: Brandão LG, Ferraz AR (eds.) *Cirurgia de cabeça e pescoço*. São Paulo: Roca; 1989. v. 1, 171-82.
3. Schüller DE, Schleuning II AJ. *DeWeese and Saunders - Otolaryngology - head and neck surgery*. 8a ed. St. Louis: Mosby; 1994.
4. Silva Filho GB. Doenças congênitas da cabeça e pescoço. In: Araújo Filho VJF, Brandão LG, Ferraz AR (eds.) *Manual do residente de cirurgia de cabeça e pescoço*. São Paulo: Keila & Rosenfeld; 1999. p. 93-104.

5. Sobol SM, Bailey SB. Evaluation and surgical management of tumors of the neck: benign tumors. In: Thawley SE, Panje WR, Batsakis JG, Lindberg RD (eds.) *Comprehensive management of head and neck tumors*. 2a ed. Philadelphia: Saunders; 1999. p. 1416-49.
6. Tavares MR. Embriologia da cabeça e pescoço. In: Araújo Filho VJF, Brandão LG, Ferraz AR, (eds.) *Manual do residente de cirurgia de cabeça e pescoço*. São Paulo: Keila & Rosenfeld; 1999. p.55-7.

Capítulo 23

Tumores Vasculares e Neurogênicos

Alexandre Bezerra
Renato Gotoda

Neoplasias vasculares

Lesões vasculares da pele ou de partes moles podem ser classificadas em dois tipos: hemangiomas e malformações vasculares.

Hemangiomas

São neoplasias em geral congênitas, sendo o tumor mais comum na infância. Podem ser classificados em três tipos: capilares, cavernosos ou mistos.

Aproximadamente 90% dos hemangiomas manifestam-se durante o primeiro ano de vida, sendo que 30% está presente ao nascimento. Classicamente, o tumor apresenta uma fase de proliferação, que compreende o período neonatal e o primeiro ano de vida, seguido de uma fase de involução, que pode durar anos. Apenas um quinto deles irão necessitar de alguma forma de intervenção.

Os *hemangiomas capilares* manifestam-se como pequenas placas avermelhadas, elevadas ou não, compressíveis, restritas à camada dérmica.

Os *hemangiomas cavernosos* formam lesões mais profundas, de aspecto nodular, elevados, compressíveis, avermelhadas ou violáceas, de tamanhos variáveis, chegando a causar deformidades de contorno da região acometida. Aumentam com manobras de Valsalva (em especial o choro), são indolores, mas podem causar desde ulceração cutânea até graus variáveis de sangramento.

No adulto, podem ocorrer os hemangiomas senis, que são pápulas ou máculas elevadas e circulares, adquiridas, em qualquer parte do corpo. São muito comuns, porém raramente excedem 3 a 5mm, e comumente não necessitam de tratamento, a não ser por sangramento, em geral relacionado a trauma local ou para finalidade estética.

Já os *aneurismas cirsoides* são um hemangioma plexiforme cavernoso, com vários *shunts* arteriovenosos, e pulsátil. São comuns na região cervical, próximos à carótida e podem chegar até o escalpo. Tendem a ter acometimento difuso e profundo, podendo penetrar no crânio. Sua exata extensão deve ser muito bem avaliada antes de uma proposta cirúrgica.

Os *hemangiomas de mucosa* podem ocorrer em qualquer sítio do trato aéreo superior, mas têm localização preferencial nas cavidades oral e nasal (em geral no septo nasal anterior e de origem traumática). Quando ocorrem na cavidade oral, geralmente se localizam nos lábios, língua ou mucosa jugal. A maioria deles é superficial, violáceo, compressível e bem circunscrito, mas podem adquirir caráter invasivo profundo, causando deformidades importantes de estruturas orais.

Duas localizações específicas de ocorrência dos hemangiomas merecem especial atenção. Os hemangiomas parotídeos, que são o tumor salivar mais comum na infância, causam abaulamento local, que aumenta com o choro, e alterações cutâneas como teleangectasias ou mesmo formação de massa violácea ao nível do ângulo da mandíbula. Já os hemangiomas laríngeos ocorrem preferencialmente na subglote, mas podem acometer a glote. Formam uma massa violácea, na borda inferior da glote até o anel cricoide, compressível, que causa dispneia de padrão obstrutivo, o que pode levar à indicação de uma traqueostomia.

Malformações vasculares

Diferentemente dos hemangiomas, são lesões vasculares que não cursam com proliferação das células endoteliais. Podem apresentar evolução muito rápida, em geral associadas a fatores hormonais ou hidrostáticos, gerando uma massa pulsátil, com frêmito, de crescimento muitas vezes dramático.

Tratamento

O aspecto mais importante acerca do tratamento é o reconhecimento de que o hemangioma poderá apresentar regressão espontânea. Na medida do possível, aguarda-se até os dois anos para avaliar a evolução da lesão; se nesse período não houver regressão, deve-se considerar a intervenção cirúrgica. Porém, não há como prever quais as lesões que apresentarão regressão e, às vezes, o crescimento da lesão acarreta em uma situação inaceitável, o que pode acelerar a decisão de uma intervenção cirúrgica. Além de uma deformidade estética evidente, que pode ser incorrigível com o crescimento, a expansão da lesão pode causar compressão local em estruturas vitais, alterações hemodinâmicas, distúrbios de coagulação (coagulopatia de consumo e hemorragias), insuficiência cardíaca de alto débito e obstrução de via aérea.

Nos casos de hemangiomas maciços ou de malformações vasculares, pode-se realizar uma arteriografia que determinará o vaso nutrício e, eventualmente, proporcionar uma embolização pré-operatória. Essa medida visa a diminuir o tamanho da lesão e, fundamentalmente, o sangramento no intraoperatório. Porém, a excisão cirúrgica posterior deve ser completa, sob o risco de causar aumento da circulação colateral, resultando em uma proliferação dramática da lesão.

O tratamento cirúrgico deve ser a excisão completa. Isso pode não ser muito complicado em lesões menores, porém pode ser desafiador em lesões extensas, em que se faz necessária a rotação de retalhos de espessura total para cobertura do defeito resultante.

Papel importante no tratamento dessas lesões tem sido o uso do laser, cuja absorção se faz preferencialmente por tecidos vermelhos (hemoglobina e tecidos vasculares), causando fotocoagulação. Os melhores resultados são obtidos em lesões superficiais.

Nasoangiofibroma juvenil

É um tumor de origem vascular que ocorre na parte posterior da cavidade nasal, manifestando-se na faixa etária dos 14 aos 18 anos, e praticamente só ocorrem em pacientes do sexo masculino. Pode causar obstrução nasal e rinorreia purulenta, porém a manifestação mais característica e dramática é a epistaxe severa e recorrente. Devido ao caráter invasivo da lesão, pode haver invasão da base do crânio e deformidade facial.

A investigação inclui exames de imagem, tomografia computadorizada ou ressonância magnética e em caso de suspeita clínica, não se deve realizar biópsia devido à possibilidade de sangramento importante. A terapêutica inclui uma arteriografia com embolização no pré-operatório, para posterior ressecção cirúrgica, que inclui uma maxilectomia com abordagem da base do crânio, em que é esperada grande perda sanguínea.

Linfangiomas

Este tumor foi descrito inicialmente por Redenbacher, em 1828, porém foi Wernher, em 1843, quem descreveu a doença detalhadamente, cabendo a ele o termo usualmente aceito, *higroma cístico*.

Os linfangiomas são os tumores de origem linfática mais frequente em cabeça e pescoço. Apesar disto, são tumores raros e que podem acometer diversas regiões do corpo, tais como retroperitônio, mesentério, genitais, parede torácica, vísceras, membros e mediastino. Aproximadamente 65 a 75% são identificados ao nascimento e de 80 a 90% dos casos são diagnosticados até os três anos de idade, sendo poucos os casos que se manifestam na idade adulta. Não há predominância entre o sexo masculino e o feminino e a área mais frequentemente acometida é o pescoço, principalmente o triângulo posterior do pescoço, podendo se expandir para a região anterior do mesmo, face, axila e mediastino.

A patogênese dos linfangiomas é controversa, sendo que as duas teorias mais aceitas pregam a obstrução congênita dos vasos linfáticos ou que se trata de uma neoplasia de vasos linfáticos.

Os linfangiomas, dependendo do calibre dos vasos linfáticos presentes no tumor e da espessura de sua camada adventícia, podem ser divididos em três variedades:

1. linfangioma simples;
2. linfangioma cavernoso;
3. linfangioma cístico ou higroma cístico.

Esta diferenciação parece ter relação com o sítio anatômico em que o tumor se desenvolve, podendo apresentar uma superposição dessas variedades.

O linfangioma simples é a forma menos significativa do tumor, caracterizada por pequenas lesões que parecem vesículas e acometem a pele, sendo normalmente assintomáticas. Podem aparecer associadas às outras formas de linfangiomas.

O linfangioma cavernoso é muito parecido com o higroma cístico em termos histológicos, acometendo mais a região da face, lábios e língua. Esses tumores podem atingir tamanhos significativos, causando dificuldade de fala, deglutição e respiração, além do problema estético.

O higroma cístico parece se desenvolver com suas características histológicas típicas em regiões que apresentam tecido conjuntivo menos denso, como o pescoço, permitindo que aconteça a dilatação dos vasos linfáticos, assumindo seu aspecto multilocular típico.

Os linfangiomas apresentam comportamento variável, podendo crescer progressivamente, permanecer estático, involuir ou mesmo regredir completamente. Caracterizam-se por massas amolecidas e volumosas, habitualmente indolores, mas que podem causar sintomas pela compressão de traqueia ou da faringe levando a dispneia, compressão da faringe ou esôfago, causando disfagia e compressão de nervos, ou plexos nervosos, causando dormência, perda de força muscular ou dor.

Esses tumores podem apresentar crescimento súbito devido a sangramento interno ou por processo inflamatório local, podendo levar à obstrução de vias aéreas.

O diagnóstico diferencial deve ser feito com lipoma, hemangioma, cisto branquial, linfoma, hamartoma, cisto dermoide e neoplasias com degeneração cística.

A ultrassonografia, a tomografia computadorizada e a ressonância magnética têm grande valia no diagnóstico diferencial das lesões e na determinação da extensão das lesões, no entanto esta diferenciação pode ser difícil nos casos de hemangiomas.

A punção aspirativa por agulha fina (PAAF), guiada por ultrassonografia, pode ser utilizada no diagnóstico da lesão, porém deve-se considerar o risco deste procedimento causar infecção da lesão.

O tratamento dos higromas císticos pode consistir desde a simples observação e acompanhamento clínico da lesão até o tratamento cirúrgico.

Os autores que defendem a observação da lesão baseiam-se na possibilidade da regressão espontânea do tumor em cerca de 15% dos casos, porém deve-se considerar apenas nos casos de pacientes assintomáticos.

A simples aspiração do conteúdo do higroma cístico deve ser evitada em pacientes assintomáticos pelo risco de infecção ou sangramento, causando um aumento do volume do tumor com compressão das vias aéreas, no entanto pode ser empregada justamente nos casos em que isto ocorrer com o objetivo de aliviar rapidamente esta compressão.

O tratamento de escolha ainda é a cirurgia com a ressecção completa da lesão, quando possível. Devido à natureza infiltrativa dessas lesões envolvendo estruturas neurais, vasculares e tecidos adjacentes, como a língua e a laringe, a ressecção completa da lesão pode ser muito difícil dependendo da área acometida, com possibilidades de recidiva, variando de 0 a 27% em casos de ressecção completa e de 50 a 100% em casos de ressecção parcial da lesão.

Alternativamente, pode ser empregado o tratamento com substâncias esclerosantes. O uso do OK-432 (*Picibanil*) foi inicialmente descrito para o tratamento de linfangiomas por Ogita em 1987. Desde então, tem sido empregado por diversos autores com baixo índice de complicações e regressão quase total ou parcial de 50 a 85%.

Tumores neurogênicos

O território da cabeça e pescoço possui abundante rede neural, sendo, por isto, sede frequente de tumores neurogênicos, como os neurilemomas e os neurofibromas, que não devem ser confundidos com os neuromas traumáticos. Na verdade, estes últimos não são neoplasias verdadeiras e, sim, resultante de uma exacerbação do processo inflamatório que pode surgir frente a uma lesão neural.

Schwannoma – neurilemoma

Os neurilemomas, também chamados de schwannomas, formam-se a partir das células da bainha de Schwann, de nervos motores, sensoriais e simpáticos. A maioria destas lesões ocorre, na verdade, no sistema nervoso central, em especial no nervo acústico, de forma que a região da cabeça e pescoço é a segunda área em ocorrência.

Apresentam-se clinicamente como uma massa indolor, de crescimento muito lento, às vezes com décadas de história, sem manifestações neurológicas. Porém, podem ocorrer sintomas compressivos dependendo da localização anatômica do tumor. Disfonia por alteração de mobilidade da glote, tosse, dificuldade para respirar e até mesmo a síndrome de Horner são relatadas, porém a imensa maioria dos casos é totalmente assintomática.

Em termos anatômicos, os neurilemomas podem ser mediais ou laterais. Os mediais têm origem, em geral, nos últimos quatro nervos cranianos, ou no plexo simpático, manifestando-se muitas vezes como massas do espaço parafaríngeo. Os laterais, que são os mais comuns, em geral derivam dos plexos sensitivo cervicais, ou do plexo braquial. Muitas vezes, é impossível distinguir exatamente qual o nervo que deu origem à lesão, mesmo no ato operatório, o que torna difícil a previsão da sequela que a ressecção cirúrgica irá acarretar. Além disso, virtualmente qualquer região da face e do pescoço pode ser acometida, incluindo partes moles da face (em especial a região pré-auricular), fronte, órbita, couro cabeludo, ou mesmo em estruturas da cavidade oral, da faringe e da laringe.

O diagnóstico clínico se faz através da palpação de uma massa, geralmente indolor, de consistência fibroelástica, cuja percussão pode causar alguma manifestação neural, como sensação de choque ou tosse (descrita em casos de neurilemoma de vago). A ressonância magnética mostra imagem de uma lesão solitária, fusiforme, com ampla impregnação por contraste, e a análise citológica, através de uma punção aspirativa, pode nos favorecer o diagnóstico preciso.

O tratamento recomendado é a excisão cirúrgica, embora a ausência total de sintomas, associada à longa história de evolução extremamente arrastada, permite-nos o acompanhamento clínico, desde que o diagnóstico esteja bem documentado. Durante o ato cirúrgico, é importante notar que, de maneira geral, não há a necessidade de sacrifício do nervo acometido, uma vez que é possível separar as fibras axonais da bainha acometida. Ainda assim, tal manipulação causa défice de função, temporária ou permanente. Não é incomum o achado intraoperatório de lesões múltiplas no mesmo nervo ou em outros da mesma cadeia, o que se passou a chamar de schwannomas plexiformes ou multinodulares. No caso de lesões em partes moles, como por exemplo no couro cabeludo, é impossível até a própria visualização do nervo acometido, por este ser muito pequeno, e frequentemente o diagnóstico se faz no pós-operatório. A recorrência é extremamente baixa e eles não costumam sofrer degeneração maligna.

Neurofibroma

Os neurofibromas podem ocorrer de forma solitária ou associados à doença de von Recklinghausen (neurofibromatose tipo I), onde são múltiplos, e a outras anomalias. Ocorrem em uma faixa etária um pouco mais baixa em relação aos neurilemomas, entre 20 e 40 anos.

Geralmente manifestam-se através de pequenos nódulos no subcutâneo, mais frequentemente na região periorbitária, ao contrário dos neurilemomas, que tendem a ocorrer mais no pescoço. Porém, assim como os neurilemomas, podem ocorrer em qualquer área da cabeça e pescoço, incluindo a laringe, faringe e o soalho da boca. Na língua, pode causar macroglossia.

O aspecto macroscópico é da uma massa branco-acinzentada, lisa, amolecida e, diferentemente do neurilemoma, não pode ser separada do nervo que a originou.

O tratamento do neurofibroma solitário é a excisão cirúrgica, o que apresenta baixo índice de recidivas locais.

Schwannoma maligno – neurossarcoma

São neoplasias malignas da bainha neural que, como em outros sarcomas, compreende diversas formas e subtipos que ocasionam muitas variantes histológicas.

Podem ocorrem em pacientes com ou sem doença de von Recklinghausen. Quando associada a ela, costumam ocorrer na faixa etária dos 20 aos 50 anos, enquanto na forma espontânea, mais comum, ocorre 10 a 15 anos mais tarde.

A manifestação mais comum é a presença de um nódulo doloroso, ou inchaço associado a sinais neurológicos, tais como parestesia, atrofia muscular ou fraqueza, dependendo do tronco afetado. A mudança de comportamento, em especial o rápido crescimento, em área de um neuroma antigo é fortemente sugestivo de degeneração maligna, principalmente em pacientes portadores de von Recklinghausen. Em geral, o tumor forma uma massa fusiforme mal delimitada que infiltra o nervo e estruturas adjacentes, podendo ter focos de necrose e hemorragia. Dificilmente são pequenos, sendo frequentes apresentarem-se com mais de 10cm.

Paraganglioma

Derivado da crista neural, o tecido paraganglionar situa-se em topografia paravertebral, acompanhando vasos arteriais e nervos cranianos. Fazem parte do sistema nervoso autônomo (componente extra-adrenal), produzindo e armazenando neurotransmissores e substâncias vasoativas, em especial adrenalina e noradrenalina.

Os paragangliomas podem ocorrer em diversas localizações na cabeça e pescoço, porém os de ocorrência mais importantes são os tumores do corpo carotídeo, os intravagais e os jugulotimpânicos, cujo manuseio inclui uma abordagem da orelha média.

Paraganglioma do corpo carotídeo

O corpo carotídeo normal é uma estrutura rosada, de aproximadamente 5mm, localizada na face medial da adventícia da carótida comum. É inervado por ramos do nervo glossofaríngeo e suprido por ramos da carótida externa. Tem por finalidade regular e monitorizar alterações sanguíneas de pH, O_2 e CO_2. Porém, a função exata do tecido paraganglionar encontrado em outros sítios, como o intravagal ou jugulotimpânico, não é conhecida. Por essa razão, o termo quimiodectoma foi designado para esses tumores, quando de ocorrência no corpo carotídeo. Não são funcionantes.

Podem ocorrer em qualquer idade, mas em geral manifestam-se nas quarta e quinta décadas. Apresentam crescimento lento, são indolores e encontram-se na localização do próprio bulbo carotídeo. À palpação, apresentam pulso arterial muito evidente e clássica mobilidade laterolateral, sem mobilidade vertical. O diagnóstico pré-operatório é feito por arteriografia, que mostra uma massa com fluxo arterial muito evidente, causando afastamento entre as carótidas interna e externa, formando uma imagem de cálice à arteriografia. Não se recomenda biópsia dessas lesões pelo grande potencial hemorrágico deste procedimento.

O tratamento é a ressecção cirúrgica que, se completa, proporciona baixa taxa de recidiva local. Alguns autores preconizam a arteriografia com embolização no pré-operatório, com a finalidade de redução volumétrica da lesão, bem como menor sangramento no intraoperatório.

Trata-se, no entanto, de procedimento com alto índice de complicações graves, como acidentes vasculares ou lesões de nervos cranianos. A radioterapia tem papel limitado nessa doença, reservada aos casos de risco cirúrgico muito elevado.

Paraganglioma intravagal

São tumores formados por restos do tecido paraganglionar adjacentes ao nervo vago. Podem ocorrer em qualquer parte do nervo, mas é mais comum ao nível do gânglio nodoso. São bem mais incomuns do que o paraganglioma do corpo carotídeo e, assim como ele, manifesta-se como uma massa de crescimento lento, em geral atrás do ângulo da mandíbula, podendo causar abaulamento do espaço parafaríngeo e disfagia. Raramente pode causar compressão dos nervos hipoglosso e glossofaríngeo.

A arteriografia mostra uma massa muito vascularizada acima do nível da bifurcação das carótidas.

O tratamento preconizado também é cirúrgico, o qual deve estar preparado para abordagem de base do crânio.

Bibliografia

1. Giguère CM, Bauman NM, Smith RJ. New treatment options for lymphangioma in infants and children. *Ann Otol Rhinol Laryngol.* 2002;111:1066-75.
2. Grasso DL, Pelizo G, Zocconi E, Schleef J. Lymphangiomas of the head and neck in children. *Acta Otorhinolaryngol Ital.* 2008;28:17-20.
3. MacArthur CJ. Head and neck hemangiomas of infancy. *Curr Opin Otorynol Head Neck Surg.* 2006;14:397-405.
4. Shah JP. *Head and neck surgery.* 2a ed. Chicago:Mosby-Wolfe; 1996.
5. Thawley SE, Panje WR, Batsakis JG, Lindberg RD. *Comprehensive manangement of head and neck tumors.* 2a ed. Philadelphia: WB Saunders; 1999.
6. Yoo JC, Ahn Y, Lim YS, Hah JH, Kwon TK, Sung MW, Kim KH. OK-432 sclerotherapy in head and neck lymphangiomas: long-term follow-up result. *Otolaryngol Head Neck Surg.* 2009;140(1):120-3.

Capítulo 24

Tumores Odontogênicos

Roberto Pereira de Magalhães

Os tumores odontogênicos são tumores raros, de grande variedade (mais de 30, conforme a classificação da Organização Mundial de Saúde – OMS), que acometem a mandíbula e maxila, com apresentações clínicas, aspectos histopatológicos e comportamentos distintos. O que este grupo de tumores possui em comum é o fato de apresentarem como origem o elemento epitelial, ectomesenquimatoso e/ou mesenquimatoso dos tecidos formadores do dente. Por vezes, alguns autores abordam, indistintamente, algumas lesões ósseas ou fibro-ósseas não odontogênicas dentro deste grupo. A própria classificação da Organização Mundial da Saúde (Quadro 24.1) causa certa confusão ao trazer algumas lesões não odontogênicas, relacionadas aos ossos do complexo maxilomandibular, como o querubismo, a displasia fibrosa e óssea e o cisto ósseo simples como integrantes deste capítulo.

Outra controvérsia diz respeito à diferenciação entre lesão neoplásica ou não. Recentemente o ceratocisto passou a ser considerado como parte integrante das neoplasias odontogênicas. O odontoma, que é um hamartoma (pseudotumor), também pertence ao grupo dos tumores odontogênicos, como uma neoplasia odontogênica, para a maioria dos autores.

O desenvolvimento do dente é um processo complexo que envolve diferentes tecidos. As relações indutivas entre o mesênquima e o tecido epitelial na odontogênese fazem com que estes tumores apresentem uma morfologia epitelial, mesenquimal, ectomesenquimal ou mista. São tumores que surgem em qualquer etapa da vida, com picos entre 20 e 40 anos de idade. De modo geral, os tumores odontogênicos são de etiologia indefinida e aparecem clinicamente como tumores intraósseos com poucos sinais e sintomas, além da presença do próprio tumor visível, palpável, ou notado por exame subsidiário, na maxila ou na mandíbula. Diante da suspeita de tumores odontogênicos, além da história e cuidadoso exame bimanual da cavidade oral, com verificação de abaulamentos, mobilidade dentária e

Quadro 24.1 – Classificação dos tumores odontogênicos (OMS, 2005).

Tumores malignos
Carcinomas odontogênicos
Ameloblastoma (maligno) metastatizante
Carcinoma ameloblástico – tipo primário
Carcinoma ameloblástico – tipo secundário (desdiferenciado) intraósseo
Carcinoma ameloblástico – tipo secundário (desdiferenciado) periférico
Carcinoma de células escamosas intraósseo primário – tipo sólido
Carcinoma de células escamosas intraósseo derivado de tumor odontogênico ceratocístico
Carcinoma de células escamosas intraósseo derivado de cisto odontogênico
Carcinoma odontogênico de célula clara
Carcinoma odontogênico de célula fantasma
Sarcomas odontogênicos
Fibrossarcoma ameloblástico
Fibrodentino e Fibro-odontossarcoma ameloblástico

Tumores benignos
Epitélio odontogênico com estroma fibroso maduro sem ectomesênquima odontogênico
Ameloblastoma tipo sólido/multicístico
Ameloblastoma tipo extraósseo/periférico
Ameloblastoma tipo desmoplásico
Ameloblastoma tipo unicístico
Tumor odontogênico escamoso
Tumor odontogênico epitelial calcificante
Tumor odontogênico adenomatoide
Tumor odontogênico ceratocístico
Epitélio odontogênico com ectomesênquima odontogênico, com ou sem formação de tecido duro
Fibroma ameloblástico
Fibrodentinoma ameloblástico
Fibro-odontoma ameloblástico
Odontoma
    Odontoma tipo complexo
    Odontoma tipo composto
Odontoameloblastoma
Tumor odontogênico cístico calcificante
Tumor dentinogênico de célula fantasma
Mesênquima e/ou ectomesênquima odontogênico com ou sem epitélio odontogênico

Continua

Quadro 24.1 – Classificação dos tumores odontogênicos (OMS, 2005) *(Continuação).*

Tumores benignos
Fibroma odontogênico
Mixoma/Mixofibroma odontogênico
Cementoblastoma
Lesões relacionadas ao osso
Fibroma ossificante
 Displasia fibrosa
 Displasia óssea
 Lesão central (granuloma) de células gigantes
 Querubismo
 Cisto ósseo aneurismático
 Cisto ósseo simples

situação da mucosa, o estudo radiológico é fundamental para a formulação da hipótese diagnóstica. Apresentam diferentes e típicas características à radiografia simples, tanto quanto à localização quanto à forma de apresentação. No entanto, o diagnóstico só é determinado pela análise histopatológica do material retirado por biópsia incisional ou após a retirada completa da lesão, que em certos casos já é a etapa definitiva do tratamento. Entre as evidências radiológicas temos as lesões uni ou multicísticas, lesões líticas, radiopacas e mistas, e formação de padrões ("bolhas de sabão", trabeculado etc.), com o envolvimento ou não de elementos dentários. A perda da cortical óssea, por exemplo, pode estar presente tanto nos tumores benignos como nos malignos, os primeiros pela compressão e o segundo também pela invasão direta.

Estudos epidemiológicos mostram que os tumores odontogênicos malignos são muito raros, compreendendo menos de 0,5% dos tumores malignos nos humanos. Conforme a classificação da OMS, os tumores malignos são: ameloblastoma metastático, carcinoma ameloblástico, carcinoma de células escamosas intraósseo primário, carcinoma odontogênico de célula clara, carcinoma odontogênico de célula fantasma e sarcomas odontogênicos. Apresentam história de massa maxilomandibular (70% em mandíbula) de crescimento rápido, com imagem radiológica de bordas irregulares da lesão. A presença de dor é frequente e o tratamento é sempre ressecção segmentar, com baixa sensibilidade à radioterapia ou quimioterapia.

Entre os tumores odontogênicos benignos descritos na classificação da OMS (ver Quadro 24.1), os mais observados são o tumor odontogênico ceratocístico, o ameloblastoma, o odontoma e o mixoma odontogênico.

Tumor odontogênico ceratocístico

Trata-se de um tumor benigno, recentemente considerado como neoplasia verdadeira de origem odontogênica. Enquanto outros cistos odontogênicos não neoplásicos, como o cisto dentígero e o cisto radicular, possuem crescimento por aumento da pressão interna, sem caráter invasivo, o antigamente denominado ceratocisto apresenta crescimento inerente ao próprio epitélio de revestimento, com caráter mais agressivo. Segundo alguns levantamentos epidemiológicos é o tumor odontogênico mais frequente e pode ocorrer em qualquer idade, com pico na segunda e terceira décadas de vida. Ocorre em maior número na mandíbula (65 a 80%), com predominância para a região do ângulo. Podem alcançar grandes dimensões, com crescimento preferencial pela medula óssea e raramente causam reabsorção de raízes dentárias

A radiografia simples mostra uma lesão radiolúcida, cística, com margens bem definidas e escleróticas. Outra forma de apresentação é a presença de múltiplos tumores, condição esta compatível com a síndrome do carcinoma nevoide basocelular (síndrome de Gorlin), devendo ser investigada a presença de outras manifestações, tais como carcinoma basocelular de pele, cistos epidermoides e calcificação intracraniana. Em alguns casos existe envolvimento de um dente não erupcionado, causando confusão diagnóstica com o cisto dentígero. A diferenciação é importante devido ao fato de haver comportamento distinto entre os mesmos. Enquanto o cisto dentígero apresenta um comportamento pouco agressivo, podendo ser tratado com retirada do material e curetagem da cavidade, o tumor odontogênico ceratocístico tem um caráter mais invasivo, com alto índice de recidiva quando tratado com curetagem simples (30% de recidiva na média dos estudos). O ideal é complementar a curetagem com uma raspagem da parede óssea, cauterização química da cavidade ou ressecção em bloco. O dilema é que o diagnóstico e a diferenciação com outros cistos (dentígero ou radicular) só é realizado após a análise histopatológica, quando a cirurgia foi uma curetagem simples.

O aspecto histopatológico é típico, com uma delgada cápsula sendo formada por uma camada de tecido epitelial escamoso estratificado paraqueratinizado, e camada basal de células colunares ou cuboides, com núcleos intensamente basofílicos e orientados para fora da base. Certa displasia pode existir e a transformação maligna é muito rara.

Ameloblastoma

O ameloblastoma é o segundo ou terceiro tumor odontogênico mais frequente e é, sem dúvida, o mais significativo em termos clínicos devido à sua apresentação destrutiva, ao seu comportamento incerto e ao prognóstico dependente de múltiplos fatores. Altamente recidivante após simples curetagem, exige grande experiência do cirurgião para que este equilibre a radicalidade do tratamento com o menor prejuízo funcional possível. Podem ter origem em restos da lâmina dentária, de um órgão do esmalte, do epitélio do cisto odontogênico ou de células basais da mucosa oral. São observados e classificados quatro tipos distintos de ameloblastomas.

A maioria (cerca de 80%) dos ameloblastomas é do tipo sólido/multicístico (ameloblastoma convencional). Aproximadamente 15% dos ameloblastomas são unicísticos e geralmente são tratados inicialmente com curetagem simples recebendo o diagnóstico após o exame histopatológico. Nestes casos, por ser rara a recidiva, o tratamento inicial pode ser considerado adequado a não ser que haja invasão mural ao exame histopatológico, quando então deve ser cogitada uma nova abordagem para ampliação da margem. Os outros dois tipos de ameloblastoma, mais raros, são o ameloblastoma periférico (extraósseo, de comportamento não agressivo) e o ameloblastoma desmoplásico (de localização mais central na mandíbula, não cístico, sem margem nítida à radiografia simples e comportamento mais invasivo).

Passaremos a descrever as características do ameloblastoma sólido/multicístico (convencional). Este tumor não apresenta predileção por gênero e, em algumas séries, é mais frequente na raça negra. Ocorre em todas as idades, sendo raro antes dos 20 anos de idade. Sua localização mais comum é a mandíbula (80%), sendo a região dos molares a mais acometida. Trata-se de um tumor assintomático, o que geralmente posterga o diagnóstico e leva a uma apresentação inicial extensa e, muitas vezes, dramática. A apresentação usual é a presença de um abaulamento do osso (mandíbula ou maxila). A característica radiográfica típica é de uma lesão radiolúcida multilocular, frequentemente na região posterior do corpo mandibular, que os autores descrevem como lesão radiológica em "bolhas de sabão" ou em "favo de mel" (Fig. 24.1). É comum a presença de cortical óssea expandida e reabsorção das raízes dentárias adjacentes. Este tipo de ameloblastoma pode ser confundido com outras lesões císticas quando se apresenta como um defeito radiolúcido unilocular (na sua forma unicística).

Tumores Odontogênicos

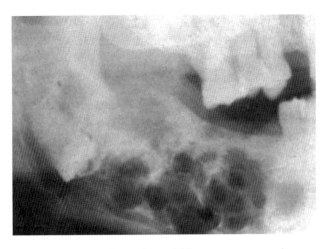

Figura 24.1 — Aspecto radiológico do ameloblastoma convencional.

Do ponto de vista histopatológico, podem ocorrer duas formas básicas, o ameloblastoma padrão folicular (mais comum) e o ameloblastoma plexiforme. O padrão folicular consiste de ilhas de epitélio odontogênico em meio ao estroma fibroso e áreas císticas. No padrão plexiforme há cordões que se anastomosam ou criam lençóis de epitélio odontogênico, com estroma delicado. Não há diferença clínica significativa entre os dois padrões. Um tipo histológico mais agressivo é o ameloblastoma de células granulares, com pior prognóstico em termos de recidiva tumoral. Casos raros de metástase de ameloblastoma (com o aspecto celular benigno na microscopia) são descritos na literatura, devendo ser considerados como uma neoplasia maligna. Quando o aspecto histopatológico apresenta malignidade, o tumor é na verdade um carcinoma ameloblástico.

O tratamento do ameloblastoma é sempre cirúrgico. O tipo de cirurgia e a reparação do defeito dependem da apresentação do tumor quanto a sua localização, extensão e forma. Os ameloblastomas unicísticos são menos invasivos e, uma vez tratados com enucleação e curetagem, raramente recidivam se o epitélio tumoral não estiver invadindo a parede fibrosa do cisto ao exame histopatológico. Em geral não requerem reconstrução do defeito. Caso a cavidade provocada pela ressecção não seja muito extensa e haja osso viável ao redor, a reparação óssea parcial é espontânea, bastando suturar a mucosa. O ameloblastoma periférico deve ser tratado com simples ressecção e tem ótimo prognóstico.

Infelizmente, o tipo de ameloblastoma mais comum também é o de pior prognóstico, o ameloblastoma sólido/multicístico (A-S/M).

O A-S/M está localizado na maxila em 20% dos casos. Devemos ter mais cuidado e sermos mais radicais no tratamento dos ameloblastomas maxilares posteriores, uma vez que recidivam com alta frequência, se não tratados com ressecção em bloco e margens adequadas. É uma região anatomicamente complexa, onde a recidiva tumoral é desastrosa. Os defeitos de maxila são reparados com prótese intraoral, de colocação imediata sempre que possível, com a participação do odontólogo no planejamento e moldagem pré-operatória.

O A-S/M da região posterior do corpo da mandíbula é o mais encontrado. Vários tipos de tratamento cirúrgico já forma descritos. Além da ressecção em bloco (mandibulectomia marginal ou segmentar) com margem óssea livre, são também realizadas a enucleação com curetagem, enucleação com raspagem da parede óssea após curetagem, quimiocauterização por meio da solução de Carnoy intracavitária após curetagem ou com instilação semanal de quimioterápicos (5-FU) na cavidade remanescente após a cirurgia, com índices de recidiva que variam de 5 a 90%. No A-S/M, os relatos de recidiva do tumor entre 30 e 90% após a simples enucleação e curetagem nos fazem crer que esta prática deva ser restrita ao ameloblastoma unicístico. Pela tendência deste de se infiltrar no osso esponjoso intacto adjacente, devemos dar preferência à cirurgia mais radical em que teremos ao exame histopatológico margens ósseas, ou em partes moles adjacentes livres, da neoplasia. Portanto, a ressecção em bloco com margem óssea livre é o único tratamento com baixa recidiva e deve ser preconizado para o A-S/M.

Em relação à reconstrução do defeito, deverá ser planejado de modo multidisciplinar, com a participação do cirurgião e do odontólogo que fará a reabilitação funcional. Caso haja uma ressecção ampla é necessária a participação do cirurgião plástico especializado em retalhos livres com anastomose vascular microcirúrgica. Assim, defeitos ósseos mandibulares de até 4 ou 5cm de extensão podem ser tratados com interposição de osso livre não vascularizado fixado por placas. No entanto, defeitos maiores devem ser reconstruídos com enxerto ósseo livre vascularizado. O retalho de fíbula tem sido o mais utilizado.

Odontoma

O odontoma é o tipo mais comum de tumor odontogênico. Em alguns estudos epidemiológicos surge em segundo ou terceiro lugar, porém acredita-se que isto se deve ao seu caráter indolente e à falta de atendimento ou investigação odontológica mais ampla em certas populações. Não é uma neoplasia verdadeira e sim um pseudotumor ou uma malformação do tecido dentário (hamartoma).

O exame histopatológico do tumor mostra uma diferenciação das células em esmalte e dentina, com menor quantidade da polpa e cemento. A faixa etária mais acometida é a segunda década de vida. Ao diagnóstico, os odontomas geralmente não ultrapassam 3cm de diâmetro e possuem crescimento lento e não invasivo. Conforme a classificação da OMS, esses tumores devem ser divididos em odontoma tipo complexo, quando o aspecto da lesão não se assemelha ao dente, e odontoma tipo composto (mais frequente), quando morfologicamente lembram o elemento dentário.

Múltiplos odontomas podem ocorrer na síndrome de Gardner.

Existe maior acometimento da maxila e o tratamento com simples ressecção e curetagem é satisfatório, sendo rara a recidiva.

Mixoma odontogênico/mixofibroma

Este tumor odontogênico é derivado do ectomesênquima e possui semelhança microscópica com a porção mesenquimal do dente em seu estágio de desenvolvimento inicial, sendo composto por células de formato estrelado, fusiforme ou arredondado dispersas em estroma mucoide ou mixoide abundante, com pouco colágeno. Este caráter faz com que o cirurgião, durante a manipulação do tumor, perceba uma estrutura gelatinosa frouxa. Quando existe maior quantidade de fibras colágenas, o termo mixofibroma deve ser usado.

Os mixomas odontogênicos representam 5 a 10% dos tumores odontogênicos, acometem adultos jovens, sendo que cerca de 70% ocorre na mandíbula. Ao exame radiográfico observa-se um tumor radiolúcido uni ou multilocular, com finas trabeculações, por vezes formando o aspecto de "pequenas bolhas de sabão" (confundindo-se com a imagem do ameloblastoma) com margens imprecisas. É comum o achado de deslocamento dentário e reabsorção de raízes.

Devido ao seu caráter infiltrativo, não capsulado, o tratamento de enucleação e curetagem é tecnicamente difícil. Apesar de bom prognóstico, a recidiva ocorre em até 25% dos casos. A cirurgia de ressecção em bloco com margens livres deve ser preferida sempre que possível para obtenção da cura definitiva.

Bibliografia

1. Barnes L, Eveson JW, Reichart P, Sidransky D. World Health *Organization classification of tumors. Pathology and genetics of head and neck tumors*. IARC Press: Lyon; 2005.
2. Neville BW, Damm DD, Allen CM, Bouquot JE. *Patologia Oral e Maxilofacial*. 3a ed. Rio de Janeiro: Elsevier; 2009.

Capítulo 25

Tumores da Base do Crânio

Claudio Roberto Cernea
Lenine Garcia Brandão

Introdução

A base do crânio é uma região limítrofe entre a cavidade craniana propriamente dita e a face. Ela pode ser acometida por um grupo muito heterogêneo de neoplasias. Ocorrem tanto em lesões de origem intracraniana, que se dirigem caudalmente, quanto em lesões faciais ou do trato aerodigestório superior que se propagam superiormente. É uma área de enorme complexidade anatômica, com muitas estruturas ósseas e forames naturais por onde passam estruturas vasculares e nervosas de importância vital. Assim, é fundamental o estudo desta intrincada anatomia, bem como de aspectos clínicos e patológicos das neoplasias da base do crânio, para oferecer uma melhor abordagem propedêutica e uma conduta terapêutica mais adequada.

O pioneiro da cirurgia oncológica de base de crânio foi o Dr. Alfred Ketcham, que estabeleceu as bases técnicas para a abordagem multidisciplinar desta região. Os limites das ressecções craniofaciais oncológicas foram notavelmente expandidos com as publicações do Dr. Ivo Janecka, que desenvolveu criativos acessos operatórios. A partir dos trabalhos desses autores, diversos estudos atestaram a eficácia dessas cirurgias.

Aspectos anatômicos

A base do crânio apresenta três regiões principais, ou fossas, quando vistas por uma perspectiva cranial: fossas anterior, média e posterior. Os tumores desta última região raramente envolvem a face, e são geralmente tratados apenas pelo neurocirurgião.

As fossas anteriores compreendem os tetos orbitários e a lâmina cribiforme (por onde passam as raízes dos I nervos cranianos). Na linha média, um pouco mais posteriormente a elas, encontra-se a região do clivo. Aqui existem diversas estruturas vitais: a sela túrcica (que contém a hipófise), o hipotálamo, o quiasma óptico e os seios venosos cavernosos. Nestes, localizam-se as porções horizontais das artérias carótidas internas e os nervos cranianos III, IV, V e VI.

Os principais componentes ósseos das fossas médias são os ossos esfenoides e temporais. No soalho dessas fossas, existem diversos forames por onde passam nervos e vasos sanguíneos: forame redondo (por onde entra a segunda raiz do V nervo craniano), forame oval (por onde entra a terceira raiz do mesmo nervo), forame hipoglosso (por onde sai o XII nervo craniano), forame estilomastóideo (por onde sai o VII nervo craniano), forame jugular (por onde saem a veia jugular interna e o XI nervo craniano) e forame carotídeo (por onde entra a artéria carótida interna). Ainda no soalho das fossas médias, há uma área, o cavo de Meckel, onde repousa o gânglio de Gasser, do V nervo craniano.

Já na face e na porção inicial do trato aerodigestório superior, as estruturas anatômicas mais relacionadas com a base do crânio são a rinofaringe, os seios paranasais e o teto da cavidade nasal, as órbitas, as articulações temporomandibulares, os espaços parafaríngeos e as fossas pterigopalatinas e infratemporais. Além destas, a pele e as estruturas ósseas faciais também podem ser sede de lesões que invadam a base do crânio.

Aspectos anatomopatológicos e epidemiológicos

São muito mais comuns as lesões que se originam na face e no trato aerodigestório superior e invadam o endocrânio, do que a situação inversa. Curiosamente, observam-se diferenças marcantes na distribuição dos tipos histológicos dos tumores da base do crânio conforme a região do globo estudada. Na maioria dos serviços do hemisfério norte, o acometimento da base craniana ocorre geralmente por tumores malignos dos seios paranasais, principalmente adenocarcinomas e carcinomas epidermoides. Já na China e em alguns países orientais, os cânceres mais prevalentes são oriundos da rinofaringe. Por outro lado, nas maiores séries brasileiras, os tumores mais frequentes são carcinomas basocelulares e epidermoides extensos de pele com invasão da base do crânio.

Dentre os tumores benignos que podem envolver a base do crânio, destacam-se os nasoangiofibromas juvenis, os paragangliomas de corpo carotídeo e jugulotimpânicos e, mais raramente, meningiomas recidivados com extensão extracraniana.

Diagnóstico

O diagnóstico clínico precoce dos tumores da base do crânio é muito difícil, especialmente quando sua origem se encontra nos seios paranasais. As neoplasias desta região caracterizam-se por exibir um comportamento insidioso, cursando de forma praticamente assintomática até invadir estruturas adjacentes, como a pele, a órbita ou a base do crânio. Também é comum a recidiva após tentativas de tratamento com cirurgias convencionais ou com rádio e quimioterapia. Por outro lado, em nosso meio, é muito alta a prevalência de lesões cutâneas faciais. Assim, uma extensa lesão cutânea, mormente se for um carcinoma basocelular esclerodermiforme ou um carcinoma espinocelular, pode invadir ossos, dura-máter e mesmo parênquima cerebral, se não for tratada ou excisada incompletamente.

Uma avaliação radiológica completa, incluindo uma tomografia computadorizada e, preferivelmente, também uma ressonância magnética, é fundamental para se avaliarem os limites profundos de invasão tumoral e decidir não apenas pela operabilidade do caso, como também para programar a abordagem cirúrgica. De fato, esses exames são complementares. A tomografia computadorizada é muito importante para evidenciar a invasão óssea, enquanto a ressonância propicia uma avaliação mais completa de partes moles, incluindo a dura-máter, bem como a visualização das estruturas vasculares, por meio da angiorressonância.

É crucial a obtenção de uma biópsia para se efetuar o diagnóstico anatomopatológico do tumor. Em cânceres de pele, esta biópsia pode ser efetuada com facilidade. Entretanto, algumas lesões de seios paranasais podem oferecer muitas dificuldades para a obtenção de material. Em algumas eventualidades, uma abordagem endoscópica se impõe, em outras a colheita de material pode ser feita orientada por métodos de imagem, como uma tomografia computadorizada.

Tratamento

O tratamento dos tumores da base do crânio é multidisciplinar. A abordagem cirúrgica geralmente envolve pelo menos três equipes: uma neurocirúrgica, uma de cirurgia de cabeça e pescoço e uma de cirurgia plástica. A primeira, que habitualmente inicia o procedimento, comprova a efetiva operabilidade do tumor. Eventualmente, nesta fase pode se constatar uma invasão muito extensa de partes vitais do neuroeixo que inviabilizem uma ressecção oncológica satisfatória; nesta situação, pode-se optar por abortar a ressecção craniofacial e indicar uma terapêutica não cirúrgica. Se a lesão for ressecável, tem início o tempo facial, executado pela equipe de cirurgia de cabeça e pescoço. Após a retirada da lesão, é importante o defeito resultante na base do crânio, a fim de prevenir a ocorrência de fístulas liquóricas e de meningite, que muitas vezes causam a morte do paciente (Fig. 25.1). Habitualmente, esta reconstrução é feita com um retalho combinado de gálea e pericrânio, que refaz a transição craniofacial, selando o interior da cavidade craniana (Fig. 25.2). Finalmente, quando existe um defeito deformante de pele, partes moles e osso na região craniofacial, uma equipe de cirurgia plástica efetua a reabilitação morfofuncional, geralmente com um transplante microcirúrgico (Fig. 25.3).

As principais contraindicações para o tratamento cirúrgico são: invasão orbitária bilateral num paciente que ainda esteja enxergando, invasão de estruturas vitais do neuroeixo, invasão de artéria carótida interna e/ou do seio cavernoso por tumores malignos com tipos histológicos muito agressivos e presença de doença sistêmica.

Dependendo das margens cirúrgicas finais e do tipo histológico, pode haver indicação para um tratamento adjuvante, que geralmente consiste em radioterapia, associada ou não à quimioterapia.

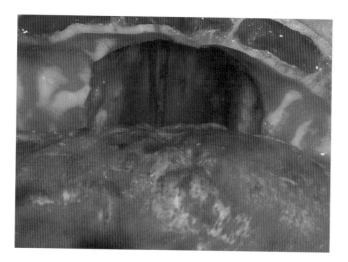

Figura 25.1 – Vista cranial do defeito na fossa craniana anterior resultante após a ressecção de um sarcoma de base de crânio.

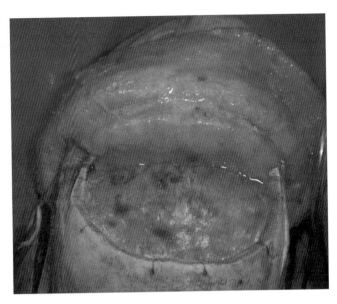

Figura 25.2 – Fechamento hermético do mesmo defeito da figura 25.1 com retalho galeopericrânico.

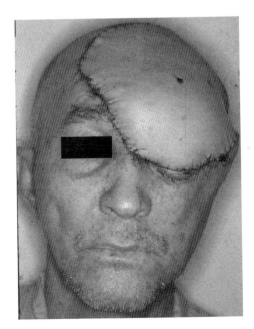

Figura 25.3 – Aspecto pós-operatório tardio de um paciente com um extenso carcinoma basocelular de região frontal, reconstruído com um retalho microcirúrgico miocutâneo de músculo retoabdominal.

Prognóstico

A expectativa prognóstica depende fundamentalmente da possibilidade de se obter uma ressecção com margens finais livres e do tipo histológico do tumor. Num estudo multicêntrico que reuniu a maior casuística, a sobrevida global em cinco anos dos 1.307 pacientes do estudo foi de 54%, e foi influenciada principalmente por: histologia do tumor, estado final das margens de ressecção e extensão intracraniana.

Bibliografia

1. Cernea CR, Dias FL, Lima RA, Farias T, Mendonça UB, Vellutini E et al. Atypical facial access: an unusually high prevalence of use among patients with skull base tumors treated at 2 centers. *Arch Otolaryngol Head Neck Surg.* 2007;133(8):816-9.
2. Cernea CR, Teixeira GV, Medina dos Santos LR et al. Indications for, contraindications to, and interruption of craniofacial procedures. *Ann Otol Rhinol Laryngol.* 1997;106:927-33.
3. Dias FL, Sá GM, Kligerman J, Nogueira J, Galvão ML, Lima RA. Prognostic factors and outcome in craniofacial surgery for malignant cutaneous tumors involving the anterior skull base. *Arch Otolaryngol Head Neck Surg.* 1997;123(7):738-42.
4. Ganly I, Patel SG, Singh B, Kraus DH, Bridger PG, Cantu G et al. Craniofacial resection for malignant paranasal sinus tumors. Report of an International Collaborative Study. *Head Neck.* 2005;27(7):575-84.
5. Gil Z, Patel SG, Cantu G, Fliss DM, Kowalski LP, Singh B et al. Outcome of craniofacial surgery in children and adolescents with malignant tumors involving the skull base: an international collaborative study. *Head Neck.* 2009;31(3):308-17.
6. Gil Z, Patel SG, Singh B, Cantu G, Fliss DM, Kowalski LP et al. International Collaborative Study Group. Analysis of prognostic factors in 146 patients with anterior skull base sarcoma: an international collaborative study. *Cancer.* 2007;110(5):1033-41.
7. Janecka IP, Sen C, Sekhar LN et al. Cranial base surgery: results in 183 patients. *Otolaryngol Head Neck Surg.* 1994;110:539-46.
8. Ketcham AS, Wilkins RH, Van Buren JM et al. A combined intracranial facial approach to the paranasal sinuses. *Am J Surg.* 1963;106:698-703.
9. Patel SG, Singh B, Polluri A, Bridger PG, Cantu G, Cheesman AD et al. Craniofacial surgery for malignant skull base tumors: report of an international collaborative study. *Cancer.* 2003;98(6):1179-87.
10. Wei WI, Sham JS. Nasopharyngeal carcinoma. *Lancet.* 2005;365(9476):2041-54.

Capítulo 26

Tumores de Pele

André Bandiera de Oliveira Santos

A pele, o maior órgão do corpo humano, é composta por derme, camada mais profunda, e epiderme, mais superficial. A epiderme possui cinco camadas: basal, espinhosa, granulosa, lúcida e córnea. Na camada basal, a mais profunda da epiderme, são encontrados também os melanócitos. A derme possui camada papilar e reticular. Profundamente, a hipoderme corresponde ao tecido celular subcutâneo e não faz parte da pele. Os principais tipos de câncer de pele são *carcinoma basocelular (CBC)*, derivados de células da camada basal, *carcinoma espinocelular (CEC)*, com origem na camada espinhosa, e *melanoma*, tumor maligno dos melanócitos. Outros tipos menos frequentes são o carcinoma de células de Merkel, carcinoma de células sebáceas e linfomas cutâneos. Os aspectos mais importantes dos tumores de pele para a cirurgia de cabeça e pescoço serão discutidos neste capítulo.

Epidemiologia

O *carcinoma basocelular* é o tipo de câncer de pele mais *frequente*, correspondendo a aproximadamente 70%. Sua incidência é pouco precisa, uma vez que o registro de todos os casos é difícil. São estimados entre 500 e 1.000/100.000 casos nos Estados Unidos. A localização mais comum é em cabeça e pescoço, em cerca de 70% dos *carcinomas basocelulares*.

Os *carcinomas espinocelulares* compõe 25% das neoplasias malignas da pele. Ocorrem em áreas de *exposição crônica* ao sol, como face e pescoço. Sua incidência é entre 100 e 150/100.000 indivíduos nos Estados Unidos e existe tendência para aumento ao longo dos anos.

O melanoma, muito embora seja responsável por apenas 4% dos tumores malignos da pele, é o que mais causa óbitos. Aproximadamente 75% das mortes por câncer de pele são por melanoma, que apresenta incidência mundial crescente. São 50 casos /100.000 habitantes na Austrália e 4/100.000 no Brasil.

Fatores de risco

Os principais fatores de risco considerados para a ocorrência de câncer da pele são: *hereditário*, pelo tipo de pele; e a *exposição solar* ao longo da vida, especialmente na infância e adolescência.

Pessoas com a pele e olhos claros, cabelos loiros ou ruivos e incapacidade de se bronzear são as que apresentam maior fator de risco (tipo I). A quantidade de melanócitos por superfície de pele é a mesma em indivíduos com diferentes tipos de pele e de raça. A variação se dá pela quantidade de melanina que é produzida. O tipo de pele pode ser classificado de I a VI:

I – Pele extremamente clara, com sardas, sempre queima, nunca se bronzeia.

II – Pele clara, queima muito, bronzeia pouco, muito sensível aos raios UV.

III – Pele pouco pigmentada, sensível, mas com capacidade de bronzeamento gradual.

IV – Pele moderadamente pigmentada, raramente queima, geralmente bronzeia.

V – Pele muito pigmentada, pouco sensível aos raios ultravioleta.

VI – Pele extremamente pigmentada, nunca queima.

A radiação ultravioleta (UV) representa uma fração da luz solar que chega à superfície terrestre, mas é considerada a mais carcinogênica. Pode ser classificada pelo comprimento de onda em UVA (320 a 400nm), UVB (280 a 320nm) e UVC (100 a 280nm). Os raios UVA são responsáveis por 95% da radiação que recebemos e penetram *profundamente* na pele; os raios UVB penetram superficialmente e são considerados os mais nocivos para a formação de tumores dos que chegam à superfície terrestre; os raios UVC são ainda mais nocivos, porém são absorvidos pela atmosfera. Os raios UVB são considerados os mais carcinogênicos, mas a exposição aos raios UVA também é nociva e participa da formação dos tumores, principalmente melanoma.

Condições como tratamento radioterápico, xeroderma pigmentoso, exposição a arsênico, imunossupressão e doenças cutâneas inflamatórias (por exemplo, lúpus) podem predispor a ocorrência de tumores de pele.

Além disso, os tumores que se proliferam na parte central da face (linha de fusão embrionária) e orifícios naturais (perioculares, bucal e região auricular) apresentam incidência maior de recidiva (Fig. 26.1).

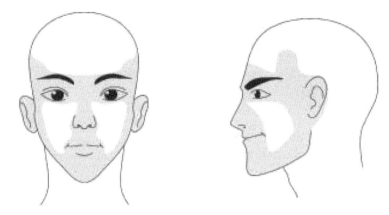

Figura 26.1 — Incidência de maior recidiva dos tumores.

Carcinoma basocelular

Quadro clínico

O CBC é uma lesão associada à exposição solar em locais em que há presença de pelos. Trata-se de um tumor de crescimento lento, levando meses ou mesmo anos para tornar-se mórbido. A dor é incomum. Pode ocorrer miíase em lesões extensas e ulceradas. A ocorrência de metástases é muito rara.

A principal morbidade relacionada é a invasão de estruturas contíguas, podendo haver invasão de órbita e tecidos periorbitários, com alterações visuais e eventualmente amaurose.

A invasão de base de crânio pode causar sintomas relacionados aos pares cranianos e o exame neurológico deve ser realizado nesses casos. Paralisia facial indica acometimento do VII par. Alterações de sensibilidade também são frequentes.

Biologia molecular

Mutações na via de sinalização denominada *hedgehog* (HH) foram estudadas em síndromes de CBC familiares e em carcinomas basocelulares esporádicos. Distúrbios na cascata do HH envolvem um gene supressor de tumor (PTCH1) e a ativação de sinal via proteína SMO leva à tradução de sinais para o núcleo com fatores de transcrição da família GLI, levando a crescimento celular.

Mutações no gene *p53* são encontradas em 50% dos carcinomas basocelulares. Outras mutações, como RAF e RAS, têm papel pouco conhecido na patogênese.

Tipos

Existem subtipos de carcinomas basocelulares. O tipo *nodular* classicamente apresenta bordas perláceas, cor rósea, textura mais consistente e sobrelevada em relação à pele, podendo apresentar teleangiectasias nas bordas. O centro da lesão pode ser ulcerado (Fig. 26.2). O tipo *superficial* apresenta-se como uma placa avermelhada ou rósea. Tanto o nodular como o superficial podem apresentar-se pigmentados, de coloração marrom, preta ou azulada.

Os tipos histológicos mais agressivos e com maior probabilidade de recidiva são o *metatípico* e o *esclerodermiforme*. O tipo metatípico reúne características de carcinoma basocelular e espinocelular, sendo mais frequentes nesse subtipo de carcinoma basocelular as raras ocorrências de metástases. O tipo esclerodermiforme apresenta características semelhantes à cicatriz, com disseminação profunda, de difícil diagnóstico clínico. Tal

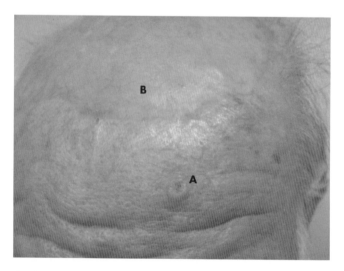

Figura 26.2 — A) Carcinoma basocelular nodular ulcerado com teleangectasias nas bordas. Na parte superior **(B)**, observa-se grande área com enxerto de pele em couro cabeludo, após ressecção de outro carcinoma basocelular.

invasividade é relacionada à presença de colagenase na lesão, que facilita sua disseminação.

Diagnóstico

Deve-se realizar biópsia, de preferência excisional. A biópsia por *punch* ou incisional deve ser realizada em casos de dúvida diagnóstica em regiões como a face, para melhor resultado estético. A maioria dos casos encaminhados para tratamento com a cirurgia de cabeça e pescoço, no entanto, é tumores extensos e que necessita de grandes ressecções e reconstrução elaborada, envolvendo outras equipes cirúrgicas (neurocirurgia, cirurgia plástica e otorrinolaringologia), e a biópsia incisional confirma o diagnóstico e o subtipo.

As características anatomopatológicas são agregados de células com núcleos grandes, ovais, com pouco citoplasma, formando paliçadas, na camada basal do epitélio. O tipo esclerodermiforme não forma agregados de células, mas sim faixas, por vezes descontínuas.

Tratamento

A *ressecção* local com margem de segurança livre é o principal objetivo do tratamento dos carcinomas basocelulares. O esvaziamento cervical eletivo não é realizado, já que a ocorrência de metástases é evento extremamente raro.

O planejamento cirúrgico deve levar em conta a extensão da lesão e a localização. Tumores na região pré-parotídea devem ser excisados após assegurar-se da preservação do nervo facial, podendo ser realizada parotidectomia superficial. Na invasão do nervo facial, deve-se ressecar o nervo e considerar a reconstrução microcirúrgica, com enxertia. Na invasão de órbita, indica-se exenteração unilateral para a maioria dos casos; em casos de invasão das duas órbitas, geralmente não se recomenda a exenteração bilateral enquanto um olho estiver funcional.

Cada caso deve ser cuidadosamente analisado, tendo em vista os riscos e benefícios envolvidos. A reconstrução plástica deve ser preferencialmente imediata.

Carcinoma espinocelular

Quadro clínico

A principal lesão precursora do carcinoma espinocelular é a queratose actínica, a qual ocorre mais frequentemente em braços, mãos e face de idosos. Lesão crostosa, áspera e de coloração semelhante à da pele, a queratose actínica é considerada carcinoma *in situ* por ser intraepitelial. A evolução para carcinoma invasivo não é universal, mas é desejável o tratamento dessas lesões cirurgicamente.

O carcinoma espinocelular invasivo é frequentemente endurecido, na forma de placas róseas ou da cor da pele, podendo ser ulcerado (Fig. 26.3). A história pode incluir prurido e a descrição de uma ferida que não cicatriza. Apresenta crescimento lento na maioria das vezes. O crescimento rápido é característica de lesões mais agressivas. A metastatização é mais frequente do que a encontrada nos carcinomas basocelulares, principalmente linfonodal. Metástases a distância são frequentemente pulmonares.

Biologia molecular

A importância da via do *p53* nos carcinomas espinocelulares é grande. Mutações nos dois alelos são encontradas em grande parte desses tumores, enquanto que uma só mutação parece ser insuficiente para a patogênese.

Diagnóstico

Biópsias excisionais são preferíveis quando possível. Características anatomopatológicas incluem proliferação de queratinócitos atípicos na epiderme (*in situ*) e invasão da derme e tecidos profundos. Há formação de

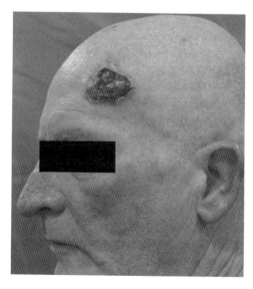

Figura 26.3 — Carcinoma espinocelular de região frontotemporal.

características pérolas córneas, e as células apresentam pleomorfismo, com núcleos aberrantes e atipia. O grau de diferenciação (pouco, moderadamente ou muito diferenciado) deve ser considerado para implicações prognósticas e terapêuticas.

Variantes histológicas mais agressivas incluem carcinoma espinocelular adenoide (ou acantolítico), *spindle cell* e carcinoma espinocelular sarcomatoide. O carcinoma verrucoso é uma variante menos agressiva, com aparência de verruga e baixo índice de recidiva após cirurgia.

Tratamento

A cirurgia com margens de ressecção livres deve ser a primeira escolha, confirmado por exame anatomopatológico de congelação. O esvaziamento de cadeias linfonodais parotídeas e cervicais deve ser indicada de rotina apenas na presença de metástase ou invasão por contiguidade (da parótida ou formação de conglomerado linfonodal com o tumor primário).

Deve-se indicar radioterapia pós-operatória em casos de margem comprometida, invasão perineural ou linfonodos patologicamente positivos. Tumores irressecáveis são frequentemente tratados com intuito paliativo com radioterapia.

Estadiamento (ver *Capítulo 29*)

Melanoma

Quadro clínico

O melanoma é geralmente uma lesão pigmentada, que pode se originar a partir de um nevo precursor. Uma pinta que altera suas características em um período de meses ou anos deve ser estudada (Fig. 26.4). Para diagnóstico precoce da lesão e diferenciar de um nevo benigno, pode-se usar a *regra do ABCD*:

> **A**ssimetria: a lesão não é simétrica quando dividida ao meio.
> **B**ordas irregulares: as bordas da lesão apresentam-se recortadas, com prolongamentos.
> **C**ores: observa-se mais de uma cor na lesão, que não é uniforme.
> **D**iâmetro: a lesão mede mais de 0,6cm.

A biópsia deve ser excisional. O estudo de toda a lesão com uma margem de pele normal é fundamental para que o patologista possa dar um

268 Afecções e Seus Principais Aspectos

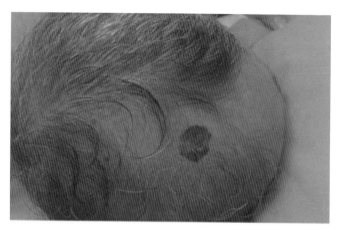

Figura 26.4 — Melanoma em couro cabeludo: assimetria, bordas irregulares, cores múltiplas e diâmetro acima de 6mm.

diagnóstico preciso. Biópsias incisionais só devem ser realizadas em situações em que a retirada completa da lesão promova deformidades cosmeticamente inaceitáveis, em casos de dúvida diagnóstica.

Biologia molecular

A biologia molecular do melanoma é extensamente estudada. Já conhecida a via do *p16 INK4A* em melanomas familiares e esporádicos, ocorre por mutação do gene *CDKN2A*. Outra proteína envolvida com esse mesmo gene é a *p14ARF*, que dá origem à via de *p53*. A via que inclui o BRAF, NRAS e cKIT também faz parte da patogênese do melanoma.

Anatomopatológico

Deve conter:
- *Subtipo* – disseminativo superficial, nodular, acral lentiginoso, lentigo maligno melanoma.
- *Índice de Breslow* – medida da espessura da lesão, desde a camada granulosa superficialmente até seu ponto mais profundo. Trata-se do índice mais importante, a partir do qual deriva o estadiamento e a conduta.
- *Índice de Clark* – dado pela camada cutânea mais profunda:
  - intraepidérmica, corresponde à lesão *in situ;*

- ocupa região entre camada basal e derme papilar;
- invade derme papilar;
- invade derme reticular;
- invade hipoderme.

◆ *Margem* – Livre ou não, menor distância entre a lesão e a extremidade da ressecção.
◆ *Ulceração*
◆ *Índice mitótico* – contagem de mitoses por mm³.

Tratamento

Os elementos anatomopatológicos da biópsia definem a conduta posterior. Confirmado o diagnóstico de melanoma, deve-se realizar ampliação de margens conforme a tabela 26.1.

Deve-se realizar linfonodo sentinela para lesões com índice de Breslow superior a 0,76mm ou na ausência de metástases linfonodais. Em lesões com índice de Breslow inferior a 0,76mm, indica-se linfonodo sentinela apenas se houver ulceração ou regressão.

Na ocorrência de metástases diagnosticadas em linfonodo sentinela (micrometástases), deve-se completar o *esvaziamento cervical*. Deve-se realizar esvaziamento terapêutico se houver metástases linfonodais palpáveis (macrometástases). A tabela 26.2 mostra a classificação N e a tabela 26.3 o estádio do TNM 2009 (revisado).

Radioterapia adjuvante após esvaziamento cervical terapêutico (linfonodos positivos) melhora o controle locorregional. *A quimioterapia* não faz parte do tratamento adjuvante de rotina. Dacarbazina é a droga de escolha

Tabela 26.1 – Estadiamento T do melanoma cutâneo e margens de segurança preconizadas (TNM 2009, revisado).

T	Breslow (mm)		Margem (cm)
T1	≤ 1,0	A) Sem ulceração ou IM < 1/mm³	1
		B) Com ulceração ou IM > 1/mm³	
T2	1,01 a 2,0	A) Com ulceração B) Sem ulceração	1 a 2
T3	2,01 a 4,0		2
T4	> 4,0		2 ou mais

* IM = índice mitótico.

Tabela 26.2 — Classificação N para melanoma segundo TNM 2009 (revisado).

N	Linfonodos metastáticos	Massa metastática linfonodal
N1	1	A) Micrometástases (linfonodo sentinela) B) Macrometástase
N2	2 a 3	A) Micrometástases (linfonodo sentinela) B) Macrometástases C) Metástase satélite ou em trânsito sem linfonodos metastáticos
N3	≥ 4 linfonodos ou coalescentes, metástase em trânsito ou satelitose com linfonodos metastáticos	

Tabela 26.3 — Estádio do melanoma maligno (TNM 2009, revisado).

Estádio	PT	N	M
0	Tis	N0	M0
IA	T1a		
IB	T1b T2a		
IIB	T3b T4a		
IIC	T4b		
IIIA	T1a-4a	N1a N2a	
IIIB	T1b-4b T1a-T4a	N1a, N2a N1b, N2b, N2c	
IIIC	T1-4b T1-4b T1-4b Qualquer T	N1b N2b N2c N3	
IV	Qualquer T	Qualquer N	M1

na doença disseminada, com poucos resultados. *Imunoterapia* com interferon em altas doses foi o único tratamento que mostrou resultados associados à sobrevida livre de doença após tratamento cirúrgico, mas é extremamente tóxico e questionado por alguns autores.

As perspectivas futuras são relacionadas ao desenvolvimento de drogas com alvos moleculares específicos.

Bibliografia

1. Alam M, Ratner D. Cutaneous squamous cell carcinoma. *N Engl J Med*. 2001;344:975-83.
2. Balch CM, Gershenwald JE, Soong SJ, Thompson JF, Atkins MB, Byrd DR et al. Final Version of 2009 AJCC Melanoma Staging and Classification. *Journal of Clinical Oncology*. 2009;27(36):6199-206.
3. Brasil. Ministério da Saúde. Instituto Nacional de Câncer (Inca). Estimativas da incidência e mortalidade por câncer. Rio de Janeiro: Inca; 2010.
4. Negri SLC. Tratamento dos carcinomas cutâneos. In: Parise O, Kowalski LP, Lehn (eds.) *Câncer de cabeça e pescoço: diagnóstico e tratamento*. São Paulo: Âmbito Editores; 2008. p. 272-5.
5. Oliveira IDA, Brunstein F, Minami E, Yojo LM, Andrade Filho EF, Ferreira LM. Neoplasias malignas de pele: análise epidemiológica de 1.242 pacientes operados. *J Bras Med*. 1996;71(2):61-3, 66.
6. Rubin AI, Chen EH, Ratner D. Basal cell carcinoma. *N Engl J Med*. 2005;353:2262-69.
7. Santos ABO, Loureiro V, Araújo-Filho VJF, Ferraz AR. Estudo epidemiológico de 230 casos de carcinoma basocelular agressivos em cabeça e pescoço. *Rev Bras Cir Cabeça Pescoço*. 2007;36(4):230-3.
8. Santos ABO, Santos IDAO. Melanoma em cabeça e pescoço. In: Kowalski LP, Parise Jr. O, Lehn C. (eds.) *Câncer de cabeça e pescoço*. São Paulo; Âmbito; 2006. p. 269-71.
9. Sobin L, Gospodarowicz M, Wittekind C. *TNM classification of malignant tumours*. 7a. ed. New York: Wiley-Blackwell; 2009.

Capítulo 27

Diagnóstico Diferencial das Massas Cervicais

Simone Elisa Dutenhefner

Os diagnósticos diferenciais das massas cervicais compreendem em um amplo espectro de doenças e tratamentos em diversas especialidades da Medicina. O intuito deste capítulo não é abordar detalhadamente cada diagnóstico, mas sim apresentar uma forma de conduzir a investigação de forma direcionada para as lesões de tratamento cirúrgico e que são rotina na prática do cirurgião de cabeça e pescoço.

Ao investigar as massas cervicais, devemos levar em consideração algumas informações importantes, a fim de estruturar o raciocínio clínico:

- *Idade do paciente* – Podemos dividir os pacientes em idade pediátrica (até 15 anos), adultos jovens (16 a 40 anos) e adultos (acima de 40 anos).
- *Tempo de aparecimento da massa cervical* – Podemos dividir em agudas (até três meses de aparecimento) e crônicas (mais de três meses de aparecimento).
- *Presença de febre associada à massa cervical.*
- *Presença de síndrome consumptiva associada à massa cervical.*
- *Epidemiologia positiva para tabagismo.*
- *Localização da massa ou massas cervicais.*

Idade

Os pacientes pediátricos, adolescentes e adultos jovens tendem a desenvolver uma maior proporção de lesões inflamatórias e congênitas e menor proporção de lesões neoplásicas. Já os adultos acima de 40 anos têm uma proporção significativamente maior, chegando até a 75% dos casos de neoplasias malignas.

Tempo de história

Os pacientes com menos de três meses de história têm possibilidade muito maior de ter uma lesão inflamatória ou infecciosa aguda. A presença de linfonodomegalias reacionais estão associadas tanto a infecções bacterianas em sítios próximos às cadeias cervicais, quantos às infecções virais e parasitárias que fazem parte do diagnóstico diferencial da síndrome *mono-like*.

Uma massa cervical com duração acima de três meses é mais sugestiva de lesões neoplásicas (metástases e linfoma) ou de tuberculose.

Febre

A febre associada ao aparecimento da lesão cervical é raramente vista nos carcinomas do trato aerodigestório superior, a não ser que o paciente tenha uma infecção bacteriana superajuntada ao quadro (como, por exemplo, uma pneumonia). Portanto, a presença da febre é condizente com os quadros infecciosos (virais e tuberculose), inflamatórios/autoimunes (síndrome de Still) e linfoma.

Síndrome consumptiva

A perda de peso, desnutrição, anemia e fraqueza, estão associadas tanto a neoplasias do trato aerodigestório superior e linfomas, quanto à tuberculose.

Tabagismo/etilismo

O tabagismo é o fator epidemiológico mais importante na suspeita dos carcinomas espinocelulares (CEC) do trato aerodigestório superior, uma vez que, em torno de 95% dos pacientes que desenvolvem a doença são tabagistas. O álcool, por sua vez, tem um efeito sinérgico ao tabaco e, na grande maioria dos casos, o paciente tabagista é também etilista e vice-versa. Portanto, a recomendação é, nos pacientes acima dos 40 anos de idade, tabagistas e/ou etilistas, com linfonodo cervical aumentado, pensar como primeira hipótese a de carcinoma espinocelular.

Localização da lesão

A localização da massa cervical é importante, pois as lesões congênitas aparecem em locais bem estabelecidos, assim como as neoplasias da parótida, que geralmente podem ser diagnosticadas clinicamente por um profissional que tenha conhecimento anatômico da região. Lesões nas fossas supraclaviculares geralmente estão relacionadas a uma neoplasia maligna. A localização de uma metástase cervical também informa a provável origem da neoplasia primária e está correlacionada com o prognóstico da mesma. Devemos sempre ter em mente as vias de disseminação linfática das neoplasias no pescoço.

O pescoço é didaticamente dividido em triângulos e em níveis para facilitar a localização exata da lesão e correlacioná-la com a drenagem linfática (ver *Capítulos 5 e 10*).

Os trígonos submandibulares e submentoniano drenam toda a cavidade oral. Já os linfonodos dos níveis II, III e IV (jugulocarotídeos) drenam a faringe e a laringe. A tireoide é drenada preferencialmente pelos linfonodos dos níveis III e IV. As fossas supraclaviculares têm drenagem do esôfago, estômago e mama. As neoplasias de pele da face geralmente drenam para os linfonodos parotídeo.

Após a realização de uma história minuciosa e de um exame físico completo, o clínico deve ter em mente os possíveis diagnósticos. A fim de facilitar o raciocínio clínico, dividimos as doenças que cursam com massas cervicais nas seguintes categorias:

Doenças infecciosas

a) *Virais:* síndrome *mono-like* (Epstein Barr vírus e citomegalovírus), hepatites virais, herpes simples, varicela, rubéola, sarampo, HIV;
b) *bacterianas:* estreptococos, estafilococos, doença da arranhadura do gato, brucelose, tuberculose, micobacteriose atípica, sífilis primária e secundária, difteria, hanseníase;
c) *fúngicas:* histoplasmose e paracoccidiodomicose;
d) *parasitária:* toxoplasmose, leishmaniose e filariose.

Doenças imunológicas

a) Artrite reumatoide;
b) artrite reumatoide juvenil;
c) lúpus eritematoso sistêmico;
d) síndrome de Sjögren.

Doenças neoplásicas

a) *Hematológicas:* doença de Hodgkin, linfomas não Hodgkin, leucemias agudas ou crônicas e amiloidose;

b) *metastáticas:* destaque para os carcinomas espinocelulares do trato aerodigestório superior e neoplasias da tireoide. Melanoma, carcinomas de mama, de ovário, de testículo e gástrico também podem estar presentes;
c) neoplasias das glândulas salivares;
d) lipomas;
e) schwannomas/neurofibromatose;
f) glomo carotídeo.

Doenças congênitas
a) Cistos e fístulas branquiais;
b) cisto do ducto tireoglosso;
c) linfangioma/hemangioma;
d) laringocele.

Doenças inflamatórias
a) Sialoadenite.

Outras
a) Sarcoidose;
b) doença de Castelman;
c) linfadenite necrotizante histiocítica (doença de Kikuchi);
d) doença de Rosai-Dorffman etc.

Propedêutica armada

A investigação será direcionada conforme as hipóteses diagnósticas feitas previamente. Os exames laboratoriais indicados consistem principalmente no hemograma, nas sorologias para as principais doenças virais e parasitárias com dosagem de anticorpos para a fase aguda da doença sempre que pertinente. A realização da radiografia de tórax e PPD para avaliação de tuberculose. A mamografia também pode ser útil na suspeita das neoplasias de mama metastática.

A ultrassonografia cervical cada vez mais traz informações importantes e, principalmente no caso dos linfonodos suspeitos, pode ser decisiva quanto a se fazer ou não um procedimento mais invasivo. A ultrassonografia auxilia na diferenciação entre massas sólidas e císticas, localiza a lesão em relação aos vasos cervicais e avalia possíveis neoplasias da tireoide. Além disso, permite a descrição do tamanho, da forma e da presença de necrose central da lesão, e, por meio do Doppler, ainda avalia o hilo e a vascularização do linfonodo e/ou da massa. Por fim, a ultrassonografia auxilia a direcionar a punção aspirativa, quando essa se faz necessária.

A investigação de todo o trato aerodigestório deve ser feita sempre que houver epidemiologia positiva para tabagismo. Essa investigação deve ser realizada pela oroscopia, nasofibrolaringoscopia, endoscopia digestiva superior e broncoscopia. Sempre que possível, deve-se localizar a neoplasia primária e a realização da biópsia feita nesse momento. Nos casos em que não for possível efetuar a biópsia durante o exame, como por exemplo nas neoplasias de laringe, nas quais existe o risco de laringoespasmo durante o procedimento. Neste caso o paciente deverá ser submetido à anestesia geral e à biópsia por laringoscopia de suspensão após a intubação ou traqueostomia.

A tomografia computadorizada é extremamente útil na localização exata das lesões e em avaliar sua relação com as estruturas adjacentes (invasão tumoral). Ela também permite a identificação da composição da lesão e o reconhecimento de linfonodos doentes. Como geralmente é necessária a avaliação em conjunto com os vasos cervicais, tanto para o planejamento cirúrgico, quanto para o diagnóstico, sempre que possível a tomografia deverá ser realizada com contraste (ver *Capítulo 36*).

A ressonância magnética ainda é um exame caro e pode ser utilizado nos casos em que o paciente não pode receber o contraste iodado por algum motivo. Naqueles em que foi realizada a pan-endoscopia e não houve identificação do tumor primário (primário oculto), a ressonância magnética tem maior sensibilidade para avaliar lesões submucosas e o anel de Waldeyer.

Biópsia

A decisão de se realizar biópsia de uma lesão deve levar em consideração se existe realmente uma suspeita de que o paciente não possui apenas uma linfonodopatia reacional, ou um processo inflamatório, ou seja, a lesão deverá persistir por três semanas, ou estar aumentando progressivamente, ou ter forma, consistência ou localização suspeitas. A biópsia está indicada também após terem sido feitos todos os exames menos invasivos, não se chegando a uma conclusão diagnóstica (ver *Capítulo 28*).

Atualmente, a punção aspirativa por agulha fina (PAAF) demonstrou ser o método mais seguro e eficaz, quando feito por um citopatologista experiente. A PAAF é feita ambulatorialmente, pode ser feita sem anestesia, tem risco muito baixo de hematoma ou lesão de estruturas nobres (lesão nervosa) em relação à biópsia convencional, tem uma grande vantagem e tem risco mínimo de implante de células neoplásicas no trajeto da punção. A PAAF também permite a realização da imunocitoquímica e de cultura do material colhido. Nos casos em que a suspeita for de linfoma, o paciente deverá ser submetido à biópsia convencional (ver *Capítulos da parte V*).

A biópsia convencional, quer seja ela incisional ou excisional, acaba ficando reservada para os casos com suspeita de linfoma. A realização de biópsias em neoplasias de glândulas salivares ou em metástases de carcinomas espinocelulares do trato aerodigestório superior pode ser extremamente deletéria ao paciente. Pode ocorrer desde paralisia facial, lesão de nervo hipoglosso, lesão de nervo acessório, até implantes neoplásicos e piora do prognóstico da neoplasia. As biópsias devem ser realizadas sempre em centro cirúrgico por um profissional experiente, e podem ou não necessitar de anestesia geral. A decisão quanto à anestesia se dará em função da localização da lesão e do nível de colaboração do paciente. É recomendável que haja um serviço de congelação à disposição para avaliar a representatividade do material e o potencial de malignidade.

Tratamento

Como existe muitas vezes uma dificuldade diagnóstica da causa das massas cervicais e, na maioria dos casos, é necessária uma investigação mais aprofundada, torna-se bastante comum o uso de antibióticos inicialmente. O uso de antibióticos só traz benefício se houver uma infecção bacteriana nitidamente diagnosticável, caso contrário não é recomendável. O uso de corticoides, por sua vez, pode ainda atrasar o diagnóstico. Portanto, o paciente deverá iniciar a investigação o mais breve possível e ser encaminhado à especialidade responsável pelo tratamento definitivo.

Bibliografia

1. Braunwald E, Fauci AS, Kasper DL, Hauser SL, Longo DL, Jameson JL. Harrison's principles of internal medicine. 15a ed. New York, McGrow-Hill; 2001. v. 2. p. 360-2.
2. Flint PW, Haughey BH, Lund VJ, Niparko JK, Richardson MA, Robbins KT, Thomas JR. Cummings Otolaryngology. *Head and Neck Surgery*. 2:1543-53.
3. Gleeson M, Herbert A, Richards A. Management of lateral neck masses in adults. *BMJ*. 2000;320(7248):1521-4. Review.
4. Turkington JR, Paterson A, Sweeney LE, Thornbury GD. Neck masses in children. *Br J Radiol*. 2005;78(925):75-85. Review.

Capítulo 28

Biópsias Cervicofaciais

Caio Tosato Caliseo

Introdução

As patologias em Cirurgia de Cabeça e Pescoço formam um variado grupo de tumores, os quais possuem características biológicas, embriológicas e histológicas diferentes. Desta maneira, as biópsias cervicofaciais são procedimentos propedêutico-diagnósticos fundamentais para a definição terapêutica das mais diversas doenças relacionadas a esta especialidade.

Antes de proceder a biópsias, é importante obter do paciente anamnese e exame físico direcionados à queixa. Informações sobre idade, sexo, tempo de queixa, dor, evolução do tamanho da lesão, sintomas associados, antecedentes pessoais e familiares, entre outros, são fundamentais para a elaboração de hipóteses diagnósticas. Inspeção estática e dinâmica e posteriormente palpação de lesões ou massas cervicofaciais também são necessárias.

Crianças apresentam, mais comumente, doenças inflamatórias e congênitas em cabeça e pescoço, ao passo que adultos possuem maior chance de apresentarem neoplasias. Sintomas associados, como disfagia, odinofagia, febre, tosse, alterações de pele, disfonia e dor, guiam o examinador ao sítio primário de lesão. Antecedentes, tais como tabagismo, etilismo, exposição à radiação, bem como história familiar de tumores, também alertam sobre possibilidades diagnósticas.

No exame físico, é importante avaliar a lesão ou massa a partir do conhecimento prévio da anatomia normal. Logo, deve-se atentar para topografia e relação com outras estruturas anatômicas, tamanho, consistência, limites, mobilidade, aderência, pulsatilidade, sinais flogísticos e sinais associados. Exames complementares também fazem parte da elaboração diagnóstica, mesmo antes de biópsias, como larigoscopia, endoscopia, exames de imagem (ultrassom e tomografia computadorizada).

Em virtude da variedade de tecidos encontrados na região da cabeça e do pescoço, é enorme o número de diagnósticos diferenciais que se faz necessário. São patologias de pele, sistema nervoso central e periférico, ossos, órgãos endócrinos (tireoide e paratireoides), glândulas salivares, linfonodos, vasculares e trato aerodigestório superior. São comumente divididas em patologias congênitas e adquiridas, sendo esta subdividida em inflamatórias/infecciosas e neoplásicas.

Embora eventualmente possam apresentar distúrbios metabólicos, como nos casos de hiperparatireoidismo, as patologias de cabeça e pescoço habitualmente caracterizam-se como massas cervicais ou lesões cutâneas ou em mucosa de trato aerodigestório. Exemplos são as patologias congênitas, como cisto do ducto tireoglosso, cistos ou fístulas de arcos branquiais, higromas císticos e as neoplasias, como linfomas, metástases cervicais de carcinomas, neoplasias de tireoide, entre outros.

Dentre as patologias neoplásicas, o cirurgião de cabeça e pescoço tem contato direto com o câncer de pele não melanoma, que é a neoplasia mais prevalente e incidente no Brasil e no Mundo. São estimados, para 2010, 60.440 casos novos de câncer de pele não melanoma entre as mulheres brasileiras, superando a estimativa de câncer de mama. Entre os homens brasileiros são esperados 53.410 casos novos, superando a estimativa do câncer de próstata. O especialista também se relaciona diretamente com as patologias de tireoide, as quais são a maior área de atuação do mesmo, e com os carcinomas espinocelulares de trato aerodigestório superior, correspondente a 95% das neoplasias deste trato.

Desta forma, este capítulo tem por finalidade discutir métodos diagnósticos de biópsia para as mais comuns formas de apresentação das patologias em cabeça e pescoço: massas cervicais/nódulos cervicais e lesões cutâneas. Os métodos de biópsias diagnósticas de lesões do trato aerodigestório superior serão melhor esclarecidos em capítulos referentes. Assim, trataremos de *biópsias por punção aspirativa com agulha fina (PAAF), biópsias incisionais* e *biópsias excisionais.*

Biópsia por punção aspirativa com agulha fina

A biópsia por punção aspirativa com agulha fina (PAAF) é um método rápido e barato para a avaliação de nódulos ou massas cervicais e possui sensibilidade, especificidade e acurácia de até 98,1, 100 e 98,8%, respectivamente, para diferenciação entre lesões malignas e benignas. Em crianças, pode evitar a indicação de biópsias cirúrgicas em até 60% dos casos.

Os melhores resultados estão relacionados com a experiência de quem realiza a punção e da troca de informações entre o cirurgião de cabeça e pescoço e o patologista, o qual avaliará a citologia do material puncionado.

O procedimento é simples, podendo ser realizado em consultório médico com pequena quantidade de equipamentos. O material é aspirado por uma agulha através de punção e colocado em uma lâmina, para ser imediatamente fixado e então examinado e, caso seja escasso, nova punção está indicada. Mais detalhes sobre a técnica de PAAF serão tratados no *Capítulo 30*.

As taxas de complicações com o procedimento, como fístulas salivares, lesões de nervo facial ou laríngeo recorrente, ou mesmo o implante de células tumorais no trajeto da agulha, são quase nulas. Hematoma é a complicação mais comum do procedimento, seguida de infecção, geralmente sobreposta.

Quando a massa for de difícil acesso e palpação, ou encontra-se em planos cervicais profundos, a PAAF deverá ser dirigida por ultrassonografia ou mesmo tomografia computadorizada. A indicação de punção guiada por ultrassonografia cresce substancialmente em virtude de obter-se material de áreas mais representativas, mesmo em lesões palpáveis.

A PAAF tem especial aplicação na avaliação de linfonodomegalias e massas cervicais porque os resultados, quando aliados aos dados clínicos, podem indicar o paciente que necessita de avaliações subsequentes ou aquele que será apenas acompanhado. Em mãos experientes, apresentam sensibilidade de 87 a 100% para presença de neoplasia e especificidade de 88 a 98% para a ausência desta. Linfonodopatias são mais comumente causadas por reações inflamatórias com hiperplasia reativa, por infecções, linfomas e neoplasia maligna metastática. Embora o diagnóstico de linfonodo metastático seja relativamente fácil ao patologista, a diferenciação entre reação inflamatória e linfomas é difícil, senão impossível. A aplicação de biópsia cirúrgica está então indicada.

Nódulos tireóideos também possuem indicações para a PAAF. Geralmente nódulos maiores que 1cm ou que possuam critérios clínicos ou ultrassonográficos suspeitos para malignidade são candidatos à punção. O procedimento possui sensibilidade e especificidade que variam, de acordo com as séries, de 65 a 98% e 73 a 100%, respectivamente. Contudo, o estudo citológico possui suas limitações porque são muito semelhantes às apresentações celulares dos bócios, às dos adenomas foliculares, às dos carcinomas foliculares e às das variantes foliculares do carcinoma papilífero. O diagnóstico de padrão folicular pode corresponder a quaisquer entidades citadas acima. Os pormenores dos diagnósticos citológicos e histológicos serão melhor definidos em capítulos referentes.

O uso da PAAF para tumores de glândulas salivares maiores ainda é discutível, baseado principalmente em acurácias de 77 a 88%. Porém, sua aplicação tem sido valiosa quando objetiva identificar a linhagem celular referente à lesão examinada, podendo assim diferenciar linfonodos intraparotídeos (citologia com linfócitos) de neoplasias epiteliais (como os adenomas pleomórficos, por exemplo).

Contraindicações precisas para a PAAF são os tumores glômicos, como por exemplo o paraganglioma carotídeo. Essas lesões são ricamente vascularizadas e apresentam-se na bainha carotídea. O exame físico geralmente mostra-se como massa cervical lateral pulsátil, com mobilidade laterolateral à palpação e sem mobilidade craniocaudal. Eventualmente tem-se frêmito ao exame físico. Punções podem induzir hemorragias, tromboses ou mesmo acidentes vasculares cerebrais. Logo, sempre que houver suspeita para tal, deve-se proceder a exame de imagem, preferencialmente tomografia computadorizada, antes da punção.

Biópsia incisional

Biópsias incisionais são pouco indicadas nos dias atuais. Trata-se de procedimento cirúrgico, sob anestesia geral ou local em que se obtém amostra do tecido a ser analisado, sem ressecá-lo por completo. Podem ter algum valor quando outros métodos diagnósticos, como a PAAF ou exames de imagem, não são suficientes em definir a patologia em questão.

Biópsias incisionais em carcinomas metastáticos para linfonodos podem alterar a sobrevida do paciente, uma vez que a cápsula do linfonodo metastático foi violada e esta aumenta a taxa de recorrência local e dificulta o controle oncológico da doença. Taxas de falha de controle oncológico são duas a três vezes maiores em comparação às taxas de pacientes submetidos à PAAF. Quando houver indicação para biópsia incisional de linfonodo ou massa cervical suspeita de carcinoma espinocelular, esta deve ser feita sob anestesia geral e com biópsia de congelação. Caso confirmado o carcinoma, a cirurgia de esvaziamento cervical deve ser realizada no mesmo ato operatório. Caso não seja possível, a incisão da biópsia deverá ser programada para não comprometer incisão futura do esvaziamento cervical, o qual deverá ressecar a cicatriz da incisão prévia. Também torna-se necessária a biópsia de congelação durante o procedimento para a caracterização de material representativo para análise.

Quando em resultados de PAAF de linfonodos não se consegue diferenciar linfonodopatia reacional inflamatória de processo linfoproliferativo, e não há possibilidade de realizar biópsia excisional do linfonodo ou massa, é possível proceder à biópsia incisional sem comprometer o prognóstico oncológico da patologia em questão, caso trate-se de linfoma. A biópsia pode confirmar o diagnóstico e trazer informações sobre os subtipos da neoplasia.

Em glândulas salivares maiores, mesmo quando realizadas biópsias incisionais em patologias benignas, a ruptura da cápsula da lesão causa a disseminação e implante do tumor no leito em questão, aumentando a chance de recidivas. As recidivas podem colocar em risco estruturas importantes, como o nervo facial, no caso de glândula parótida, e o ramo marginal mandibular do nervo facial, no caso da glândula submandibular.

Para lesões de pele, especificamente os cânceres de pele não melanoma (carcinomas basocelulares e espinocelulares) e os melanomas, a biópsia incisional só terá indicação quando são suficientemente grandes ou em regiões as quais não permitam biópsias excisionais com importantes sequelas funcionais ou estéticas. Preferencialmente, realiza-se a biópsia incisional na borda da lesão, com representação de pele sadia e da própria lesão. A biópsia por *punch* também é uma biópsia incisional, onde obtém-se toda espessura da lesão cutânea para avaliação. Esta pode ser facilmente realizada em caráter ambulatorial.

Nos casos de lesões primárias (não vasculares) de boca, orofaringe, faringe e cavidade nasal é possível realizar biópsia com pinça em saca-bocados, para diagnóstico histológico. Neste caso prefere-se locais longe de áreas necróticas, ou seja, na margem da lesão.

Biópsias excisionais

Estas são as biópsias cirúrgicas preferencialmente executadas. Trata-se de procedimento no qual há a ressecção completa da lesão em questão, sob anestesia local ou geral, a depender do porte cirúrgico.

Para tumores de pele, são indicadas biópsias excisionais quando a lesão é pequena o suficiente e localizada em regiões onde não ocorra sequelas funcionais ou estéticas com o procedimento. Mesmo obtendo-se margens cirúrgicas exíguas, tanto para cânceres de pele não melanoma e também para melanomas, observa-se que as taxas de sobrevida global desses pacientes é maior em relação às margens cirúrgicas comprometidas ou a biópsias incisionais.

Para os melanomas é evidente que se faz necessária complementação cirúrgica após o estadiamento da lesão e sua classificação de Breslow, com possibilidades de ampliação de margem e pesquisa de linfonodo sentinela.

Para os carcinomas basocelulares (o mais frequente câncer de pele) e os carcinomas espinocelulares (o segundo mais frequente), a biópsia excisional pode funcionar como método diagnóstico e também terapêutico, baseado nas margens cirúrgicas livres de neoplasia. Mais detalhes sobre as neoplasias malignas de pele serão tratados no *Capítulo 26*.

As biópsias excisionais também podem ter a finalidade terapêutica para lesões como lipomas, cistos epidérmicos, cistos sebáceos, entre outros. Eventualmente, porém, essas lesões já foram previamente submetidas a exame diagnóstico de PAAF.

Nos casos de linfonodomegalias, a biópsia excisional pode ser essencial para a confirmação diagnóstica. Casos em que a diferenciação entre hiperplasia reacional e processo linfoproliferativo é impossível, este método de biópsia pode não só confirmar o diagnóstico como trazer características teciduais, nos casos de linfoma, importantes para o tratamento e para o prognóstico da doença.

Mesmo tratando-se de biópsia excisional das lesões de pele, dos linfonodos ou das massas cervicais é importante a realização de exame de congelação durante o ato cirúrgico para avaliação de representatividade do material e para informações em relação ao diagnóstico histológico do mesmo, para então definir-se a conduta. Nos casos de neoplasias de pele, é indispensável a análise das margens cirúrgicas por congelação, a fim de avaliar a necessidade de ampliação ou não conforme resultado.

Conclusão

Os métodos diagnósticos em cirurgia de cabeça e pescoço são inúmeros. Contudo, as biópsias são fundamentais para a definição histológica das lesões. Como a especialidade comporta patologias de apresentações variadas, diferentes tipos de biópsias podem ser empregadas. Fundamentalmente, para os nódulos ou massas cervicais, a primeira opção de biópsia é a realização de PAAF, devendo-se atentar para contraindicações, como exame físico suspeito para tumores vasculares. A partir de então, a realização de biópsias cirúrgicas será relacionada à incapacidade da PAAF em esclarecer o diagnóstico, à suspeita clínica e ao fato de não imprimir riscos de alteração prognóstica, caso trate-se de carcinomas espinocelulares, por exemplo. Sempre deve-se definir o roteiro de procedimentos diagnósticos com o paciente, esclarecendo as chances de sucesso para tal e também as possíveis complicações inerentes aos métodos.

Bibliografia

1. Amrikachi M, Ramzy I, Rubenfeld S et al. Accuracy of fine-needle aspiration of thyroid. A review of 6226 cases and correlation with surgical or clinical outcome. *Arch Pathol Lab Med*. 2001;125:484.
2. Austin JR, Byers RM, Brown WD et al. Influence of biopsy on the prognosis of cutaneous melanoma of the head and neck. *Head and Neck* 1996;18:107-17.
3. Barnes L, Fan CY. Pathology of the head and neck: basic considerations and new concepts. In: Myers EN, et al. (eds.) *Cancer of the head and neck*. 4a ed. Philadelphia: Mosby; 2003. p. 36-8.
4. Engzell U, Esposti PL, Rubio C et al. Investigation on tumor spread in connection with aspiration biopsy. *Acta Radiol Ther Stockh*. 1971;10:385.
5. Ferreiro JA, Weiland LH. Pediatric surgical pathology of the head and neck. *Semin Pediatr Surg*. 1994;3:169-81.
6. Goffart Y, Hamoir M, Deron P et al. Management of neck masses in adults. *B-ENT* 2005;(Suppl 1):133-40 e Ruhl C. Evaluation of the neck mass. *Med Health RI*. 2004;87: 307-10.
7. Greenlee RT, Hill-Harmon MB, Murray T, Than M. Cancer Statistics, 2001. *CA Cancer J Clin*. 2001;51:15-36.
8. Incidência de Câncer no Brasil – estimativa 2010 [*on line*]. Instituto Nacional do Câncer/Ministério da Saúde, 2009; Disponível em http://www.inca.gov.br/estimativa/2010.
9. McGuirt WF. Diferential diagnosis of neck masses. In: Cummings CW et al. (eds.). *Otolaringology head and neck surgery*. 3a ed. St. Louis: Mosby; 1998. p.1687-8.
10. Pfeiffer J, Kayser G, Technau-Ihling K, Boedeker CC, Ridder GJ. Ultrasound-guided core-needle biopsy in the diagnosis of head and neck masses: indications, technique, and results. *Head Neck*. 2007;29(11):1033-40.
11. Ravetto C, Colombo L, Dottorini ME. Usefullness of fine-needle aspiration in the diagnosis of thyroid carcinoma. A retrospective study in 37,895 patients. *Cancer Cytopathol*. 2000;90:357.
12. Shaha A, Webber C, Marti J. Fine-needle aspiration in the diagnosis of cervical lynphadenopathy. *Am J Surg*. 1986;152:420.
13. Smith EH. The hazards of fine-needle aspiration biopsy. *Ultrasound Med Biol*. 1984;10:629.

Capítulo 29
Estadiamento dos Principais Tumores em Cabeça e Pescoço

Raquel Ajub Moysés
Marília D'Elboux Guimarães Brescia

O sistema de estadiamento mais amplamente utilizado para tumores em cabeça e pescoço é o sistema TNM. Ele foi desenvolvido por Pierre Denoix, entre os anos de 1943 e 1952. Desde então, a International Union Against Cancer (UICC), juntamente com outras entidades, entre elas a Organização Mundial da Saúde (OMS), vem propondo diversas modificações e atualizações deste sistema, baseadas em estudos clínicos e epidemiológicos. O objetivo é estabelecer uma "linguagem comum" na comparação de seu material clínico e na avaliação dos resultados do tratamento, além de alcançar o consenso numa classificação da extensão anatômica da doença. A prática de se dividir os casos de câncer em grupos, de acordo com os chamados estádios, surgiu do fato de que as taxas de sobrevida eram maiores para os casos nos quais a doença era localizada do que para aqueles nos quais a doença tinha se estendido além do órgão de origem. O estadiamento do câncer é consagrado por tradição, e para o propósito de análise de grupos de pacientes é frequentemente necessário usar tal método. Seus objetivos são:

1. ajudar o médico no planejamento do tratamento;
2. dar alguma indicação do prognóstico;
3. ajudar na avaliação dos resultados de tratamento;
4. facilitar a troca de informações entre os centros de tratamento;
5. contribuir para a pesquisa contínua sobre o câncer humano.

Como todo sistema de categorização, tem suas limitações. É amplamente aceito que fatores específicos do paciente e do tumor devam ser incorporados, a fim de melhorar sua capacidade de predição de sobrevida. Dessa forma, informações como idade, condição socioeconômica, comorbidades e *status* imunológico poderiam ser usados como dados referentes ao paciente. Fatores tumorais, tais como positividade para o papilomavírus humano (HPV) e receptor de fator de crescimento epidérmico (EGFR) e extravasamento capsular em metástases linfonodais também seriam relevantes. A última edição do sistema de classificação TNM já incorpora como descritores optativos a presença de invasão perineural, a invasão linfática e venosa. Contudo, teme-se que isso possa complicar o sistema, que, idealmente, deve ser de fácil aplicação.

Três componentes são usados para descrever a extensão anatômica da doença:

T – a extensão do tumor primário;
N – a ausência ou presença e a extensão de metástase em linfonodos regionais;
M – a ausência ou presença de metástase a distância.

As seguintes definições gerais são utilizadas:

T – Tumor primário (pelo exame clínico e por métodos de imagem)
TX – o tumor primário não pode ser avaliado;
T0 – não há evidência de tumor primário;
Tis – carcinoma *in situ*;
T1, T2, T3, T4 – tamanho crescente e/ou extensão local do tumor primário.

N – Linfonodos regionais
NX – os linfonodos regionais não podem ser avaliados;
N0 – ausência de metástase em linfonodos regionais;
N1, N2, N3 – comprometimento crescente dos linfonodos regionais.

M – Metástase a distância

Se a presença de metástase a distância não pode ser avaliada, não deve ser citada.

M0 – ausência de metástase a distância;
M1 – metástase a distância.

O sistema ainda considera o grau histológico dos tumores com a letra G:

G – Graduação histopatológica
GX – o grau de diferenciação não pode ser avaliado;
G1 – bem diferenciado;
G2 – moderadamente diferenciado;
G3 – pouco diferenciado;
G4 – indiferenciado.

Podem ainda ser adicionadas letras precedendo o estadiamento para melhor caracterizá-lo:
- **c** quando a avaliação é clínica, por exemplo cT2;
- **p** quando a avaliação é histopatológica, por exemplo pN1;
- **r** quando o tumor é recidivado;
- **R** quando se trata de tumor residual/persistente após o tratamento;
- **fator C** refere-se à certeza/validade da classificação T, N e/ou M, de acordo com o método utilizado para tal (exame físico, complementar, biopsia, cirurgia ou necropsia)

I – Tumor primário (T)

As seguintes localizações anatômicas são incluídas:
- Lábio, cavidade oral
- Faringe: orofaringe, nasofaringe, hipofaringe
- Laringe: supraglote, glote e subglote
- Seios maxilares
- Cavidade nasal e seios etmoidais
- Glândulas salivares
- Glândula tireoide
- Pele

Será citado, ao lado de cada sítio anatômico, a classificação internacional de doenças (CID) segundo a OMS.

A) Lábio e cavidade oral (CID: C00,02-06)

T – Tumor primário
T1 – tumor com 2cm ou menos em sua maior dimensão;
T2 – tumor com mais de 2cm e até 4cm em sua maior dimensão;
T3 – tumor com mais de 4cm em sua maior dimensão;
T4a (*lábio*) – tumor que invade estruturas adjacentes: cortical óssea, nervo alveolar inferior, soalho da boca, ou pele da face (queixo ou nariz);
T4a (*cavidade oral*) – tumor que invade estruturas adjacentes: cortical óssea, músculos profundos/extrínsecos da língua (genioglosso, hioglosso, palatoglosso e estiloglosso), seios maxilares ou pele da face;
T4b (*lábio e cavidade oral*) – tumor que invade o espaço mastigador, lâminas pterigoides ou base do crânio ou envolve artéria carótida interna.

B) Orofaringe (CID: C01, C05.1,2, C09.0,1,9, C10.0,2,3)

T1 – tumor com 2cm ou menos em sua maior dimensão;
T2 – tumor com mais de 2cm até 4cm em sua maior dimensão;
T3 – tumor com mais de 4cm em sua maior dimensão;
T4a – tumor que invade qualquer das seguintes estruturas: laringe, músculos profundos/extrínsecos da língua (genioglosso, hioglosso, palatoglosso e estiloglosso), pterigoide medial, palato duro e mandíbula;
T4b – tumor que invade qualquer das seguintes estruturas: músculo pterigoide lateral, lâminas pterigoides, nasofaringe lateral, base do crânio ou adjacentes à artéria carótida.

C) Nasofaringe (CID: C11)

T1 – tumor confinado à nasofaringe ou com extensão para orofaringe e/ou cavidade nasal, sem extensão parafaríngea*;
T2 – tumor com extensão parafaríngea*;
T3 – tumor que invade estruturas ósseas e/ou seios paranasais;
T4 – tumor com extensão intracraniana e/ou envolvimento de nervos cranianos, fossa infratemporal, hipofaringe, órbita ou espaço mastigador.

* A extensão parafaríngea indica infiltração posterolateral do tumor além da fáscia faringobasilar.

D) Hipofaringe (CID: C12, C13)

T1 – tumor limitado a uma sublocalização anatômica da hipofaringe e com 2cm ou menos em sua maior dimensão;
T2 – tumor que invade mais de uma sublocalização anatômica da hipofaringe, ou uma localização anatômica adjacente, ou mede mais de 2cm, porém não mais de 4cm em sua maior dimensão, sem fixação da hemilaringe;
T3 – tumor com mais de 4cm em sua maior dimensão, ou com fixação da hemilaringe, ou com extensão para o esôfago;
T4a – tumor que invade qualquer uma das seguintes estruturas: cartilagem tireoide/cricoide, osso hioide, glândula tireoide, esôfago, compartimento central de partes moles*;

T4b– tumor que invade a fáscia pré-vertebral, envolve a artéria carótida ou invade estruturas mediastinais.

* As partes moles do compartimento central incluem a alça muscular pré-laríngea (omo-hióideo, esterno-hióideo, esternotíreo-hióideo e tíreo-hióideo e gordura subcutânea.

E) Laringe (CID: C32.0,1,2, C10.1)

Supraglote

T1 – tumor limitado a uma sublocalização anatômica da supraglote, com mobilidade normal da prega vocal;

T2 – tumor que invade a mucosa de mais de uma sublocalização anatômica adjacente da supraglote ou a glote ou região externa à supraglote (por exemplo, a mucosa da base da língua, a valécula, a parede medial do seio piriforme), sem fixação da laringe;

T3 – tumor limitado à laringe com fixação da prega vocal e/ou invasão de qualquer uma das seguintes estruturas: área pós-cricoide, tecidos pré-epiglóticos, espaço paraglótico, e/ou com erosão mínima da cartilagem tireoide (por exemplo, córtex interna);

T4a – tumor que invade toda a cartilagem tireoide e/ou estende-se aos tecidos além da laringe, por exemplo, traqueia, partes moles do pescoço, incluindo músculos profundos/extrínsecos da língua (genioglosso, hioglosso, palatoglosso e estiloglosso), alça muscular, tireoide e esôfago;

T4b– tumor que invade o espaço pré-vertebral, estruturas mediastinais ou adjacente à artéria carótida.

Glote

T1 – tumor limitado à(s) prega(s) vocal(ais) (pode envolver a comissura anterior ou posterior), com mobilidade normal da(s) prega(s):

T1a – tumor limitado a uma prega vocal,

T1b– tumor que envolve ambas as pregas vocais;

T2 – tumor que se estende à supraglote e/ou subglote, e/ou com mobilidade diminuída da prega vocal;

T3 – tumor limitado à laringe, com fixação da prega vocal e/ou que invade o espaço paraglótico, e/ou com erosão mínima da cartilagem tireoide (por exemplo, córtex interna);

T4a – tumor que invade completamente a cartilagem tireoide, ou estende-se aos tecidos além da laringe, por exemplo, traqueia, partes moles do pescoço, incluindo músculos profundos/extrínsecos da língua (genioglosso, hioglosso, palatoglosso e estiloglosso), alça muscular, tireoide e esôfago;
T4b– tumor que invade o espaço pré-vertebral, estruturas mediastinais ou adjacente à artéria carótida.

Subglote

T1 – tumor limitado à subglote;
T2 – tumor que se estende à(s) prega(s) vocal(ais), com mobilidade normal ou reduzida;
T3 – tumor limitado à laringe, com fixação da prega vocal;
T4a – tumor que invade a cartilagem cricoide ou tireoide e/ou estende-se a outros tecidos além da laringe, por exemplo, traqueia, partes moles do pescoço, incluindo músculos profundos/extrínsecos da língua (genioglosso, hioglosso, palatoglosso e estiloglosso), tireoide e esôfago;
T4b– tumor que invade o espaço pré-vertebral, estruturas mediastinais ou adjacente à artéria carótida.

F) Cavidade nasal e seios paranasais (CID: C30.0, 31.0,1)

Seio maxilar

T1 – tumor limitado à mucosa, sem erosão ou destruição óssea;
T2 – tumor que causa erosão ou destruição óssea, incluindo extensão para o palato duro e/ou o meato nasal médio, exceto extensão à parede posterior do seio maxilar e lâminas pterigóides;
T3 – tumor que invade qualquer umas das seguintes estruturas: osso da parede posterior do seio maxilar, tecidos subcutâneos, soalho ou parede medial da órbita, fossa pterigóide e seios etmoidais;
T4a – tumor que invade qualquer uma das seguintes estruturas: conteúdo orbitário anterior, pele da bochecha, lâminas pterigoides, fossa infratemporal, lâmina cribriforme e seio esfenoidal, seio frontal;
T4b– tumor que invade qualquer uma das seguintes estruturas: ápice da órbita, dura-máter, cérebro, fossa craniana média, outros nervos cranianos que não o da divisão maxilar do trigêmeo V2, nasofaringe e clivo.

Cavidade nasal e seio etmoidal

T1 – tumor restrito a uma das sublocalizações da cavidade nasal ou seio etmoidal, com ou sem invasão óssea;

T2 – tumor que envolve duas sublocalizações de uma única localização ou que se estende para uma localização adjacente dentro do complexo nasoetmoidal, com ou sem invasão óssea;

T3 – tumor que se estende à parede medial ou soalho da órbita, seio maxilar, palato, ou lâmina cribriforme;

T4a – tumor que invade qualquer uma das seguintes estruturas: conteúdo orbitário anterior, pele do nariz ou da bochecha, extensão mínima para fossa craniana anterior, lâminas pterigóoides, seio esfenoidal e seio frontal;

T4b – tumor que invade qualquer uma das seguintes estruturas: ápice da órbita, dura-máter, cérebro, fossa craniana média, outros nervos cranianos que não seja o da divisão maxilar do trigêmeo V2, nasofaringe e clivo.

G) Glândulas salivares (CID: C07, C08)

T1 – tumor com 2cm ou menos em sua maior dimensão, sem extensão extraparenquimatosa*;

T2 – tumor com mais de 2cm até 4cm em sua maior dimensão, sem extensão extraparenquimatosa*;

T3 – tumor com mais de 4cm e/ou tumor com extensão extraparenquimatosa*;

T4a – tumor que invade pele, mandíbula, canal auditivo ou nervo facial;

T4b – tumor que invade base do crânio, lâminas pterigoóides ou adjacente à artéria carótida.

> * Extensão extraparenquimatosa é a evidência clínica ou macroscópica de invasão de partes moles ou nervo, exceto aquele listado em T4a e T4b. A evidência microscópica isolada não constitui uma extensão extraparenquimatosa, para efeito de classificação.

H) Glândula tireoide (CID: C73)

T1 – tumor com 2cm ou menos em sua maior dimensão, limitado à tireoide:

    T1a – tumor com 1cm ou menos na sua maior dimensão, limitado à tireoide,

T1b – tumor com 1cm até 2cm em sua maior dimensão, limitado à tireoide;

T2 – tumor com mais de 2cm até 4cm em sua maior dimensão, limitado à tiroide;

T3 – tumor com mais de 4cm em sua maior dimensão, limitado à tiroide, ou qualquer tumor com extensão extratireóidea mínima (por exemplo, extensão ao músculo esternotiróideo ou partes moles peritireóideas);

T4a – tumor que se estende além da cápsula da tiroide e invade qualquer uma das seguintes estruturas: tecido subcutâneo mole, laringe, traqueia, esôfago, nervo laríngeo recorrente;

T4b – tumor que invade a fáscia pré-vertebral, vasos mediastinais ou adjacente à artéria carótida;

T4a* (somente para carcinoma anaplásico) – tumor (de qualquer tamanho) limitado à tiroide**;

T4b* (somente para carcinoma anaplásico) – tumor (de qualquer tamanho) que se estende além da cápsula da tiroide***.

Tumores multifocais de todos os tipos histológicos devem ser designados (m) (o maior determina a classificação), por exemplo T2(m).
* Todos os carcinomas indiferenciados/anaplásicos de tiroide são considerados T4.
** Carcinoma anaplásico intratireóideo considerado cirurgicamente ressecável.
*** Carcinoma anaplásico extratireóideo considerado cirurgicamente irressecável.

l) Carcinoma da pele não melanoma (excluindo pálpebra) (CID: C44.0, 2-7, 2-4)

T1 – tumor com 2cm ou menos em sua maior dimensão;

T2 – tumor com mais de 2cm em sua maior dimensão;

T3 – tumor com invasão de estruturas profundas (músculos, osso, cartilagem, mandíbula e órbita);

T4 – tumor que invade a base do crânio ou o esqueleto axial diretamente, ou por invasão perineural.

Tumores multifocais de todos os tipos histológicos devem ser designados (m) (o maior determina a classificação), por exemplo T2(m).

No caso de tumores múltiplos sincrônicos, o tumor com a maior categoria T é classificado e o número de tumores é indicado entre parênteses; por exemplo T2(5).

Fatores de alto risco (tumores de pele não melanoma e não palpebral)	
Profundidade/invasão	> 4mm de espessura
	Clarck IV*
	Invasão perineural
	Invasão linfovascular
Localização anatômica	Sítio primário na orelha
	Sítio primário na pele não glabra do lábio
Diferenciação	Pouco ou indiferenciado

* A classificação de Clarck será tratada no *Capítulo 26*.

J) Carcinoma da pele de pálpebra não melanoma (CID: C44.1)

T1 — tumor com 5mm ou menos em sua maior dimensão, se invasão do tarso ou da margem palpebral;

T2a— tumor com mais de 5mm e menos de 10mm em sua maior dimensão ou qualquer tumor que invade o tarso ou a margem palpebral;

T2b— tumor com mais de 10mm, mas inferior a 20mm, em sua maior dimensão, ou que envolve toda a espessura palpebral;

T3a— tumor com mais de 20mm na maior dimensão ou que invade as estruturas adjacentes oculares ou orbitais ou qualquer tumor com invasão prineural;

T3b— tumor cuja ressecção completa requer enucleação, exenteração ou ressecção óssea;

T4 — tumor irressecável devido à invasão extensa ocular, orbitária, craniofacial ou cerebral.

K) Melanoma maligno de pele (CID: C44, C51.0, C60.9, C63.2)

Será tratado no Capítulo 26.

II – Linfonodos regionais (N)

A) Lábio, cavidade oral, orofaringe, hipofaringe, laringe, seios maxilares, cavidade nasal, seios etmoidais, glândulas salivares

N1 – metástase em um único linfonodo homolateral, com 3cm ou menos em sua maior dimensão;
N2 – metástase em um único linfonodo homolateral, com mais de 3cm e até 6cm em sua maior dimensão, ou em linfonodos homolaterais múltiplos, nenhum deles com mais de 6cm em sua maior dimensão; ou em linfonodos bilaterais ou contralaterais, nenhum deles com mais de 6cm em sua maior dimensão:
  N2a – metástase em um único linfonodo homolateral, com mais de 3cm e até 6cm em sua maior dimensão,
  N2b – metástase em linfonodos homolaterais múltiplos, nenhum deles com mais de 6cm em sua maior dimensão,
  N2c – metástase em linfonodos bilaterais ou contralaterais, nenhum deles com mais de 6cm em sua maior dimensão;
N3 – metástase em linfonodo com mais de 6cm em sua maior dimensão.

Linfonodo em linha média é considerado ipsolateral.

B) Nasofaringe

N1 – metástase em linfonodo(s) unilateral(is) cervical(is), unilateral(is) ou bilateral(is) retrofaríngea(s), com 6cm ou menos em sua maior dimensão, acima da fossa supraclavicular;
N2 – metástases em linfonodo(s) bilateral(is) cervical(is) com 6cm ou menos em sua maior dimensão acima da fossa supraclavicular;
N3 – metástase em linfonodo(s) com mais de 6cm em sua maior dimensão ou em fossa supraclavicular:
  N3a – com mais de 6cm em sua maior dimensão,
  N3b – na fossa supraclavicular.

Os linfonodos de linha média são considerados linfonodos homolaterais.

C) Tireoide

N1 – metástase em linfonodos regionais:
N1a – etástase no nível VI (linfonodos pré-traqueal e paratraqueal, incluindo pré-laríngeo e o délfico),
N1b – metástase em outro linfonodo cervical unilateral, bilateral ou contralateral, ou em linfonodo mediastinal superior.

D) Carcinoma da pele não melanoma (excluindo pálpebra)

N1 – metástase em um linfonodo único, de 3cm ou menos na maior dimensão;

N2 – metástase em um linfonodo único, maior que 3cm e menor que 6cm, em sua maior dimensão ou em múltiplos linfonodos, menores que 6cm na sua maior dimensão;

N3 – metástase em linfonodo(s) com mais de 6cm em sua maior dimensão.

E) Tumores de pálpebra (não melanoma)

N0 – sem metástase;
N1 – metástase em linfonodo regional.

F) Melanoma maligno

Será abordado no *Capítulo 26*.

III – Grupamento por estádios

A combinação dos estádios T, N e M gera uma classificação em estádios clínicos que vão de I a IV, e podem ser subdivididos em A, B e C. Quando o tumor é *in situ* (Tis), diz-se estádio 0.

A) Lábio, cavidade oral, orofaringe, hipofaringe, laringe, seios maxilares, cavidade nasal, seios etmoidais, glândulas salivares

M0	T1	T2	T3	T4a	T4b
N0	I	II	III	IV A	IV B
N1	III	III	III	IV A	IV B
N2	IV A	IV A	IV A	IV A	IV B
N3	IV B	IV B	IV B	IV B	IV B

M1	Qualquer T
Qualquer N	IVC

B) Nasofaringe

M0	T1	T2	T3	T4
N0	I	II	III	IVA
N1	II	II	III	IVA
N2	III	III	III	IVA
N3	IVB	IVB	IVB	IVB

M1	Qualquer T
Qualquer N	IVC

C) Tireoide

Recomenda-se o grupamento por estádios diferenciados para os carcinomas papilífero e folicular, carcinoma medular e carcinoma indiferenciado/anaplásico:

Carcinoma papilífero ou folicular abaixo de 45 anos

M0	Qualquer T
Qualquer N	I

M1	Qualquer T
Qualquer N	II

Carcinoma papilífero ou folicular, 45 anos ou mais e medular

M0	T1	T2	T3	T4a	T4b
N0	I	II	III	IVA	IVB
N1a	III	III	III	IVA	IVB
N1b	IVA	IVA	IVA	IVA	IVB

M1	Qualquer T
Qualquer N	IVC

Carcinoma anaplásico/indiferenciado: todos os casos são estádio IV

M0	T4a	T4b
Qualquer N	IVA	IVB

M1	Qualquer T
Qualquer N	IVC

D) Carcinoma da pele não melanoma (excluindo pálpebra)

M0	T1	T2	T3	T4
N0	I	II*	III	IV
N1	III	III	III	IV
N2	IV	IV	IV	IV
N3	IV	IV	IV	IV

* Estádio I com um ou mais fatores de alto risco.

E) Pele de pálpebra (não melanoma)

M0	T1	T2a	T2b	T3a	T3b	T4
N0	I A	I B	I C	II	III A	III C
N1	III B	III B	III B	III B	III B	III C

M1	Qualquer T
Qualquer N	IV

F) Melanoma maligno

Será tratado no *Capítulo 26*.

Bibliografia

1. Denoix PF. Bull. Inst. Nat. Hyg (Paris) 1944;1:69. 1944;2:82. 1950;5:81. 1952; 7:743
2. Eisenberg ALAM. TNM: classificação de tumores malignos. Rio de Janeiro: INCA; 2004. Tradução de Greene FL, Page D, Morrow M, Balch C, Haller D, Fritz A, Fleming I. AJCC Cancer Staging Manual TNM: classification of malignant tumours. 6a. ed. UICC. New York: Springer; 2002.
3. Kazia R, Manikantana K, Elmiyeha B, Nuttinga C, Rhys-Evans P, Harrington K. Controversies in the TNM staging for head and neck cancers. *Oral Oncology* (Suppl),2009; 3(1):118-19.
4. Manikantan K, Sayed SI, Syrigos KN, Rhys-Evans P, Nutting CM, Harrington KJ, Kazi R. Challenges for the future modifications of the TNM staging system for head and neck cancer: case for a new computational model? *Cancer Treat Rev.* 2009;35(7):639-44.
5. Sobin L, Gospodarowicz M, Wittekind C. TNM classification of malignant tumours. 7a. ed , Wiley-Blackwell; 2009.

Parte V
Exames Anatomopatológicos e Métodos Complementares

- Noções e Aplicabilidade da Punção Aspirativa por Agulha Fina
- Noções e Importância do Exame de Congelação
- Fundamentos do Exame Anatomopatológico em Parafina
- Aplicabilidade do Exame Imuno-histoquímico
- Principais Marcadores Tumorais nas Doenças de Cabeça e Pescoço

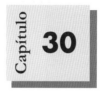

Capítulo 30

Noções e Aplicabilidade da Punção Aspirativa por Agulha Fina

Paulo Campos Carneiro
Daniel Hideo Kato

Definição

A punção (ou biópsia) aspirativa por agulha fina (PAAF) é um método simples de obtenção de material para análise citológica, utilizando agulha fina e seringa, em qualquer órgão ou tecido, com o principal objetivo de fazer diagnóstico de nódulos ou tumores. O procedimento é pouco invasivo, ágil, reproduzível, praticamente sem complicações, tem alta acuidade e baixo custo.

Materiais necessários

Sendo simples, de fácil aquisição e baixo custo, os materiais fundamentais são (Fig. 30.1):

1. **Requisição do exame.** É de suma importância a correta identificação do paciente, seus dados pessoais, clínicos e laboratoriais, os objetivos do exame, as hipóteses diagnósticas e dados precisos sobre o(s) local(is) a ser(em) biopsiado(s).
2. **Agulha fina descartável (22 a 25G).** As mais utilizadas são de calibre 23G (ou 0,6mm de diâmetro externo). O comprimento é variável e depende da profundidade da lesão a ser atingida. Agulhas com 25mm de comprimento são suficientes para abordar a maioria das lesões superficiais.
3. **Seringa estéril (10 ou 20ml).** O volume da seringa não influencia a qualidade do material aspirado. Utilizam-se geralmente as de 10ml; as de 20ml são úteis para punções de grandes coleções líquidas.
4. **Lâminas para microscopia com extremidade fosca.** Na parte lisa são realizados os esfregaços, e na extremidade fosca a identificação das lâminas.

302 Exames Anatomopatológicos e Métodos Complementares

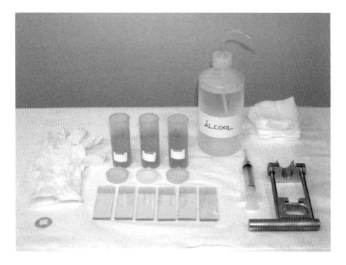

Figura 30.1 — Material para realização de PAAF.

5. **Citopuncionador.** É o instrumento onde se encaixa a seringa agulhada, para se obter pressão negativa com uma só mão, proporcionando firmeza e mobilidade. É necessário que seja perfeitamente adequado à seringa utilizada.
6. **Material para assepsia.** Geralmente utiliza-se gaze e álcool 95°. Sugerimos evitar utilização de álcool iodado, pois o paciente pode estar em preparo para mapeamento e captação da tireoide.
7. **Porta lâminas contendo agente fixador.** Existem vários e a escolha do ideal depende do objetivo da análise, do órgão biopsiado e da coloração a ser aplicada. O fixador frequentemente por nós utilizado em citologia é o álcool 95°. Mas, antes de partir para a punção no paciente, sempre se deve discutir com o patologista responsável pela análise sobre qual fixador a ser utilizado, ou até mesmo se ele considera melhor não fixar o material colhido.
8. **Etiquetas adesivas para as seringas e porta lâminas.** Devem conter a identificação correta tanto do paciente, como do(s) órgão(s)/nódulo(s).

Técnica do exame

O desenvolvimento das técnicas de imagem, como cintilografia, ultrassonografia, tomografia computadorizada, PET/CT e ressonância magnética, possibilitou uma melhor análise dos órgãos e a detecção precoce de nódulo(s). Da mesma forma, para abordar nódulos pequenos não palpáveis ou nódulos profundos, a PAAF pode ser perfeitamente realizada, desde que associada a métodos de imagem que possam orientar a biopsia do órgão/nódulo-alvo. Atualmente, quase todas as PAAFs são realizadas direcionadas por ultrassonografia (Fig. 30.2), devendo-se puncionar, palpatoriamente, somente os casos em que não haverá nenhum ganho adicional com o uso de método de imagem. Em alguns casos, particularmente quando envolvem estruturas ósseas ou estas dificultam a visualização ultrassonográfica, realizamos as PAAFs direcionadas por tomografia computadorizada.

1. Inicialmente, avaliar todos os exames já realizados pelo paciente, particularmente os exames de imagem.
2. Posicionar o paciente tendo em vista a melhor via de acesso, ou seja, a mais curta e sem interposição de outros órgãos ou vasos.
3. Localizar com precisão o órgão/nódulo-alvo, medindo as dimensões da lesão e do trajeto, a fim de eleger a agulha com o comprimento adequado.
4. Assepsia local.
5. Com uma mão procura-se fixar o órgão/nódulo-alvo e a pele.
6. Com a outra mão, posiciona-se o citopuncionador, com a seringa e a agulha acopladas, no local indicado pelo método de imagem.
7. Introduzir a agulha, com constante controle pelo método de imagem, até se assegurar que esteja dentro do órgão/nódulo-alvo.

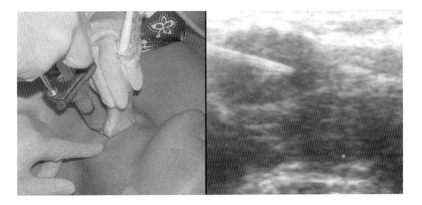

Figura 30.2 — PAAF de tireoide dirigida por ultrassonografia. A localização da agulha é acompanhada em tempo real no monitor na imagem à esquerda.

8. Puxar o êmbolo da seringa com o citopuncionador e, mantendo a pressão negativa, movimentar rápida e brevemente a agulha no interior do órgão/nódulo-alvo.
9. Soltar vagarosamente o êmbolo, finalizando a aspiração.
10. Retirar a agulha de dentro do órgão/nódulo-alvo.
11. A partir do conteúdo aspirado, são realizados esfregaços. Preconizamos cinco a sete lâminas. Parte dos esfregaços pode ser fixada no álcool e posteriormente corada com a técnica de Papanicolaou. Outra parte dos esfregaços pode não ser fixada e, após a secagem dos mesmos, corados com o Giemsa. O restante do aspirado pode ser processado, emblocado em parafina (*cell block*) e corado pela hematoxilina e eosina.
12. Preconizamos a colheita de duas a quatro biopsias por órgão/nódulo-alvo, a fim de representar mais extensamente a região escolhida e prevenir a inconclusividade do exame. Além de obter material ótimo para análise morfológica, possibilita a realização posterior de colorações adicionais, caso sejam necessárias.
13. Atualmente, como já foi referido, a maior parte das PAAFs é realizada dirigidas por ultrassonografia. Esta técnica vem se tornando o método preferencial para guiar uma série de procedimentos, inclusive a PAAF, por apresentar as seguintes vantagens:

- Grande aplicabilidade da ultrassonografia na avaliação das doenças de cabeça e pescoço. Dados quanto ao tamanho, ecogenicidade, delimitação de áreas císticas e sólidas, presença de calcificações, associados a análises com Doppler, índice de resistividade e outros, possibilitam a escolha do melhor local a ser biopsiado.
- A possibilidade de obtenção da imagem em tempo real, com localização exata da agulha e sua movimentação em relação ao órgão/nódulo-alvo.
- Desenvolvimento de transdutores de alta frequência e pequena dimensão que melhoraram a resolução, fazendo com que lesões menores possam ser biopsiadas com segurança e tornando disponível novas janelas ultrassonográficas.
- Baixo custo.
- Ausência de exposição à radiação.

Variações técnicas

A técnica é simples e pode ser feita de forma palpatória, caso o órgão/nódulo-alvo seja claramente delimitado à palpação e não haja informações relevantes nos métodos de imagem (atualmente menos que 5% das PAAFs de órgãos superficias são assim realizadas).

PAAF de lesões ulceradas devem ser realizadas nas bordas, evitando-se as áreas necróticas centrais. Pode-se também, com o uso de uma espátula ou cotonete, obter material raspado da lesão para realização de esfregaços, pois isto aumenta a possibilidade de diagnóstico.

Pode-se biopsiar lesões intraorais e intranasais, desde que visualizáveis e/ou palpáveis. Deve-se cuidar para que o paciente possa manter a boca aberta, por exemplo, utilizando-se de uma contenção de borracha nos dentes posteriores. Para abordar lesões retrofaríngeas pode-se utilizar uma guia para agulha (aparelho de Franzen), uma agulha mais longa e puncionar por via transfaríngea.

A PAAF pode auxiliar em muito o cirurgião de cabeça e pescoço

1. É utilíssima em cirurgia de cabeça e pescoço, pois se pode aplicar o método em praticamente todos os órgãos sediados na região da cabeça e pescoço. Existem inúmeras indicações e achados citológicos possíveis, sendo frequentemente uma ferramenta prática no diagnóstico nos casos de nódulos de tireoide, de paratireoide, de glândula salivar, linfadenopatias, doenças congênitas (por exemplo, cisto branquial e cisto de ducto tireoglosso), em massas cervicais a esclarecer etc.
2. O principal objetivo é procurar chegar ao mais preciso diagnóstico, o que é possível na maioria dos casos, baseando-se somente no aspecto citológico.
3. Nos casos em que há limitações de interpretação do método, por depender de critérios arquiteturais ou de histologia, procura-se chegar ao menos no diagnóstico do tipo de processo (por exemplo, inflamatório, hiperplásico e tumoral), e/ou a linhagem celular (por exemplo, epitelial, linfoide, melanocítica e de partes moles). Nos casos em que não se consegue afirmar a benignidade ou malignidade do processo deve-se enumerar as possibilidades diagnósticas.
4. A PAAF pode ser associada a outras técnicas diagnósticas utilizadas em anatomia patológica, melhorando o potencial diagnóstico:
   - Reações citoquímicas podem ser úteis em alguns casos para identificação de substâncias ou micro-organismos, como por exemplo,

a demonstração de melanina pela coloração de Fontana Massom, micobactérias pela coloração de Ziehl-Nilsen, fungos pela coloração de Grocott etc.
- A imunocito/histoquímica (melhor estudada no *Capítulo 33*) consiste na aplicação de princípios e técnicas imunológicas para identificar antígenos específicos em células ou tecidos. O material obtido por PAAF pode perfeitamente ser usado em estudos imunocitoquímicos e imuno-histoquímicos, ou seja, pesquisar se há ou não produção de determinados antígenos pelas células obtidas pela PAAF, por meio da exposição a anticorpos específicos. Tais antígenos não são constatáveis pelas colorações de rotina e por citoquímica e podem ser específicos de certos órgãos e tecidos (por exemplo, se a pesquisa de PSA (*prostatic specific antigen*) em um adenocarcinoma metastático em linfonodo cervical resultar positiva, sabemos que o sítio primário é a próstata). A forte positividade na pesquisa da galectina-3 e HBME-1 em esfregaços de "padrão folicular" é indicativa de malignidade, posto que está estatisticamente mais associada a tais processos. Nos processos malignos pouco diferenciados a imunocitoquímica pode auxiliar demonstrando a linhagem da célula neoplásica (por exemplo, no diagnóstico diferencial entre carcinomas pouco diferenciados, melanomas, sarcomas e linfomas; nestes últimos, pode-se também pesquisar a imunofenotipagem).
- A PAAF pode ser útil na obtenção de material para imunofenotipagem por citofotometria de fluxo, que em alguns casos é muito superior à imunocitoquímica dos esfregaços.
- O material obtido por PAAF também pode ser usado em estudos de biologia molecular. Por exemplo, PCR (*Polymerase Chain Reaction*), hibridização *in situ* e FISH (*Fluorescent in Situ Hybridization*) podem detectar sequências específicas de DNA ou de RNA e, consequentemente, o diagnóstico de determinadas neoplasias pela expressão de seus oncogenes, a identificação de infecções virais etc.
- O material colhido por PAAF pode ser utilizado em microscopia eletrônica.

5. Pode-se associar a outros métodos diagnósticos de patologia clínica, ampliando o seu potencial diagnóstico, por exemplo, enviando parte do material colhido para cultura microbiológica ou para dosagem de

tireoglobulina/calcitonina em aspirados de linfonodos, dosagem de paratormônio em nódulos císticos de paratireoide etc.
6. Com tantos recursos, deve-se, sim, procurar emitir um relatório que defina fielmente um diagnóstico.
7. Mesmo explorando ao máximo o potencial diagnóstico da PAAF, há casos em que o quadro citológico observado pode ser compatível com mais de uma possibilidade diagnóstica, as quais devem ser arroladas no relatório. Ainda assim o procedimento pode ser utilíssimo na definição de uma conduta, se o médico pensar no caso como um todo e refletir no quadro clínico, associando o resultado da PAAF ao de outros exames laboratoriais.

Diante do exposto, preconiza-se evitar o uso de relatórios que simplesmente classificam o resultado da PAAF em positivo, negativo, suspeito ou inconclusivo, pois limitam grandemente a transmissão das informações diagnósticas constatadas pelo método.

Exemplos

A PAAF e os nódulos de tireoide

Quando os achados citológicos são característicos, pode-se chegar a diagnósticos de doenças benignas, tais como de bócio adenomatoso, tireoidite linfocitária ou de Hashimoto, tireoidite granulomatosa (subaguda) etc.

De forma semelhante, se estiverem presentes todos os critérios citológicos, há condições de afirmar a malignidade do processo, como no carcinoma papilífero (Fig. 30.3), carcinoma indiferenciado, carcinoma medular (pode-se realizar a imunocitoquímica, a fim de demonstrar a presença de calcitonina, corroborando o diagnóstico).

Um exemplo típico da limitação das PAAFs em tireoide é o quadro citológico de "padrão folicular", constituído por células foliculares isoladas ou agrupadas, por vezes pouco coesas e formando pequenos folículos, geralmente com escassa presença de coloide e os emblocados em parafina demonstrando a formação de microfolículos. Este aspecto citológico pode corresponder à área de hiperplasia folicular em bócio adenomatoso, ao adenoma folicular ou ao carcinoma folicular bem diferenciado (estas são as hipóteses diagnósticas que devem ser relatadas no laudo desses casos). O diagnóstico diferencial somente é possível com critérios anatomopatológicos, como a presença ou não de cápsula fibrosa bem definida,

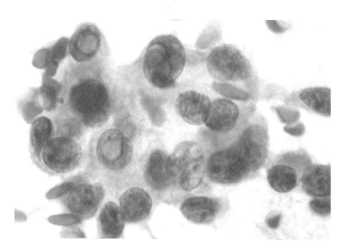

Figura 30.3 — Esfregaço de PAAF de tireoide com características citológicas de carcinoma papilífero.

e a invasão ou não vascular e/ou capsular, que não podem ser avaliados na PAAF. A imunocito-histoquímica, quando indicada, ajuda no diagnóstico de benignidade ou malignidade do processo nesses casos. Além disso, este método deve ser sempre utilizado quando um dos diagnósticos diferenciais incluir a possibilidade de proliferação de paratireoide (pela identificação de PTH ou tireoglobulina pelas células) ou de proliferação de células C da tireoide (pela identificação de calcitonina, fazendo o diagnóstico de carcinoma medular).

Os nódulos císticos frequentemente produzem esfregaços pouco celulares que devem ser considerados citologicamente inconclusivos. Nestes casos deve-se puncionar com direcionamento ultrassonográfico para tentar representar somente a área sólida do mesmo, região importante para conclusão diagnóstica. É claro que se forem puncionados extensamente, pode-se pressupor, por exclusão e com relativa segurança, que se trata de cistos simples (estes cuidados são muito importantes para tentar excluir a possibilidade de carcinoma papilífero, que pode ter extensa área cística e pequena área sólida, inclusive nas metástases cervicais).

Caso o achado citológico for um infiltrado linfocitário muito intenso, sem representação epitelial, e com pequena variação de tamanho dos linfócitos, devem-se considerar as hipóteses diagnósticas de tireoidite linfocitária e linfoma na tireoide no laudo desses casos.

A PAAF e as linfadenomegalias a esclarecer

Se estiverem presentes os critérios de benignidade, pode-se chegar ao diagnóstico de hiperplasia linfoide reacional, linfadenites granulomatosas (com identificação do agente patogênico por técnicas citoquímicas, imunocitoquímicas, citogenéticas etc.).

O diagnóstico de neoplasia metastática pode ser, com frequência, realizado até de forma relativamente simples, se o aspecto citológico for característico, como no carcinoma epidermoide, ou no carcinoma papilífero de tireoide. Nos casos em que somente a morfologia não permite um diagnóstico do órgão de origem ou da linhagem celular neoplásica, pode-se lançar mão das reações citoquímicas ou imunocitoquímicas.

O diagnóstico de neoplasia maligna primária também pode ser feito pela PAAF nos casos de linfoma de Hodgkin, com o achado da célula diagnóstica (de Reed-Sternberg) e o fundo de células inflamatórias reativas de vários tipos. Também nos casos de linfoma não Hodgkin de alto grau podem ser diagnosticados, inclusive com a devida imunofenotipagem, pela imunocitoquímica.

Por vezes, o diagnóstico diferencial de linfadenites reacionais com linfomas não Hodgkin de baixo grau ou de grau intermediário pode apresentar dificuldades sérias, inclusive porque o comprometimento neoplásico pode ser parcial. A avaliação arquitetural é de fundamental importância. A realização de imunocitoquímica e/ou imunofenotipagem por citofotometria de fluxo pode auxiliar a definir o diagnóstico.

A PAAF e os nódulos de glândula salivar

Processos benignos, tais como sialoadenites, adenoma pleomórfico, tumor de Warthin, em geral não apresentam muitas dificuldades diagnósticas, estando todos os critérios citológicos presentes.

Há neoplasias malignas que podem ser diagnosticadas pela PAAF, como o carcinoma adenoide cístico ou carcinoma mucoepidermoide, caso se apresentem com o quadro citológico característico.

A presença de numerosas células neoplásicas epiteliais com discreta variação morfológica é a maior limitação de diagnóstico nos casos de punção de glândula salivar, pois o adenoma pleomórfico hipercelular com extenso predomínio do componente epitelial, carcinomas adenoide cístico e mucoepidermoide, bem como alguns adenocarcinomas bem diferenciados de glândula salivar, podem apresentar este aspecto citológico. Nesses casos o laudo deve considerar o diagnóstico de neoplasia epitelial bem diferenciada, deixando claro que a benignidade ou malignidade do processo não pode ser definida somente em bases citológicas.

A PAAF e os nódulos de proliferações mesenquimais

Processos benignos, tais como processos inflamatórios/infecciosos e lipomas, em geral não apresentam muitas dificuldades diagnósticas. Nos casos de processo inflamatórios agudos pode-se colher material para realização de cultura e antibiograma, importantes da identificação do agente etiopatogênico.

Muitas neoplasias malignas podem ser diagnosticadas pela PAAF, devendo-se realizar exame imunocitoquímico quando o aspecto citológico não permitir o diagnóstico da diferenciação celular, como nos sarcomas pouco diferenciados.

A presença de células fusiformes com discreta variação morfológica é a maior limitação de diagnóstico nos casos de punção de nódulos de partes moles, pois proliferações fibroblásticas não neoplásicas, bem como neoplasias mesenquimais fusiformes benignas e sarcomas de células fusiformes de baixo grau, podem apresentar aspectos morfológicos semelhantes, sendo consideradas como "proliferações de células fusiformes". A benignidade ou malignidade do processo não pode ser definida somente em bases citológicas.

Complicações

O trauma tecidual produzido por agulha fina é mínimo. A influência da PAAF no diagnóstico histológico posterior é insignificante.

As complicações como hematomas e áreas de edema pós-punção são raras e podem ser minimizadas. A técnica adequada requer que pressão com gaze, por alguns minutos, seja aplicada no local de toda punção de órgãos superficiais, o que é suficiente para se prevenir tais complicações. Aumenta-se o tempo de compressão nos casos em que o paciente encontra-se sob anticoagulantes ou com alterações da coagulação. Recomenda-se ao paciente a aplicação de bolsa de gelo nos casos em que o ele sinta também dolorimento ou latejamento.

Tontura e mal-estar durante ou após a punção são sintomas que estão mais relacionados com a ansiedade e o estresse, tanto pela realização do exame como pelo resultado deste. Pode ser prevenido com uma boa conversa antes do exame, ouvindo atentamente as ansiedades do paciente, procurando esclarecer dúvidas, acalmá-lo e deixá-lo mais confiante. Quando presentes, o paciente deve permanecer deitado na maca até que melhore. São excepcionais os casos que tenham repercussão clínica significativa.

A infecção decorrente da PAAF é raríssima, mesmo incluindo punções de abscessos e inflamações em fase aguda.

Todos os estudos de acompanhamento pós-punção por agulha fina mostram que não é significativa a possibilidade de disseminação neoplásica.

Bibliografia

1. Brandão LG, Ferraz AR. *Cirurgia de cabeça e pescoço.* São Paulo: Roca; 1989.
2. Carneiro PC. Contribuição ao método de biopsia aspirativa por agulha fina de tireóide [tese]. São Paulo: Faculdade de Medicina, Universidade de São Paulo; 1989.
3. Carneiro PC. Punção aspirativa por Agulha fina. In: Brandão LG, Ferraz AR (eds.). *Manual do residente de cirurgia de cabeça e pescoço.* São Paulo: Keila & Rosenfeld; 1989.
4. Kerr LM. Correlação entre o aprimoramento das técnicas de ultrassonografia e a ampliação do espectro diagnóstico por citologia aspirativa [tese]. São Paulo: Faculdade de Medicina, Universidade de São Paulo; 2003.
5. Koss LG, Melamed MR. *Koss' diagnostic cytology and its histopathologic bases.* 5a ed. Philadelphia, Pensylvania: Lippincott Williams & Wilkins; 2006.
6. Linsk JA, Franzen S. *Clinical aspiration cytology.* 2a ed. Philadelphia, Pensylvania: J. B. Lippincott; 1989.
7. Linsk JA, Franzen S. *Fine needle aspiration for the clinician.* Philadelphia, Pensylvania: J. B. Lippincott; 1986.
8. Rosai J. *Surgical pathology.* 9a ed. Philadelphia, Pensylvania: Elsevier; 2004.

Capítulo 31

Noções e Importância do Exame de Congelação

Roberto Falzoni

Introdução

O exame de congelação consiste num método rápido de processamento histológico no qual o espécime cirúrgico não passa pelas demoradas técnicas convencionais de fixação, desidratação, diafanização (retirada de substâncias gorduras) e parafinização. É realizado congelando-se o fragmento (usualmente a menos 20°C negativos). Isso permite que a lâmina histológica seja preparada em poucos minutos, em vez de várias horas, permitindo que patologista e cirurgião troquem informações e determinem condutas durante o ato operatório. Foi pioneiramente desenvolvida em 1905 na Mayo Clinic e é hoje extensamente utilizada em todo o mundo, sobretudo nas cirurgias oncológicas.

Os equipamentos empregados variam em sofisticação técnica e portabilidade. Os mais simples são possíveis de serem levados ao hospital a cada cirurgia e instalados em pequenas bancadas. Esses aparelhos manuais congelam os fragmentos em pequenas superfícies utilizando gás compressível (CFC ou R22) e utilizam navalhas anguladas que retiram cortes entre 5 e 10μm. Os equipamentos mais complexos são constituídos de um freezer no interior do qual se instala um micrótomo rotativo em tudo semelhante aos usados nas técnicas histológicas convencionais e realizam lâminas entre 2 e 5μm. Os corantes também variam, desde rápidas colorações metacromáticas (um só corante que cora diferentes tecidos com diferentes cores) até a tradicional hematoxilina/eosina (HE).

No entanto, as vantagens de velocidade e simplicidade possuem contrapartida de menor qualidade do preparado histológico. Dessa forma, algumas características morfológicas mais sutis, descritas nos tratados de histologia convencional, podem não ser identificadas nos cortes por congelação. Se essas características forem essenciais para o diagnóstico requerido (por exemplo, distinção entre tumor benigno ou maligno), isso representa limitação do método e o exame anatomopatológico intraoperatório não deve ser indicado ou, quando feito, pode não ser conclusivo. Nesses casos nada é concluído no ato operatório e os cortes histológicos complementares feitos em parafina são aguardados para se chegar a um diagnóstico.

Outro fato importante é que as técnicas de congelação alteram o tecido permanentemente. Isso faz com que a qualidade do exame histológico convencional, feito posteriormente nos mesmos espécimes, é também alterada. Isso pode prejudicar, ou até mesmo inviabilizar, alguns diagnósticos histológicos. Dessa forma, algumas circunstâncias contraindicam de forma absoluta o estudo anatomopatológico por congelação no ato operatório, particularmente em pequenas biópsias, porque nesse caso não se reserva material remanescente não congelado para estudo posterior em parafina.

Características e limitações do método

No processamento histológico convencional retira-se do fragmento toda a água e o material gorduroso, pois isso permite a completa embebição em parafina, fazendo com que ocorra homogenização dos tecidos, cortes finos e resolução microscópica ideal. Os cortes por congelação, ao contrário, mantêm todas essas substâncias no preparado. A temperatura de solidificação de cada uma delas não é a mesma, nem tampouco a resistência aos criótomos (aparelhos que realizam o corte histológico). Portanto, diferentes tecidos resultam em diferentes qualidades no exame intraoperatório. Geralmente as maiores dificuldades ocorrem em espécimes entremeados em tecido adiposo. As melhores qualidades são obtidas em tecidos sólidos, homogêneos e com menor teor de água (tecido muscular, por exemplo). Além disso, a presença dessas substâncias prejudica a distinção de estruturas celulares próximas da resolução máxima do microscópio óptico. Isso é particularmente evidente na visualização de mitoses ou infiltrações neoplásicas sutis, sobretudo quando representam critérios de malignidade.

Apesar dessas limitações, há inúmeras indicações de exame intraoperatório pelas técnicas de congelação nos tumores de cabeça e pescoço.

Indicações

Tumores da tireoide

Com a sofisticação e o uso mais disseminado de métodos de imagem, sobretudo a ultrassonografia, nódulos tireóideos têm sido identificados em um número crescente de casos. Esses mesmos métodos, no entanto, não são capazes de distinguir lesões benignas das malignas em uma porcentagem considerável de pacientes, exceto quando mostram doença francamente infiltrativa ou metastática (o que é fenômeno pouco frequente em tumores de tireoide). Quando esses nódulos restritos à glândula são malignos, a punção aspirativa identifica apenas de parte deles (tais como no carcinoma anaplásico, da minoria dos carcinomas pouco diferenciados e do carcinoma papilífero clássico bem diferenciado). A maioria dos carcinomas papilíferos variante não clássica ou com alterações morfológicas duvidosas, bem como todos os carcinomas foliculares, não é diagnosticada pelos métodos citológicos e é virtualmente indistinguível dos tumores foliculares benignos (bócio adenomatoso/adenoma). Devido a isso, o exame intraoperatório por congelação é frequentemente indicado para distinguir tumores benignos dos malignos, sobretudo quando o nódulo for único, unilateral e a proposta de tireoidectomia parcial existir em casos de tumores benignos.

A maioria dos tumores malignos de tireoide pode ser diagnosticada no ato operatório pelos métodos de congelação. No entanto, as limitações do método não permitem distinção em algumas circunstâncias, mesmo quando associado a métodos citológicos (esfregaços citológicos obtidos com o raspado da lesão), o que justifica as constantes críticas ao método na literatura. Entre essas circunstâncias está incluído:

1. Carcinomas papilíferos muito pequenos, cujo processamento poderia inviabilizar o diagnóstico definitivo em cortes de parafina. Além disso, alguns desses nódulos não são vistos na peça a fresco e são achados apenas na peça fixada em formalina ou mesmo constituem achados ocasionais nos cortes histológicos rotineiros, feitos em glândula aparente sem nódulos.
2. Carcinomas papilíferos variante folicular, cujas alterações nucleares estejam abaixo do limite de resolução do método histológico por congelação, pois essas alterações morfológicas nucleares são sutis, subjetivas e essenciais para diagnóstico de malignidade e podem não ser reconhecidas inclusive no método citológico.
3. Carcinomas foliculares com mínima invasão capsular ou com angioinvasão discreta, lembrando que a identificação dessas características são essenciais na distinção entre adenoma e carcinoma folicular e podem não ser vistas nos cortes por congelação.

Tumores de paratireoide

O emprego dos métodos histológicos de congelação nesses tumores normalmente se limitam à confirmação de existência de células da paratireoide em nódulos cervicais suspeitos ressecados em cirurgias feitas devido a hiperparatireoidismo. A identificação de quatro nódulos com essas características confirmam o diagnóstico de hiperplasia. O achado de apenas um nódulo sugere o diagnóstico de adenoma. A distinção entre tumor benigno e maligno dificilmente pode ser feita no ato operatório, exceto em neoplasias francamente invasivas (o que é raro nesses tumores).

Tumores de glândulas salivares

Analogamente à tireoide, os tumores de glândulas salivares são facilmente identificáveis pelos métodos de imagem. A distinção entre neoplasia maligna e benigna nas investigações pré-operatórias, no entanto, pode não ser conclusiva em nódulos circunscritos sem evidências de metástases. A punção aspirativa nesses casos pode identificar um padrão monomórfico de células epiteliais bem diferenciadas que são iguais no carcinoma e no adenoma. Nesses casos o exame intraoperatório por congelação é indicado. Nos carcinomas de alto grau, o achado de atipias citológicas significantes é suficiente para a confirmação de malignidade, lembrando que contagem mitótica (outro critério de malignidade) é prejudicada nesse método. Esses tumores geralmente apresentam franca infiltração em tecidos adjacentes, o que facilita o diagnóstico. Nos tumores bem diferenciados o diagnóstico de malignidade é facilmente feito com o achado de invasão capsular ou vascular. Em casos sutis, no entanto, essas alterações podem não ser vistas nos cortes de congelação, diminuindo a sensibilidade do método em relação aos cortes histológicos convencionais em parafina. O mesmo pode acontecer na identificação do carcinoma epitelial-mioepitelial e carcinoma de células acinares que não precisam de invasão capsular para serem reconhecidos como malignos.

Tumores de pele e mucosas

As aplicações do exame intraoperatório por congelação na cirurgia dos tumores epiteliais de pele e mucosas, incluindo faringe e seios paranasais é ampla. A principal delas consiste na monitorização de margens, sobretudo em pele. Esse método é particularmente útil nessa função, pois pele, mucosas e tecidos moles musculares e fibrosos adjacentes resultam em preparados histológicos com boa visualização de células neoplásicas, ainda que com maiores dificuldades em mucosas. O diagnóstico de neoplasias primárias epiteliais no ato operatório é usualmente restrito aos casos em que o acesso pré-operatório é difícil e as tentativas de punção aspirativa ou biópsias por agulha grossa não são conclusivas. Nesses casos, tumores *in situ* ou extensamente associados à reação inflamatória são os que oferecem mais dificuldade nos métodos de congelação.

Tumores em partes moles

Devido à característica de crescimento em três dimensões com extensa relação com tecidos adjacentes, a monitorização de margens de tumores mesenquimais no ato operatório também é amplamente usada. Alguns tipos histológicos oferecem mais dificuldade por apresentarem grande capacidade infiltrativa e células com poucas atipias, como é o caso da fibromatose tipo desmoide e dermatofibrossarcoma *protuberans*.

Linfonodos

O diagnóstico de linfomas no ato operatório e exclusão de carcinomas ou outros tumores metastáticos (incluindo linfonodos sentinelas identificados com isótopos radioativos) é particularmente útil para orientar condutas cirúrgicas, tais como esvaziamentos.

Bibliografia

1. Badoual C, Rousseau A, et al. Evaluation of frozen section diagnosis in 721 parotid gland lesions. *Histopathology.* 2006;49(5):538-40.
2. Black C, Marotti J, et al. Critical evaluation of frozen section margins in head and neck cancer resections. *Cancer.* 200;107(12):2792-800.
3. Bogdanov-Berezovsky A, Rosenberg L, et al. The role of frozen section histological analysis in the treatment of head and neck skin basal and squamous cell carcinomas. *Isr Med Assoc J.* 2008;10(5):344-5.
4. Huber GF, Dziegielewski P et al. Intraoperative frozen-section analysis for thyroid nodules: a step toward clarity or confusion? *Arch Otolaryngol Head Neck Surg.* 2007;133(9):874-81.
5. Lai P, Segall L, et al. Cost analysis of intraoperative frozen section examinations in thyroid surgery in a Canadian tertiary center. *J Otolaryngol Head Neck Surg.* 2009;38(5):559-63.
6. Osamura RY, Hunt JL. Current practices in performing frozen sections for thyroid and parathyroid pathology. *Virchows Arch.* 2008;453(5):433-40.
7. Wilson LB. A method for the rapid preparation of fresh tissues for the microscope. *J Am Med Assoc.* 1905;45:1737.

Capítulo 32
Fundamentos do Exame Anatomopatológico em Parafina

Leandro A. Liporoni Martins
Juliana Robba

Introdução

As publicações em patologia de cabeça e pescoço surgiram esporadicamente há dois séculos e tornaram-se sólidas a partir de 1900. Durante este período, muitos tumores benignos e malignos, bem como outras condições histopatológicas, foram minuciosamente descritos. As muitas publicações atestam o crescimento extraordinário da patologia de cabeça e pescoço, principalmente nos últimos 35 anos. O progresso do conhecimento e dos métodos em anatomia patológica propiciou importantes avanços no diagnóstico, no tratamento e na avaliação do prognóstico de diversas doenças.

A anatomia patológica é a ciência pela qual estudamos como os órgãos e os tecidos de um organismo saudável, sob o ponto de vista anatômico e fisiológico, modificam-se em uma pessoa doente, permitindo entendermos as causas, a evolução e o efeito das doenças. Dentre os métodos de estudo, a patologia cirúrgica (biópsia ou exame anatomopatológico) é aquele realizado em fragmentos de tecido ou peças cirúrgicas retiradas do paciente vivo e baseia-se no exame macro e microscópico deste material.

Quando o espécime é colhido, o mesmo deve ser corretamente identificado, o pedido médico adequadamente preenchido com todos os dados solicitados e o material fixado em fixador (formalina a 10%). No laboratório de anatomia patológica, após conferência do pedido médico e material recebido, é realizado o exame macroscópico pelo médico patologista, que relata as alterações observadas no espécime cirúrgico e outras informações relevantes para o estudo microscópico. É feita então a seleção de áreas do tecido para o estudo adequado, colhendo-se fragmentos do espécime cirúrgico ou submetendo-o completamente ao processamento histológico, se for o caso. Esses fragmentos, após o processamento histológico, são emblocados em parafina por profissional técnico qualificado que também realizará a confecção das lâminas. O exame microscópico permite uma avaliação detalhada das alterações morfológicas e a correta elaboração de um diagnóstico anatomopatológico final. Pode-se utilizar de técnicas especiais, como colorações histoquímicas, métodos imuno-histoquímicos e até mesmo biologia molecular.

Cavidade oral e orofaringe

A mucosa oral é composta por uma camada de epitélio estratificado escamoso semelhante à pele, porém sem folículos pilosos e glândulas sudoríparas, além de uma camada subjacente de tecido conjuntivo frouxo contendo glândulas salivares menores do tipo serosas e mucosas, denominada lâmina própria ou córion. O palato, gengiva e dorso da língua são expostos às forças da mastigação, portanto são revestidos por epitélio escamoso queratinizado.

As tonsilas caracterizam-se por tecido linfoide organizado em agregados e revestidas, em sua face luminal, por membrana mucosa composta por epitélio escamoso estratificado, exceto pela tonsila parafaríngea, que é revestida por epitélio pseudoestratificado ciliado do tipo respiratório. As tonsilas são geralmente encontradas em associação íntima com as glândulas salivares menores.

A cavidade oral pode ser acometida por lesões de origem inflamatórias, infecciosas, pré-neoplásias ou neoplásicas, descritas a seguir.

Lesões inflamatórias

As lesões inflamatórias crônicas mais comuns na cavidade oral estão associadas ao uso de dentaduras, sendo a maior parte localizada no palato. Podem apresentar-se como lesões elevadas (pseudotumores), polipoides ou ulceradas. Microscopicamente caracterizam-se por epitélio hiperplásico, fibrose da lâmina própria e células inflamatórias em graus variáveis. A doença de Crohn também pode acometer a cavidade oral em aproximadamente 6% dos casos, e caracterizam-se por edema, úlceras ou ainda hiperplasia polipoide da mucosa. Microscopicamente apresentam edema, dilatação dos vasos linfáticos, inflamação crônica, células gigantes e, raramente, granulomas não caseosos.

Lesões infecciosas

As lesões infecciosas podem ser divididas em virais e fúngicas. Dentre as virais, a infecção herpética oral é causada pelo vírus do herpes simples tipo 1 (HSV-1), ocorrendo em crianças entre 2 e 4 anos e frequentemente assintomática. Em 10 a 20% dos casos a infecção primária apresenta-se como uma gengivoestomatite herpética aguda, em que há início abrupto de vesículas e ulcerações em toda a cavidade oral. As vesículas variam de lesões de poucos milímetros a grandes bolhas preenchidas por líquido seroso claro e, quando se rompem, produzem ulcerações dolorosas. As principais características microscópicas são acantólise e inclusões virais multinucleadas nas células epidérmicas na margem das vesículas. Outros vírus que podem acometer a região oral são o vírus Epstein-Barr, o citomegalovírus e o enterovírus. As infecções fúngicas são causadas principalmente pela *Candida albicans*, levando à moniliase oral. Podem apresentar-se nas formas pseudomembranosa, eritematosa e hiperplásica. A forma pseudomembranosa, a mais comum, caracteriza-se por uma membrana branca acinzentada superficial que, quando removida, evidencia a mucosa subjacente eritematosa. À microscopia, caracteriza-se por emaranhados de pseudo-hifas que invadem o epitélio e o infiltrado inflamatório polimorfonuclear, com deposição de fibrina. Outras doenças fúngicas, que também podem acometer a cavidade oral, são histoplasmose, blastomicose, paracoccidioidomicose, criptococose e aspergilose.

Lesões pré-neoplásicas e neoplásicas

As lesões intraepiteliais escamosas (displasias e carcinoma *in situ*) são representadas pela displasia, um termo histológico utilizado para indicar um distúrbio arquitetural do epitélio escamoso acompanhado por atipia citológica. É dividida em três grupos: leve, moderada ou intensa.

- *Displasia leve* – o distúrbio arquitetural é limitado ao terço inferior do epitélio, acompanhado por atipia citológica e mitoses.
- *Displasia moderada* – o distúrbio arquitetural estende-se ao terço médio do epitélio, acompanhado por um aumento da atipia citológica.
- *Displasia intensa* – o distúrbio arquitetural ocupa mais que dois terços do epitélio, e está associado à atipia citológica intensa. Alguns autores a consideram sinônimo do termo carcinoma *in situ*, onde toda a espessura do epitélio está acometida pelo distúrbio arquitetural e também é acompanhado por intensa atipia citológica. Podem ser observadas mitoses atípicas ou mitoses na superfície do epitélio.

Leucoplasia e eritroplasia

A leucoplasia pode surgir em qualquer lugar da cavidade oral e é caracterizada por placa ou mancha branca, única ou múltipla, que não pode ser removida e também não pode ser diagnosticada como outras condições, ou seja, é um diagnóstico clínico de exclusão. Os principais diagnósticos diferenciais são a moniliase oral, o leucoedema (lesão opalescente difusa com provável natureza degenerativa) e o líquen plano. Ocorre com mais frequência em adultos de meia idade e idosos, e está relacionada ao tabagismo. Apresenta um risco baixo de evoluir para malignidade. A sua aparência branca está relacionada à hiperqueratose local, vista ao exame microscópico, onde também observamos um espessamento do epitélio com hiperplasia da camada basal. O epitélio pode apresentar-se sem atipias ou com displasia de grau variável. As lesões localizadas no soalho da boca, laterais da língua ou lábio inferior tendem a apresentar mais atipias ou crescimento maligno. A hiperplasia verrucosa proliferativa é um tipo especial de leucoplasia que se caracteriza por uma ou múltiplas lesões exofíticas de crescimento progressivo, com risco de malignidade.

A eritroplasia é menos comum que a leucoplasia e tem epidemiologia semelhante. É caracterizada por uma área avermelhada, macia, aveludada e bem delimitada na mucosa oral. Às vezes pode apresentar-se com erosão, mas geralmente está nivelada ou discretamente mais rebaixada que a mucosa adjacente. Ao exame microscópico observamos um aumento dos vasos subepiteliais, perda da queratinização e adelgaçamento do epitélio, apresentando mais atipias do que na leucoplasia, o que faz com que esta lesão tenha mais possibilidade de malignidade do que a anterior.

Carcinoma de células escamosas ou carcinoma epidermoide

É um tumor epitelial maligno com diferenciação escamosa, ou seja, apresenta pontes intercelulares, citoplasma relativamente abundante e eosinofílico e formação de queratina. Origina-se do epitélio escamoso da superfície ou do epitélio respiratório que sofreu metaplasia escamosa. Pelo menos 95% dos tumores de cabeça e pescoço são carcinomas de células escamosas, surgindo mais frequentemente na cavidade oral. O tabagismo e o abuso do álcool são os principais fatores de risco. Nos últimos anos o papiloma vírus humano (HPV) também está associado a um risco maior de desenvolver carcinoma de orofaringe. As características macroscópicas dessas lesões são variáveis e incluem lesões planas, com limites bem definidos, lesões exofíticas, papilíferas e lesões infiltrativas. A superfície tumoral frequentemente é ulcerada. Microscopicamente são caracterizados por um crescimento invasivo, com interrupção da membrana basal e evidências de diferenciação escamosa. O tumor pode invadir estruturas mais profundas, como músculo, cartilagem ou osso. O carcinoma epidermoide apresenta-se em três graus: bem diferenciado, moderadamente diferenciado e pouco diferenciado, de acordo com o grau de diferenciação, de pleomorfismo nuclear e índice mitótico:

- *Carcinoma epidermoide bem diferenciado* – lembra o epitélio escamoso normal e contém proporções variadas de células escamosas grandes, atípicas com células basais pequenas localizadas na periferia dos blocos tumorais. Podemos observar pontes intercelulares, queratinização abundante e poucas mitoses.
- *Carcinoma epidermoide moderadamente diferenciado* – apresenta mais pleomorfismo nuclear e mais mitoses, inclusive mitoses atípicas. Geralmente é menos queratinizado.
- *Carcinoma epidermoide pouco diferenciado* – há um predomínio de células do tipo basais com alto índice mitótico, incluindo mitoses atípicas. As pontes intercelulares estão ausentes e há escassa ou nenhuma queratinização. O diagnóstico do carcinoma epidermoide deve ser confirmado por meio de biópsia da lesão.

Esses tumores tendem a se infiltrar localmente antes de enviar metástases para outros órgãos. Os principais locais de metástases são os linfonodos cervicais. Os principais diagnósticos diferenciais devem ser feitos com outras condições malignas, tais como o carcinoma verrucoso, que por definição é desprovido de atipias celulares, e condições benignas como a hiperplasia pseudoepiteliomatosa.

Carcinoma verrucoso

O carcinoma verrucoso é uma variante bem diferenciada do carcinoma epidermoide. É caracterizado por um crescimento lento e exofítico, localmente invasivo, causando extensa destruição local. A grande maioria ocorre na cavidade oral (75%), sendo a mucosa bucal e as gengivas mais frequentemente acometidas. Macroscopicamente apresenta-se como um tumor exofítico, com uma superfície branca, queratótica e verrucosa. Pode chegar a medir até 10cm na sua maior dimensão. Microscopicamente consiste em projeções filiformes revestidas por epitélio escamoso bem diferenciado e espessado, com marcada queratinização da superfície. As células escamosas são grandes, porém não apresentam atipias citológicas, como dito anteriormente. As mitoses são raras. Invade o estroma adjacente com bordas bem definidas, mais expansivas do que infiltrativas.

Outros tumores malignos que acometem a cavidade oral são: linfomas malignos, adenocarcinomas das glândulas salivares, melanoma maligno, rabdomiossarcoma e sarcoma de Kaposi.

Laringe

A laringe encontra-se em continuidade com a cavidade oral e também é revestida por epitélio escamoso estratificado. As principais disfunções que podem acometer a laringe são: as laringites, pólipos e papilomas e o carcinoma epidermoide.

A laringite pode ocorrer em associação com infecções bacterianas ou virais da traqueia e brônquios.

Pólipos ou nódulos laríngeos desenvolvem-se nas pregas vocais e podem ser uni ou bilaterais. Estão associados a trauma ou abuso da voz, além do tabagismo. São lesões sésseis, na maioria das vezes com poucos milímetros, caracterizadas microscopicamente por tecido conjuntivo edemaciado revestido por epitélio escamoso hiperplásico, com alterações mixoides do estroma.

Os papilomas escamosos podem ser causados pelo HPV e caracterizam-se por papilomatose do epitélio escamoso revestindo feixes fibrovasculares, que são projeções do estroma. Podem ser múltiplos e recorrentes em crianças e únicos em adultos.

Lesões neoplásicas

A laringe é um órgão que costuma apresentar um grande espectro de alterações epiteliais, tais como hiperplasia, hiperplasia atípica, displasia, carcinoma *in situ* e carcinoma invasivo. A leucoplasia e a eritroplasia também podem acometer a laringe, principalmente nas pregas vocais.

O carcinoma de células escamosas da laringe costuma afetar homens acima de 40 anos, tabagistas e etilistas. Macroscopicamente variam de espessamentos focais lisos, brancos ou avermelhados até lesões ulceradas. Microscopicamente apresentam grau variado de anaplasia e índice mitótico. A maioria origina-se nas pregas vocais, mas também podem originar-se na epiglote, nas pregas ariepiglóticas ou nos seios piriformes. Essas lesões ulceram e invadem localmente, podendo acometer a cartilagem tireoide e a própria glândula tireoide. Podem causar metástases em linfonodos da região cervical. O tratamento é feito com ressecção cirúrgica e radioterapia. A laringe também pode ser acometida pelo carcinoma verrucoso.

Cavidade nasal e seios paranasais

A cavidade nasal é limitada anteriormente pelas narinas externas e posteriormente pelas coanas nasais. É composta pelas narinas direita e esquerda que são separadas pelo septo nasal, o qual é composto por osso e cartilagem. Apresenta aberturas para os seios paranasais bilateralmente, o que inclui o seio esfenoidal, o óstio do seio frontal, o óstio do seio maxilar e as células etmoidais anteriores, médias e posteriores. A mucosa que reveste a porção mais anterior da cavidade nasal, o vestíbulo, é composta por epitélio escamoso queratinizado, o qual é contínuo com o epitélio que reveste o nariz externo, onde observamos estruturas anexiais como os folículos pilosos, as glândulas sebáceas e as glândulas sudoríparas. Posteriormente, o epitélio é substituído por epitélio escamoso não queratinizado e por células colunares ciliadas, com ocasionais células mucinosas (mucosa schneideriana). Os seios paranasais são revestidos por epitélio colunar ciliado e com células mucinosas ocasionais. Entre o epitélio e o osso há uma fina camada de tecido conjuntivo fibroso.

Lesões não neoplásicas

- *Sinusite* – infecção aguda frequentemente bacteriana, podendo levar à formação de empiema ou à mucocele quando a drenagem de secreção é obstruída. A sinusite crônica é a evolução da sinusite aguda e está associada com obstrução (pólipo ou tumor) ou imunodeficiência.
- *Pólipos inflamatórios* – é uma complicação frequente de rinites crônicas, geralmente associados com etiologia alérgica. Em geral são múltiplos e bilaterais, e podem levar ao desenvolvimento de sinusites pela obstrução. Histologicamente há um estroma abundante mixoide ou edematoso revestido por epitélio respiratório. Os pólipos grandes podem apresentar ulceração ou metaplasia escamosa. Pólipos nasais em crianças frequentemente são associados à fibrose cística.
- *Granulomatose de Wegener* – distúrbio sistêmico caracterizado por inflamação granulomatosa necrotizante e vasculite que acomete principalmente o trato respiratório superior, pulmões e/ou rins.

Outras condições incluem infecções fúngicas, granuloma piogênico, hemangioma e outras más-formações vasculares e hiperplasia linfoide reativa.

Lesões neoplásicas benignas

Incluem os papilomas sinonasais (schneiderianos) que, apesar de incomuns, são as neoplasias benignas mais frequentes. Estão divididos em exofíticos ou fungiformes, endofíticos ou invertidos e ainda o papiloma oncocítico.

Os papilomas fungiformes são lesões exofíticas compostas por um estroma fibrovascular revestido por epitélio escamoso não queratinizado, com ocasionais cistos mucosos, geralmente localizados no septo. Os papilomas invertidos são os mais comuns, têm um padrão de crescimento endofítico e estão compostos por um estroma edemaciado, revestido por epitélio escamoso espessado e não queratinizado. São mais comumente encontrados nas paredes laterais do nariz ou dos seios paranasais. O papiloma oncocítico pode ser endofítico ou exofítico, são compostos por células colunares cilíndricas oncocíticas com numerosos cistos mucinosos intraepiteliais. Também encontrados nas paredes laterais do nariz e dos seios paranasais.

Outras neoplasias benignas incluem o adenoma pleomórfico, tumor fibroso solitário, hemangiopericitoma, angiofibroma juvenil, meningeoma, teratoma e paraganglioma.

Lesões neoplásicas malignas

O seio maxilar é o local mais acometido por neoplasias malignas, que podem ser o carcinoma de células escamosas (epidermoide) ou diversos tipos de adenocarcinomas. A cavidade nasal é o segundo local mais acometido.

- *Carcinoma de células escamosas* – corresponde à grande maioria das neoplasias malignas da cavidade nasal e seios paranasais.
- *Adenocarcinoma do tipo glândula salivar* – é o segundo tipo mais encontrado nessa região, sendo o carcinoma adenoide cístico o mais comum.
- *Adenocarcinoma sinonasal do tipo intestinal* – apresenta padrão de diferenciação de mucosa intestinal, mimetizando o adenocarcinoma colônico.
- *Linfomas malignos* – qualquer tipo de linfoma não Hodgkin pode afetar a região sinonasal, sendo o linfoma difuso de grandes células B o mais comum.

Outras neoplasias malignas incluem o adenocarcinoma sinonasal de baixo grau, neuroblastoma olfatório (estesioneuroblastoma), melanoma maligno, carcinoma neuroendócrino de pequenas células e carcinoma indiferenciado sinonasal.

Glândulas salivares

Existem três pares de glândulas salivares maiores:

- *Glândulas parótidas* – são as maiores, localizam-se abaixo da orelha, entre o espaço anterior do esternocleidomastóideo e o ramo da mandíbula. São compostas por ácinos serosos divididos em lóbulos, variável quantidade de gordura e poucos elementos mucinosos ou sebáceos.

- *Glândulas submandibulares* – localizadas no trígono submandibular. São compostas predominantemente por células serosas com poucos elementos mucinosos.
- *Glândulas sublinguais* – localizadas no soalho da boca. É composta predominantemente por células mucinosas com raros elementos serosos.

As glândulas salivares menores correspondem a centenas de glândulas encontradas dispersas na submucosa da boca e da orofaringe, exceto na região anterior do palato (palato duro).

Lesões não neoplásicas

Os cistos são comuns nas glândulas menores, geralmente constituídos por coleções localizadas de mucina conhecidas clinicamente como mucoceles, e que podem se dividir em dois grupos: cistos de extravazamento mucoso, originado quando o ducto excretor se rompe, levando ao extravazamento de saliva para os tecidos adjacentes e resultando em reação inflamatória com formação de tecido de granulação; e cisto de retenção mucoso, que ocorrem quando há uma obstrução do ducto excretor, mas este não se rompe, apenas fica distendido, resultando em uma parede cística revestida por epitélio simples.

As obstruções do ducto salivar podem ocorrer devido à formação de cálculos, estreitamento ductal, *plugs* de muco ou pressão externa. Geralmente são acompanhadas por sialoadenite bacteriana ascendente.

A síndrome de Sjogrën é condição clínica caracterizada por xerostomia e xeroftalmia. Apresenta histologicamente infiltrado linfocitário nas glândulas salivares maiores, causando destruição acinar e perda da arquitetura lobular.

Lesões neoplásicas benignas

- *Adenoma pleomórfico (tumor misto)* – neoplasia benigna mais comum, geralmente encontrada na parótida, palato e lábio superior. Histologicamente, o termo "pleomórfico" neste caso é usado para descrever a arquitetura e não as características nucleares. O tumor apresenta uma cápsula incompleta, uma mistura de ductos, blocos epiteliais e matriz mixoide, que pode ter áreas cartilaginosas. Em casos de ressecção incompleta ou ruptura de cápsula, as recorrências locais são comuns.

Em alguns casos podem-se observar áreas de atipias ou até mesmo carcinoma propriamente dito.

- *Tumor de Warthin* – ocorre geralmente na parótida e pode ser bilateral. É mais frequente em homens idosos. Histologicamente observam-se múltiplas projeções papilíferas de epitélio ductal, espaços císticos contendo debris celulares e muitos linfócitos no estroma com centros germinativos evidentes.

Outras neoplasias benignas incluem adenoma de células basais, adenoma canalicular, mioepitelioma, oncocitoma, papilomas ductais e adenomas sebáceos.

Lesões neoplásicas malignas

- *Carcinoma adenoide cístico* – comum na glândula parótida e glândulas salivares menores, especialmente as do palato. Clinicamente, tem início insidioso e pode simular abscesso dentário. Lesões parotídeas causam dor, paralisia facial ou trismo antes de se tornarem uma massa palpável. Histologicamente tem uma aparência de "queijo suíço", com blocos cribriformes de células epiteliais pequenas e escuras, sem pleomorfismo nuclear importante (Fig. 32.1). É uma neoplasia expansiva, podendo estender-se para longas distâncias. Tem tropismo para nervos, sendo a infiltração perineural um achado comum.
- *Carcinoma mucoepidermoide* – comum nas glândulas salivares menores, especialmente no palato, podendo também acometer a glândula paró-

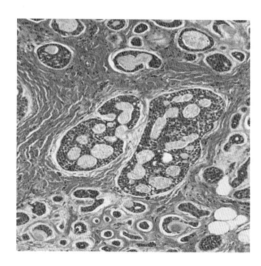

Figura 32.1 — Exame histológico de carcinoma adenoide cístico mostrando a aparência de "queijo suíço".

tida. É a neoplasia salivar mais comum em crianças. Histologicamente é uma mistura de células mucinosas, escamosas e intermediárias. Pode ser sólido, cístico ou ambos. Os tumores maiores, predominantemente sólidos e do tipo epidermoide, têm pior prognóstico (neoplasias de alto grau de malignidade). Apenas 10% metastatizam, geralmente após múltiplas recorrências locais.

- *Carcinoma de células acinares* – ocorrem na parótida em 95% dos casos. Histologicamente caracterizam-se por massas lobuladas de células epiteliais de aparência benigna com citoplasma abundante, lembrando as células serosas das glândulas salivares. Outros tipos celulares podem ser encontrados em proporções variáveis, como células claras, com citoplasma vacuolado e ductais. Tem um baixo grau de malignidade com recorrências locais e metástase linfonodal tardia em 10% dos casos.
- *Carcinoma ex-adenoma pleomórfico* – neoplasia maligna que ocorre no adenoma pleomórfico, geralmente em lesões antigas nas glândulas salivares maiores. Os achados mais comuns são crescimento rápido da glândula, dor, paralisia de nervo craniano e fixação à pele ou às estruturas adjacentes. Histologicamente caracteriza-se por ser um adenocarcinoma pouco diferenciado em um adenoma pleomórfico.

Outras neoplasias malignas incluem carcinoma epitelial-mioepitelial, adenocarcinoma de células basais, carcinoma de células claras hialinizante, linfoma MALT, carcinoma de ducto salivar, carcinoma indiferenciado de pequenas células (neuroendócrino) e carcinoma linfoepitelial.

Tireoide

Nos adultos, a glândula tireoide normal pesa entre 20 e 25g. É constituída de ácinos e folículos delineados por células cuboidais e separados por um escasso estroma fibrovascular. Pequenas coleções de linfócitos estão distribuídas pelo estroma. Entre o epitélio folicular e o interstício estão as células C, visualizadas geralmente apenas por meio de técnicas imuno-histoquímicas. As lesões da tireoide são importantes por serem passíveis de tratamento clínico e cirúrgico. Podem se apresentar como tireotoxicoses (hipertireoidismo), hipotireoidismo e por aumento difuso ou focal da glândula (bócio).

Lesões não neoplásicas

As mais importantes incluem as tireoidites, a doença de Graves e o bócio coloide.

Tireoidites

Existem muitas formas de tireoidites, que podem ter como causa infecções por bactérias, fungos e vírus. A tireoidite subaguda granulomatosa (de Quervain) é de causa incerta, provavelmente de etiologia viral. Apresenta-se sob a forma de inflamação granulomatosa contendo células gigantes multinucleadas. As tireoidites linfocítica e de Hashimoto, consideradas autoimunes, caracterizam-se por intenso infiltrado inflamatório linfocítico distribuído pelo parênquima glandular. A tireoidite de Hashimoto pode conter também plasmócitos e macrófagos no infiltrado inflamatório, podendo formar folículos linfoides com centros germinativos exuberantes. Há ainda atrofia do parênquima e fibrose em graus variáveis e alguns folículos tireóideos apresentam-se revestidos por células ricas em mitocôndrias, chamadas de células de Hürthle (oncocíticas), que apresentam citoplasma abundante, granular e eosinofílico. Outra forma de tireoidite, muito mais rara, é a tireoidite fibrosante de Riedel, caracterizada por atrofia glandular significativa com substituição fibrosa e hipotireoidismo, que pode ser clinicamente confundida com processo neoplásico.

Doença de Graves

É mais frequente em mulheres do que em homens. Histologicamente observa-se hiperplasia difusa do parênquima, com formação de pseudopapilas e diminuição do coloide no interior dos folículos, além de infiltrado inflamatório linfocítico em graus variáveis. O padrão histológico clássico pode ser totalmente alterado com a medicação pré-operatória, sendo impossível avaliar histologicamente a atividade funcional após a medicação.

Bócio coloide

Pode ser consequente da hiperplasia e hipertrofia do epitélio folicular, com aumento glandular. Macroscopicamente a glândula está aumentada de tamanho e apresenta aspecto multilobulado, com superfície de corte exibindo múltiplos nódulos, que podem ou não apresentar cápsula. Microscopicamente são constituídos por folículos de tamanhos variados, por vezes dilatados e preenchidos por abundante coloide. Hiperplasias folicular e oncocítica (células de Hürthle) podem estar presentes, assim como fibrose, hialinização, hemorragia recente e antiga.

Outras alterações incluem as anomalias congênitas. O cisto de ducto tireoglosso é a mais comum e de maior significado clínico. Os cistos cervicais congênitos e as fístulas do pescoço são patologias benignas decorrentes de más-formações do aparelho branquial embrionário. O cisto do ducto tireoglosso decorre da migração tireóidea do pescoço, onde a persistência de resíduos teciduais manifesta-se como massas cervicais císticas, como orifícios fistulosos ou como abscessos. Histologicamente caracteriza-se por fenda cística revestida por epitélio estratificado escamoso. Apresenta variável grau de inflamação aguda e/ou crônica. Tecido tireóideo pode ser encontrado no tecido circunjacente.

Lesões neoplásicas

Nódulos tireóideos devem sempre ser acompanhados com atenção e cuidado, buscando sempre a detecção precoce de neoplasias malignas, principalmente quando se trata de nódulo único.

- *Adenomas* – apresentam-se como nódulos solitários e, com raras exceções, são derivados do epitélio folicular, sendo chamados de adenomas foliculares. Uma variedade de padrões pode ser observada à microscopia. Em teoria, são nódulos encapsulados com arquitetura homogênea e crescimento expansivo. Podem sofrer degeneração cística completa.
- *Neoplasias malignas* – as principais são os carcinomas papilífero, folicular, medular, pouco diferenciado (insular) e anaplásico.

Carcinoma papilífero

É a forma mais comum de câncer da tireoide, acometendo principalmente indivíduos jovens. Geralmente têm propensão a invadir vasos linfáticos, inclusive no interior da glândula. O potencial metastático é significativo, principalmente em linfonodos regionais. Com frequência são multifocais. Os tumores com tamanho igual ou inferior a 1cm são denominados microcarcinomas. Quando são muito pequenos e encontrados apenas microscopicamente podem ser chamados de carcinomas ocultos ou "incidentalomas". Macroscopicamente são lesões geralmente irregulares, de coloração esbranquiçada e consistência firme. Histologicamente caracterizam-se por arquitetura papilífera e/ou folicular, com características nucleares peculiares: núcleos hipocromáticos desprovidos de nucléolos (núcleos vazados ou *orfan annie eyes*), fendas intranucleares (grooves), inclusões intranucleares eosinofílicas que representam invaginação do citoplasma (pseudoinclusão), sobreposição nuclear e irregularidade do contorno nuclear (Fig. 32.2). Corpos psamomatosos, metaplasia escamosa e alterações císticas também po-

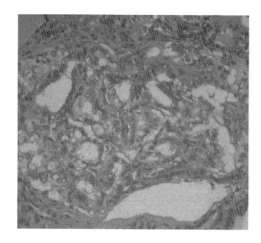

Figura 32.2 – Exame histológico de carcinoma papilífero da tiroide.

dem ser observados. Dentre as variantes histológicas, as mais frequentes são a clássica e a folicular.

Carcinoma folicular

Correspondem por 10 a 20% de todas as neoplasias malignas da tireoide. O pico de incidência é em torno da quinta e sexta décadas e é mais frequente em mulheres. Tipicamente são encapsulados e apresentam uma arquitetura e padrões variados, como os adenomas foliculares. No entanto, para o diagnóstico de malignidade é necessário observar invasão de vasos sanguíneos e/ou linfáticos da cápsula neoplásica ou infiltração tumoral através de toda a espessura da cápsula neoplásica – "imagem em cogumelo" ou "em rabo de peixe" (Fig. 32.3). A maioria apresenta núcleos hipercromáticos, regulares e arredondados. Não são observadas as características nucleares típicas do carcinoma papilífero.

Carcinoma pouco diferenciado e carcinoma anaplásico (indiferenciado)

Tendem a ocorrer em indivíduos mais velhos e podem advir de uma neoplasia maligna tireóidea bem diferenciada (carcinomas papilífero e folicular). O carcinoma pouco diferenciado pode apresentar três padrões arquiteturais: sólido, trabecular e insular. Suas células neoplásicas mostram núcleos com características intermediárias entre as características dos carcinomas papilífero e folicular. Apresentam áreas de necrose tumoral e significativo

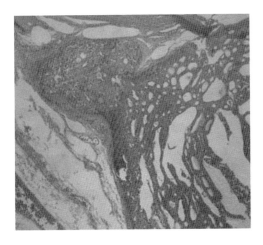

Figura 32.3 – Exame histológico de carcinoma folicular da tiroide.

índice mitótico. Geralmente mostram invasão vascular e infiltração do parênquima adjacente, podendo inclusive estar aderido a tecidos adjacentes.

O carcinoma anaplásico apresenta alto grau de anaplasia, com núcleos pleomórficos, alta atividade mitótica e presença de necrose. Trata-se de neoplasia muito agressiva, com prognóstico extremamente desfavorável. O espécime cirúrgico retirado do paciente deve ser amplamente representado para histologia, onde quase sempre se encontram focos da neoplasia bem diferenciada que provavelmente o originou.

Carcinoma medular

Diferentemente dos demais, é uma neoplasia neuroendócrina com origem nas células C parafoliculares. Cerca de 20 a 25% ocorrem em associação com as síndromes "NEM" IIa e IIb. Caracteriza-se geralmente por abundante deposição de material amiloide intercelular, com células poligonais ou fusiformes distribuídas em ninhos organoides separados por um escasso a abundante estroma fibrovascular. Há muitas variações histológicas descritas e frequentemente é acompanhado de hiperplasia das células C, observada no parênquima não neoplásico, principalmente nos casos familiares.

Paratireoide

As glândulas paratireoides são quatro estruturas derivadas da bolsa faríngea, sendo duas superiores e duas inferiores, bilateralmente. Em adultos são compostas por células principais e por células oxifílicas, estas últimas isoladas ou em pequenos ninhos. As alterações histopatológicas incluem as hiperplasias, os adenomas e o carcinoma de paratireoide.

- *Hiperplasia das paratireoides* – podem ocorrer esporadicamente e acompanhadas da "síndrome NEM I e IIa". Histologicamente, as quatro glândulas apresentam crescimento difuso ou nodular à custa principalmente da proliferação das células principais. Há diminuição ou ausência do componente adiposo, normalmente encontrado. A arquitetura é variável, podendo ser observado os padrões trabecular, sólido, ninhos e até mesmo estruturas foliculares. Não se observam atipias celulares.

- *Adenoma de paratireoide* – a maioria localiza-se nas glândulas inferiores, por razões obscuras. Podem ocorrer em glândula que apresenta localização ectópica, como no interior do timo ou da tireoide. Histologicamente são muito semelhantes à hiperplasia e, às vezes, a diferenciação histológica não é possível. Geralmente uma glândula é acometida, com aumento de seu tamanho.

- *Carcinoma de paratireoide* – caracterizam-se histologicamente por células de tamanho variado, mas usualmente com núcleos uniformes e não muito diferentes da histologia habitual. O diagnóstico de malignidade depende da identificação de critérios como invasão vascular e de estruturas adjacentes.

Bibliografia

1. Barnes L, Eveson JW, Reichart P, Sidransky D. *Pathology and genetics of head and neck tumours.* Lyon: IARC Press; 2005.
2. Barnes L. Schneiderian papillomas and nonsalivary glandular neoplasm of the head and neck. *Mod Pathol.* 2002;15(3):279-97.
3. Cotran RS, Ramzi S. *Robbins pathologic basis of disease.* 5a ed. Philadelphia: W.B. Saunders; 1994.
4. DeLellis RA, Lloyd R, Heitz PU, Eng C. *Pathology and genetics of tumours of endocrine organs.* Lyon: IARC Press; 2004.
5. Fechnner RE. A Brief history of head and neck pathology. *Mod Pathol* 2002;15(3):221-28.
6. Rosai J, Ackerman LV. *Rosai and Ackerman's Surgical Pathology.* 9a ed. Philadelphia: Mosby; 2004. v 1.
7. Montenegro MR, Franco M. *Patologia – Processos gerais.* 3a ed. São Paulo: Atheneu; 1995.
8. Wenig BM. Squamous cell carcinoma of the upper aerodigestive tract. *Mod Pathol.* 2002;15(3):229-54.
9. Zarbo RJ. Salivary gland neoplasia: A review for the practicing pathologist. *Mod Pathol.* 2002;15(3):298-323.

Capítulo 33

Aplicabilidade do Exame Imuno-histoquímico

Venâncio Avancini Ferreira Alves

Aspectos gerais

As neoplasias compõem grande parcela dos casos que requerem cirurgia de cabeça e pescoço e, ainda hoje, seu diagnóstico tem como principal fundamento o estudo anatomopatológico. Nas últimas décadas, o crescente acúmulo de conhecimento de mecanismos moleculares no surgimento e na evolução das neoplasias tem permitido, quando necessária, a complementação diagnóstica pela identificação de alterações da quantidade ou na estrutura dos cromossomos, dos genes ou nas diversas etapas de sua expressão.

Sendo as proteínas o principal produto da expressão gênica, sua identificação nas células tumorais, em seu estroma ou em outras estruturas do paciente, no contexto morfológico do espécime anatomopatológico (imuno-histoquímica) e mesmo nas amostras citopatológicas (imunocitoquímica) é um dos instrumentos modernos mais úteis para o detalhamento diagnóstico e, cada vez mais, na seleção terapêutica, em complementação ao exame anatomopatológico.

Neste capítulo, serão expostas algumas bases gerais do uso da imuno-histoquímica em neoplasias de cabeça e de pescoço. Visando a motivação da leitura, alguns detalhes serão adicionados em relação aos principais tumores de tireoide.

A imuno-histoquímica pode contribuir, ainda, no estudo de muitas outras doenças, inclusive na identificação de importantes infecções que acometem órgãos situados na cabeça e no pescoço de pacientes com ou sem alterações imunes, mas seu estudo extrapola o espaço e o escopo deste livro. Aqueles que, a partir das bases aqui discutidas, tiverem interesse em aprofundar seus conhecimentos nesta fascinante disciplina da patologia são aconselhados ao estudo de livros dedicados ao ensino mais aprofundado, como as publicações de Dabbs (2009) e de Taylor e Cote (2006).

Neoplasias malignas pouco diferenciadas

A grande maioria das neoplasias benignas e as malignas melhor diferenciadas tem seu diagnóstico bem esclarecido pelo estudo anatomopatológico, seja no exame intraoperatório em amostras congeladas ou submetidas a preparo citológico ou, principalmente, em espécimes processados convencionalmente mediante fixação em formol 10% tamponado, pH igual a 7,2 e incluído em parafina.

A principal aplicação para estudo imuno-histoquímico são as neoplasias morfologicamente pouco diferenciadas, que, no campo da cabeça e pescoço, podem se apresentar em órgãos primariamente envolvidos pelo tumor, em partes moles ou sob a forma de metástases, até devido à importância das cadeias de drenagem linfática nessas regiões. A principal expectativa é que o estudo imuno-histoquímico esclareça a linhagem predominante de diferenciação no plano molecular, favorecendo a seleção terapêutica. Outro conjunto de informações de grande utilidade é a indicação de possíveis sítios de origem. Mesmo que tal indicação habitualmente não seja patognomônica, a seleção dos órgãos mais prováveis é relevante guia para a escolha dos métodos diagnósticos a usar a seguir, reduzindo o tempo e o custo para que se chegue ao diagnóstico preciso.

Muitas vezes, o estudo de um único biomarcador induziria a possíveis resultados falsos (tanto falso-positivos quanto falso-negativos) e, por isso, em quase todos os casos de neoplasias pouco diferenciadas, recomendamos o uso de conjuntos de anticorpos (em média de cinco a oito por caso) organizados em painéis cuja seleção deve ser feita pelo médico anatomopatologista com base nas principais hipóteses surgidas pela integração dos dados morfológicos no contexto clinicoepidemiológico.

Apresentaremos a seguir algumas das principais classes de moléculas que servem como biomarcadores no diagnóstico de neoplasias de cabeça e pescoço. Mais que expor lista completa, interessa aqui demonstrar formas de integração do conhecimento das matérias básicas, especialmente de princípios da histologia e da biologia molecular da carcinogênese, no contexto da patologia morfológica, no intuito de contribuir para o diagnóstico dos casos de solução mais difícil.

Filamentos intermediários

O citoesqueleto é uma rede de proteínas disposta organizadamente no citoplasma, incluindo os microtúbulos de tubulina, os microfilamentos de actina e os filamentos intermediários (FI). Enquanto os microtúbulos e os

Aplicabilidade do Exame Imuno-histoquímico 335

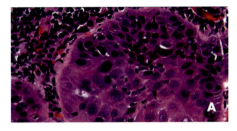

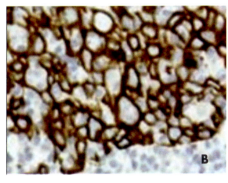

Figura 33.1 — Carcinoma epidermoide pouco diferenciado de laringe: **A)** Biópsia demonstrando bloco de células com núcleos grandes, anaplásicos e citoplasma basófilo infiltrando o tecido conjuntivo, com significativa resposta linfoide (hematoxilina/eosina, 200x). **B)** Estudo imuno-histoquímico mostrando células neoplásicas com forte reatividade citoplasmática para K5 de alto peso molecular (imuno-histoquímica, polímero-peroxidase, K5, 200x).

microfilamentos são encontrados em muitos tipos celulares, os FI têm distribuição mais restrita. Apesar de grande dinamismo fisiopatológico relacionado às adaptações celulares, os FI mantêm-se bastante estáveis e com distribuição relativamente específica mesmo nas neoplasias malignas, fato que, ainda que não patognomônico, contribui para a classificação histogenética das neoplasias morfologicamente pouco diferenciadas.

A família dos genes que codificam filamentos intermediários é composta por pelo menos 65 genes funcionais, destacando-se, para aplicações diagnósticas, as seguintes classes: queratinas, desmina, vimentina, proteína ácida de fibrilas gliais (GFAP) e proteínas do neurofilamento.

Queratinas

As queratinas (K) são filamentos intermediários, componentes da estrutura celular dos epitélios, classificadas conforme o peso molecular (alto ou baixo), e com o ponto isoelétrico, em ácidas ou básicas.

Nos humanos, já foram identificados 54 genes funcionais de queratinas, metade das quais são próprias de folículos capilares, sendo as outras situadas no citoplasma das células epiteliais, de maior importância para o diagnóstico imuno-histoquímico.

A atual classificação das queratinas foi publicada em 2006 seguindo as diretrizes do projeto *Human Genome Organization* em números. De modo simplificado, as queratinas K1 – K20 são as de maior utilidade na prática diagnóstica, sendo divididas em dois grandes grupos, genericamente conhecidos como queratinas de tipo I (ácidas), K1 – K8 (e a posteriormente reconhecida K20) e tipo II (básicas) K9 – K19.

A expressão gênica das queratinas é feita aos pares, na forma de heteropolímeros, de modo que para cada membro da subfamília tipo I de queratinas corresponde a pelo menos um membro da subfamília tipo II, embora haja queratinas sem correspondente conhecido, como a K20 tipo I, presente principalmente no epitélio gastrointestinal e em urotélio, e a K9 tipo I presente nas palmas das mãos e solas dos pés.

De modo geral, as queratinas de alto peso (K1 – K6 da família I e K10 – K14 da família II) são mais abundantes nos epitélios de revestimento, especialmente no epitélio escamoso, mesmo quando compondo neoplasias malignas, os carcinomas epidermoides (carcinomas espinocelulares – CEC) que, no âmbito da cabeça e pescoço, são frequentes na pele e no revestimento mucoso de vias aereodigestivas superiores (Fig. 33.1). De outra parte, as queratinas de mais baixo peso molecular (K8 – K18) são encontradas difusamente no citoplasma de ácinos glandulares, como das glândulas mucosas de vias aéreas e de glândulas salivares, sendo ainda detectadas sob a forma de glóbulos paranucleares nos carcinomas neuroendócrinos.

Outras queratinas de baixo peso, K7 e K19, são mais abundantes no epitélio de ductos glandulares, sendo K7 também expressa em diversos carcinomas epidermoides.

Além do uso diagnóstico, o conhecimento da biologia das queratinas parece-nos também intrigante inspiração para pesquisas relacionadas à carcinogênese. Exemplo de tal aplicativo é a recente publicação demonstrando que a queratina 8, ausente nos epitélios escamosos normais, pode apresentar expressão anômala em neoplasias intraepiteliais e, em especial, nos carcinomas epidermoides de cabeça e pescoço.

Vimentina

Nas células de origem mesenquimal, a vimentina é o filamento intermediário mais importante, quase onipresente.

A distribuição de vimentina em tumores é muito ampla, mas seu uso em painéis diagnósticos pode ser útil mesmo nos dias atuais em que o arsenal de anticorpos é tão numeroso. Além de positividade em praticamente todos os tumores mesenquimais, inclusive nos sarcomas mais anaplásicos/pleomórficos, merece destaque sua positividade muito intensa e difusa em quase todos os melanomas malignos, geralmente em coexpressão intensa de proteína S-100 no citoplasma e no núcleo de muitas células, além da variável expressão dos marcadores de diferenciação melanocítica, como HMB-45 e Melan-A.

Alguns carcinomas caracteristicamente coexpressam queratinas e vimentina, salientando-se, dentre estes, os carcinomas de células renais, especialmente a clássica apresentação de células claras, os de endométrio (diferenciando-o dos adenocarcinomas de colo uterino, habitualmente negativos para vimentina), os de adrenal e os de tireoide. Em outros órgãos, como por exemplo a mama, a expressão de vimentina restringe-se a alguns subtipos de carcinomas, mais frequentemente associados com pior prognóstico. A restrição de espaço impede comentários mais detalhados neste capítulo, sendo importante lembrar que neoplasias de todos esses órgãos podem abrir sua apresentação clínica pelo surgimento de metástases, muitas vezes iniciando como linfadenomegalia cervical.

Desmina

A desmina é uma proteína de expressão restrita aos tecidos musculares cardíaco, liso e estriado, codificada por gene situado no *locus 2q35* precocemente identificada em durante o desenvolvimento embrionário. Em neoplasias, é marcador importante tanto nas de linhagem muscular lisa (leiomiomas e leiomiossarcomas) quanto nos de músculo estriado (rabdomiossarcomas). Em cabeça e pescoço, principalmente em crianças, os rabdomiossarcomas são vistos na órbita, orelha/mastoide, rinofaringe e trato nasossinusal. Todos seus subtipos histológicos tendem a expressar desmina, sendo tal reatividade mais exuberante nos rabdomiossarcomas alveolares e mais focais nos de padrão embrionário. Outros marcadores para essas neoplasias de partes moles são os fatores de transcrição nuclear *myo-D1* e miogenina, além das actinas, com dois clones muito usados, 1A 4, antiactina de músculo liso e HHF35, antiactina alfa.

Proteína ácida de fibrilas gliais

A proteína ácida de fibrilas gliais (GFAP) foi o primeiro filamento intermediário a ser reconhecido em astrócitos, mas também é expresso por alguns outros tipos celulares, destacando-se, em cirurgia de cabeça de pescoço, o mioepitélio, tanto de partes moles como principalmente de glândulas salivares.

Neurofilamentos

Os neurofilamentos são os filamentos intermediários dos neurônios maduros e imaturos, sintetizados nos corpos das células neurais e transportados por axônios. A pesquisa de neurofilamentos é uma das estratégias para caracterizar linhagem neuronal em neoplasias pouco diferenciadas do sistema nervoso central, parecendo-nos atualmente mais útil, entretanto o uso do marcador neuronal nuclear (neu-N e da sinaptofisina). As neoplasias neurais importantes podem ser vistas ao longo de feixes nervosos, como o estesioneuroblastoma (neuroblastoma olfatório) (Fig. 33.2), além do também temível tumor neuroectodérmico primitivo (PNET), para cujo diagnóstico também contribui a detecção do marcador CD99.

Outros marcadores de linhagem celular

Neoplasias de muitas linhagens incidem em cabeça e pescoço. Mesmo em um capítulo de introdução aos princípios da imuno-histoquímica, é necessário mencionar no mínimo os marcadores mais genéricos de linfomas.

Além do CD45, antígeno leucocitário comum, um painel inicial precisa incluir CD20, reativo na grande maioria dos linfomas B, CD3, característico dos linfomas T, além de CD30 e CD15, importantes marcadores do linfoma de Hodgkin. A subclassificação dos linfomas requer abordagem bem mais detalhada, fugindo ao escopo deste livro.

Também as diversas neoplasias de tecido conjuntivo têm seu diagnóstico beneficiado pelo uso judicioso da imuno-histoquímica no contexto clínico – morfológico e molecular. Além dos exemplos já citados como as importantes neoplasias musculares, importa destacar as neoplasias vasculares que exibem marcadores endoteliais CD31, CD34 e antígeno relacionado ao fator VIII. Já os tumores de bainha nervosa mostram graus variáveis de expressão de proteína S100 e CD56.

Tireoide

A tireoide normal é composta por folículos cujo epitélio coexpressa os filamentos intermediários queratinas e vimentina. A reatividade para K8 e K18 é difusa, com graus variáveis de K7 e K19, sendo mais exíguas as queratinas de alto peso molecular (K5, K6, K13 e K14). As células C interfoliculares, como costumam ocorrer com o conjunto de células do sistema neuroendócrino disperso, apresentam glóbulos paranucleares de K8 e K18 e também os marcadores neuroendócrinos sinaptofisina e cromogranina A e o hormônio calcitonina. Os bócios coloide e adenomatoso mostram-se positivos para tireoglobulina.

Aplicabilidade do Exame Imuno-histoquímico

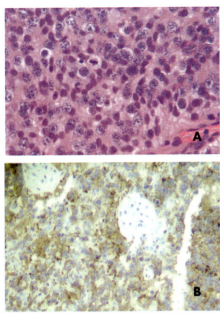
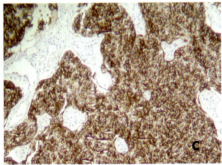
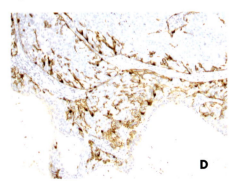

Figura 33.2 — Estesioneuroblastoma em seio etmoidal: **A)** Blocos de células poligonais ou redondas com núcleo central com atipias e algumas figuras de mitose.(hematoxilina/eosina, 400x). **B)** As células tumorais são difusamente positivas para CD56 (N-CAM) (imuno-histoquímica, polímero-peroxidase, CD56, 200x). **C)** O marcador neural sinaptofisina mostra reatividade no citoplasma de várias células tumorais (imuno-histoquímica, polímero-peroxidase, sinaptofisina, 200x). **D)** Proteína S-100 é encontrada em padrão fibrilar em filetes neurais mesclados às células arredondadas (imuno-histoquímica, polímero-peroxidase, proteína S-100, 100x).

Neoplasias bem diferenciadas do epitélio folicular

Carcinoma folicular bem diferenciado e adenoma folicular são positivos para tireoglobulina no citoplasma das próprias células neoplásicas e no coloide na luz folicular. Predominam as queratinas de baixo peso K7, K8 e K18, sendo focal a expressão de K19, aspecto útil para diferenciar da variante folicular do carcinoma papilífero, mais rico em K19. O fator de transcrição nuclear TTF-1, essencial para diferenciação do epitélio folicular está presente no núcleo de células epiteliais do folículo tireóideo. Seu uso na identificação de origem de adenocarcinomas a partir de metástases deve sempre incluir tireoglobulina no painel, já que TTF-1 também é encontrado em adenocarcinomas e carcinomas neuroendócrinos de pulmão. A coexpressão de vimentina também auxilia na identificação da origem de metástases, especialmente porque essas podem só aparecer muitos anos depois do tumor primário e porque outros adenocarcinomas podem exibir morfologia folicular, como os carcinomas hepatocelulares, que são habitualmente positivos para antígenos hepatocitários Hep-Par e Arginase-1, reagindo em padrão canalicular com anticorpos policlonais antiCEA, sendo tais tumores hepatocelulares negativos para vimentina.

Carcinomas papilíferos são em geral fortemente positivos para tireoglobulina, muitas vezes exibindo reforço em polo apical. Além de positivos para K7, K8 e K18, como as lesões foliculares, os carcinomas papilíferos, inclusive em sua variante folicular, mostram reatividade intensa para K19 e para as queratinas de alto peso molecular, especialmente K5, K6 e K14. A coexpressão de vimentina nas células tumorais também está presente.

As neoplasias de células oncocíticas de Hürthle, sejam elas adenomas foliculares, carcinomas foliculares ou carcinomas papilíferos, além de reação mais focal, preferencialmente apical para tireoglobulina, podem ser detectadas por anticorpos contra antígenos de componentes das mitocôndrias, como a citocromo-oxidase. É exatamente a riqueza em mitocôndrias que confere o aspecto fortemente eosinófilo e granuloso para essas células.

Neoplasias pouco diferenciadas

Os carcinomas pouco diferenciados de origem folicular mantêm positividade para tireoglobulina e vimentina, sendo negativos para calcitonina, o que, devido à sua morfologia em ninhos ou em blocos sólidos, é útil para o diferencial com carcinoma medular.

Os carcinomas indiferenciados podem ser ricos em células fusiformes ou pleomórficas, requerendo diagnóstico diferencial com sarcomas de alto grau. A reatividade para queratinas, por vezes apenas encontrando-se as de alto peso molecular (K5 e K14), mesmo que focal, ajuda na maioria dos casos, restando situações em que o médico patologista não consegue avançar além do diagnóstico genérico "neoplasia maligna indiferenciada, provável carcinoma indiferenciado".

Contribuição da imuno-histoquímica no diagnóstico das lesões foliculares

Muitas moléculas que participam de vias da carcinogênese tireóidea são ocasionalmente relatadas como "marcadores indiretos" de malignidade, como por exemplo, galectina-3, HNK-1/Leu-7/CD57, lactoferrina, ceruloplasmina, metaloproteases, *sodium-iodide symporter*, tireoperoxidase e queratan-sulfato (KS).

Nenhum biomarcador estudado individualmente até agora parece discriminar com precisão as proliferações de natureza benigna e as neoplasias malignas, o que é corroborado pelo encontro, em estudos de biologia molecular, de alterações em grande número de genes na carcinogênese tireóidea. Sob o ponto de vista prático, mesmo que não patognomônica, a adoção de um painel de biomarcadores tem se mostrado útil, quando inserida no contexto clinicomorfológico, na análise de "risco de malignidade", contribuindo, assim, na seleção da conduta terapêutica.

A galectina-3, lectina de 31kD que participa na adesão celular, na interação epitélio matriz extracelular e no crescimento e transformação celulares e até no desenvolvimento de metástases é um dos principais biomarcadores "de risco de malignidade" em lesões foliculares. Sua reatividade em mais que 10% das células é mais habitualmente observada em carcinomas papilíferos e foliculares, inclusive nos carcinomas ricos em células oxifílicas, sendo tal reação negativa ou em raras células em adenomas ou em bócio (Fig. 33.3).

A glicoproteína marcada pelo anticorpo monoclonal HBME-1 é um biomarcador de mesotélio, carcinomas papilíferos e foliculares da tireoide, sendo tal reação habitualmente negativa ou encontrada em apenas raras células nas demais lesões de tireoide.

Queratina K19 é, em vários trabalhos e também em nossa experiência, muito mais intensa e difusa nos carcinomas papilíferos e mais pálida, por vezes focal, nos carcinomas foliculares. Os adenomas e os nódulos de bócio são habitualmente negativos.

A nosso ver, a aplicação mais útil de tais reações na prática médica é na abordagem diagnóstica para auxiliar na indicação ou não do tratamento

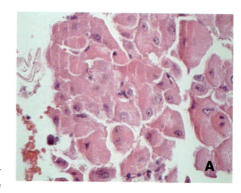
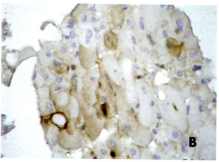

Figura 33.3 — Carcinoma folicular de tireoide, variante oxifílica de células de Hurthle: **A)** Exame citológico de produto de punção aspirativa com células epiteliais grandes, com volumoso citoplasma fortemente eosinofílico (hematoxilina/eosina, 100x). **B)** Exame imunocitoquímico apresenta galectina-3 no citoplasma das células neoplásicas oxifílicas (imunocitoquímica, polímero-peroxidase, galectina-3, 100x).

cirúrgico. Vários trabalhos, especialmente de grupos italianos, como o de Sagioratto e col. (2005) selecionaram, dentre os diversos candidatos a biomarcadores, a combinação de galectina-3, HBME-1 e K19, com *cut-point* de 10% de positividade. Aqueles autores que, em lesões não oncocíticas, o uso de galectina-3 e, quando negativa, a pesquisa sequencial de HBME-1 aumentou a sensibilidade para 97% e a especificidade para 95%. Em lesões oncocíticas, sua sugestão é pelo uso sequencial de galectina-3 e K19, atingindo, naquela casuística, índices de sensibilidade e de especificidade de 100%.

Carcinoma medular da tireoide

O carcinoma de células C parafoliculares, como a neoplasia neuroendócrina, tem expressão quase universal de cromogranina e sinaptofisina. A grande maioria desses casos também mostra imunoexpressão de calcitonina (Fig. 33.4). Recomendamos não usar a enolase (NSE) devido à sua comprovada inespecificidade.

Aplicabilidade do Exame Imuno-histoquímico

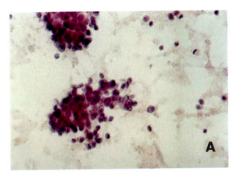

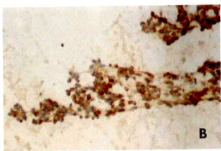

Figura 33.4 — Carcinoma medular de tireoide: **A)** Exame citológico de produto de punção aspirativa com blocos de células com citoplasma pálido e núcleo com cromatina granulada "em sal e pimenta" (hematoxilina/eosina, 100x). **B)** Exame imunocitoquímico positivo para calcitonina no citoplasma das células neoplásicas neuroendócrinas (imunocitoquímica, polímeroperoxidase, calcitonina, 100x).

Bibliografia

1. Alves VA, Bloise W, Abdo AH, Mendonça BB, Bisi H. Identificação da origem de metástases de carcinoma de tireóide através do método da imunoperoxidase. *Arq Bras Endocr Metab.* 1984;28:17-9.
2. Camargo R, Limbert E, Gillam M, Henriques MM, Fernandes C, Catarino AL, et al. Aggressive metastatic follicular thyroid carcinoma with anaplastic transformation arising from a long-standing goiter in a patient with Pendred's syndrome.*Thyroid.* 2001;11:981-8.
3. Chu PG, Weiss LM. Keratin expression in human tissues and neoplasms. *Histopathology.* 2002;40:403-39.
4. Dabbs DJ. *Diagnostic immunohistochemistry – Theranostic and genomic applications.* 3a. ed. Philadelphia: Saunders & Elsevier; 2009. p. 941.
5. de Matos OS, Ferreira AP, de Oliveira Facuri F, Assumpção LV, Metze K, Ward LS.Usefulness of HBME-1, cytokeratin 19 and galectin-3 immunostaining in the diagnosis of thyroid malignancy. *Histopathol.* 2005; 47:391-401.
6. DeLellis RA, Wolffe HJ. Contributions of immunohistochemistry to clinical endocrinology and endocrine pathology. *J Histochem Cytochem.* 1983;31(Suppl 1a):187-92.
7. Freitas BC, Cerutti JM. Genetic markers differentiating follicular thyroid carcinoma from benign lesions. *Mol Cell Endocrinol.* 2010;321:77-85.
8. Harach HR, Wilander E, Grimelius L, Bergholm U, Westermark P, Falkmer S. Chromogranin A immunoreactivity compared with argyrophilia, calcitonin immunoreac-

tivity, and amyloid as tumor markers in the histopathological diagnosis of medullary (C-cell) thyroid carcinoma. *Pathol Res Pract.* 1992;188:123-30.

9. Hayashida CY, Alves VA, Kanamura CT, Ezabella MC, Abelin NM, Nicolau W, Bisi H, Toledo SP. Immunohistochemistry of medullary thyroid carcinoma and C-cell hyperplasia by an affinity-purified anti-human calcitonin antiserum. *Cancer.* 1993;72:1356-63.

10. Herrmann H, Bär H, Kreplak L, Strelkov SV, Aebi U. Intermediate filaments: from cell architecture to nanomechanics. *Nat Rev Mol Cell Biol.* 2007;8:562-73.

11. Katoh R, Kawaoi A, Miyagi E, Li X, Suzuki K, Nakamura Y, Kakudo K. Thyroid transcription factor-1 in normal, hyperplastic and neoplastic follicular thyroid cells examined by immunohistochemistry and nonradioactive in situ hybridization. *Mod Pathol.* 2000;13:570-76.

12. Matthias C, Mack B, Berghaus A, Gires O. Keratin 8 expression in head and neck epithelia. *BMC Cancer.* 2008;8:267-76.

12. Moll R, Divo M, Langbein L. The human keratins: biology and pathology. *Histochem Cell Biol.* 2008;129:705-33.

13. Nascimento MC, Bisi H, Alves VA, Longatto-Filho A, Kanamura CT, Medeiros-Neto G. Differential reactivity for galectin-3 in Hürthle cell adenomas and carcinomas. *Endocr Pathol.* 2001;12:275-9.

14. Oshima RG. Intermediate filaments: a historical perspective. *Exp Cell Res.* 2007;313:1981-94.

15. Saggiorato E, De Pompa R, Volante M, Cappia S, Arecco F, Dei Tos AP, Orlandi, F Papotti, M. Characterization of thyroid 'follicular neoplasms' in fine-needle aspiration cytological specimens using a panel of immunohistochemical markers: a proposal for clinical application. *Endocrine-Related Cancer* 2005;12:305-17.

16. Schweizer J, Bowden PE, Coulombe PA, Langbein L, Lane EB, Magin TM.et al. New consensus nomenclature for mammalian keratins. *J Cell Biol.* 2006;174:169-74.

17. Taylor CR, Cote RJ. *Immunomicroscopy – a diagnostic tool for the surgical pathologist.* 3a ed. Philadelphia: Saunders & Elsevier; 2006.

18. Yates DM, Manser C, De Vos KJ, Shaw CE, McLoughlin DM, Miller CC. Neurofilament subunit (NFL) head domain phosphorylation regulates axonal transport of neurofilaments. *Eur J Cell Biol.* 2009;88:193-202.

Capítulo 34

Principais Marcadores Tumorais nas Doenças de Cabeça e Pescoço

Pedro Michaluart Júnior

Introdução

O câncer é uma doença complexa que requer acúmulo de alterações genéticas em um processo de progressão com múltiplas etapas. Essas alterações genéticas incluem a ativação de proto-oncogenes e a desativação de genes supressores de tumor. A correlação dessas alterações genéticas específicas com as várias lesões histopatológicas encontradas na progressão do câncer de cólon e reto possibilitou o desenvolvimento de um modelo de progressão molecular para esta doença, que serve de paradigma para o estudo da progressão molecular de outros tumores sólidos.

Devido ao câncer ser o resultado de uma série de acidentes genéticos aleatórios sujeitos à seleção natural, duas neoplasias, mesmo que do mesmo tipo histológico, dificilmente serão geneticamente idênticas. Por outro lado, todos os cânceres devem ter alteração dos controles normais de proliferação celular, o que faz com que as modificações nos genes envolvidos nesse controle sejam frequentes nos diferentes tipos de tumor. A identificação e a caracterização de vários desses genes têm sido de grande avanço proporcionado pela biologia molecular.

A proliferação celular pode ser regulada direta ou indiretamente. Diretamente, por meio dos mecanismos que determinam se a célula iniciará nova divisão. Indiretamente, pela regulação da diferenciação ou da apoptose. Nessas duas situações os genes reguladores podem ser classificados nos que aumentam o número de células e nos que diminuem esse número. Portanto, há duas rotas de mutações que levam às alterações de proliferação e invasividade celulares características de câncer. A primeira é a hiperatividade do gene estimulador, alteração que tem efeito dominante. O gene modificado é chamado de oncogene, sendo o alelo normal chamado de proto-oncogene. A segunda é a inativação de um gene inibitório, modificação que tem efeito recessivo. Esses genes são chamados de genes supressores de tumor.

Proto-oncogenes e oncogenes

A análise das alterações genômicas de células de câncer tem revelado um grande número de genes que codificam proteínas envolvidas no controle de proliferação celular. Esses genes podem ser, de forma simplificada, classificados como genes de proliferação ou genes antiproliferação. Os produtos dos genes de proliferação ajudam a promover o crescimento celular, o estabelecimento do aparato de divisão celular e o início do ciclo de divisão celular.

Uma mutação em um gene de proliferação pode levar ao aumento de seu produto ou de sua atividade, resultando em proliferação celular excessiva que é uma das características do câncer. O gene mutante que tem essa propriedade é chamado de oncogene e o normal do qual ele se originou, de proto-oncogene. Além da mutação, a amplificação é outro mecanismo capaz de ativar os proto-oncogenes.

A amplificação do cromossomo *11q13* parece estar associada à amplificação de um proto-oncogene muito importante, a ciclina D1 (PRAD1; CCND1). Apesar de outros genes serem amplificados na mesma região, apenas a ciclina D1 está consistentemente amplificada em 30% dos carcinomas epidermoides de cabeça e pescoço. A amplificação desta região está, portanto, correlacionada com o aumento da expressão da ciclina D1 e parece indicar uma tendência de progressão em carcinoma epidermoide.

O papel de outros proto-oncogenes, que são frequentemente descritos em outros tumores epiteliais, não é bem definido em carcinomas epidermoides de cabeça e pescoço. Por exemplo, poucas mutações no proto-oncogene *ras* foram identificadas. Novas técnicas citogenéticas poderão levar à identificação de proto-oncogenes mais comumente envolvidos na progressão do carcinoma epidermoide.

Fatores de crescimento

Além dos fatores que estimulam o crescimento tumoral, existem outros que suprimem o crescimento celular. O TGF-β faz parte deste segundo grupo que está implicado na inibição do crescimento celular. Alterações no receptor tipo II do TGF-β foram identificadas em cânceres de cólon e reto. Essas alterações podem ser responsáveis pela perda do efeito supressor de crescimento que é normalmente exercido por essa cadeia de reações. Mutações no receptor do TGF-β foram encontradas em algumas linhagens celulares derivadas de carcinomas epidermoides de cabeça e pescoço.

Os receptores do ácido retinóico também têm ação inibitória no crescimento celular em carcinomas epidermoides. Essa propriedade foi a diretriz de estratégias de quimioprevenção de tumores segundo tumor primário através da administração do ácido retinóico a pacientes tratados de carcinoma epidermoide primário de cabeça e pescoço.

Genes supressores de tumor

Como já foi dito, existem inúmeros genes relacionados à proliferação celular que podem ser genes de proliferação ou genes de antiproliferação. Se um gene de antiproliferação sofrer uma mutação que o desative, a célula pode perder os mecanismos normais de inibição de divisão, passando a se dividir desenfreadamente, como uma célula de câncer. Os genes antiproliferação encontrados em células normais são chamados de genes supressores de tumor.

Em uma célula diploide, ambos os alelos de um gene supressor de tumor têm que ser perdidos ou desativados para que ocorra perda de controle do crescimento celular. Isso geralmente ocorre através de uma deleção cromossômica e de uma mutação puntiforme. Por outro lado, a ativação de apenas uma cópia do proto-oncogene é suficiente para produzir efeito. Acredita-se atualmente que as deleções cromossômicas são marcadores de desativação de genes supressores de tumor que estão contidos na região da perda.

Estudando-se uma área do cromossomo *17p* que frequentemente apresentava deleção em tumores, foi identificado um possível gene supressor de tumor, o *p53*. Posteriormente, foram identificadas mutações puntiformes do alelo remanescente. A perda do cromossomo *17p* é frequente na maioria dos cânceres humanos e ocorre em aproximadamente 60% dos carcinomas epidermoides de cabeça e pescoço. As mutações de *p53* são infrequentes em lesões precoces que contêm perda do cromossomo *17p*, tornando-se mais frequentes em estágios mais avançados da doença, nas lesões pré-invasivas e invasivas. Esta constatação é concordante com a função reparadora de alterações de DNA que o gene *p53* exerce normalmente nas células.

Estudos genéticos em carcinomas epidermoides de cabeça e pescoço mostraram que a deleção do cromossomo *9p21-22* é relativamente frequente. A perda desta região do cromossomo *9p* ocorre na maioria dos tumores invasivos e também é frequente em displasias e no carcinoma *in situ*. O gene *p16*, que se localiza nessa região, é um potente inibidor da ciclina D1. Portanto, o *p16* é um excelente candidato ao gene supressor de tumor que está inativado nesses tumores.

Apesar da análise de sequenciamento desse gene ter revelado que as mutações puntiformes ocorrem em apenas 10 a 15% dos carcinomas epidermoides de cabeça e pescoço, outros mecanismos de inativação desse gene foram identificados. A deleção de ambos os alelos e a metilação da região 5'CpG do gene *p16*, que impede a sua transcrição, foram identificadas. Cada um desses mecanismos de desativação encontra-se presente em aproximadamente um quarto dos casos, sendo assim, mais da metade dos carcinomas epidermoides de cabeça e pescoço têm o gene *p16* desativado.

O segundo local mais frequentemente alterado ocorre no cromossomo *3p*, sendo que a perda dessa região ocorre já nas lesões pré-malignas. Acredita-se que existam pelo menos três genes supressores de tumor nessa região, no entanto nenhum gene específico foi caracterizado até o momento.

Carcinoma epidermoide de cabeça e pescoço

Este carcinoma é prevalente em nosso meio e o diagnóstico é realizado já com doença locorregional avançada na maioria dos casos. O sistema prognóstico mais utilizado é o TNM (tumor, linfonodo e metástase) como o mais importante fator, sendo a presença de metástases linfonodais que, quando presentes, diminuem em 50% a expectativa de sobrevida por longo prazo. O sistema TNM ajuda bastante, mas não permite previsão de risco individualizado para cada paciente. Pacientes com mesmo estádio clínico podem ter comportamento clínico bastante diferente. Vários pacientes podem se beneficiar de terapias mais intensas que são bastante tóxicas. Assim, é importante determinar os pacientes em maior risco de evolução desfavorável para que sejam tratados mais agressivamente, enquanto os pacientes com expectativa de evolução favorável não precisariam ser tratados com tanta agressividade, o que diminui a toxicidade do tratamento.

Novos biomarcadores têm sido estudados e podem complementar o sistema TNM. Também, alguns desses marcadores são potenciais alvos de terapia direcionada.

Alterações citogenéticas em carcinoma epidermoide de cabeça e pescoço

Estima-se que seja necessário o acúmulo de seis a dez alterações genéticas independentes para o aparecimento de carcinoma epidermoide de cabeça e pescoço. Estudos citogenéticos realizados em cultura de células originadas de carcinoma epidermoide demonstraram a existência de alterações cromossômicas. As perdas dos cromossomos *3p, 5q, 8p, 9p, 18q, 21q* foram comumente identificadas. Resultados preliminares sugerem ainda que a perda do *18q* pode ser indicativa de mau prognóstico. Estudos mais recentes utilizam um método mais novo capaz de detectar deleções ou amplificações cromossômicas em todo o genoma, a hibridização genômica comparativa (CGH). Com a utilização deste método, além das áreas já citadas, foi demonstrada amplificação de *3q, 5p, 11q13* e *19q*.

Baseados no estudo de tumores primários de cabeça e pescoço, invasivos e pré-invasivos, Califano e col. propuseram um modelo preliminar de progressão do carcinoma epidermoide de cabeça e pescoço (Fig. 34.1). Modelos de progressão molecular como este permitem a caracterização direta de eventos precoces que podem ser importantes em novas estratégias de diagnóstico. Alterações críticas que ocorrem na progressão de lesões pré-invasivas em lesões invasivas (por exemplo, *p53*) podem ser úteis como fatores prognósticos. Essas alterações genéticas poderão, um dia, servir de alvo para novas estratégias terapêuticas.

Alterações do gene *p53* e da ciclina D1, reguladora do ciclo celular, são considerados eventos precoces na carcinogênese do carcinoma epidermoide. Acredita-se que essas alterações causam instabilidade genética que facilita a ocorrência de mais mutações. Alterações em moléculas de adesão celular, proteases de matriz extracelular e proteínas relacionadas à angiogênese parecem ser eventos mais tardios na carcinogênese do carcinoma epidermoide de cabeça e pescoço contribuindo para invasão e metástases.

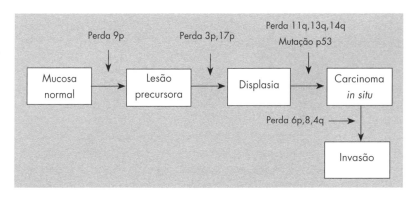

Figura 34.1 — Modelo preliminar de alterações genéticas associadas à progressão histopatológica de carcinoma epidermoide de cabeça e pescoço proposto por Califano e col. O acúmulo e, não necessariamente, a ordem das alterações é o determinante da progressão.

Biomarcadores em investigação
Receptor do fator de crescimento epidérmico

Está frequentemente envolvido em carcinogênese. Quando ativado o receptor do fator de crescimento epidérmico (EGFr) pode induzir a proliferação celular. A mutação desse receptor não é comumente encontrada em carcinomas epidermoides de cabeça e pescoço, no entanto, a hiperexpressão desta proteína, que ocorre em mais de 90% dos carcinomas epidermoides de cabeça e pescoço é responsável pela ativação dessa via. Vários estudos mostraram que a hiperexpressão do EGFr está associada ao pior prognóstico em carcinomas epidermoides de cabeça e pescoço. Um anticorpo monoclonal contra EGFr (cetuximab) demonstrou aumentar a sobrevida de pacientes em estádios avançados de carcinoma epidermoide. Erlotinib é uma molécula pequena que inibe EGFr e mostrou atividade antitumoral em ensaios clínicos.

Papiloma vírus humano (HPV)

Em estudo multicêntrico realizado com mais de 5.000 casos de carcinoma epidermoide de cabeça e pescoço, encontrou-se HPV em 26% dos casos e em 36% dos tumores de orofaringe. A maioria das infecções era do HPV-16 e relação causal já foi sugerida. Os tumores HPV-positivos têm padrões genéticos diferentes dos HPV-negativos, o que sugere mecanismos patogênicos distintos. O HPV é um vírus cujo DNA transcreve proteína E6, que degrada *p53* e, proteína E7, que degrada outro supressor de tumor, o Rb. Essas propriedades causam instabilidade genômica.

Estudos observacionais sugerem que os carcinomas epidermoides de cabeça e pescoço relacionados ao HPV têm melhor prognóstico. Foi observado também que os tumores de orofaringe HPV-positivos têm melhor resposta à quimioterapia e à radioterapia, com melhor sobrevida global e maior chance de preservação de órgão. Os pacientes com tumores associados ao HPV também têm tendência de serem mais jovens e não tabagistas ou etilistas. Já foi demonstrado que vacina contra HPV, incluindo o subtipo 16, diminui as lesões precursoras de carcinoma de cérvix uterina, quando administrada a mulheres jovens, no entanto, ainda está por ser estabelecida se essa vacina pode prevenir ou ter ação terapêutica no câncer de orofaringe.

p53

Estima-se que mais de 50% de todos os cânceres humanos têm mutação do *p53*. Fisiologicamente, o *p53* é ativado por hipóxia ou lesão de

DNA e acarreta parada de divisão celular, tentativa de reparo do DNA e, quando esse é ineficaz, apoptose. Pacientes com mutação de *p53* em células germinativas desenvolvem múltiplos tumores ainda jovens, essa síndrome é conhecida como Li Fraumeni.

Mutações no *p53* são comuns em carcinoma epidermoide de cabeça e pescoço, ocorrendo em mais de 40% dos tumores e mais frequentemente associadas a tabagismo e etilismo. Essas mutações foram identificadas também em tecido não tumoral adjacente ao câncer, o que sugere que elas sejam um evento precoce na carcinogênese. Apesar da alta prevalência, ainda é controversa a relação prognóstica do *p53*, vários estudos com resultados conflitantes. Um possível fator de confusão nessa avaliação é o HPV. Não é comum encontrar tumores com mutação de *p53* e HPV-positivo. Em estudo que havia mostrado pior prognóstico para o grupo que tinha mutação de *p53*, após exclusão do grupo HPV-positivo, não foi mais observada diferença prognóstica em relação ao *p53*.

Outros genes

O VEGF (fator de crescimento endotelial vascular) é um modulador da angiogênese e está aumentado em vários tumores, inclusive em carcinomas epidermoides de cabeça e pescoço em estádios avançados, quando comparados com estádios precoces e tecido normal. Terapias anti-VEGF estão em investigação.

O IGF-1R (receptor do fator de crescimento insulina tipo 1) é importante na carcinogênese, contribuindo para crescimento e divisão celular e proteção de apoptose e foi identificada sua hiperexpressão em carcinoma epidermoide de cabeça e pescoço. Anticorpo contra esse receptor está atualmente em testes clínicos.

A família de genes *Bcl-2* regula apoptose, com algumas proteínas promovendo e outras inibindo a mesma. Em carcinoma epidermoide de cabeça e pescoço o BCL-xL, um membro da família que inibe apoptose e aparentemente facilita resistência à quimioterapia, tem sua hiperexpressão relacionada com pior prognóstico e baixa sensibilidade à químio e radioterapia.

Conclusão

Carcinoma epidermoide de cabeça e pescoço é uma doença comum e, apesar dos avanços nos tratamentos cirúrgico, químio e radioterápicos, ainda tem alta mortalidade. O tratamento agressivo locorregional pode ser bastante mórbido e afetar a qualidade de vida.

Um dos objetivos dos biomarcadores é determinar o prognóstico. Até o momento, vários biomarcadores parecem ser bons fatores prognósticos, mas nenhum foi incorporado à clínica. Outro objetivo é a identificação de perfis de quimiossensibilidade, o que possibilitaria terapia personalizada. Ainda não foi identificado marcador com essas características para o carcinoma epidermoide de cabeça e pescoço.

O terceiro objetivo dos biomarcadores é a identificação de alvos terapêuticos. No carcinoma epidermoide de cabeça e pescoço, a estratégia de usar como alvo o EGFr se mostrou efetiva. Outras proteínas que vêm sendo estudadas como alvo são o VEGF e o IGF-1R.

De todos os biomarcadores descritos, é mais provável que a determinação do estado do HPV logo comece a afetar a prática clínica. Está estabelecido que os tumores HPV-positivos têm alterações genéticas diferentes dos negativos e ensaios clínicos futuros deverão considerar a estratificação pelo estado do HPV. Ainda há muito trabalho pela frente, mas dentro de alguns anos vários biomarcadores poderão estar incorporados à prática médica, colaborando para o avanço no tratamento dos tumores de cabeça e pescoço.

Bibliografia

1. Adams JM, Cory, S. Transgenic models of tumor development. *Science* 1991; 254:1161-67.
2. Barnes CJ, Ohshiro K, Rayala SK, et al. Insulin-like growth factor receptor as a therapeutic target in head and neck cancer. *Clin Cancer Res.* 2007;13:4291-99.
3. Berenson JR, Yan J, Micke RA. Frequent amplification on the bcl-1 locus in head and neck squamous cell carcinomas. *Oncogene.* 1989;4:1111-16.
4. Bonner JA, Harari PM, Giralt J, et al. Radiotherapy plus cetuximab for squamous-cell carcinoma of the head and neck. *N Engl J Med.* 2006; 354:567-78.
5. Boyle JO, Koch W, Hruban RH, van der Riet P, Sidransky D. The incidence of p53 mutations increases with progression of head and neck cancer. *Cancer Res.* 1993;53:4477-80.
6. Cairns P, Mao I, Merlo A, Lee DJ, Schwab D, et al. Low rate of p16 (MTS1) mutations in primary tumor with 9p loss. *Science.* 1994;265:415-7.
7. Califano J, v. d. Riet P, Westra W, Nawroz H, Clayman G, et al. Genetic progression model for head and neck cancer: implications for field cancerization. *Cancer Res.* 1996;56:2488-92.
8. Callender T, El-Nagger AK, Lee MS, Frankenthaler R, Luna MA, Batsakis JG. PRAD-1 (CCND1)/cyclin D1 oncogene amplification in primary head and neck squamous cell carcinoma. *Cancer.* 1994;74:152-8.
9. Dassonville O, Formento JL, Francoual M, et al. Expression of epidermal growth factor receptor and survival in upper aerodigestive tract cancer. *J Clin Oncol.* 1993;11:1873-78.

10. D'Souza G, Kreimer AR, Viscidi R, et al. Case-control study of human papillomavirus and oropharyngeal cancer. *N Engl J Med.* 2007;356:1944-56.
11. Fearon ER, Vogelstein B. A genetic model of colorectal tumorigenesis. *Cell* 1990;61:759-67.
12. Foulkes WD. p53: master and commander. *N Engl J Med.* 2007;357:2539-41.
13. Grandis JR, Tweardy, DJ. Elevated levels of transforming growth factor alpha and epidermal growth factor receptor messenger RNA are early markers of carcinogenesis in head and neck cancer. *Cancer Res.* 1993;53:3579-84.
14. Group TFIS. Quadrivalent vaccine against human papillomavirus to prevent high-grade cervical lesions. *N Engl J Med.* 2007;356:1915-27.
15. Hartwell LH, Kastan MB. Cell cycle control and cancer. *Science.* 1994;266:1821-8.
16. Hollstein M, Sidransky D, Vogelstein B, Harris C. p53 mutations in human cancer. *Science.* 1991;253:49-53.
17. Kerbel RS. Tumor angiogenesis. *N Engl J Med.* 2008;358:2039-49.
18. Kumar B, Cordell KG, Lee JS, et al. EGFR, p16, HPV titer, Bcl-xL and p53, sex, and smoking as indicators of response to therapy and survival in oropharyngeal cancer. *J Clin Oncol.* 2008;26:3128-37.
19. Poeta ML, Manola J, Goldwasser MA, et al. TP53 mutations and survival in squamous-cell carcinoma of the head and neck. *N Engl J Med.* 2007;357:2552-61
20. Reed JC, Miyashita T, Takayama S, et al. BCL-2 family proteins: regulators of cell death involved in the pathogenesis of cancer and resistance to therapy. *J Cell Biochem.* 1996;60:23-32.
21. Siu LL, Soulieres D, Chen EX, et al. Phase I/II trial of erlotinib and cisplatin in patients with recurrent or metastatic squamous cell carcinoma of the head and neck: a Princess Margaret Hospital Phase II Consortium and National Cancer Institute of Canada Clinical Trials Group Study. *J Clin Oncol.* 2007;25:2178-83.
22. VanDyke DL, Worsham MJ, Beninger MS, Krause CJ, Baker SR, Wolf GT, Drumheller T, Tilley BC, Carey TE. Recurrent cytogenetic abnormalities in squamous cell carcinomas of the head and neck region. *Genes Cromossomes Cancer.* 1994;9:192-206.
23. Vermorken JB, Mesia R, Rivera F, et al. Platinum-based chemotherapy plus cetuximab in head and neck cancer. *N Engl J Med.* 2008;359:1116-27.
24. Worden F, Kumar B, Lee JS, et al. Chemoselection as a strategy for organ preservation in advanced oropharynx cancer: response and survival positively associated with HPV16 copy number. *J Clin Oncol.* 2008;26:3138-46.

Parte VI
Exames Complementares

- Ultrassonografia em Cabeça e Pescoço

- Tomografia Computadorizada e Ressonância Magnética em Cabeça e Pescoço

- Noção e Aplicabilidade do PET-CT em Cabeça e Pescoço

- Exames com Radioisótopos em Cabeça e Pescoço

Capítulo 35
Ultrassonografia em Cabeça e Pescoço

Maria Cristina Chammas
Giovanni Guido Cerri

INTRODUÇÃO

Nas últimas décadas houve grande avanço tecnológico na área do diagnóstico por imagem, incluindo a ultrassonografia (US). O surgimento dos transdutores de alta resolução, em particular, possibilitou que este método fosse cada vez mais utilizado na avaliação das estruturas extracranianas em cabeça e pescoço, uma vez que permite melhor estudo das estruturas superficiais (encontradas até cerca de 5cm abaixo da pele).

Se considerarmos que a maioria dos processos patológicos em cabeça e pescoço ocorrem entre 1 e 5cm de profundidade, não é difícil imaginar porque a US de alta resolução ganhou popularidade nesta área. Além deste fato, apresenta custo baixo e é um dos métodos de diagnóstico por imagem mais disponível no nosso país, não utiliza radiação ionizante (presente nas tomografias computadorizadas e radiografias contrastadas) e nem há necessidade da aplicação de meios de contraste.

Assim como a cirurgia depende da habilidade do profissional que a realiza, a US também depende do médico que a executa, em função do seu conhecimento, técnica de exame e também do equipamento que utiliza.

Dentro do método ultrassonográfico, há o modo-B, ou seja, a escala de cinzas, que avalia as estruturas em plano bidimensional; o Doppler colorido, que é utilizado para estudar a vascularização das estruturas e o Doppler pulsado, que permite identificar a natureza do vaso (se arterial ou venosa) e estudar o padrão de onda espectral.

Os principais objetivos do exame ultrassonográfico em cabeça e pescoço são:
1. pesquisar e localizar lesões tumorais cervicais palpáveis;
2. identificar nódulos, caracterizando-os em padrão benigno, suspeito ou maligno, selecionando aqueles que deverão prosseguir na investigação por biópsia;

3. pesquisar nódulo ou tumor oculto nos pacientes com irradiação pregressa da cabeça e pescoço;
4. determinar a extensão do tumor maligno;
5. fazer o seguimento pós-operatório caracterizando possível tumor residual, recorrente ou metastático;
6. guiar punção aspirativa por agulha fina (PAAF).

TÉCNICA DO EXAME ULTRASSONOGRÁFICO EM CABEÇA E PESCOÇO

A ultrassonografia (US) em cabeça e pescoço deve ser realizada com transdutores de alta frequência (entre 7,5 e 15MHz). Pode-se optar por transdutores de 5,0 a 3,5MHz nos casos de pacientes obesos, pescoços volumosos e massas grandes, que permitem o melhor estudo da região posterior do pescoço.

Estruturas como tireoide, paratireoide e linfonodos da base do pescoço devem ser examinadas com o paciente em decúbito dorsal, em hiperextensão cervical para facilitar o acesso a essas estruturas. Essa posição pode ser facilmente obtida colocando-se um travesseiro (ou um coxim) nas costas do paciente e deixando pender livremente sua cabeça para trás.

As estruturas laterais da região cervical devem ser examinadas com o pescoço rodado na direção oposta, para facilitar o acesso ultrassonográfico.

Glândula tireoide

À ultrassonografia, a tireoide tem contornos regulares, margens lisas, textura homogênea e é relativamente hiperecogênica quando comparada aos músculos adjacentes e à glândula submandibular (Fig. 35.1).

O volume da tireoide pode ser calculado por meio das aquisições biplanares. O volume de cada lobo e do istmo é estimado pela fórmula geométrica do volume elipsoide: D1 × D2 × D3 × 0,523.

Nos neonatos o volume normal da tireoide varia de 0,40 a 1,40ml, aumentando cada ano em aproximadamente 1,0 a 1,3ml/kg de peso. No recém-nascido os lobos medem normalmente entre 18 e 20mm (longitudinal) e 8 a 9mm (anteroposterior), e com 1 ano de idade passa a 25mm (longitudinal) × 12 a 15mm (anteroposterior). Nas crianças o volume da tireoide varia em função da idade, do sexo e da superfície de área corpórea, apresentando

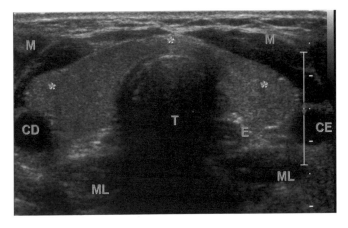

Figura 35.1 — Anatomia ultrassonográfica. Corte transversal da tireoide, evidenciando os lobos tireóideos (*), os planos musculares anteriores – pré-tireóideos (M) e posteriores (ML = músculo longo do pescoço), bem como os grandes vasos cervicais (CD = carótida comum direita e CE = carótida comum esquerda) e o esôfago (E). Traqueia (T).

discrepância principalmente entre os sexos, quando a superfície de área corpórea é maior que 1,4m^2 e na faixa etária acima de 12 anos.

Nos adultos, o comprimento dos lobos atinge 40 a 60mm (longitudinal) e o diâmetro anteroposterior mede aproximadamente 13 a 18mm. O volume normal do adulto é considerado de 6 a 15ml (10-11 ± 3-4ml), tendo média de 9,19ml nos homens acima de 20 anos e 6,19ml nas mulheres da mesma faixa etária.

Trabalho recente desenvolvido por Macedo no Serviço de Ultrassonografia do Instituto de Radiologia (InRad) do Hospital das Clínicas da Faculdade de Medicina da Universidade de São Paulo, encontrou como valores normais para o volume da tireoide de adultos de 13,05 ± 5,67ml, sem diferença entre os sexos. Quando o volume glandular está aumentado, estamos diante do chamado bócio.

Alterações da glândula tireoide

Serão descritos os principais padrões ultrassonográficos das alterações da glândula. Estão dispostas na seguinte ordem:

- Alterações congênitas.
- Doenças difusas da tireoide: hiperplasia, bócio difuso, doença de Graves e tireoidites.

- Nódulos da tireoide: características, indicações de PAAF e doenças que cursam com nódulos.

Alterações congênitas

Incluem as agenesias (ou hemiagenesias), hipoplasias (total ou parcial) e ectopias.

O tecido tireóideo ectópico resulta da migração aberrante da glândula, podendo, assim, ser encontrado desde a região lingual até a localização intracardíaca. Existem várias formas de ectopias da glândula: lingual, sublingual, paralaríngea, intratraqueal e infraesternal. A ectopia lingual é a mais facilmente distinguível à ultrassonografia. O tecido tireoideo ectópico apresenta-se de morfologia arredondada ou ovoide, contornos bem definidos, textura homogênea, similar ao parênquima glandular tópico normal, e bastante vascularizada. Em geral não excede 20 a 25mm de diâmetro (Fig. 35.2).

O cisto do ducto tireoglosso representa o tumor congênito cervical mais comum da infância, depois das linfonodomegalias inflamatórias. A persistência do ducto tireoglosso com acúmulo de líquido no interior pode resultar no cisto do ducto tireoglosso. Esta é a anormalidade congênita relacionada à tireoide mais comumente vista pela US (Fig. 35.3). O cisto pode estar localizado desde a base da língua até o istmo tireóideo e a sua aparência é variável, pode ser anecogênico, hipoecogênico ou complexo. O diagnóstico diferencial inclui linfonodos e cisto dermoide. Ele geralmente está em topografia mediana anterior ou paramediana. Este cisto pode se infectar ou sangrar, mas as características de imagem não permitem o diagnóstico específico, sendo necessária aspiração do conteúdo com este fim.

Doenças difusas

Hiperplasia difusa e doença de Graves (Basedow-Graves)

A hiperplasia é a condição patológica mais comum (80 a 85% do total) da glândula, acometendo cerca de 5% de qualquer população. Neste processo, a US não identifica aumento do volume glandular e a textura encontra-se pouco heterogênea, com ecogenicidade normal na maioria das vezes. Ao estudo Doppler colorido pode haver pequeno aumento da vascualrização.

A doença difusa com aumento da função tireóidea é denominada de doença de Graves ou Basedow. Nesta doença, o volume glandular está aumentado, a ecotextura do parênquima costuma ser menos homogênea do que nos demais casos de bócio difuso, os contornos são lobulados e a ecogenicidade

Ultrassonografia em Cabeça e Pescoço

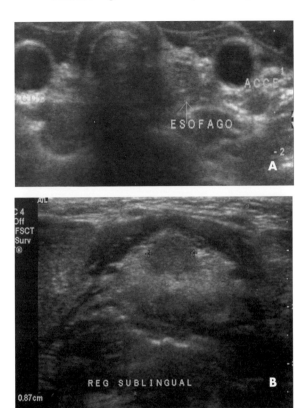

Figura 35.2 — Em **A** Avaliação de hipotireoidismo congênito em criança de 4 anos mostra a loja tireóidea vazia ao lado da traqueia. Em **B** nota-se tecido hipoecogênico localizado logo acima do osso hioide, na região sublingual. O padrão apresentado é sugestivo de tecido tireóideo ectópico.

do parênquima tende a ser hipoecogênica, sobretudo em pacientes mais jovens, devido à infiltração linfocitária, ou pelo predomínio da celularidade do parênquima (Fig. 35.4). Em virtude do aumento da função da glândula, observamos ao Doppler colorido importante aumento da vascularização, descrito por Ralls como "inferno tiróideo" (padrão IV de Lagalla), onde se identificam numerosas microfístulas arteriovenosas com velocidades altas de pico sistólico, em torno de 50 a 120cm/s. Esta hipervascularização da glândula está relacionada com o aumento de hormônios circulantes (Fig. 35.4). Na doença de Graves as velocidades de pico sistólico na artéria tireóidea inferior foram em média de 42,1cm/s, com desvio-padrão de ± 15cm/s.

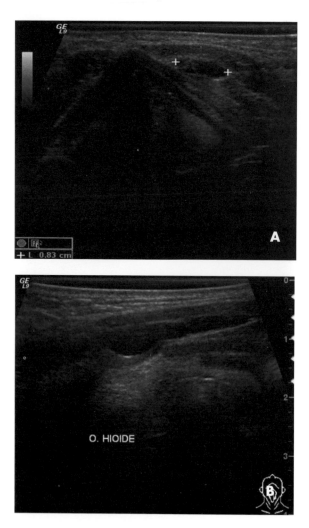

Figura 35.3 — US modo-B evidencia formação alongada na região cervical anterior do pescoço preenchida por conteúdo anecogênico no corte transversal (**A**) e longitudinal (**B**), correspondente a cisto do ducto tireoglosso justaposto e caudal ao osso hioide.

Tireoidites

O primeiro grupo está subdividido em supurativa aguda, subaguda granulomatosa (De Quervain), silenciosa e pós-parto. O segundo grupo, das tireoidites crônicas, está subdividido em linfocítica autoimune crô-

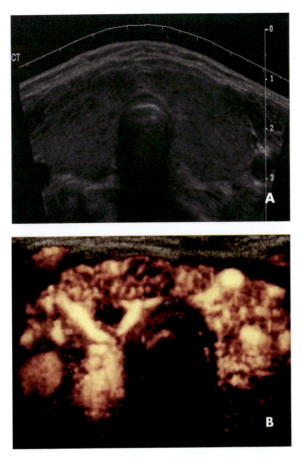

Figura 35.4 — Doença de Graves. **A)** A US modo-B demonstra corte transversal (imagem estendida) da glândula tireoide, apresentando dimensões aumentadas (bócio), ecogenicidade reduzida e ecotextura difusamente heterogênea. **B)** Mapeamento Doppler colorido mostrando a vascularização difusamente aumentada do parênquima (inferno tireóideo).

nica (de Hashimoto), fibrosa de Riedel, tuberculosa, pós-radioterapia ou iodoterapia.

a) Tireoidites aguda e subaguda

A *tiroidite aguda supurativa* é uma doença inflamatória rara, geralmente de etiologia bacteriana. O exame ultrassonográfico detecta formação de abscesso tireóideo. A *tireodite granulomatosa subaguda ou De Quervain* é uma doença de etiologia viral autolimitada. Ao exame ultrassonográfico da fase inicial, observam-se áreas hipoecoicas, de contornos irregulares e mal definidos, sobretudo próximo às regiões subcapsulares Pode haver evolução com formação de pseudonódulos, que geralmente se iniciam na parte central da glândula. O prognóstico é pior quando as áreas hipoecoicas aumentam de tamanho nos exames subsequentes. As fases iniciais cursam com edema da glândula e, por esta razão, o sinal ao mapeamento com Doppler colorido pode estar reduzido.

A *tireoidite silenciosa* apresenta achados clínicos da tireoidite subaguda. À US observam-se: diminutos focos hipoecogênicos (micronódulos) distribuídos no parênquima tireóideo, redução difusa da ecogenicidade da tireoide e sinais de fibrose.

A *tireoidite pós-parto* pode ocorrer no primeiro ano, mais comumente entre o segundo e quarto mês após o parto, acometendo 4 a 7% das mulheres. O exame ultrassonográfico revela hipoecogenicidade difusa ou múltiplos focos hipoecogênicos no parênquima tireóideo.

b) Tireoidites crônicas

A tireoidite crônica autoimune, também denominada linfocítica crônica autoimune ou de Hashimoto, ocorre predominantemente em mulheres e está associada a outras doenças autoimunes como o lúpus, doença de Graves e anemia perniciosa. São descritas algumas variantes da tireoidite de Hashimoto: clássica, fibrosa, juvenil, atrófica (sem desenvolvimento do bócio) etc. Existem duas formas distintas de tireoidite linfocítica autoimune: a focal e a difusa.

A forma nodular focal apresenta-se como nódulo hipoecoico, de limites mal definidos, em geral de pequenas dimensões, sendo difícil sua distinção com nódulos de natureza maligna. Ao mapeamento Doppler colorido apresenta aspecto variável.

A forma difusa, no início, pode se manifestar com aumento da glândula. À ultrassonografia podem ser identificados micronódulos distribuídos pelo parênquima, com o mesmo aspecto das tireoidites subagudas de natureza autoimune. Progressivamente a glândula adquire a aparência de tireoidite crônica hipertrófica, observando-se aumento de suas dimensões, hipoecogenicidade difusa com formação de áreas hipoecoicas e mal definidas, separadas por traves de fibrose, conferindo um aspecto pseudolobulado à glândula (Fig. 35.5). Ao mapeamento Doppler, observa-se hipervascularização do parênquima, similar ao inferno tireóideo da doença de Graves, porém com valores menores de velocidades, atribuído à ação hipertrófica do TSH. Em aproximadamente

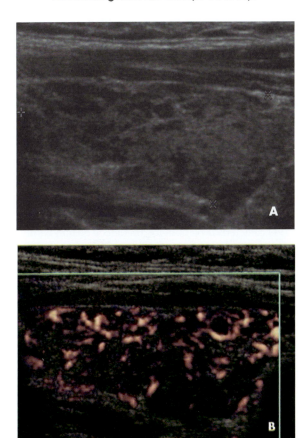

Figura 35.5 — Tireoidite autoimune. **A)** A US modo-B revela tireoide de dimensões normais, apresentando ecogenicidade reduzida e textura difusamente heterogênea com áreas pseudonodulares, consistentes com infiltrado linfocítico. **B)** Mapeamento colorido demonstra aumento difuso da vascularização.

65% dos casos há aparecimento de linfonodomegalia cervical reacional, com aspecto muitas vezes globoso, de natureza questionável. A sobreposição com linfoma não Hodgkin pode ocorrer havendo formação de nódulos maiores dentro da glândula. A punção aspirativa por agulha fina frequentemente é necessária para confirmação diagnóstica. Nas fases finais da tireoidite crônica a tireoide está de tamanho reduzido, os contornos são mal definidos e a textura é difusamente heterogênea devido à extensa fibrose. Neste momento, a glândula encontra-se pouco vascularizada ao mapeamento Doppler colorido.

Nódulos da tireoide: características, indicações de PAAF, doenças que cursam com nódulos

A ultrassonografia (modo-B) é o mais sensível entre os métodos de identificação dos nódulos tireóideos (palpação, cintilografia e US) visto que, em 70% das glândulas consideradas uninodulares à palpação e à cintilografia, o exame ecográfico revela múltiplos nódulos.

Atualmente, a US é empregada de forma rotineira na avaliação desta glândula, tornando-se muitas vezes o primeiro exame a ser realizado pelo paciente, uma vez que é inócua e apresenta ótima relação custo-benefício.

Critérios ultrassonográficos (modo-B)

A US pode caracterizar os nódulos tireóideos quanto ao número de nódulos inseridos na glândula (se uninodular ou multinodular), ecogenicidade e ecotextura (ou composição) do nódulo, halo periférico, contornos, calcificações, dimensões, localização e forma.

1. *Número de nódulos* – Este aspecto é controverso na literatura, sendo que alguns autores observaram risco de malignidade para nódulo inserido numa glândula multinodular entre 1 e 4%, elevando-se o risco para 10 a 25% quando solitário. Contudo, há na literatura observações contrárias, identificando-se a prevalência de câncer do nódulo dominante inserido num bócio multinodular de 13% (pouco menor que a do nódulo solitário), e ainda que 69,2% dos nódulos malignos estavam inseridos em glândulas multinodulares e 31% em uninodulares. Apesar da maioria dos nódulos malignos serem os maiores (ou nódulo dominante) num bócio multinodular, um terço dos cânceres são nódulos não dominantes. Cerca de 30% das glândulas multinodulares apresentam associação com nódulo maligno. Desta forma, concluímos que multinodularidade não é sinônimo de benignidade, e que o tamanho do nódulo não é um critério recomendável para selecionar aqueles que devem ser melhor investigados por biópsia.

2. *Ecogenicidade/ecotextura* – A maior parte dos nódulos tireóideos tem padrão ecográfico sólido, podendo ser: iso, hiper ou hipoecogênico. Aproximadamente 70% dos nódulos malignos são hipoecogênicos, 20% são isoecogênicos e 1 a 4% são hiperecogênicos. As lesões iso e hiperecogências são predominantemente benignas, entretanto 20% das lesões benignas são hipoecogênicas (Fig. 35.6).

Quanto à ecotextura, cerca de 30% dos nódulos apresenta componente cístico, sendo denominados mistos. Neste padrão misto estão incluídos os

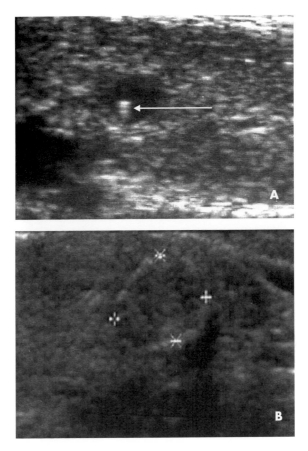

Figura 35.6 — **A)** US modo-B demonstra cisto contendo foco hiperecogênico com reverberação sonora posterior (seta), compatível com coloide espesso. **B)** US modo-B revela nódulo com calcificação em "casca de ovo". Notar que a calcificação em "casca de ovo" é delgada, permite a passagem do som através do contorno anterior do nódulo, observando-se formação de sombra acústica após atravessar a parede posterior do mesmo. (*Continua*)

denominados em "favo de mel" ou *sponge-like*, de padrão citológico invariavelmente benigno. Quando um nódulo tem componente cístico predominante com vegetação sólida parietal pode representar a forma cística do carcinoma papilífero.

A chance de uma lesão de até 3,0cm, puramente cística, ser maligna é menor que 1%, porém há um risco aumentado quando sua dimensão ultrapassa esta medida.

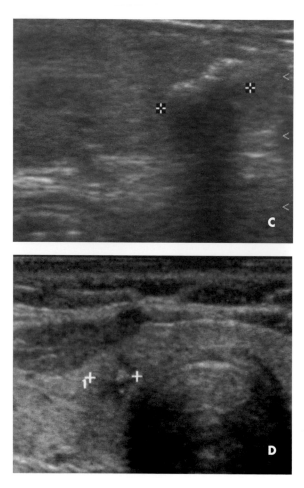

Figura 35.6 (cont.) — **C)** Nódulo com calcificação periférica grosseira e irregular. **D)** Nódulo hipoecogênico no terço superior do lobo direito, apresentando pontos ecogênicos, compatíveis com microcalcificações. Resultado citológico: carcinoma papilífero. *(Continua)*

3. *Halo periférico* — O halo periférico sonolucente pode representar vasos sanguíneos, cápsula fibrosa, compressão ou edema do parênquima tireóideo adjacente. Está presente em cerca de 60 a 80% dos nódulos benignos e em 15% dos malignos. O halo periférico dos nódulos benignos é fino, regular e completo, sendo que nos malignos é caracteristicamente espesso, irregular e/ou incompleto.

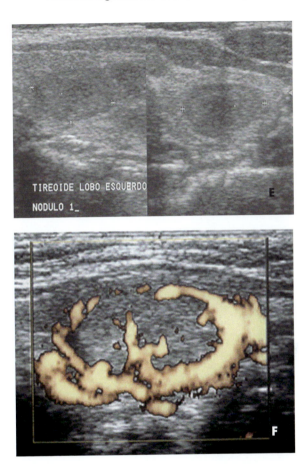

Figura 35.6 (cont.) — **E)** US modo-B demonstra nódulo misto, predominantemente isoecogênico, apresentando halo periférico. **F)** US Doppler colorido demonstra fluxo predominantemente periférico. Citologia: padrão folicular; histológico: adenoma. *(Continua)*

4. *Contornos* — Os contornos dos nódulos benignos tendem a ser regulares e bem definidos, enquanto que nos malignos geralmente são irregulares e/ou mal definidos em 50% dos casos.

5. *Calcificações* — As calcificações estão presentes em cerca de 10 a 15% dos nódulos. São descritas como finas ou microcalcificações (≤ 2,0mm, acompanhadas ou não de sombra acústica posterior), grosseiras (> 2,0mm, geralmente apresentando sombra acústica posterior) ou em "casca de ovo" (Fig. 35.6B).

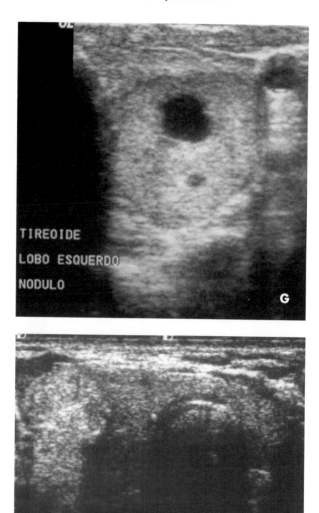

Figura 35.6 (cont.) — **G)** Nódulo misto (predominantemente sólido com áreas císticas centrais), de contornos regulares e bem definidos por halo hipoecogênico (bócio coloide). **H)** Nódulo hiperecogênico, de contornos regulares e bem definidos por halo fino (bócio coloide). *(Continua)*

Ultrassonografia em Cabeça e Pescoço

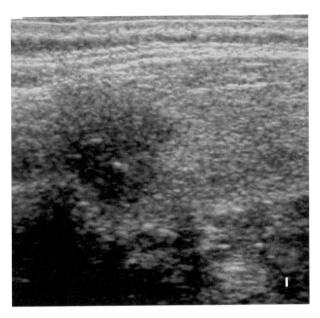

Figura 35.6 (cont.) – **I)** Nódulo hipoecogênico, de contornos irregulares e mal definidos, sem halo, apresentando microcalcificações (carcinoma papilífero).

As calcificações tênues, puntiformes e finas são sinal altamente específico de malignidade (especificidade = 92,9%) e estão presentes em cerca de 60% dos nódulos malignos. Os carcinomas papilíferos e medulares podem exibir este tipo de calcificação. As calcificações grosseiras, densas e amorfas com sombra acústica posterior são frequentes e, geralmente, encontradas nos nódulos benignos, mas também podem ser identificadas nos nódulos malignos ou em associação com calcificações finas.

A calcificação periférica denominada "em casca de ovo", quando presente, praticamente identifica o nódulo benigno, porém é caracterizada em poucos casos. Considera-se "casca de ovo" a calcificação fina, anelar e contínua em toda periferia do nódulo, que possibilita a passagem do som e permite a caracterização do conteúdo do nódulo. Este conceito é importante uma vez que nem todas as calcificações periféricas podem ser designadas como calcificação em "casca de ovo" (Fig. 35.6B).

6. *Dimensões* – Apesar do aumento do diâmetro do nódulo apresentar relação diretamente proporcional ao risco, há um consenso de que nódulos

inferiores a 1,5cm devem ser acompanhados por meio de ultrassonografia e exame físico. Fazendo exceção aqueles nódulos com características ultrassonográficas suspeitas de malignidade (hipoecogenicidade, microcalcificações, ausência do halo, contornos irregulares e parcialmente definidos, nódulos hipervascularizados) ou em pacientes com risco aumentado para o câncer da tireoide (exposição à radiação ionizante, neoplasia endócrina múltipla, presença de linfonodopatia cervical etc.).

7. *Localização* – Cada nódulo deve ser localizado com precisão ao exame ultrassonográfico, indicando qual região da glândula este se encontra e, portanto, facilitando a orientação para a PAAF.

Muitos estudos têm demonstrado associação entre tireoidite crônica e carcinoma papilífero.

De modo análogo aos nódulos localizados em bócios multinodulares, os nódulos inseridos nas tireoidites e em glândulas com doença de Graves não devem ser subestimados, mas cuidadosamente estudados.

8. *Forma* – Quando a forma é angulada, irregular ou com sua altura maior que a largura é muito sugestiva de carcinoma papilífero, porém este último aspecto ocorre em poucos casos. É fato que a forma arredondada ou lisa do nódulo está presente em 59% dos nódulos benignos, mas também em 93% dos malignos.

Nenhum dos critérios ultrassonográficos conhecido é suficientemente específico apesar de apresentarem acurácia de 75%, para determinar a natureza da lesão, que, deste modo, fica a cargo da biópsia aspirativa por agulha fina.

Ultrassonografia Doppler colorido e pulsado nos nódulos da tireoide e indicações de PAAF

Chammas e col. classificaram os nódulos em cinco padrões de vascularização, modificando a proposta inicial de Lagalla e col., visto que os equipamentos atuais permitem a identificação de vasos sanguíneos com fluxo de velocidade baixa, que não eram demonstrados naquela época, tendo resultado em:

Padrão I – ausência de vascularização;
Padrão II – apenas vascularização periférica;
Padrão III – vascularização periférica maior ou igual à central;
Padrão IV – vascularização central maior que a periférica;
Padrão V – apenas vascularização central.

Utilizando-se esta classificação, foi observado que à medida que a vascularização aumenta na região central do nódulo, aumenta a taxa de malignidade. Neste trabalho constataram que entre os nódulos sem vascularização ou com vascularização periférica exclusiva, não havia citologia maligna. Nos nódulos apresentando vascularização periférica maior ou igual à central o resultado citológico foi suspeito em seis (7,41%) e maligno em dois (2,47%). Naqueles apresentando vascularização central maior que a periférica o resultado citológico foi suspeito em um (7,14%) e maligno em seis (42,86%). Nos nódulos com vascularização apenas na região central o resultado citológico foi maligno (carcinoma papilífero) em todos (100%).

Lebkowska e col. e Foschini e col. demonstraram que os nódulos malignos da tireoide apresentam maior atividade proliferativa e maior vascularização na região central do nódulo com aumento da proliferação de células foliculares, detectados pela imuno-histoquímica, o que se correlaciona com os achados de aumento de vascularização na região central dos nódulos evidenciada ao mapeamento Doppler colorido.

Os padrões apresentados pelo Doppler colorido são reprodutíveis por diferentes equipamentos, operadores e instituições. Contudo, este método depende de vários fatores técnicos, tais como, sensibilidade do Doppler, filtros de parede, amplificação do sinal, frequência de repetição de pulso, ângulo de insonação, profundidade da região amostrada e atenuação por tecidos intermediários. Além disso, a movimentação (respiração, deglutição e pulsatilidade das artérias vizinhas) pode levar à formação de artefatos.

A análise espectral por meio do Doppler pulsado apresenta resultados similares na literatura quando se empregam os índices semiquantitativos, como o índice de resistividade (IR) e o índice de pulsatilidade (IP). Os nódulos malignos apresentam IP com média de 1,53 (DP = 0,63) e IR com média de 0,74 (DP = 0,12). Outros estudos corroboram estes achados.

Doenças que cursam com nódulos

São classificadas de acordo com os padrões histológicos.
1. Hiperplasias nodulares: uni ou mutinodular.
2. Adenomas:
    ◆ *folicular*: microfolicular (fetal), normofolicular (simples), macrofolicular (coloide);
    ◆ *não folicular:* trabecular (embrionário), adenoma fetal, cistoadenoma papilífero, adenoma de células de Hürthle.

3. Tumores malignos:
    - *tumores do epitélio folicular:*
        - bem diferenciados: carcinoma folicular e papilífero;
        - pouco diferenciados;
        - carcinomas indiferenciados ou anaplásicos;
    - *tumores das células parafoliculares* (ou células C): carcinoma medular;
    - *linfoma*;
    - *processo secundário* (metástases).

a) Hiperplasia nodular

Nos adultos e nos casos de evolução mais longa, há desenvolvimento de micronódulos. A doença progride com o desenvolvimento de macronódulos, que podem se apresentar como um tumor sólido homogêneo, mas podem sofrer degeneração com acúmulo de fluido seroso, substância coloide ou conteúdo hemorrágico, conteúdo identificado como anecogênico (parte cística). No interior dos nódulos pode ser encontrado fluido ecogênico, chegando a formar nível líquido/líquido espesso, traduzindo áreas de hemorragia. Os focos ecogênicos e brilhantes com artefato em "cauda de cometa" também são evidenciados, por vezes, provocados pela presença de material coloide denso e, geralmente, indicam processo benigno (Fig. 35.6A). As septações intracísticas, quando observadas, representam traves de tecido tireóideo remanescente. Os cistos verdadeiros, com epitélio secretor, praticamente não existem na glândula tireoide.

Outra variante degenerativa é a calcificação, que pode ser grosseira, dispersa no parênquima tireóideo, ou dentro dos nódulos, agrupadas no interior, ou na periferia dos nódulos ("em casca de ovo"), cujo conceito já foi exposto.

O nódulo hiperplásico, ou também denominado adenomatoso ou coloide, constituinte do bócio, em geral é isoecoico ao parênquima tireóideo normal, destacando-se deste pela presença de fino halo periférico. Este padrão ocorre em 20 a 25% dos nódulos hiperplásicos. Em aproximadamente 5 a 7% os nódulos hiperplásicos são hipoecoicos devido ao seu conteúdo hipercelular.

O aspecto ultrassonográfico do bócio nodular é o de glândula aumentada de tamanho, de contornos lobulados, observando-se nódulos com aspectos diversos, podendo apresentar áreas de degeneração interna. Caso o nódulo torne-se hiperfuncionante (autônomo) podemos observar em 40 a 50% dos casos presença de fluxo sanguíneo no seu interior.

O mapeamento Doppler colorido pode auxiliar nas lesões mistas, observando que as áreas sólidas (ecogênicas) sem vascularização, provavelmente correspondem à degeneração coloide ou a área de hemorragia. Contudo pode caracterizar vascularização nesta região e na região periférica, indicando que se trata do nódulo parcialmente degenerado, característica esta que poderá diferenciá-las do carcinoma papilífero cístico, que apresenta vascularização na região central do nódulo mural. Os bócios de grandes dimensões podem apresentar dificuldade à análise ultrassonográfica com sondas de alta resolução, estando indicado o exame com sondas de menor frequência (3,5 a 7MHz), além disso podem apresentar extensão intratorácica, de difícil acesso ultrassonográfico. Nestes casos a tomografia computadorizada estará formalmente indicada.

b) Adenoma

O adenoma constitui proliferação focal e benigna do parênquima glandular contido por uma cápsula fibrosa, onde se localizam vasos sanguíneos que se dirigem para o centro da lesão. Eles somam 5 a 10% dos nódulos tireóideos. Ultrassonograficamente, os adenomas podem ser hipoecoicos, isoecoicos e hiperecóicos. Porém, em 50% dos casos são isoecoicos, seguido pelo padrão hiperecogênico, e em alguns casos hipoecogênicos. É comum a presença de elementos de degeneração, como área anecoicas (císticas) e calcificações internas. A presença de carcinoma dentro de um adenoma é ocorrência rara. Em geral eles apresentam um fino halo periférico. A maior parte dos adenomas é não funcionante, porém alguns podem desenvolver um mecanismo próprio de regulação, tornado-se autônomo, constituindo a doença de Plummer ou adenoma tóxico. Ao mapeamento Doppler colorido os adenomas comumente apresentam fluxo predominantemente periférico.

c) Tumores malignos

O câncer de tireoide representa 1% de todos os cânceres e sua incidência está na razão de 0,004% ao ano.

No Brasil, a incidência do câncer de tireoide coincide com os dados da literatura mundial, representando 1,1% de todas as neoplasias malignas.

A proporção do câncer de tireoide entre a população masculina e feminina é de 1:2, podendo chegar a 1:4 e a distribuição desta doença está abaixo de 3/100.000 entre os homens e duas a três vezes superior nas mulheres.

1. Tumores do epitélio folicular

São os tumores mais frequentes da tireoide, estando subdivididos em: bem diferenciados (carcinomas papilífero e folicular), pouco diferenciados e indiferenciados.

◆ **Carcinomas bem diferenciados (papilífero e folicular)**

Os carcinomas são os tumores frequentes, bem diferenciados e de crescimento lento.

Carcinoma papilífero

Representam cerca de 80 a 90% dos tumores da tireoide e possuem crescimento muito lento e por esta razão pouco agressivos. Sonograficamente os carcinomas papilíferos são hipoecoicos em 90% dos casos, podem ser isoecoicos em menor porcentagem e raramente são hiperecóicos.

As microcalcificações são muito sugestivas do carcinoma papilífero, correspondendo a diminutas esferas de cálcio laminadas psamomatosas (Fig. 35.6C). O carcinoma pode ser multifocal em cerca de 20% dos casos.

A maior parte das metástases ocorre quase que exclusivamente para os linfonodos cervicais, que podem apresentar o padrão ecográfico similar ao descrito para o tumor primário. Nos casos de extenso acometimento dos linfonodos cervicais, está indicada a tomografia computadorizada do mediastino superior para o estudo desta região.

O carcinoma papilífero pode ter uma forma cística caracterizada por aspecto misto com predomínio cístico e vegetações sólidas (em geral com microcalcificações) que se projetam para o interior do componente cístico. O mapeamento Doppler colorido mostra hipervascularização no componente sólido.

Existe ainda uma outra variante denominada microcarcinoma, a qual é constituída por um tumor esclerosante não encapsulado, menor que 1,0cm, em geral com 6 a 7mm de diâmetro. A sua primeira manifestação clínica pode ser por linfonodomegalias cervicais, sem evidência do tumor primário em 80% dos casos. A US é fundamental no seguimento pós-operatório, tanto na identificação de tumor recorrente na loja glandular como de metástases para linfonodos cervicais, especialmente nos casos em que não concentra o radioiodo.

Carcinoma folicular

É o segundo tumor mais frequente da tireoide, sua incidência varia de 5 a 15% dos tumores malignos da tireoide. O carcinoma folicular está associado ao bócio nodular em 60 a 70% dos casos, sobretudo nas áreas de bócio endêmico.

Pode se desenvolver a partir de um adenoma preexistente. Predomina nas mulheres, com pico de incidência na sexta década de vida Habitualmente não apresentam microcalcificações ou metástases para linfonodos cervicais. Sendo assim, o seu diagnóstico ultrassonográfico é um dos mais difíceis dentre os tumores malignos. Existem poucos sinais ecográficos que auxiliam sua caracterização, tais como: 1. margens irregulares e multilobuladas; 2. halo periférico espesso e irregular; 3. sinais de invasão de estruturas tireóideas adjacentes.

Ultrassonograficamente são lesões isoecogênicas, mas em cerca de 40% podem ser hipoecogênicas. O halo periférico é composto principalmente por vasos sanguíneos. Algumas vezes o parênquima tireóideo adjacente encontra-se invadido.

◆ **Carcinomas pouco diferenciados**

Esses tumores têm origem geralmente no carcinoma papilífero ou folicular e não seguem uma linha de disseminação linfática ou hematogênica, mas de forte tendência à invasão local e das estruturas vasculares adjacentes. Os padrões ecográficos são similares aos anteriormente descritos, acrescidos da tendência à invasão local.

◆ **Carcinomas indiferenciados ou anaplásicos**

Somam menos de 5% dos tumores malignos de tireoide. São mais frequentes em idosos e pacientes do sexo feminino. São tumores bastante agressivos, de crescimento rápido, havendo compressão e invasão das estruturas adjacentes como traqueia, esôfago, vasos e músculos do pescoço, com disseminação por via hematogênica e linfática.

O aspecto ultrassonográfico é de grande tumoração hipoecogênica, de contornos lobulados e irregulares, podendo apresentar calcificações grosseiras. Os sinais ultrassonográfico de infiltração da parede dos grandes vasos cervicais e linfonodos metastáticos podem estar presentes. Observa-se pouca vascularização ao Doppler colorido, provavelmente devido à extensa necrose que sofrem. A ultrassonografia pode revelar com maior facilidade que a tomografia computadorizada a extensão do tumor em relação aos grandes vasos cervicais e estruturas nervosas.

2. Tumor das células C ou parafoliculares (carcinoma medular)

O carcinoma medular cresce a partir das células C (ou parafoliculares), que secretam calcitonina, sendo desta forma seu marcador hormonal específico. Representam cerca de 5% dos tumores malignos da tireoide.

Em 20% dos casos é um componente da síndrome da neoplasia endócrina múltipla (NEM) tipo II (a e b).

O padrão ultrassonográfico é de lesão hipoecogênica, ocasionalmente isoecoica, de contornos irregulares, às vezes acompanhada de halo espesso hipoecoico, composto principalmente de artérias e veias. As microcalcificações são detectadas em 80 a 90% dos casos, podendo ocorrer tanto no tumor primário quanto nos linfonodos metastáticos. Estas são maiores e mais numerosas que no carcinoma papilífero e ocorrem por calcificação da substância amiloide. Geralmente são lesões solitárias, mas podem ter a forma multicêntrica.

As recorrências são mais frequentes do que no carcinoma papilífero, sendo a ultrassonografia o método de imagem mais importante para sua confirmação, uma vez que esses tumores não captam I^{131}.

3. Linfoma primário

A sua incidência varia de 0,6 a 5,0% dos tumores malignos da tireoide e contribuem com 2,2 a 2,5% da incidência dos linfomas. São raros, do tipo não Hodgkin e acometem principalmente mulheres acima de 50 anos. Cerca de 70 a 80% dos casos de linfoma observa-se que os pacientes apresentavam tireoidite crônica de Hashimoto, ou subclínica ou em franco hipotireoidismo.

O linfoma da tireoide geralmente é uma tumoração única (80% dos casos), hipoecogênica, multilobulada e homogênea, sendo que algumas vezes apresenta áreas anecoicas (de necrose) em seu interior. No entanto, pode apresentar-se como múltiplos e pequenos nódulos hipoecoicos dispersos pelo parênquima. As calcificações são raras e o parênquima ao redor pode ser heterogêneo, devido à tireoidite crônica preexistente. Seu aspecto sonográfico pode ser semelhante ao do carcinoma anaplásico, especialmente em casos avançados em que se identificam sinais de extensão para as estruturas adjacentes. O mapeamento Doppler colorido não apresenta nenhum padrão específico e é similar ao carcinoma anaplásico, ou seja, praticamente avascular.

4. Processo secundário na tireoide (metástases)

O processo metastático para a tireoide é raro, apresentando incidência na faixa de 2 a 7%. Os tumores que mais emitem metástases para tireoide são: melanoma (39%), mama (21%), rins (12%), pulmão (11%). Dentre estes, o carcinoma renal é o mais frequentemente identificado ao exame físico, sendo responsável por aproximadamente 50% dos processos metastáticos para tireoide detectados clinicamente. No entanto, metástases dos carcinomas de pulmão e de mama são os mais comuns nas necropsias. Existem ainda relatos de metástases de neoplasias de esôfago e estômago.

A ultrassonografia é extremamente sensível na detecção de processo secundário, caracterizando pequenos nódulos, e altamente específica quando associada à PAAF.

Os padrões ecográficos são inespecíficos, mas apresentam algumas características: tumores grandes, localizadas preferencialmente no polo inferior, hipoecoicas, homogêneas e raramente com calcificação, em geral as margens são bem definidas e algumas vezes apresentam pequenas áreas anecoicas. A ultrassonografia pode identificar alterações das regiões adjacentes à tireoide, como o comprometimento de linfonodos cervicais e trombose da veia jugular. O diagnóstico diferencial deve ser feito com o bócio multinodular e neoplasia primária da tireoide.

Glândula paratireoide

A principal indicação do estudo de imagem das paratireoides, incluindo a ultrassonografia, é identificar a localização das lesões tumorais causadoras de hiperparatireoidismo. As três principais causas são: adenoma (80%), hiperplasia (19%) e carcinoma (1%).

As glândulas normais não são evidenciadas pela ultrassonografia. As paratireoides superiores localizam-se quase sempre posteriormente ao terço médio dos lobos tireóideos. Já as inferiores apresentam localização mais variável, sendo o sítio mais frequente próximo ao polo inferior dos lobos tireóideos, no entanto podem estar mais inferiores, junto à transição cervicotorácica ou mesmo no mediastino superior.

A US possui acurácia diagnóstica que varia de 50 a 92%. Suas principais limitações em localizar as paratireoides decorrentes da pouca experiência de quem a executa, da presença de glândulas ectópicas, pequenas ou disformes, da dificuldade de acesso, ou ainda por estarem obscurecidas por alterações do parênquima tireóideo (como bócio multinodular ou tireoidites).

Os diagnósticos diferenciais das lesões evidenciadas nesta topografia à utrassonografia devem incluir: músculo longo do pescoço, esôfago, vasos sanguíneos, linfonodos, nódulos presentes junto à região jugulocarotídea, além de nódulos tireóideos pediculados ou de padrão exofítico.

A grande maioria (80%) das alterações das paratireoides, apresentam-se na US como lesões hipoecogênicas em relação ao parênquima tireóideo normal. No entanto, observamos variações deste padrão em 20% dos casos, incluindo lesões isoecogênicas, hiperecogênicas e presença de áreas císticas. As calcificações também podem estar presentes, mais comuns nas hiperplasias (hiperparatireoidismo secundário) e nos carcinomas do que nos adenomas.

Os adenomas têm morfologia mais alongada enquanto as hiperplasias tendem a ser mais esféricas. Ambos podem apresentar calcificações, sendo estas mais raras nos adenomas. O componente cístico pode estar presente, sendo mais frequente nos adenomas.

Os carcinomas podem simular lesões benignas, exceto quando possuem sinais de invasão das estruturas adjacentes. Também tendem a demonstrar menor mobilidade às manobras dinâmicas, como deglutição ou tosse forçada durante o exame.

Os cistos de paratireoide ocorrem mais frequentemente em mulheres. Em 25% dos casos situam-se abaixo do polo inferior do lobo da tireoide, e em 65% dos casos envolvem as glândulas paratireoides inferiores. À US apresentam-se como lesões anecogênicas, de paredes bem definidas, contendo níveis elevados de paratormônio.

Glândulas salivares

À US o tecido das glândulas salivares aparece como hiperecogênico e homogêneo. Linfonodos inflamatórios intraparotídeos (geralmente menores que 5mm) são comuns no lobo superficial (Fig. 35.7A).

Quanto às limitações da US na avaliação dessas glândulas, podemos elencar a dificuldade de acesso à US ao lobo profundo da parótida (pela presença de estruturas ósseas), as massas volumosas podem ter seus limites não individualizados, haver erro diagnóstico de cálculos submandibulares pela presença do osso hioide ou simulados pela presença de bolhas de ar formadas quando o paciente deglute.

As principais indicações da US são: avaliação de sialolitíase, das doenças inflamatórias agudas e crônicas e dos tumores benignos e malignos.

Sialolitíase

São mais frequentes nas glândulas submandibulares (60 a 90% dos casos) e podem ser múltiplos em 47 a 50% das vezes. O padrão típico dos cálculos é de foco hiperecogênico com sombra acústica posterior. Nos casos sintomáticos, geralmente há dilatação do ducto salivar, o que facilita sua localização. Os cálculos situados no parênquima da glândula são mais difíceis de serem demonstrados à US e geralmente estão presentes quando há sialoadenite crônica (Fig. 35.7B).

Doenças inflamatórias

Nas **inflamações agudas** o exame ultrassonográfico demonstra glândulas salivares aumentadas de volume, podendo ter textura heterogênea, com múltiplas e pequenas áreas ovaladas hipoecogênicas. Ao estudo Dop-

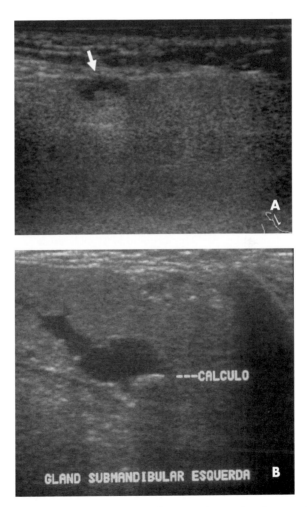

Figura 35.7 — **A)** Glândula parótida de padrão normal ao modo-B. Presença de linfonodo intraparotídeo de padrão reacional, ovalado, com hilo ecogênico central preservado (*seta*). **B)** Cálculo em glândula submandibular (imagem hiperecogênica, produtora de sombra acústica), intraductal, com dilatação ductal.

pler colorido pode haver aumento da vascularização. As infecções agudas geralmente são causadas pelo *Staphylococcus aureus* ou pela flora oral. Quando há formação de abscesso, a US mostra lesões hipoecogênicas ou ecogênicas, com reforço acústico posterior de limites mal definidos. Pode haver área de liquefação central (identificada como área cística). A US pode orientar drenagens terapêuticas.

Nas **inflamações crônicas** o exame ultrassonográfico caracteriza glândulas de volume normal ou reduzido, hipoecogênicas e heterogêneas. Ao estudo Doppler em geral não há hipervascularização. Assim como em alguns casos de sialoadenite aguda, nas crônicas podem ser identificadas diminutas áreas hipoecogênicas distribuídas pelo parênquima. O diagnóstico diferencial inclui sarcoidose e outras doenças granulomatosas, síndrome de Sjögren, linfoma, metástase e lesões linfoepiteliais benignas em pacientes portadores do vírus da imunodeficiência humana (HIV). Em cerca de 50% dos casos a sialolitíase coexiste com inflamação.

Vale ressaltar a síndrome de Sjögren, que é uma doença autoimune crônica. Nos estágios avançados desta doença, a US caracteriza glândula heterogênea com múltiplos focos anecogênicos ou hipoecogênicos, geralmente bem definidos, representando infiltrado linfocítico, destruição do parênquima salivar e ductos dilatados. Ao Doppler colorido há aumento da vascularização. Geralmente está associada à doença inflamatória e neoplásica linfoproliferativa. As biópsias estão recomendadas em lesões que ultrapassam 2cm ou de crescimento rápido.

Neoplasias

Os tumores benignos ocorrem com maior frequência nas parótidas e os malignos nas submandibulares ou no espaço sublingual.

As **neoplasias benignas** mais frequentes são o adenoma pleomórfico e os tumores de Warthin (cistoadenoma papilífero linfomatoso). Geralmente o diagnóstico definitivo entre doença maligna e benigna não é possível apenas pela ultrassonografia.

O *adenoma pleomórfico* é o mais comum dos tumores benignos, caracteristicamente apresenta-se como lesão hipoecogênica, de contornos bem definidos e lobulados, com reforço acústico posterior. Pode conter calcificações e ser multifocal (25% dos casos). Ao estudo Doppler colorido apresenta vascularização de aspecto variável, podendo ser muito ou pouco vascularizada, sendo predominantemente periférica (Fig. 35.8).

O *tumor de Warthin* é o segundo tumor mais comum das neoplasias benignas. À US são bem circunscritos, ovais, hipoecogênicos, contendo áreas

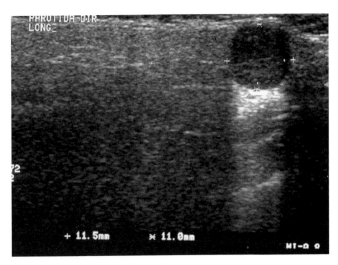

Figura 35.8 — Nódulo hipoecogênico, de contornos regulares e bem definidos, apresentando reforço acústico posterior, devido ao seu conteúdo homogêneo e hipercelular, sendo este um dos sinais ultrassonográficos sugestivos de adenoma pleomórfico.

anecogênicas (císticas), por vezes com septações. Frequentemente são hipervascularizados, podendo apresentar distribuição do tipo hilar.

Os **tumores malignos** apresentam padrões ultrassonográficos similares, não se podendo distinguir entre os diversos tipos histológicos (carcinomas mucoepidermoide, adenoide cístico e de células acinares). O padrão ultrassonográfico de lesão maligna é caracterizada por ter limites mal definidos e sinais de invasão local, hipoecogênica e heterogênea, associada a linfonodos malignos. Ao estudo Doppler colorido apresenta vascularização rica e desorganizada e com índices de impedância elevados (índice de resistividade acima de 0,8).

Os **cistos** simples das glândulas salivares são raros, podem ser congênitos ou adquiridos. Os adquiridos geralmente se desenvolvem devido à obstrução de ductos salivares na vigência de tumor, cálculo ou inflamação. À US possuem limites bem definidos, conteúdo anecogênico, reforço acústico posterior e ausência de vascularização interna ao estudo Doppler.

Linfonodos cervicais

A US é uma ferramenta importante para a caracterização de lindonodos superficiais. Diferentemente de outras técnicas de imagem, como tomografia computadorizada (TC) e ressonância magnética (RM), que se baseiam principalmente no tamanho para diagnóstico diferencial, a US pode avaliar parâmetros importantes, tais como forma, margens, estrutura interna e vascularização. Tem a vantagem de detectar sinais precoces e sutis de envolvimento neoplásico, como espessamento assimétrico da cortical e lobulações focais no córtex, bem como achados tardios, como espessamento cortical difuso e ausência de hilo. É possível avaliar a estrutura interna heterogênea devido à presença de necrose, bordas irregulares ou imprecisas por comprometimento extracapsular e vascularização anormal identificando vasos nutridores subcapsulares devido à angiogênese tumoral.

Existem vários critérios para se tentar fazer a distinção entre linfonodos benigno e maligno, sendo que alguns devem ser mais valorizados que outros.

Os linfonodos benignos (reativos ou inflamatórios) tendem a ser fusiformes ou alongados, hilo central hiperecogênico e espessado, cortical hipoecogênica (Fig. 35.9A). Não possuem microcalcificações, no entanto podem ter calcificações grosseiras, presentes no comprometimento tuberculoso ou após radioterapia e/ou quimioterapia na região cortical dos linfonodos. Também não são observadas áreas císticas nos linfonodos benignos, exceto nos casos de comprometimeto tuberculoso ou outro processo granulomatoso.

A principal característica do linfonodo reacional (inflamatório) ao mapeamento colorido é a presença de vascularização na região central (hilar) do linfonodo.

As principais características ultrassonográficas do linfonodo maligno são: forma globosa, ausência do hilo central, hilo afilado ou deslocado (hilo excêntrico) por aumento assimétrico do córtex, contorno bocelado (irregular) ou espiculado, presença de áreas de necrose central, vascularização desorganizada e periférica, e a presença de microcalcificações em alguns tipos de tumores (Figs. 39.9B e C).

Apesar da alta sensibilidade do método ultrassonográfico na detecção de metástases linfonodais na região cervical, sua especificidade é baixa, fazendo-se necessária sua confirmação por meio da PAAF e, se possível, mensuração da tireoglobulina do aspirado, o que eleva consideravelmente o diagnóstico correto da metástase cervical no carcinoma de tireoide.

Miscelânea

Os **cistos branquiais** não infectados demonstram padrão ultrassonográfico de lesão bem definida, conteúdo anecogênico, sem debris (ecos) nos

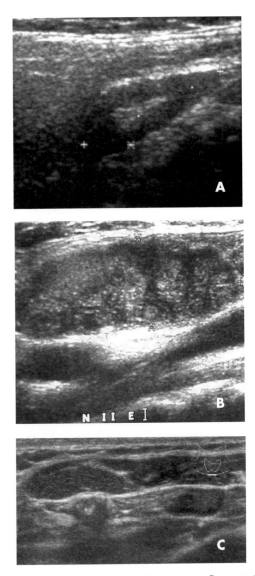

Figura 35.9 — **A)** Linfonodo de padrão habitual (reativo ou inflamatório), apresentando a cortical hipoecogênica e região hilar hiperecogênica. **B)** Observa-se conglomerado linfonodal no nível II, apresentando ecotextura heterogênea, com microcalcificações (metástase de carcinoma papilífero da tireoide). **C)** Linfonodos no compartimento central (VI nervo), apresentando ecotextura heterogênea, o menor deles com microcalcificações e o outro com áreas císticas (ambos são metástase de carcinoma papilífero da tireoide).

seu interior, com reforço acústico posterior. Quando apresentam padrão pseudossólido, com distribuição interna de ecos uniformes pode ser devido à variável quantidade de muco, cristais de colesterol, debris, linfócitos e células epiteliais.

A **rânula** é um cisto de retenção mucoso da glândula sublingual, ou raramente de uma glândula salivar menor. Geralmente é uniloculada, bem definida, podendo conter alguns debris. No tipo mergulhante, estende-se do espaço sublingual, como uma coleção cística para o espaço submandibular.

Os **cistos dermoides** são as lesões císticas mais raras em cabeça e pescoço. Apresentam três tipos histológicos: epidermoide, dermoide e teratoide. À ultrassonografia podem ser lesões totalmente císticas ou exibir padrão pseudossólido (com ecos distribuídos uniformemente), devido à presença de material celular dentro do cisto. Algumas vezes podem exibir textura mista, com focos ecogênicos apresentando sombra acústica posterior, provocados pela presença de estruturas ósseas ou dentárias.

Lipomas são lesões benignas encapsuladas, encontradas no subcutâneo ou na submucosa. À ultrassonografia tendem a ser compressíveis, de forma elíptica, bem definida, com maior eixo paralelo à pele. São geralmente hiperecogênicas quando comparadas à musculatura adjacente, apresentando textura heterogênea contendo linhas ecogênicas. Geralmente não apresentam reforço acústico posterior ou atenuação do feixe sonoro. Ao mapeamento Doppler colorido apresentam pouca ou nenhuma vascularização interna ou periférica. Existem três tipos: higroma cístico, linfangioma cavernoso e linfangioma simples ou capilar. Ao exame ultrassonográfico apresentam-se como pequenas lesões uniloculadas ou lesões maiores multiloculadas. A presença de vascularização pode ser identificada dentro dos septos. Quando infectadas ou hemorrágicas, os cistos apresentam paredes irregulares, contendo debris, tornando-se incompressíveis, mimetizando lesão sólida.

Os **hemangiomas** localizam-se em cabeça e pescoço com mais frequência dentro da musculatura, sendo o sítio mais comum o músculo masseter. São lesões hipoecogênicas, heterogêneas, com múltiplos espaços vasculares dentro dessas massas. Ao estudo Doppler apresentam vascularização de velocidade baixa, de natureza venosa. Flebólitos são vistos em cerca de 20 a 60% dos casos.

Os **paragangliomas** são conhecidos como tumores glômicos. A US consegue avaliar aqueles localizados junto ao corpo carotídeo, na bifurcação da carótida comum, sendo esta a primeira pista da sua natureza. Frequentemente são lesões bem definidas, hipoecogênicas e sem calcificações. Ao estudo Doppler demonstram variação da sua vascularização, predominando as lesões hipervascularizadas.

Bibliografia

1. Ahuja AT. Lupmps and Bumps in the Head and Neck. In: Ahuja AT, Evans R (eds.) *Practical head and neck ultrasound*. London: Greenwich Medical Media; 2000. p. 87-106.
2. Ahuja A. The thyroid and parathyroid. In: Evans R (ed.). *Practical head and neck ultrasound*. London: Greenwich Medical Media; 2000. p. 37-59.
3. Ahuja AT, King W, Metreweli C. Role of ultrasonography in thyroid metastases. *Clin Radiol*. 1994;49(9):627-9.
4. Asanuma K, Sugenoya A, Ohashi T, Nagai N, Itoh N, Kobayashi S, et al. Pure clear cell papillary thyroid carcinoma with chronic thyroiditis: report of a case. *Surg Today*. 1998;28(4):464-6.
5. Ashcraft MW, Van Herle AJ. Management of thyroid nodules. History and physical examination, blood tests, X-ray tests, and ultrasonography. *Head Neck Surg*. 1981;3(3):216-30.
6. Becker D, Bair HJ, Becker W, Gunter E, Lohner W, Lerch S, et al. Thyroid autonomy with color-coded image-directed Doppler sonography: internal hypervascularization for the recognition of autonomous adenomas. *J Clin Ultrasound*. 1997;25(2):63-9.
7. Bialek EJ, Jakubowski W, Zajkowski P, Szopinski KT, Osmolski A. US of the major salivary glands: anatomy and spatial relationships, pathologic conditions, and pitfalls. *Radiographics*. 2006;26(3):745-63.
8. Blum M, Yee J, Oppenheimer JH. Advances in thyroid imaging: thyroid sonography when and how shouldit be used? *Thyroid Today*. 1997;20(3):1-13.
9. Bradley MJ. Salivary Glands. In: Ahuja A, Evans R (eds.). *Pratical head and neck ultrasound*. London: Greenwich Medical Media; 2000. p. 10-36.
10. Brander AE, Viikinkoski VP, Nickels JI, Kivisaari LM. Importance of thyroid abnormalities detected at US screening: a 5-year follow-up. *Radiology*. 2000;215(3):801-6.
11. Brkljacic B, Cuk V, Tomic-Brzac H, Bence-Zigman Z, Delic-Brkljacic D, Drinkovic I. Ultrasonic evaluation of benign and malignant nodules in echographically multinodular thyroids. *J Clin Ultrasound*. 1994;22(2):71-6.
12. Bruneton JN, Solbiati L. *Lymph nodes*. Edinburgh: Churchill Livingstone; 1995.
13. Cerbone G, Spiezia S, Colao A, Di Sarno A, Assanti AP, Lucci R, et al. Power Doppler improves the diagnostic accuracy of color Doppler ultrasonography in cold thyroid nodules: follow-up results. *Horm Res*. 1999;52(1):19-24.
14. Clark KJ, Cronan JJ, Scola FH. Color Doppler sonography: anatomic and physiologic assessment of the thyroid. *J Clin Ultrasound*. 1995;23(4):215-23.
15. Chammas MC, de Araujo Filho VJ, Moyses RA, Brescia MD, Mulatti GC, Brandao LG, et al. Predictive value for malignancy in the finding of microcalcifications on ultrasonography of thyroid nodules. *Head Neck*. 2008;30(9):1206-10.
16. Chammas MC, Gerhard R, de Oliveira IR, Widman A, de Barros N, Durazzo M, et al. Thyroid nodules: evaluation with power Doppler and duplex Doppler ultrasound. *Otolaryngol Head Neck Surg*. 2005;132(6):874-82.
17. Chammas MC, Saito OC, Cerri GG. Tireoide. In: Saito OC, Cerri GG (eds.). *Ultrasonografia de pequenas partes*. Rio de Janeiro: Revinter; 2004. p. 75-114.

18. Choi MY, Lee JW, Jang KJ. Distinction between benign and malignant causes of cervical, axillary, and inguinal lymphadenopathy: value of Doppler spectral waveform analysis. *AJR Am J Roentgenol.* 1995;165(4):981-4.
19. Creagh FM, Parkes AB, Lee A, Adams H, Hall R, Richards CJ, et al. The iodide perchlorate discharge test in women with previous post-partum thyroiditis: relationship to sonographic appearance and thyroid function. *Clin Endocrinol (Oxf).* 1994;40(6):765-8.
20. De Nicola H, Szejnfeld J, Logullo AF, Wolosker AM, Souza LR, Chiferi V, Jr. Flow pattern and vascular resistive index as predictors of malignancy risk in thyroid follicular neoplasms. *J Ultrasound Med.* 2005;24(7):897-904.
21. Eftekhari F, Peuchot M. Thyroid metastases: combined role of ultrasonography and fine needle aspiration biopsy. *J Clin Ultrasound.* 1989;17(9):657-60.
22. Evans RM. Lymph nodes. In: Evans R, Ahuja A (eds.). *Practical head and neck ultrasound.* London: GMM; 2000. p. 67-83.
23. Foschini MP, Ragazzi M, Parmeggiani AL, Righi A, Flamminio F, Meringolo D, et al. Comparison between echo-color Doppler sonography features and angioarchitecture of thyroid nodules. *Int J Surg Pathol.* 2007;15(2):135-42.
24. Frates MC, Benson CB, Charboneau JW, Cibas ES, Clark OH, Coleman BG, et al. Management of thyroid nodules detected at US: Society of Radiologists in Ultrasound consensus conference statement. *Radiology.* 2005;237(3):794-800.
25. Hess SY, Zimmermann MB. Thyroid volumes in a national sample of iodine-sufficient swiss school children: comparison with the World Health Organization/International Council for the control of iodine deficiency disorders normative thyroid volume criteria. *Eur J Endocrinol.* 2000;142(6):599-603.
26. Hopkins CR, Reading CC. Thyroid and parathyroid imaging. *Semin Ultrasound CT MR.* 1995;16(4):279-95.
27. Kim EK, Park CS, Chung WY, Oh KK, Kim DI, Lee JT, et al. New sonographic criteria for recommending fine-needle aspiration biopsy of nonpalpable solid nodules of the thyroid. *AJR Am J Roentgenol.* 2002;178(3):687-91.
28. Lagalla R, Caruso G, Novara V, Cardinale AE. Flowmetric analysis of thyroid diseases: hypothesis on integration with qualitative color-Doppler study. *Radiol Med.* 1993;85(5):606-10.
29. Lin JD, Weng HF, Ho YS. Clinical and pathological characteristics of secondary thyroid cancer. *Thyroid.* 1998 Feb;8(2):149-53.
30. Macedo TAA. *Distinção entre os tipos 1 e 2 de tireotoxicose associada à amiodarona por meio de duplex-Doppler colorido* [doutorado]. São Paulo: Universidade de São Paulo; 2006.
31. Marcocci C, Vitti P, Cetani F, Catalano F, Concetti R, Pinchera A. Thyroid ultrasonography helps to identify patients with diffuse lymphocytic thyroiditis who are prone to develop hypothyroidism. *J Clin Endocrinol Metab.* 1991;72(1):209-13.
32. McKee RF, Krukowski ZH, Matheson NA. Thyroid neoplasia coexistent with chronic lymphocytic thyroiditis. *Br J Surg.* 1993;80(10):1303-4.
33. Orell SR, Philips J. *The thyroid: fine-needle biopsy and cytological diagnosis of thyroid Lesions.* Switzerland: Karger; 1997.
34. Ralls PW, Mayekawa DS, Lee KP, Colletti PM, Radin DR, Boswell WD et al. Color-flow Doppler sonography in Graves disease: "thyroid inferno". *AJR Am J Roentgenol.* 1988;150(4):781-4.
35. Rosai J. *Ackerman's surgical pathology.* 8a ed. Philadelphia: Mosby-Year Book; 1996.

36. Rosai J, Carcangiu ML, Delellis RA. *Atlas of tumor pathology: tumor of thyroid gland.* 3a ed. Washington: Armed Forces Institute of Pathology (AFIP); 1992.
37. Santos ET, Keyhani-Rofagha S, Cunningham JJ, Mazzaferri EL. Cystic thyroid nodules. The dilemma of malignant lesions. *Arch Intern Med.* 1990;150(7):1422-7.
38. Sari O, Ciftci I, Toru M, Erbas B. Thyroid hemiagenesis. *Clin Nucl Med.* 2000; 25(10):766-8.
39. Shabana W, Peeters E, De Maeseneer M. Measuring thyroid gland volume: should we change the correction factor? *AJR Am J Roentgenol.* 2006;186(1):234-6.
40. Solbiati L, Livraghi T, Ballarati E, Ierace T, Crespi L. Thyroid. In: Solbiati L, Rizzatto G, Charboneau JW (eds.) *Ultrasound of superficial structures — high frequencies, Doppler and interventional procedures.* New York: Churchill Livingstone; 1995. p. 49-85.
41. Tramalloni J, Leger A, Correas JM, Monpeyssen H, Szwagier-Uzzan C, Helenon O, et al. [Imaging of thyroid nodules]. *J Radiol.* 1999;80(3):271-7.
42. Ueda D. Normal volume of the thyroid gland in children. *J Clin Ultrasound.* 1990;18(6):455-62.
43. Um LE, Dzieciol J, Lemancewicz D, Boguslowicz W, Lewszuk A. The influence of the vascularisation of the follicular thyroid nodules on the proliferative activity of the follicular cells. *Folia Morphol (Warsz).* 2004;63(1):79-81.
44. Vassalo P WK, Roos N, Peters PE. Differentiation of benign from malignant superficial lymphadenopathy: the role of high-resolution US. *Radiology.* 1992;183:215-20.
45. Vitti P, Lampis M, Piga M, Loviselli A, Brogioni S, Rago T, et al. Diagnostic usefulness of thyroid ultrasonography in atrophic thyroiditis. *J Clin Ultrasound.* 1994;22(6):375-9.
46. Vitti P, Rago T, Mazzeo S, Brogioni S, Lampis M, De Liperi A, et al. Thyroid blood flow evaluation by color-flow Doppler sonography distinguishes Graves' disease from Hashimoto's thyroiditis. *J Endocrinol Invest.* 1995;18(11):857-61.
47. Wadsworth DT, Siegel MJ. Thyroglossal duct cysts: variability of sonographic findings. *AJR Am J Roentgenol.* 1994;163(6):1475-7.
48. Woeber KA. Cost-effective evaluation of the patient with a thyroid nodule. *Surg Clin North Am.* 199;75(3):357-63.
49. Yamashiro I, Saito OC, Chammas MC, Cerri GG. Achados Ultra-sonográficos na tireoidite. *Radiologia Brasileira.* 2007;40(2):75-9.
50. Zimmermann P, Takala T, Poyhonen L, Punnonen R. Ultrasonography of the thyroid gland in pregnancies complicated by autoimmune thyroid disease. *J Clin Ultrasound.* 199;21(2):109-13.

Tomografia Computadorizada e Ressonância Magnética em Cabeça e Pescoço

Regina Lúcia Elia Gomes
Eloisa M. Santiago Gebrim

Introdução

Os métodos de imagem em cabeça e pescoço são fundamentais na prática diária para a localização exata de uma dada lesão observada ao exame físico, bem como para estadiar seu comprometimento a distância no caso de lesão neoplásica maligna. A aplicação de tais métodos é ampla, sendo útil na avaliação de doenças congênitas, traumas, processos inflamatórios e lesões neoplásicas.

A resolução espacial obtida com as imagens de tomografia computadorizada (TC) e de ressonância magnética (RM) permite uma avaliação anatômica morfológica precisa, que, ultimamente, tem se associado a um componente fisiológico funcional, como nas imagens obtidas pela perfusão na TC e de perfusão, difusão e espectroscopia na RM, bem como na fusão de imagens do PET-CT.

Em nosso meio, destaca-se a TC como método eficaz por sua maior acessibilidade e rapidez, embora se deva ter em mente o inconveniente da radiação ionizante e que o meio de contraste iodado pode interferir na função tireóidea e no tratamento com radioiodoterapia por até seis semanas.

Tendo em vista as inúmeras indicações desses métodos de imagem, vamos nos ater aqui apenas às principais, particularmente no estudo das lesões da base do crânio, dos espaços cervicais, dos linfonodos cervicais e da glândula tireoide.

Base do crânio

A base do crânio é uma área de transição entre o cérebro e o pescoço, que apresenta anatomia complexa e várias estruturas importantes. Uma grande variedade de processos patológicos primários e secundários pode afetar a base do crânio, sendo que, em geral, as características de imagem desses processos são inespecíficas, exceto o nasoangiofibroma juvenil, que têm aspecto patognomônico (Fig. 36.1). Portanto, o papel mais importante

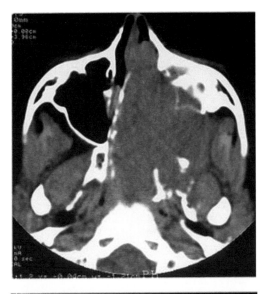

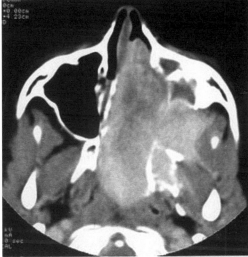

Figura 36.1 — Tomografia computadorizada axial sem e com contraste mostrando volumosa lesão expansiva preenchendo a fossa nasal esquerda, obliterando a luz da rinofaringe, invadindo e alargando a fossa pterigopalatina deste lado, com compressão da parede posterior do seio maxilar adjacente e erosão do processo pterigóideo e das respectivas lâminas. Tal lesão sofre intenso realce pelo meio de contraste iodado, denotando sua natureza vascular.

dos métodos de imagem é avaliar a extensão da doença na base do crânio, saber quais são as estruturas envolvidas, se há destruição foraminal ou disseminação perineural, se os seios cavernosos estão preservados, se há comprometimento vascular, procurar extensão intracraniana ou compressão do parênquima cerebral.

Espaços cervicais

Os espaços cervicais são definidos pelas fáscias superficial e profunda (sendo esta dividida em superficial, média e profunda) e separados nas regiões supra e infra-hióidea.

O conhecimento dessa anatomia facilita o diagnóstico por imagem, restringindo o diagnóstico diferencial.

Uma lesão é chamada de multiespacial quando compromete espaços separados e de lesão transespacial quando compromete espaços contíguos.

Os espaços supra-hióideos são: parafaríngeo, mucosofaríngeo, mastigatório, parotídeo, carotídeo, retrofaríngeo/*danger*, perivertebral, sublingual, submandibular e bucal (Figs. 36.2 a 36.5).

Os espaços infra-hióideos são: visceral, carotídeo, retrofaríngeo/*danger*, perivertebral, cervical anterior e cervical posterior (Figs. 36.6 e 36.7).

O espaço parafaríngeo contém gordura e seu deslocamento é a chave para o diagnóstico diferencial das lesões dos demais espaços. Além da gordura, contém o plexo venoso pterigóideo, as artérias faríngea ascendente e maxilar interna e as glândulas salivares menores. Apresenta contiguidade com o espaço submandibular. Uma lesão originária desse espaço é muito rara, em geral é comprometido por lesões dos espaços adjacentes.

O espaço mucosofaríngeo engloba a rinofaringe, a orofaringe e a hipofaringe, contendo o anel de Waldeyer, glândulas salivares menores, a fáscia faringobasilar, os músculos e o *torus tubarius*. Assimetrias são comuns neste espaço, particularmente das tonsilas. Lesões desse espaço deslocam o espaço parafaríngeo lateralmente. As lesões mais frequentemente encontradas no espaço mucosofaríngeo são o carcinoma epidermoide (CEC), o linfoma não Hodgkin, tumores salivares e o rabdomiossarcoma.

O espaço mastigatório contém os músculos masseter, temporal, pterigóideos medial e lateral, a mandíbula, o ramo mandibular do nervo trigêmeo (V3) e o plexo venoso pterigóideo. Apresenta íntima relação com os forames oval e espinhoso. Lesões desse espaço deslocam o espaço parafaríngeo posteriormente. As lesões mais comuns deste espaço são abscessos, sarcomas e schwannomas.

Tomografia Computadorizada e Ressonância Magnética 393

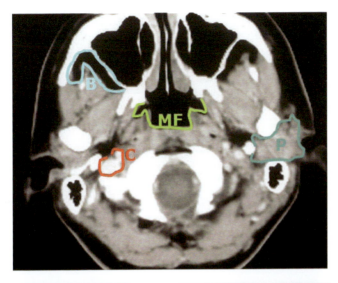

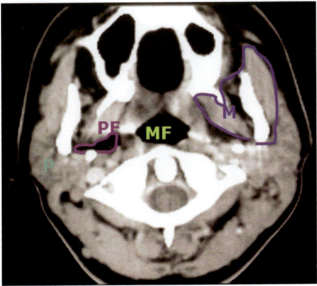

Figura 36.2 – Espaços cervicias. TC axial com contraste mostra os espaços bucal (B), mucosofaríngeo (MF), parotídeo (P), carotídeo (C), mastigatório (M) e parafaríngeo (PF).

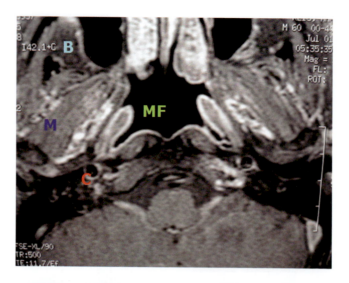
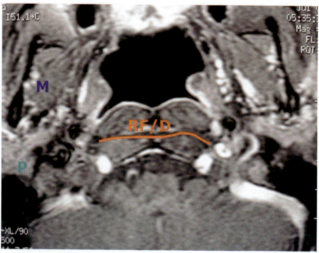

Figura 36.3 — Espaços cervicais. RM T1 axial no plano da rinofaringe mostra os espaços bucal (B), mucosofaríngeo (MF), parotídeo (P), carotídeo (C), mastigatório (M) e retrofaríngeo/*danger* (RF/D).

Tomografia Computadorizada e Ressonância Magnética

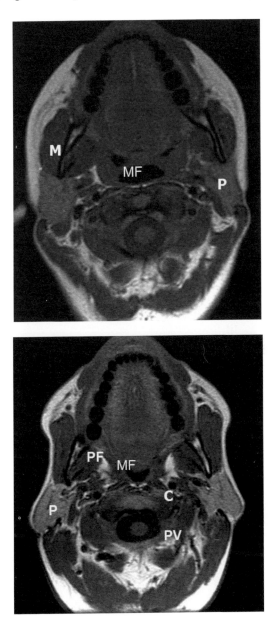

Figura 36.4 — Espaços cervicais. RM pesada em T1 axial mostra os espaços mucosofaríngeo (MF), parotídeo (P), carotídeo (C), mastigatório (M), perivertebral (PV) e parafaríngeo (PF).

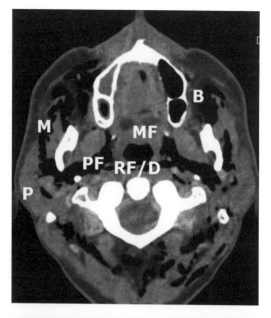
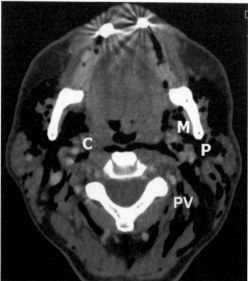

Figura 36.5 — TC axial com contraste mostra enfisema difuso dissecando as fáscias cervicais, delimitando os espaços bucal (B), mucosofaríngeo (MF), parotídeo (P), carotídeo (C), mastigatório (M), perivertebral (PV) e parafaríngeo (PF). PF/D = retrofaríngeo/*danger*.

Tomografia Computadorizada e Ressonância Magnética 397

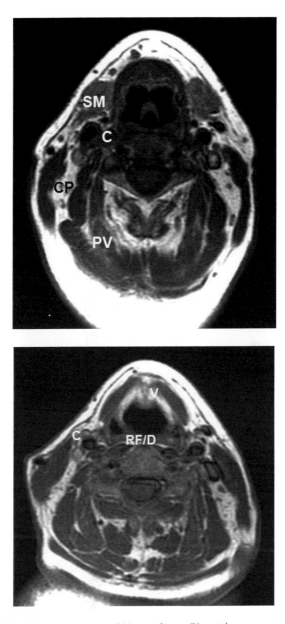

Figura 36.6 – Espaços cervicais. RM pesada em T1 axial mostra os espaços submandibular (SM), carotídeo (C), cervical posterior (CP), visceral (V), perivertebral e retrofaríngeo/*danger* (RF/D).

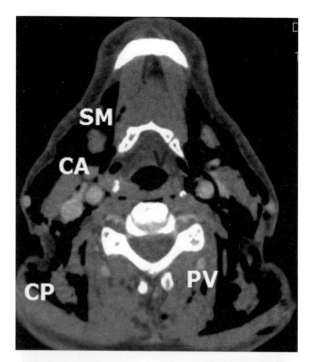
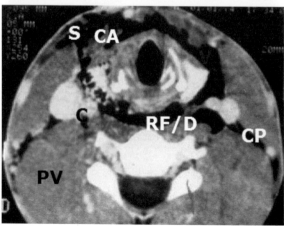

Figura 36.7 – TC axial com contraste mostra enfisema difuso dissecando as fáscias cervicais, delimitando os espaços submandibular (SM), visceral (V), cervical anterior (CA) e posterior (CP), superficial (S), retrofaríngeo/*danger* (RF/D), carotídeo (C) e perivertebral (PV).

O espaço parotídeo contém a glândula parótida, o nervo facial extracraniano, a artéria carótida externa, a veia retromandibular, linfonodos intraparotídeos, o ducto parotídeo (Stenon) e pode conter a glândula parótida acessória em 20% dos casos. A presença de linfonodos intraparotídeos se dá pela formação de cápsula tardia. Com o avançar da idade, há uma substituição gordurosa da glândula parótida. Lesões deste espaço deslocam o espaço parafaríngeo medialmente. As lesões mais frequentes são o tumor misto benigno, o tumor de Warthin, o carcinoma adenoide cístico, o carcinoma mucoepidermoide, sialolitíase, sialoadenite e abscessos.

O espaço carotídeo contém as artérias carótidas, a veia jugular interna, os nervos cranianos IX, X, XI e XII (supra-hióideo) e nervo X (infra-hióideo) e o plexo simpático. Lesões deste espaço deslocam o espaço parafaríngeo anteriormente e o processo estiloide anterolateralmente (Fig. 36.8). As lesões mais encontradas são paraganglioma, schwannoma,

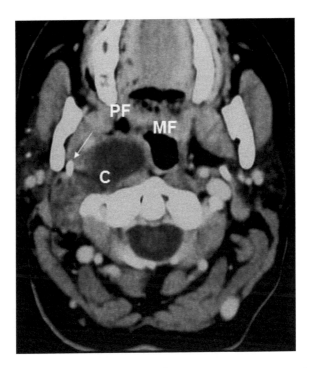

Figura 36.8 — TC axial com contraste mostra lesão expansiva no espaço carotídeo (C) direito, deslocando o processo estiloide (*seta*) anterolateralmente, obliterando e comprimindo o espaço parafaríngeo (PF) e abaulando o espaço mucosofaríngeo (MF) deste lado.

trombose da veia jugular interna, dissecção carotídea e pseudoaneurisma carotídeo.

O espaço retrofaríngeo estende-se da base do crânio até o nível do corpo vertebral de T3 e o *danger* da base do crânio ao diafragma. O espaço retrofaríngeo contém gordura e linfonodos (supra-hióideo), a cadeia retrofaríngea lateral (Rouvière) e a medial. Lesões laterais desses espaços deslocam o espaço parafaríngeo anterolateralmente e lesões mediais deslocam o músculo longo do pescoço posteriormente. As lesões mais frequentes são infecção (Fig. 36.9), linfonodomegalias e edema.

Os espaços sublingual e submandibular contêm as respectivas glândulas salivares e ductos, a artéria, a veia e o nervo lingual, além de gordura. O espaço sublingual contém ainda os nervos hipoglosso e glossofaríngeo distais e o submandibular contém o ventre anterior do músculo digástrico e linfonodos. As principais lesões são sialolitíase, tumor misto benigno e o carcinoma adenoide cístico.

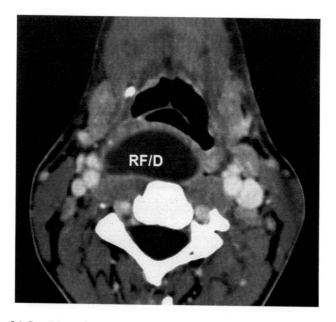

Figura 36.9 — TC axial com contraste na altura da epiglote mostra lesão expansiva no espaço retrofaríngeo/*danger* (RF/D) direito, deslocando o espaço mucosofaríngeo (MF) anteromedialmente, obliterando o seio piriforme deste lado.

O espaço bucal contém a gordura retromaxilar, os músculos bucinador, zigomáticos maior e menor e glândulas salivares menores.

O espaço visceral contém as glândulas tireoide e paratireoides, a laringe, a traqueia, a hipofaringe, o esôfago, o nervo laríngeo recorrente e os linfonodos. É o maior espaço infra-hióideo. Lesões desse espaço deslocam o espaço carotídeo lateralmente.

Os espaços cervical anterior e cervical posterior contêm basicamente gordura e linfonodos, sendo que o cervical posterior contém também o nervo espinhal acessório, o plexo braquial e o nervo dorsal escapular. As lesões mais comuns são infecção/inflamação linfonodal (Fig. 36.10) e metástases.

O espaço perivertebral apresenta duas porções: a pré-vertebral (músculos pré-vertebrais, músculos escalenos, plexo braquial, nervo frênico (C3-C5), artéria e veia vertebrais e corpo vertebral) e a porção paraespinhal (músculos e elementos posteriores da coluna) (Fig. 36.11). Lesões anteriores deste espaço deslocam o músculo longo do pescoço anteriormente. As lesões mais frequentes são infecção, metástases e extensão epidural.

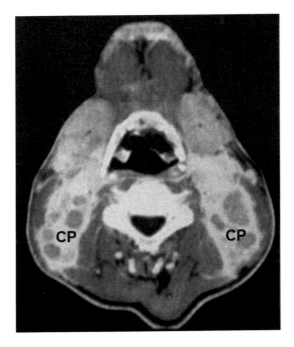

Figura 36.10 — TC axial com contraste na altura do osso hioide mostra conglomerado linfonodal no espaço cervical posterior (CP) bilateralmente.

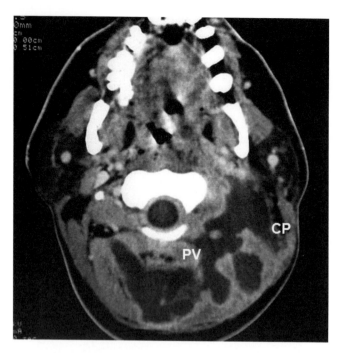

Figura 36.11 — TC axial com contraste na altura da orofaringe mostra coleção hipoatenuante no espaço perivertebral (PV), maior à esquerda, comprimindo o espaço cervical posterior (CP) deste lado.

Linfonodos cervicais

Na classificação linfonodal em níveis adaptada aos métodos de imagem por Peter Som e col., adotou-se como reparos anatômicos os ventres anteriores dos músculos digástricos, a margem posterior das glândulas submandibulares e do músculo esternocleidomastóideo, a margem inferior do osso hioide e da cartilagem cricoide, as clavículas e o topo do manúbrio esternal (Figs. 36.12 e 36.13).

Todos os linfonodos no soalho da boca são nível I, estando os do nível IA (submentonianos) entre os ventres anteriores dos músculos digástricos e os do nível IB (submandibulares) lateralmente a estes e anteriores à margem posterior das glândulas submandibulares (Figs. 36.14 e 36.15).

A importante cadeia jugular interna é dividida em três níveis: o nível II, que se estende da base do crânio à bifurcação da artéria carótida (o nível

Tomografia Computadorizada e Ressonância Magnética 403

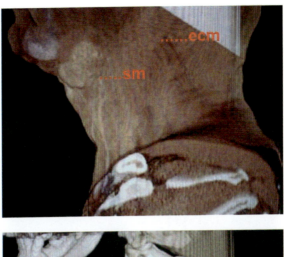

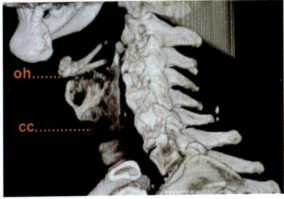

Figura 36.12 – Reconstrução 3D TC *multislice*. Reparos anatômicos para a classificação dos linfonodos cervicais em níveis: margem posterior da glândula submandibular (sm) e do músculo esternocleidomastóideo (ecm). Margem inferior do osso hioide (oh) e da cartilagem cricoide (cc).

equivalente em imagem ao osso hioide, sempre posterior à margem posterior das glândulas submandibulares); o nível III, que se estende do osso hioide ao nível onde o músculo omo-hioide cruza a cadeia nodal (o nível equivalente em imagem à cartilagem cricoide, sempre anterior à margem posterior do músculo esternocleidomastóideo); e o nível IV, que se estende da cartilagem cricoide ao espaço supraclavicular (Figs. 36.14 a 36.19).

O nível V tem os linfonodos do triângulo posterior do pescoço, é representado na imagem posteriormente à margem posterior do múscu-

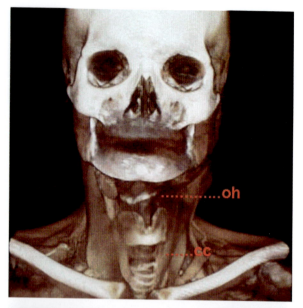
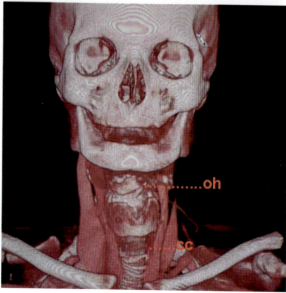

Figura 36.13 — Reconstrução 3D TC *multislice*. Reparos anatômicos para a classificação dos linfonodos cervicais em níveis: margem inferior do osso hioide (oh) e da cartilagem cricoide (cc).

Tomografia Computadorizada e Ressonância Magnética

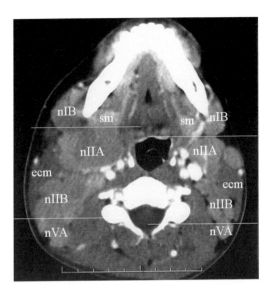

Figura 36.14 — TC axial com contraste. Reparos anatômicos: margem posterior da glândula submandibular (sm) e do músculo esternocleidomastóideo (ecm). Linfonodomegalias nos níveis IB, IIA, IIB e VA.

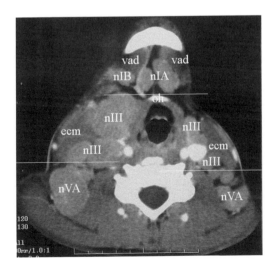

Figura 36.15 — TC axial com contraste. Reparos anatômicos: ventre anterior do músculo digástrico (vad), margem inferior do osso hioide (oh), margem posterior do músculo esternocleidomastóideo (ecm). Linfonodomegalias nos níveis IA, IB, III e VA bilaterais.

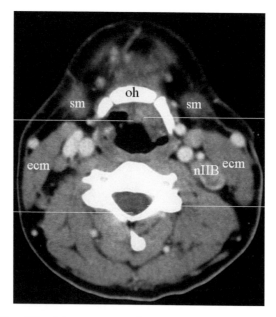

Figura 36.16 — TC axial com contraste. Reparos anatômicos: margem posterior da glândula submandibular (sm), osso hioide (oh), margem posterior do músculo esternocleidomastóideo (ecm). Linfonodomegalia no nível IIB à esquerda.

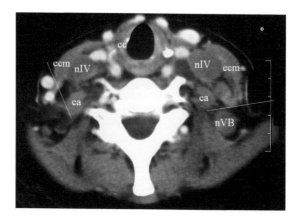

Figura 36.17 — TC axial com contraste. Reparos anatômicos: margem inferior da cartilagem cricoide (cc), margem posterior do músculo esternocleidomastóideo (ecm) e margem lateral do músculo escaleno anterior (ea). Linfonodomegalias nos níveis IV bilaterais e VB esquerdo.

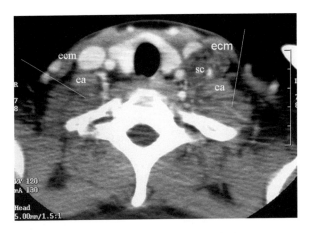

Figura 36.18 — TC axial com contraste. Reparos anatômicos: margem posterior do músculo esternocleidomastóideo (ecm) e margem lateral do músculo escaleno anterior (ea). Linfonodomegalia supraclavicular (sc) à esquerda.

lo esternocleidomastóideo, sendo o nível VA acima e o nível VB abaixo da margem inferior da cartilagem cricoide (Figs. 36.14, 36.15, 36.17 e 36.19).

O nível VI tem os linfonodos relacionados ao espaço visceral, particularmente à glândula tireoide e situam-se abaixo do ossos hioide, entre as artérias carótidas comuns.

O nível VII tem os linfonodos do leito traqueoesofágico que se estendem ao mediastino superior.

A avaliação dos linfonodos cervicais representa um dos maiores problemas para o radiologista. Embora a morfologia por imagem com TC e RM permita detectar linfonodomegalias, nenhum dos dois métodos pode diferenciar com segurança linfonodos benignos de malignos. A imagem metabólica com o SPECT e com o PET pode ajudar nessa diferenciação, mas ambos são exames caros, menos disponíveis e têm baixa resolução espacial.

Os resultados de TC/RM e PET-CT parecem ser complementares. Pequenos linfonodos não necróticos negativos pelos critérios da TC e RM podem ser hipermetabólicos no PET-CT e, por outro lado, TC e RM são igualmente úteis para corrigir os resultados falso-negativos do PET-CT atribuídos a pequenos linfonodos necróticos.

Linfonodos malignos, geralmente, mas não sempre, mostram certas alterações características que ajudam a diferenciá-los dos linfonodos

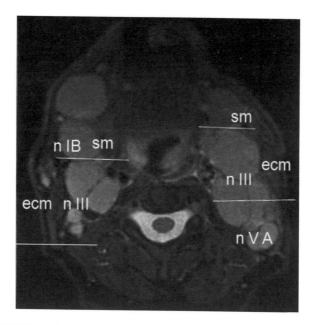

Figura 36.19 — RM pesada em T2 axial. Reparos anatômicos: margem posterior das glândulas submandibulares (sm) e do músculo esternocleidomastóideo (ecm). Linfonodomegalias nos níveis IB direito, III bilaterais e VA esquerdo.

benignos. Metástases linfonodais são detectadas com base no tamanho, forma, disseminação extracapsular, anormalidade da arquitetura interna, incluindo necrose. A detecção de necrose linfonodal em pacientes com tumor primário de cabeça e pescoço é o sinal mais confiável de metástase linfonodal.

O critério maior para avaliar linfonodos para envolvimento metastático é o seu tamanho. Embora o diâmetro limítrofe, além do qual a metástase é presumida, varie de acordo com o autor, no pescoço o limite superior de 1,0cm no maior diâmetro é usado como linha de base da normalidade; para os linfonodos submandibulares e parajugulares altos, 1,5cm é frequentemente considerado o limite superior.

O critério de margens irregulares e sinal heterogêneo nas imagens pesadas em T2, além do tamanho, aumentam significativamente a detecção de metástases linfonodais cervicais, mas a habilidade da RM em distinguir entre linfonodos sem e com metástases ainda é pobre.

A recorrência locorregional e o desenvolvimento de segundo tumor primário após a ressecção cirúrgica é um grande problema. A disseminação extracapsular é uma das características de alto risco nos pacientes com neoplasia de cabeça e pescoço, associada com incidência aumentada de recorrência locorregional e de metástases a distância. A TC e a RM são comparáveis na detecção de disseminação extracapsular no pescoço, caracterizada por linfonodo metastático de margens mal definidas, realce capsular irregular e infiltração na gordura ou músculo adjacente.

O critério de hipoatenuação central num linfonodo é limitado à diferenciação de linfonodos reacionais de metástases. Abscessos em linfonodos, inflamação específica de linfonodos e cistos de arcos branquiais também demonstram hipoatenuação central e realce periférico. Uma massa linfonodal com baixa densidade central é indicativa de necrose tumoral na TC. A necrose do linfonodo é considerada por alguns como característica patognomônica de metástase linfonodal de carcinoma epidermoide em cabeça e pescoço. Necrose central tem sido relatada a ocorrer em 56-63% e 10-33% dos linfonodos maiores que 1,5cm e nos menores que 1,0cm no diâmetro axial máximo, respectivamente. A necrose ocorre quando a célula cancerígena infiltra a porção medular do linfonodo e ultrapassa o suprimento sanguíneo disponível. É identificada na TC com contraste como defeito focal de baixa atenuação com ou sem realce na periferia do linfonodo. Na RM, imagens pesadas em T1 mostram o linfonodo com necrose identificada como um defeito focal, como na TC. Nas imagens pesadas em T2 com supressão de gordura ocorre como uma área focal de níveis variados de baixa a alta intensidade de sinal, dependendo do componente dos tecidos necróticos, indicando queratinização e necrose de coagulação e liquefação.

A TC é mais sensitiva e tem maior acurácia que a RM para detalhar necrose linfonodal. A RM pós-contraste é mais sensível para detectar necrose do que a RM pré-contraste.

Glândula tireoide

As características por imagem ainda não distinguem nódulos tireóideos malignos de benignos. Exceto nas circunstâncias pouco frequentes nas quais a benignidade (um cisto simples na US, TC ou RM, ou um nódulo "quente" na cintilografia) ou malignidade (invasão de víscera adjacente, linfonodomegalia ou metástases a distância) é quase assegurada, nenhuma característica por imagem pode ser usada para predizer a histologia de uma massa na glândula tireoide (Fig. 36.20). Calcificação, hemorragia, acúmulo

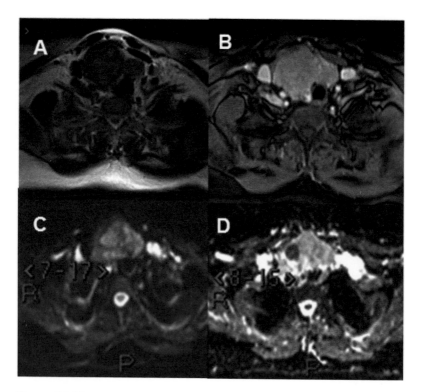

Figura 36.20 — RM com cortes axiais mostra aumento difuso da glândula tireoide, maior à direita, com isossinal na sequência pesada em T1 **(A)**, realce homogêneo em T1 pós-Gd **(B)**, notando-se de permeio nódulo que só é caracterizado pela restrição à difusão **(C)**, mais nítida no mapa de coeficiente aparente de difusão (CAD) **(D)**, sugerindo lesão mais agressiva. Bócio difuso com nódulo maligno (carcinoma papilífero).

de coloide, formação cística, necrose, multifocalidade e margens regulares ou irregulares podem ser vistas em massas benignas ou malignas da glândula tireoide.

Lesões tireóideas são facilmente detectáveis na TC, já que o tecido tireóideo nativo (sem e com contraste) é de alta atenuação devido ao seu conteúdo de iodo. A maioria das lesões é vista como nódulo de baixa densidade no meio da glândula hiperdensa. Similarmente, a maioria das lesões é rapidamente detectável nas imagens de RM pesadas em T2 como massas hiperintensas ou nas imagens pesadas em T1 pós-contraste e com supressão de gordura como lesões sem realce na glândula hiperintensa.

Bibliografia

1. Abdel Razek AA, Soliman NY, Elkhamary S, Alsharaway MK, Tawfik A. Role of diffusion-weighted MR imaging in cervical lymphadenopathy. *Eur Radiol.* 2006;16(7):1468-77.
2. de Bondt RB, Nelemans PJ, Hofman PA, Casselman JW, Kremer B, van Engelshoven JM, et al. Detection of lymph node metastases in head and neck cancer: a meta-analysis comparing US, USgFNAC, CT and MR imaging. *Eur J Radiol.* 2007;64(2):266-72.
3. Curtin HD, Ishwaran H, Mancuso AA, Dalley RW, Caudry DJ, McNeil BJ. Comparison of CT and MR imaging in staging of neck metastases. *Radiology* 1998;207(1):123-30.
4. Gebrim ES, Chammas MC, Gomes RLE. Radiologia e diagnóstico por imagem. Rio de Janeiro; Guanabara-Koogan: 2010.
5. Ginsberg LE, Pruett SW, Chen MY, Elster AD. Skull-base foramina of the middle cranial fossa: reassessment of normal variation with high-resolution CT. *AJNR Am J Neuroradiol.* 1994;15(2):283-91.
6. Harnsberger HR, Osborn AG. Differential diagnosis of head and neck lesions based on their space of origin. 1. The suprahyoid part of the neck. *AJR Am J Roentgenol.* 1991;157(1):147-54.
7. Hermans R, Lenz M. Imaging of the oropharynx and oral cavity. Part I: Normal anatomy. *Eur Radiol.* 1996;6(3):362-8.
8. Kimura Y, Sumi M, Sakihama N, Tanaka F, Takahashi H, Nakamura T. MR imaging criteria for the prediction of extranodal spread of metastatic cancer in the neck. *AJNR Am J Neuroradiol.* 2008;29(7):1355-9.
9. King AD, Tse GM, Ahuja AT, Yuen EH, Vlantis AC, To EW, et al. Necrosis in metastatic neck nodes: diagnostic accuracy of CT, MR imaging, and US. *Eur Radiology* 2004;230(3):720-6.
10. King AD, Tse GM, Yuen EH, To EW, Vlantis AC, Zee B, et al. Comparison of CT and MR imaging for the detection of extranodal neoplastic spread in metastatic neck nodes. *Eur J Radiol.* 2004;52(3):264-70.
11. Smoker WR, Harnsberger HR. Differential diagnosis of head and neck lesions based on their space of origin. 2. The infrahyoid portion of the neck. *AJR Am J Roentgenol.* 199;157(1):155-9.
12. Som PM. Detection of metastasis in cervical lymph nodes: CT and MR criteria and differential diagnosis. *AJR Am J Roentgenol.* 1992;158(5):961-9.
13. Som PM, Brandwein M, Lidov M, Lawson W, Biller HF. The varied presentations of papillary thyroid carcinoma cervical nodal disease: CT and MR findings. *AJNR Am J Neuroradiol.* 1994;15(6):1123-8.
14. Som PM, Curtin HD, Mancuso AA. Imaging-based nodal classification for evaluation of neck metastatic adenopathy. *AJR Am J Roentgenol.* 2000;174(3):837-44.
15. Steinkamp HJ, Hosten N, Richter C, Schedel H, Felix R. Enlarged cervical lymph nodes at helical CT. *Radiology* 1994;191(3):795-8.
16. Suojanen JN, Mukherji SK, Dupuy DE, Takahashi JH, Costello P. Spiral CT in evaluation of head and neck lesions: work in progress. *Radiology* 1992;183(1):281-3.

17. van den Brekel MW, Castelijns JA, Snow GB. Detection of lymph node metastases in the neck: radiologic criteria. *Radiology* 1994;192(3):617-8.
18. van den Brekel MW, Stel HV, Castelijns JA, Nauta JJ, van der Waal I, Valk J, et al. Cervical lymph node metastasis: assessment of radiologic criteria. *Radiology* 1990;177(2):379-84.
19. Yoon DY, Hwang HS, Chang SK, Rho YS, Ahn HY, Kim JH, et al. CT, MR, US, (18) F-FDG PET/CT, and their combined use for the assessment of cervical lymph node metastases in squamous cell carcinoma of the head and neck. *Eur Radiol.* 2008: 9.
20. Yousem DM. Parathyroid and thyroid imaging. *Neuroimaging Clin N Am.* 1996;6(2):435-59.

Capítulo 37
Noção e Aplicabilidade do PET-CT em Cabeça e Pescoço

Carlos Alberto Buchpiguel

Princípios

A tomografia por emissão de pósitrons (PET) é um procedimento de imagem não invasivo que permite a avaliação de diferentes parâmetros metabólicos *in vivo*, por meio de princípios biológicos e bioquímicos bem definidos e determinados. Além de prover importantes conceitos fisiopatológicos e permitir caracterização de diversas neoplasias sob o aspecto molecular, os parâmetros metabólicos avaliados por exames de PET têm mostrado progressiva aplicação na prática clínica. As publicações disponíveis na literatura tornam evidente que a aplicação da PET na estratificação de risco e no estadiamento de tumores malignos é cada vez mais importante, em diversos casos complementando, ou até mesmo substituindo, outros métodos diagnósticos empregados convencionalmente no algoritmo de investigação oncológica.

Imagens metabólicas com PET baseiam-se no padrão de biodistribuição *in vivo* de compostos marcados com isótopos radioativos emissores de pósitrons, comumente administrados por via endovenosa. Em geral os agentes emissores de pósitrons de aplicação médica são isótopos com rápido decaimento radioativo (medido pela meia-vida física = tempo em que a radioatividade máxima inicial cai para a metade), ou seja, emitem radiação durante um intervalo que varia entre segundos e poucas horas. Outra característica é que os isótopos apresentam número de massa reduzido, sendo semelhantes quimicamente e que podem por vezes substituir os elementos constituintes em diversas moléculas orgânicas, sem interferir nas suas propriedades biológicas. Esta é uma importante diferença em relação à maioria dos radioisótopos utilizados em medicina nuclear convencional, que apresentam número de massa elevado e difícil incorporação em algumas moléculas orgânicas. Dentre os diversos compostos marcados, a desoxiglicose marcada com flúor-18 (18FDG) é o que apresenta maior penetração clínica.

A partir de sua síntese inicial em 1976, visando o estudo da atividade metabólica cerebral em estudos de neurofisiologia, a 2-deoxi-2-[18F]-fluoro-D-glucose (18FDG) expandiu-se rapidamente para a avaliação de distúrbios neuropsiquiátricos, avaliação metabólica cardíaca e, com um maior impacto clínico, na avaliação de doenças neoplásicas. Um dos princípios que justificaram a introdução deste tipo de tecnologia diagnóstica em oncologia é o fato que a maioria dos tumores malignos se caracterizam por apresentar alta taxa de divisão celular (mitose). De forma análoga, sabe-se que esta taxa de divisão celular está associada a múltiplos outros fatores que estimulam a glicólise, ou seja, a quebra da molécula de glicose para produção energética e sustentação do crescimento desordenado e progressivo. Portanto, é possível assim obter imagens representativas do metabolismo da glicose (glicolítico) utilizando-se a 18FDG, que por sua vez reflete a atividade proliferativa celular. Esta representação apresenta correlação em estudos imunohistoquímicos em que se observa forte associação entre o grau de captação da 18FDG com marcadores de proliferação celular (Ki-67).

Esta molécula é muito semelhante à glicose que é absorvida dos alimentos, sofrendo influência da ação da insulina, e sendo incorporado no interior da célula por meio de proteínas carregadoras de glicose presentes na membrana celular de diversas células normais e neoplásicas, denominadas de GLUTs. De forma análoga com o que ocorre com a glicose, a 18FDG é fosforilada em 18FDG-6-fosfato pela hexoquinase tipo II. Contudo, de forma distinta com o que ocorre com a glicose-6-fosfato, a 18FDG-6-fosfato não é reconhecida pelo ciclo de Krebs para produção energética e, portanto, permanece retida na célula em tempo suficiente para se adquirir as imagens tomográficas do corpo inteiro. A 18FDG-6-fosfato não é submetida à ação da glicose-6-fosfato isomerase, etapa seguinte da via glicolítica, portanto fica retida no meio intracelular. A única forma da 18FDG-6-fosfato deixar a célula é pela remoção do fosfato pelas fosforilases, enzimas com baixa atividade na maioria dos tecidos, excetuando o fígado e certos tipos de tumores hepáticos que podem expressá-las em grande quantidade. O grau de acúmulo nos tecidos depende, portanto, principalmente da taxa de transporte da glicose e do grau de glicólise.

A maioria dos tumores apresenta alta captação de 18FDG, devido a hipercelularidade, alta taxa de proliferação celular e aumento da taxa metabólica. Outros fatores teciduais também estão envolvidos na captação de 18FDG *in vivo*, como por exemplo, a oxigenação, a perfusão e mesmo a captação pelo infiltrado inflamatório peritumoral.

O aumento da glicólise aeróbia e anaeróbia tumoral é um fato bem estabelecido, e pode estar relacionada a um aumento dos transportadores de membrana (GLUTs) ou da atividade das enzimas da via glicolítica. As principais proteínas transportadoras de glicose nos tumores são a GLUT 1 e GLUT 3, que apresentam alta taxa de transcrição e expressão independente dos níveis de insulina. A fosforilação por ação da hexoquinase parece ser exacerbada, talvez devido às isoenzimas com atividade aumentada, observando-se também uma associação anômala das enzimas às mitocôndrias nas células tumorais. Além disto, pode haver uma hipóxia tumoral, com desvio para via glicolítica anaeróbia e consequente aumento da captação.

Contudo, processos inflamatórios podem também propiciar acúmulo de glicose marcada, pois células inflamatórias ativadas precisam de substratos energéticos para perpetuar sua atividade de defesa. Na tireoide isso pode ser observado em casos de tireoidite aguda ou crônica (Hashimoto) e mesmo determinados nódulos benignos adenomatosos podem, por vezes, apresentar grau discreto de incorporação da glicose marcada.

Além do conhecimento das vias metabólicas envolvidas em sua captação e dos bons resultados clínicos, a padronização da síntese e a possibilidade de distribuição da 18FDG para hospitais satélites próximos a centros produtores também justificam o predomínio atual de uso deste tipo de agente.

Atualmente a maioria dos equipamentos de PET são acoplados a tomografias computadorizadas com múltiplas fileiras de detectores com o objetivo de permitir um co-registro anatômico para as imagens funcionais e metabólicas que carecem de precisão anatômica, ao mesmo tempo em que fornecem informações estruturais diagnósticas em um único exame. Esses equipamentos híbridos são denominados de PET-CT.

Indicações

Câncer de tireoide

A PET com 18FDG não tem sido aplicada para o diagnóstico primário do câncer da tireoide. Vários aspectos podem explicar este fato. O primeiro é que com o uso disseminado da ultrassonografia tornou-se possível a identificação de nódulos suspeitos por critérios simplesmente ecográficos, possibilitando a orientação de punção por agulha fina e obtenção de amostra histológica do tecido suspeito. Não há como comparar qualquer método de imagem, por mais sensível que seja, com a análise histológica obtida. Porém, um dos aspectos mais importantes é a especificidade. Nódulos benignos e inflamatórios podem incorporar a glicose marcada. Usualmente nódulos adenomatosos benignos captam glicose em grau bem mais discreto comparado com nódulos malignos, porém isso *per si* não constitui fator que permite diferenciação precisa e completa entre essas duas entidades. Em um estudo recente com 15 pacientes que apresentaram resultado indeterminado da biópsia, seja com células de padrão folicular ou células de Hürthle, ou ambos, a PET com 18FDG apresentou sensibilidade de 50% e especificidade de 57% para detectar malignidade, apresentando baixo grau de predição positivo e negativo. Outra forma de avaliar a aplicação da PET na detecção do câncer da tireoide é introduzir o teste após se obter o resultado da punção por agulha fina analisando apenas aqueles com resultados indeterminados à histologia (padrão folicular e padrão de células de Hürthle). Em nosso meio, estudo com PET, avaliando 42 pacientes com histologia indeterminada à histologia, mostrou 100% de sensibilidade, porém com baixa especificidade (38,7%). Os autores concluíram que com o emprego da PET o número de cirurgias desnecessárias seria reduzido em 39%. Exemplo de exame de PET-CT, que permitiu o diagnóstico de carcinoma diferenciado da tireoide em nódulo de aspecto indeterminado à ultrassonografia, é demonstrado nas figuras 37.1 A a C.

Considerando que a maioria dos carcinomas diferenciados de tireoide são tumores indolentes e usualmente se caracterizam por apresentar baixa taxa de atividade proliferativa celular, questiona-se se existe racional para se inserir PET no arsenal de investigação no seguimento de pacientes com este tipo de neoplasia. O grau de agressividade dos tumores diferenciados da tireoide varia conforme a idade do paciente, sexo, isotipos histológicos específicos, grau de estadiamento TNM inicial e principalmente grau de diferenciação celular. Atualmente, o arsenal de investigação e seguimento de pacientes com carcinoma diferenciado da tireoide inclui, em primeira instância, a dosagem sanguínea e sistemática de tireoglobulina, que com ensaios adequados e validados mostra excelente sensibilidade para indicar presença de tecido tireóideo no organismo do paciente. Os métodos de imagem ocupam atualmente papel crucial na localização dos sítios de envolvimento ou recorrência do câncer de tireoide.

Atualmente o emprego do ultrassom tem permitido detectar com elevada sensibilidade o envolvimento de linfonodos cervicais. Contudo, o mesmo não permite detectar outros sítios de envolvimento, e tão pouco predizer se determinada lesão suspeita expressa receptor para concentrar ativamente o iodo-131. Embora a cintilografia de corpo inteiro com iodo-131 seja altamente específica, a sua modesta sensibilidade faz com que a

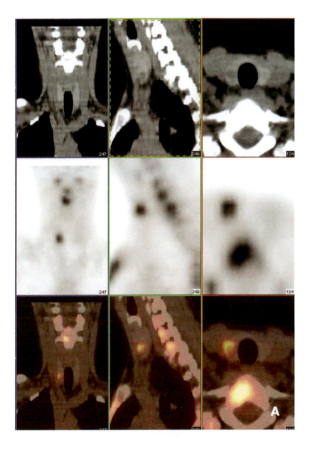

Figura 37.1 — Exemplo de nódulo hipoatenuante identificado pela tomografia e que mostra intensa captação da glicose marcada. **A)** Imagens de CT, PET e PT+CT nos planos coronal, sagital e transversal. (*Continua*)

mesma não seja recomendada de rotina em pacientes de baixo risco. Contudo, pacientes de alto risco podem se beneficiar de exames periódicos durante o seguimento.

A radiografia de tórax e, preferencialmente, a tomografia computadorizada possibilitam detectar diminutos nódulos pulmonares com altíssima sensibilidade, com relativa baixa especificidade.

A PET não está indicada no estadiamento inicial ou no seguimento de pacientes com carcinoma de tireoide categorizados como de baixo risco, pois os mesmos apresentam baixa taxa de proliferação celular e, consequen-

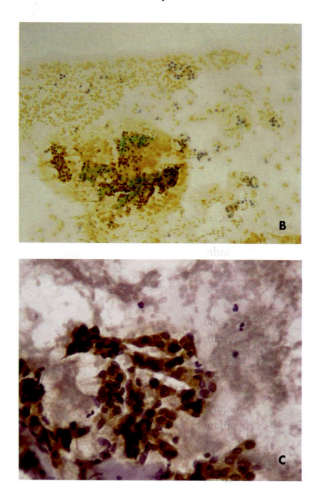

Figura 37.1 (cont.) – B e C) Mostram a confirmação histológica de carcinoma papilífero obtido através de punção por agulha fina, com coloração de Papanicolaou e imuno-histoquímico para citoqueratina AE1/AE3.

temente, baixa avidez por glicose marcada. Contudo, a mesma pode ser indicada no estadiamento inicial e seguimento de pacientes de alto risco ou de tumores com indiferenciação celular, pois apresentam menor probabilidade de concentrar iodo no estadiamento e seguimento de carcinomas de células de Hürthle, como um indicador prognóstico de pacientes com conhecida doença metastática (exames de PET positivos se associam com alta taxa de mortalidade relacionada à doença), e como um método de acoplamento de tratamento com modalidades alternativas quando as lesões não concentram mais radioiodo. Um fator que pode limitar a sensibilidade do teste é o limite de resolução espacial da PET-CT. Lesões muito pequenas, com dimensões inferiores a 5-6mm podem ser invisíveis à esta tecnologia, pois encontram-se dentro do limite de resolução espacial dos atuais equipamentos de PET-CT. Por exemplo, paciente com elevação dos níveis de tireoglobulina e com múltiplos micronódulos pulmonares não calcificados e inferiores a 5,0mm detectados à tomografia com múltiplos detectores podem ser totalmente invisíveis à PET. Contudo, quando esses nódulos aumentam de forma substancial em número e em dimensões, os mesmos podem ser identificados facilmente pela PET-CT (Fig. 37.2).

Outro aspecto controverso, mas que pode influenciar a taxa de sensibilidade do teste é a influência do TSH (hormônio estimulante de tireoide) no grau de captação da glicose marcada. Há pequeno grau de evidência na literatura mostrando que o grau de captação pode aumentar em até 60% quando o teste é repetido com TSH estimulado, e que novas lesões podem ser detectadas em até 30% quando o exame de PET é repetido com estímulo de TSH. Contudo, embora haja limitado grau de evidência na literatura, este fator parece ser mais crucial em pacientes com tumores bem diferenciados, perdendo sua importância em pacientes com tumores indiferenciados ou em processo de indiferenciação.

Também é importante referir que o método não é absolutamente específico, pois processos inflamatórios, infecciosos e mesmo tumores benignos podem captar glicose marcada. Processos inflamatórios inespecíficos comprometendo linfonodos cervicais, processos inflamatórios específicos envol-

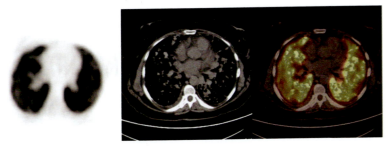

Figura 37.2 — Exemplo de paciente com pesquisa de corpo inteiro negativa e com níveis elevados de tireoglobulina. A imagem mostra múltiplos nódulos pulmonares com ávida captação da glicose marcada.

vendo linfonodos mediastinais e mesmo pulmões, e processos inflamatórios crônicos, como a tireoidite de Hashimoto, podem comprometer a especificidade do presente teste. Porém, algumas dessas condições são facilmente identificadas e diferenciadas de processos malignos, enquanto outras necessitam confirmação histológica ou seguimento clínico para confirmação da natureza do processo. Contudo, perspectivas interessantes estão surgindo com o desenvolvimento de novos marcadores moleculares que talvez, em futuro próximo, permitirão obter resultados mais animadores, especialmente em pacientes categorizados como de baixo risco.

Carcinomas de cabeça e pescoço

A avaliação de carcinomas de células escamosas de cabeça e pescoço por métodos de imagem baseia-se essencialmente nos exames de tomografia computadorizada e de ressonância magnética, que provém informações estruturais relevantes da lesão primária e do estadiamento locorregional. Contudo, em algumas situações não é possível se identificar o sítio primário com os métodos convencionais e nesta situação, a PET pode auxiliar na detecção de lesão tumoral primária. Os resultados são ainda muito heterogêneos e controversos, contudo trabalho prospectivo utilizando PET demonstrou 88% de sensibilidade na detecção da lesão primária contra 51% para a tomografia computadorizada, na análise de 40 pacientes com carcinoma de células escamosas.

No estadiamento primário a identificação de envolvimento de linfonodos regionais tem importância crucial no planejamento terapêutico e grande impacto prognóstico. As técnicas de tomografia computadorizada e ressonância magnética permitem estabelecer o estadiamento nodal com elevada acurácia, porém resultados negativos podem ocorrer em até 30% dos casos. O uso da PET no estadiamento nodal primário tem sido controverso, pois apesar de apresentar também elevada sensibilidade, não raramente há observância de resultados falso-positivos e falso-negativos. Tumores muito pequenos ou com degeneração cística e/ou hemorragia podem eventualmente não ser detectados pela PET. Igualmente, linfonodos localizados próximos à lesão primária podem não ser identificados pela intensa captação da lesão primária. Alguns tumores podem não expressar proteínas transportadoras e, portanto, serem invisíveis à PET como FDG. A especificidade pode também ser comprometida por processos inflamatórios, que simulam padrões de captação da glicose marcada semelhantes ao observado com certos tipos de tumores. Portanto, considera-se ainda em investigação e validação o uso da PET no estadiamento nodal primário do carcinoma epidermoide de cabeça e pescoço. Apesar dessas limitações, alguns trabalhos demonstram maior acurácia da PET quando comparada com a imagem convencional no estadiamento nodal. Contudo, faltam estudos que demonstrem impacto em sobrevida livre de eventos e sobrevida global com a introdução da PET no algoritmo de investigação oncológica.

A ocorrência de metástases sistêmicas em carcinomas espinocelulares de cabeça e pescoço é muito variável e relativamente pequena, porém em estádios T e N mais avançados pode-se observar ocorrência relativamente maior. Portanto, discute-se o valor da introdução da PET de rotina na investigação de metástases sistêmicas, considerando a baixa prevalência da mesma. Alguns grupos, entretanto, têm demonstrado a ocorrência de metástases sistêmicas ou outras neoplasias sincrônicas em até 10% dos casos.

Uma outra aplicação da PET é na avaliação terapêutica com radioterapia e/ou quimioterapia. Algumas considerações são importantes, pois ambas modalidades promovem algumas diferenças em relação ao tipo de resposta do tecido tratado. Usualmente observa-se uma resposta inflamatória mais pronunciada com uso da radioterapia, que pode persistir por meses após término do tratamento. Considera-se, portanto, essencial que o exame seja realizado de dois a três meses após o término da radioterapia, com objetivo de reduzir as taxas de resultados falso-positivos. Considera-se que um estudo negativo tenha elevado valor de predição negativo para doença residual. Porém, é importante lembrar que doença microscópica residual é quase impossível de ser detectada, e, portanto, alguns resultados falso-negativos da PET podem ser encontrados, especialmente quando é possível se correlacionar os achados da PET com os de estudo histopatológicos. Outros marcadores podem sem empregados, como marcadores de proliferação celular (timidina) ou marcadores de síntese protéica, com resultados animadores mais ainda em investigação e validação.

A PET pode ser empregada também no planejamento radioterápico, auxiliando na delineação de áreas metabolicamente ativas a serem irradiadas e, por vezes, reduzindo o volume total de área a ser irradiado. Contudo, estudos randomizados e controlados em larga escala ainda não são disponíveis para comprovar a relação custo-benefício deste tipo de avaliação.

Uma área de grande aplicação da PET é na detecção da recidiva da doença após tratamento. A importância disto baseia-se no fato que detecção precoce de recidivas permite cirurgias de resgate que apresentam elevado impacto em sobrevida no período de dois anos. Os métodos de imagem estrutural, como a tomografia e a ressonância, têm algumas limitações, pois alterações pós-cirúrgicas e fibrótico-inflamatórias podem limitar a especificidade diagnóstica dos mesmos. Essas alterações podem também dificultar a aplicação da PET com esta proposta. Contudo, as imagens metabólicas sofrem menos do que as imagens estruturais, e, portanto, consegue-se obter valores de acurácia superiores com emprego da PET.

Vários trabalhos têm demonstrado a superioridade da PET sobre outros métodos de imagem convencionais na detecção de recidiva local, qualquer que tenha sido a modalidade de tratamento escolhida (Fig. 37.3).

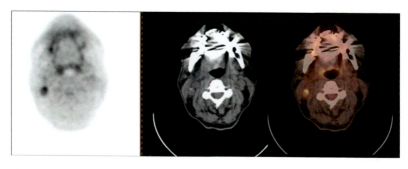

Figura 37.3 — Exemplo de recidiva de carcinoma de células escamosas em linfonodo de cadeia jugular interna direita (nível II). Imagens em cortes axiais, sendo a primeira representando os achados da PET, a do meio representando a tomografia computadorizada e a imagem da direita representando a fusão de PET + CT.

O valor do exame reside mais no alto valor de predição negativo do que nos eventuais achados positivos. Um exame de PET negativo é fortemente preditor de ausência de doença em atividade. Contudo, um exame positivo obriga, quando possível, a realização de biópsia ou obtenção de amostragem tecidual, pois a possibilidade de alterações inflamatórias residuais e decorrentes dos tratamentos realizados podem ainda estar presentes e ativas. Portanto, o valor de predição positivo, embora superior ao observado com métodos convencionais, é limitado pela taxa não desprezível de resultados falso-positivos.

Bibliografia

1. Brahimi-Horn MC, Pouyssegur J. The hypoxia-inducible factor and tumor progression along the angiogenic pathway. *Int Rev Cytol*. 2005;242:157-213.

2. Hales NW, Krempl GA, Medina JE. Is there a role for fluorodeoxyglucose positron emission tomography/computed tomography in cytologically indeterminate thyroid nodules? *Am J Otolaryngol.* 2008;29(2):113-8.
3. Hannah A, Scott AM, Tochon-Danguy H, Chan JG, Akhurst T, Berlangieri S, Price D, Smith GJ, Schelleman T, McKay WJ, Sizeland A. Evaluation of 18 F-fluorodeoxyglucose positron emission tomography and computed tomography with histopathologic correlation in the initial staging of head and neck cancer. *Ann Surg.* 2002;236(2):208-17.
4. Hatanaka M. Transport of sugars in tumor cell membranes. *Biochim Biophys Acta.* 1974; 355(1):77-104.
5. Kuba VM, Caetano R, Coeli CM, Vaisman M. [Utility of positron emission tomography with fluorodeoxyglucose (FDG-PET) in the evaluation of thyroid cancer: a systematic review]. *Arq Bras Endocrinol Metabol.* 2007;51(6):961-71.
6. Kunkel M, Förster GJ, Reichert TE, Jeong JH, Benz P, Bartenstein P, Wagner W, Whiteside TL. Detection of recurrent oral squamous cell carcinoma by [18F]-2-fluorodeoxyglucose-positron emission tomography: implications for prognosis and patient management. *Cancer.* 2003;98(10):2257-65.
7. Moog F, Linke R, Manthey N, Tiling R, Knesewitsch P, Tatsch K, Hahn K. Influence of thyroid-stimulating hormone levels on uptake of FDG in recurrent and metastatic differentiated thyroid carcinoma. *J Nucl Med.* 2000;41(12):1989-95.
8. Schwartz DL, Rajendran J, Yueh B, Coltrera M, Anzai Y, Krohn K, Eary J. Staging of head and neck squamous cell cancer with extended-field FDG-PET. *Arch Otolaryngol Head Neck Surg.* 2003;129(11):1173-8.
9. Smith RB, Robinson RA, Hoffman HT, Graham MM. Preoperative FDG-PET imaging to assess the malignant potential of follicular neoplasms of the thyroid. *Otolaryngol Head Neck Surg.* 2008;138(1):101-6.
10. Waki A, Fujibayashi Y, Yokoyama A. Recent advances in the analyses of the characteristics of tumors on FDG uptake. *Nucl Med Biol.* 1998;25(7):589-92.

Capítulo 38

Exames com Radioisótopos em Cabeça e Pescoço

Marcelo Tatit Sapienza

Introdução

A Medicina Nuclear emprega compostos radioativos com finalidade diagnóstica ou terapêutica. Os estudos diagnósticos são realizados após a administração, habitualmente por via endovenosa, de um material radioativo com afinidade por um órgão ou tecido. Posteriormente são obtidas as imagens em um equipamento de detecção da radiação gama, chamado gamacâmara ou câmara de cintilação. A imagem obtida, também chamada de cintilografia, reflete a capacidade funcional do órgão investigado, dependente de qual composto radioativo foi injetado e do seu mecanismo de captação celular.

Os princípios e indicações de alguns estudos com maior aplicação na investigação das doenças de cabeça e pescoço serão abordados a seguir.

Cintilografia da tireoide

A cintilografia da tireoide baseia-se na administração de iodo radioativo (iodo-131, iodo-123) ou de tecnécio-99m sob a forma de pertecnetato, elementos que compartilham o mesmo mecanismo de captação do iodo nas células foliculares da tireoide. O iodo é empregado pela tireoide para a síntese dos hormônios (T3 = triiodotironina e T4 = tetraiodotironina), e a sua entrada nas células se faz por meio de um sistema de cotransporte com o sódio, valendo-se do gradiente transmembrana deste íon. Antes de realizar o exame, o paciente deve evitar o uso de contrastes radiológicos e a ingestão de alimentos ou outras fontes ricas em iodo, que irão competir com o radiofármaco no sistema de transporte.

A porcentagem de captação do iodo radioativo pela tireoide pode ser medida em diferentes tempos, comparando-se a radiação cervical com uma fonte de referência conhecida. Valores de captação elevados são observados em situações com aumento da incorporação e da síntese hormonal, havendo redução da captação quando o parênquima se encontra pouco funcionante. Mais importante que o valor numérico de captação é o padrão visual da imagem, que permite correlacionar a estrutura da glândula com a sua função. A cintilografia pode caracterizar alterações de morfologia e de função localizadas (por exemplo, nódulos hiper ou hipofuncionantes) ou difusas (por exemplo, aumento difuso de volume e captação do radiofármaco na doença de Graves).

O achado cintilográfico de um nódulo hipocaptante ("frio") foi historicamente considerado um critério para a identificação de nódulos com maior risco de câncer. Porém, atualmente a elucidação de etiologia dos nódulos tireóideos na maioria dos casos é procurada por meio da análise citológica de material obtido por punção aspirativa. Em casos específicos a cintilografia continua a ser indicada, destacando-se que o risco de malignidade é extremamente reduzido em um nódulo que é caracterizado como hiperfuncionante ("quente"). Por este motivo, a cintilografia é frequentemente empregada para investigar nódulo palpado ou detectado pela ultrassonografia em um paciente com quadro laboratorial de hipertireoidismo (hormônio estimulante de tireoide – TSH – suprimido). Neste caso, a caracterização cintilográfica de um nódulo "quente" praticamente descarta a chance de malignidade.

Outro emprego corrente da cintilografia da tireoide é o diagnóstico diferencial de hipertireoidismo, para esclarecer a origem de uma apresentação clínica e laboratorial comum a diferentes doenças. A tireoidite subaguda leva a quadro de hipertireoidismo porque a intensa inflamação destrói a glândula e libera hormônios pré-formados na circulação, observando-se na cintilografia uma acentuada redução da captação do radiofármaco, pois a glândula não está sintetizando hormônios. O hipertireoidismo decorrente de um adenoma irá ser caracterizado como uma área de hipercaptação focal (nódulo "quente"), pois é causado por uma lesão focal que sintetiza e libera hormônios de forma autônoma, independente do estímulo pelo TSH (Fig. 38.1). Na doença de Graves, o estímulo pelo autoanticorpo dirigido contra o receptor de TSH atua difusamente na glândula, caracterizada cintilograficamente por um aumento difuso de captação e volume. O emprego da cintilografia para diagnóstico diferencial do hipotireoidismo congênito é menos frequente na prática clínica, podendo detectar problemas de formação glandular (ectopia e agenesia) ou de síntese hormonal (disormonogênese).

Outro importante uso da cintilografia é a orientação para terapia de hipertireoidismo (tópico abordado em outro capítulo). Entre outros fato-

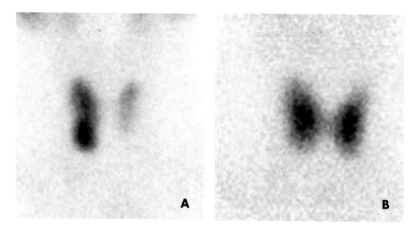

Figura 38.1 — Cintilografia de tireoide realizada 1h após a injeção de pertecnetato-^{99m}Tc. **A)** Estudo realizado em paciente com nódulo palpado no lobo direito e hipertireoidismo subclínico (TSH suprimido). O estudo mostra nódulo hipercaptante ("quente"), confirmando seu hiperfuncionamento e praticamente excluindo malignidade. **B)** Estudo normal para fins comparativos.

res, o cálculo da atividade de iodo-131 a ser empregada para tratamento pode levar em consideração a captação e a retenção do iodo radioativo pela glândula.

Cintilografia ou pesquisa de corpo inteiro com iodo-131

As células do câncer da tireoide captam menos iodo que a tireoide normal, motivo pelo qual um tumor irá se apresentar como lesão hipocaptante ("fria") na cintilografia da tireoide. Porém, mesmo que reduzida em relação ao tecido normal, algum grau de atividade do sistema de cotransporte sódio-iodo (NIS) está presente nas células de grande parte dos tumores diferenciados da tireoide. Desta forma, a captação de iodo radioativo por esses tumores pode ser detectada após a remoção da tireoide normal. Da mesma forma que na cintilografia da tireoide, antes do estudo o paciente deve evitar ingerir alimentos ou outros produtos ricos em iodo, que interferem por bloqueio competitivo na captação do iodo-131 ou iodo-123, além de ser necessário um estímulo adequado dos tecidos tireóideos pelo TSH. O estímulo pelo TSH é conseguido por meio da ativação do eixo hipotálamo-hipofisário do próprio paciente tireoidectomizado mantido em hipotireoidismo por não receber hormônio da tireoide antes do exame ou com a administração de TSH recombinante exógeno.

Por se tratar da investigação de um tumor, além das medidas de captação e imagens da região cervical, a cintilografia nesses pacientes inclui imagens do corpo inteiro, em geral feitas 24 a 48h após a ingestão do iodo radioativo. Além de captação em pequenos remanescentes de tecido normal no leito tireóideo, a pesquisa de corpo inteiro (PCI) pode demonstrar a presença de disseminação do tumor para linfonodos ou metástases à distância (pulmões e ossos).

A detecção de remanescente tireóideo ou de metástases é um dos critérios adotados para a definição de tratamento complementar com altas doses de iodo-131 (da ordem de 100 vezes maior que a atividade usada para a PCI). O uso rotineiro da PCI antes do tratamento tem sido questionado, por se considerar que a indicação para terapia com altas doses de iodo-131 seja indicada para a grande maioria dos pacientes de risco estabelecido por critérios clínicos e histológicos, independente dos achados da cintilografia. Por outro lado, alguns grupos consideram que uma parte significativa dos pacientes apresenta modificação da orientação de tratamento com iodo-131 após a PCI pré-dose. A PCI pós-dose terapêutica é indicada de forma mais consensual, pois o iodo-131 fica retido por vários dias nos focos da doença e o uso de altas atividades permite a detecção de focos da doença com sensibilidade 10 a 20% maior que a PCI pré-dose.

Cintilografia da paratireoide

O tecnécio-99m sob a forma química de pertecnetato é captado pela tireoide porque é transportado nas células foliculares pelo mesmo sistema que o iodo. O tecnécio-99m pode também ser incorporado a diferentes moléculas, formando radiofármacos, cujo mecanismo de captação será decorrente das características dos compostos químicos formados. Um destes compostos é o Sestamibi marcado com tecnécio-99m (MIBI-^{99m}Tc), que é o radiofármaco mais empregado para a cintilografia da paratireoide.

O MIBI-^{99m}Tc é captado por difusão passiva na membrana e a seguir concentra-se nas células dentro das mitocôndrias. Vários tecidos com grande atividade celular e mitocondrial, incluindo a tireoide e as paratireoides, captam o radiofármaco, porém em intensidade e com graus de retenção variados. A paratireoide apresenta grande tendência de reter o radiofármaco por longos períodos, ao passo que a tireoide apresenta eliminação mais rápida da atividade. Realizando-se imagens precoces (15min) e tardias (2h) após a injeção endovenosa de MIBI-^{99m}Tc é possível detectar as paratireoides aumentadas com boa acurácia, diferenciando-as do tecido tireóideo (Fig. 38.2). O método é indicado para pacientes com o diagnóstico do hiperparatireoidismo já bem estabelecido por bases clínicas e laboratoriais, pois o achado de captação e retenção do MIBI-^{99m}Tc não é específico e pode ser observado em outras doenças hipercelulares.

A cintilografia de paratireoides é indicada para a localização pré-operatória de paratireoides hiperfuncionantes e de volume aumentado. Outros métodos de imagem, como a ultrassonografia, são muitas vezes associados na investigação. A identificação das glândulas hiperfuncionantes tem por objetivo orientar uma cirurgia mais rápida e menos invasiva, com maior impacto nos casos com cirurgia cervical prévia (localização intraoperatória pelo cirurgião prejudicada) ou na presença de glândulas ectópicas ou extranumerárias.

Cintilografia óssea e salivar

A cintilografia óssea é realizada após a injeção de um composto difosfonado marcado com tecnécio-99m (MDP-^{99m}Tc). A captação de MDP-^{99m}Tc é

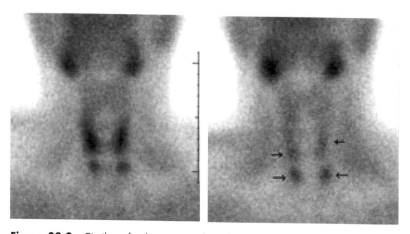

Figura 38.2 – Cintilografia de paratireoide realizada 15min (esquerda) e 2h (direita) após a injeção de MIBI-^{99m}Tc em paciente com insuficiência renal e hiperparatireoidismo secundário. A imagem precoce mostra captação tireóidea normal, com clareamento nas imagens tardias. São também observadas áreas focais de captação persistente na fase tardia (setas), correspondentes às paratireoides hiperfuncionantes.

proporcional à remodelação óssea e encontra-se aumentada em diversas doenças. Alguns exemplos de aplicação da cintilografia óssea com MDP-^{99m}Tc em lesões de cabeça e pescoço são a investigação de osteomielite de mandíbula, hiperplasia de côndilo mandibular, otite externa maligna, displasia fibrosa, doença de Paget, viabilidade de enxertos ósseos vascularizados e infiltração óssea por tumores local ou a distância.

A cintilografia é também um método não invasivo que permite a investigação funcional das glândulas salivares. O radiofármaco utilizado é o pertecnetato-^{99m}Tc (o mesmo usado para a cintilografia da tireoide), captado e excretado pelas glândulas salivares. A cintilografia de glândulas salivares é feita em duas fases: a concentração do radiofármaco pelas parótidas e submandibulares é analisada por 15 a 20min após a injeção e a seguir realiza-se um estímulo com ácido ascórbico ou suco de limão para avaliação da resposta excretora durante 5min. O estudo é indicado para a caracterização funcional de diversas doenças (obstrutiva e inflamatória), com destaque para sua utilização na caracterização da síndrome de Sjöegren em pacientes com xerostomia.

Procedimentos radioguiados/pesquisa de linfonodo sentinela

Como visto anteriormente, a câmara de cintilação é um detector de radiação que permite realizar a cintilografia de diferentes órgãos, de acordo com o radiofármaco administrado. Outro sistema de detecção de radiação empregado na prática clínica é o gamaprobe ou sonda intraoperatória, um aparelho portátil que é levado ao centro cirúrgico e pode ser usado pelo cirurgião para localizar tecidos que tenham concentrado um radiofármaco previamente injetado. A sonda tem tamanho similar ao de uma caneta e permite localizar com precisão de milímetros o foco de captação no paciente.

A localização de linfonodo sentinela é uma das mais importantes aplicações dos procedimentos radioguiados. O procedimento visa identificar para onde ocorre a drenagem linfática de um tumor maligno, lembrando-se que a drenagem linfática apresenta grande variabilidade e não pode ser prevista com segurança para um indivíduo com base em conhecimentos anatômicos gerais. A injeção do radiofármaco é feita próxima ao tumor (por exemplo, melanoma ou tumores de mucosa oral), seguida por uma cintilografia pré-operatória que mostra a progressão linfática do radiofármaco (Fig. 38.3) e, no intervalo máximo de 24h após a injeção, pelo estudo intraoperatório com a sonda portátil. O linfonodo que recebe a drenagem

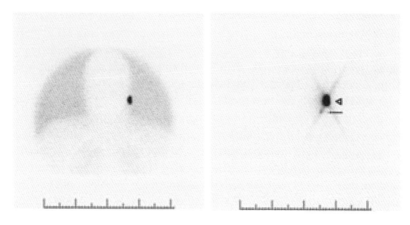

Figura 38.3 — Pesquisa de linfonodo sentinela. As imagens foram feitas 1h após a injeção de fitato-^{99m}Tc próximo ao melanoma na face (sítio de injeção identificado pela *cabeça de seta*). Houve progressão do radiofármaco por via linfática para linfonodo na região submandibular (*seta*) que foi ressecado para avaliação anatomopatológica.

linfática diretamente do tumor, chamado de linfonodo sentinela, será biopsiado e encaminhado para estudo anatomopatológico para estadiar a doença, pois seu estado permite predizer o acometimento do restante da cadeia – o linfonodo sentinela livre de doença indica que a cadeia linfática não foi infiltrada pelo tumor. O estudo pode ser associado a técnicas tomográficas para melhor localização do linfonodo.

Os mesmos radiofármacos usados para avaliação da tireoide e paratireoide podem ser usados para estudos intraoperatórios radioguiados pelo gamaprobe. O iodo radioativo permite melhor localização de remanescentes tireóideos ou linfonodos acometidos em uma reabordagem cirúrgica de pacientes previamente tireoidectomizados e o MIBI-^{99m}Tc pode ser empregado para localização intraoperatória de paratireoides hiperfuncionantes.

Bibliografia

1. Donahue KP, Shah NP, Lee SL, Oates ME. Initial staging of differentiated thyroid carcinoma: continued utility of posttherapy 131I whole-body scintigraphy. *Radiology.* 2008;246(3):887-94.
2. Fakhran S, Branstetter BF, Pryma DA. Parathyroid imaging. *Neuroimaging Clin N Am.* 2008;18(3):537-49.
3. Ondik MP, Tulchinsky M, Goldenberg D. Radioguided reoperative thyroid and parathyroid surgery. *Otolaryngol Clin North Am.* 2008;41(6):1185-98.

4. Rosenthal DI. Radiologic diagnosis of bone metastases. *Cancer.* 1997;80(Suppl 8):1595-607.
5. Sarkar SD. Benign thyroid disease: what is the role of nuclear medicine? *Semin Nucl Med.* 2006;36(3):185-93.
6. Shah S, Win Z, Al-Nahhas A. Multimodality imaging of the parathyroid glands in primary hyperparathyroidism. *Minerva Endocrinol.* 2008;33(3):193-202.
7. Van Nostrand D, Aiken M, Atkins F, Moreau S, Garcia C, Acio E, Burman K, Wartofsky L. The utility of radioiodine scans prior to iodine 131 ablation in patients with well-differentiated thyroid cancer. *Thyroid.* 2009;19(8):849-55.
8. Vermeeren L, Klop WM, van den Brekel MW, Balm AJ, Nieweg OE, Valdés Olmos RA. Sentinel node detection in head and neck malignancies: innovations in radioguided surgery. *J Oncol.* 2009, Epub:681746.
9. Vinagre F, Santos MJ, Prata A, da Silva JC, Santos AI. Assessment of salivary gland function in Sjögren's syndrome: the role of salivary gland scintigraphy. *Autoimmun Rev.* 2009;8(8):672-6.
10. Wilhelm SM. Utility of I-123 thyroid uptake scan in incidental thyroid nodules: an old test with a new role. *Surgery.* 2008;144(4):511-5.

Parte VII
Tratamentos Complementares e Perspectivas

- Noções Básicas de Quimioterapia em Câncer de Cabeça e Pescoço

- Noções Básicas de Radioterapia no Tratamento dos Tumores de Cabeça e Pescoço

- Atuação da Medicina Nuclear no Tratamento de Doenças de Cabeça e Pescoço

- Tratamentos Minimamente Invasivos em Cirurgia de Cabeça e Pescoço

- Cirurgia Robótica em Cabeça e Pescoço

Capítulo 39

Noções Básicas de Quimioterapia em Câncer de Cabeça e Pescoço

Gilberto de Castro Junior
Paulo M. Hoff

O tratamento do câncer de cabeça e pescoço deve ser idealmente multimodal e multidisciplinar. Como parte integrante deste tratamento, a quimioterapia sistêmica tem cada vez mais espaço. Neste capítulo discutiremos o papel da quimioterapia nos diversos cenários clínicos em que se encontram os pacientes portadores de carcinoma epidermoide de cabeça e pescoço, a histologia de câncer mais comumente encontrada no trato aereodigestório superior.

Carcinoma epidermoide de cabeça e pescoço como doença quimiossensível

O carcinoma epidermoide de cabeça e pescoço é uma neoplasia moderadamente quimiossensível. Apesar da taxa de resposta à quimioterapia citotóxica clássica ser superior a 50% naqueles pacientes virgens de tratamento, quando recebem a combinação de 5-fluorouracil e cisplatina, ele cai para 20% nos pacientes com doença recidivada. Já naqueles pacientes previamente tratados com derivados de platinas, a taxa de resposta é inferior a 10% para os agentes usualmente empregados.

A quimioterapia pode ser administrada, seja utilizando um agente isolado (monoquimioterapia), seja empregando combinação dos agentes (poliquimioterapia). É importante ressaltar que ao mesmo tempo em que aumentamos a taxa de resposta com a poliquimioterapia, aumenta-se também a toxicidade associada ao tratamento, o que pode ser eventualmente fatal, especialmente em pacientes com doença avançada, baixo *performance status* ou na presença de comorbidades, frequentemente observados na população de carcinoma epidermoide de cabeça e pescoço no nosso meio.

A tabela 39.1 mostra os agentes quimioterápicos mais frequentemente empregados no tratamento de pacientes portadores de carcinoma epidermoide.

Tabela 39.1 — Agentes quimioterápicos mais frequentemente empregados no tratamento de pacientes portadores de carcinoma epidermoide de cabeça e pescoço.

Classificação	Mecanismo(s) de ação	Exemplos	Doses e regimes frequentemente empregados	Principais toxicidades	Comentários
Derivados de platinas	Formação de aductos entra e intrafitas do DNA	Cisplatina	70 a 100mg/m² cada 21 dias	Náuseas, vômitos, nefrotoxicidade, neurotoxicidade e ototoxicidade	Geralmente empregadas em combinações com 5-fluorouracil, taxanos e cetuximabe
		Carboplatina	AUC 5-6, 400mg/m² cada 21 dias	Idem à cisplatina, mas com menos nefrotoxicidade e mais mielotoxicidade	
Fluorpirimidinas	Inibição da TS, interferindo com síntese de DNA e RNA	5-fluorouracil	750 a 1.000mg/m²/dia em infusão contínua, por 96 a 120h	Mucosite, mielossupressão e diarreia	Geralmente empregada em combinações contendo derivados de platinas
Análogos de folatos	Inibição da DHFR	Metotrexato	40mg/m²/semana	Mucosite, mielossupressão, hepatotoxicidade e nefrotoxicidade	Empregado após falha às platinas; uso contraindicado no caso de líquido em terceiro espaço
Alquilantes	Formação de aductos entra e intrafitas do DNA	Ifosfamida	1.000mg/m²/dia, 3 a 5 dias	Mielossupressão, alopecia, neurotoxicidade e cistite	Empregados em combinação com taxanos e derivados de platina

Continua

Tabela 39.1 (cont.) — Agentes quimioterápicos mais frequentemente empregados no tratamento de pacientes portadores de carcinoma epidermoide de cabeça e pescoço.

Classificação	Mecanismo(s) de ação	Exemplos	Doses e regimes frequentemente empregados	Principais toxicidades	Comentários
Taxanos	Inibição da despolimerização da tubulina e ação antiangiogênica	Paclitaxel	175mg/m² cada 21 dias ou 70 a 90mg/m²/semana	Mielossupressão, alopecia, neuropatia periférica	Empregados em combinação com 5-fluorouracil e cisplatina, como tratamento neoadjuvante, ou isolados após falha às platinas
		Docetaxel	75mg/m² cada 21 dias ou 35mg/m²/semana		
Antibióticos	Indução de quebras na fita de DNA	Bleomicina	10mg/m²/semana	Fibrose pulmonar, febre, rash cutâneo e hipersensibilidade	Uso como monoterapia após falha às platinas
Anticorpos monoclonais direcionados ao EGFR	Liga-se ao domínio extracelular do EGFR, inibindo sua dimerização e transdução de sinal, além de induzir citotoxicidade mediada pelo anticorpo (ADCC)	Cetuximabe	Ataque de 400mg/m², seguido de 250mg/m²/semana	Rash cutâneo e diarreia	Uso em tratamento concomitante com radioterapia, ou em combinação com 5-fluorouracil e cisplatina, ou como monoterapia após falha às platinas

AUC = área sob a curva; DHFR = diidrofolato redutase; DNA = ácido desoxirribonucleico; EGFR = receptor do fator de crescimento epidérmico; TS = timidilato sintase.

Doença localmente avançada e irressecável

A maioria dos pacientes recém-diagnosticados em nosso meio (mais de 60%) como portadores de carcinoma epidermoide em cavidade oral, orofaringe, hipofaringe e laringe apresenta-se com doença localmente avançada. Alguns deles, estadiados como IVa, têm possibilidade de serem tratados com cirurgia com intenção curativa, que deve ser seguida de terapias adjuvantes (ver adiante). Naqueles casos com neoplasias irressecáveis, ou seja, com envolvimento maciço da base do crânio, vasos cervicais (principalmente as artérias carótidas comum e a interna) ou acometimento de fáscia pré-vertebral, considerados como os principais fatores de irressecabilidade, são tratados com radioterapia preferencialmente em combinação com quimioterapia concomitante ou quimioterapia neoadjuvante seguida por (quimio) radioterapia.

A evidência mais forte é a favor do uso de quimiorradioterapia concomitante, empregando-se a cisplatina na dose de 100mg/m^2 cada 21 dias, durante a radioterapia. Vários estudos clínicos conduzidos na década de 1990 em pacientes portadores de carcinoma epidermoide de cabeça e pescoço localmente avançado demonstraram ganhos em termos de controle locorregional da doença, que se traduziram em aumento de sobrevida global, quando se comparou radioterapia isolada *versus* quimiorradioterapia baseada em cisplatina, a favor da quimiorradioterapia. A meta-análise MACH-NC (*Meta Analysis of Chemotherapy on Head and Neck Cancer*) mostrou que o regime padrão de tratamento desses pacientes portadores de carcinoma epidermoide localmente avançado deveria incluir um derivado de platina administrado de modo concomitante à radioterapia. Os resultados mais recentes desta meta-análise, incluindo 93 estudos, mostram que a quimiorradioterapia concomitante oferece um ganho de 8% em termos de sobrevida global em cinco anos, com uma diminuição de 19% do risco relativo de morte, em comparação com a radioterapia exclusiva [*hazard ratio* (HR) 0,81; p < 0,0001]. A magnitude desse benefício foi maior para os esquemas baseados em platina (HR 0,75 *versus* 0,86; p < 0,01).

Os mecanismos propostos – nos quais ocorre a interação entre a quimioterapia, baseada em platina, e a radiação, inibindo a repopulação tumoral – que favorecem o tratamento combinado, incluem o aumento do dano letal causado pela radiação, por cooperação espacial aditiva, atuando, por exemplo, em células hipóxicas; inibição do reparo do dano subletal causado pela radiação, interferindo e inibindo o processo de reparo do DNA, interferindo com o ciclo celular (cooperação citotóxica) e facilitando o acúmulo das células neoplásicas nas fases mais sensíveis do ciclo celular à radiação, como G2 e M.

Mais recentemente, estudos clínicos aleatorizados de fase III mostraram que o uso de quimioterapia neoadjuvante, contendo três drogas – esquema TPF (docetaxel, cisplatina e 5-fluorouracil) – seguida por radioterapia ou quimiorradioterapia, mostrou que este esquema é superior à combinação de cisplatina e 5-fluoruracil (PF). Por exemplo, no estudo conduzido pela EORTC (*European Organization for Research and Treatment of Cancer*), o tratamento com TPF resultou num aumento da sobrevida livre de progressão (desfecho principal do estudo) de 8,2 para 11 meses (HR 0,72; p = 0,007), com aumento da sobrevida global de 14,5 para 18,8 meses (HR 0,73; p = 0,02), quando comparado ao esquema PF neoadjuvante, ambos seguidos por radioterapia.

Outra opção neste grupo de pacientes é a chamada biorradioterapia, ou a combinação do anticorpo monoclonal quimérico cetuximabe, direcionado ao domínio extracelular do EGFR (receptor do fator de crescimento epidérmico), à radioterapia. Os dados mais atuais mostram que a sobrevida global mediana para os pacientes tratados com cetuximabe e radioterapia foi 49 meses, superior aos 29,3 meses no grupo tratado apenas com radioterapia (HR 0,73; p = 0,018). Curiosamente, o desenvolvimento de *rash* acneiforme clinicamente significativo, um efeito adverso comumente observado em pacientes tratados com agentes direcionados ao EGFR, foi associado à maior sobrevida global.

Tratamento adjuvante dos pacientes operados

Naqueles pacientes portadores de carcinoma epidermoide de cabeça e pescoço previamente operados, com achados de doença de risco alto (presença de margem positiva e/ou de extravasamento extracapsular da doença linfonodal), estudos prospectivos e aleatorizados mostraram que a administração de quimioterapia baseada em platina, de modo concomitante à radioterapia adjuvante, oferecia ganhos de sobrevida livre de progressão e até de sobrevida global, em comparação com a radioterapia isolada. Na ausência desses fatores de risco, a radioterapia isolada ainda é o tratamento padrão, quando indicada.

Por exemplo, no estudo conduzido pela EORTC, 334 pacientes portadores de carcinoma epidermoide operados com primário em cavidade oral, orofaringe, hipofaringe ou laringe, com achados de risco, foram aleatorizados entre radioterapia isolada ou em combinação com cisplatina 100mg/m^2

cada 21 dias, como tratamento adjuvante. Observou aumento de sobrevida livre de doença em cinco anos (47% *versus* 36%, p = 0,04) e aumento de sobrevida global (53% *versus* 40%) a favor da quimiorradiação, com aumento da toxicidade associada ao tratamento combinado (grau 3 ou superior: 41% *versus* 21%, p = 0,001).

Preservação de órgãos

Este termo refere-se ao tratamento não empregando cirurgia radical *a priori*, de carcinoma epidermoide primário em laringe, hipofaringe e, mais recentemente, em orofaringe, em pacientes com neoplasias operáveis, com a finalidade de preservar o órgão em questão, em sua topografia, sem perda funcional.

Considerando-se a sensibilidade do carcinoma epidermoide de laringe à quimioterapia, no estudo do *Veterans Affairs Laryngeal Cancer Study Group* (VALCSG), 332 pacientes portadores de carcinoma epidermoide de laringe estádio III ou IV foram aleatorizados entre laringectomia total seguida de radioterapia, ou dois ciclos de quimioterapia (cisplatina e 5-fluorouracil) e, nos pacientes respondedores, um terceiro ciclo da mesma quimioterapia seguido de radioterapia. A sobrevida global estimada foi de 68% em dois anos para ambos os braços do estudo, sendo que a laringe foi preservada em 64% dos pacientes incluídos no segundo braço. Outro estudo com o mesmo desenho foi conduzido pela EORTC em 194 pacientes portadores de carcinoma epidermoide primário de hipofaringe, com preservação de laringe em 42% em três anos.

Outro estudo importante foi o estudo RTOG 91-11, conduzido pelo *Radiation Therapy Oncology Group* (RTOG), em que 547 pacientes candidatos à preservação de laringe e portadores de doença localmente avançada foram aleatorizados entre três braços: radioterapia isolada, cisplatina e 5-fluorouracil seguida de radioterapia (aos moldes do VALCSG) e radioterapia com cisplatina concomitante na dose de 100mg/m^2 cada 21 dias. Observou-se maior taxa de preservação de laringe (78%) nos pacientes tratados com quimiorradioterapia concomitante. Isto faz com que tal estratégia seja considerada como o padrão de tratamento de preservação de laringe atualmente.

Outro recente avanço na área refere-se à incorporação da quimioterapia tipo TPF como tratamento de indução, seguido de radioterapia isolada, neste cenário. No recém-publicado estudo do grupo francês (GORTEC), a taxa de preservação de laringe em três anos foi 70,3% com TPF *versus* 57,5% com PF (p = 0,03).

Entretanto, análises recentes de registros de pacientes norte-americanos com câncer de laringe têm sugerido um aumento da mortalidade desses pacientes tratados com quimiorradioterapia concomitante, em comparação àqueles tratados com laringectomia total. Isso sugere que seleção criteriosa dos pacientes candidatos à preservação de laringe, baseada em estadiamento adequado, avaliação funcional, experiência da equipe multidisciplinar, recursos disponíveis, adesão do paciente ao tratamento e seguimento adequados são essenciais, a fim de não comprometer a sobrevida global desses pacientes. Os candidatos ideais seriam aqueles com tumores T2-T3, N0/N+ de laringe ou hipofaringe, não candidatos à laringectomia parcial, excluindo-se aqueles com disfunção laríngea (traqueostomia prévia, disfagia prévia com necessidade de sonda ou gastrostomia para alimentação, e pneumonias prévias) e com idade superior a 70 anos.

Doença recidivada e metastática

Naqueles pacientes portadores de carcinoma epidermoide recidivado ou metastático, sem proposta de tratamento com intenção curativa, a quimioterapia pode oferecer ganho de qualidade de vida com melhor controle de sintomas nos pacientes respondedores.

Entretanto, a taxa de resposta à quimioterapia neste cenário é pequena de um modo geral. O tratamento padrão é a combinação de cisplatina e 5-fluorouracil (PF), com taxa de resposta de 20%. Alternativas, como carboplatina e 5-fluorouracil, paclitaxel e cisplatina, e mesmo a monoterapia com paclitaxel ou metotrexato, podem ser consideradas dependendo de comorbidades, *performance status* e terapias prévias, pois quando comparadas entre si em estudos aleatorizados de fase III, nenhuma mostrou superioridade em termos de sobrevida global.

Esses pacientes podem ainda ser tratados com terapias de alvo molecular direcionadas ao EGFR. Cetuximabe como monoterapia apresenta taxas de resposta em pacientes previamente tratados com derivados de platina da ordem de 8 a 10%, cifras não inferiores àquelas observadas com a quimioterapia citotóxica clássica (metotrexato, por exemplo), com muito melhores tolerância e perfil de eventos adversos associados ao tratamento. Gostaríamos aqui de salientar os resultados do estudo EXTREME, em que a associação de cetuximabe à combinação PF foi superior ao PF isolado em termos de taxa de resposta (36% *versus* 20%, p = 0,001), sobrevida livre de progressão (5,6 *versus* 3,3 meses, HR 0,54, p < 0,001) e sobrevida global (10,1 *versus* 7,4 meses, HR 0,80, p = 0,04). Foi a primeira ocasião em que se observou sobrevida global superior a seis meses nesses pacientes.

Quimioprofilaxia

Quimioprofilaxia refere-se ao uso de substâncias de origem natural ou sintética com propriedades de interromper ou reverter o processo de carcinogênese em pacientes de risco para o desenvolvimento de determinada neoplasia, sendo considerada uma modalidade de prevenção primária do câncer. Sendo toda a mucosa do trato aereodigestório superior exposta aos mesmos agentes carcinogenéticos envolvidos em carcinoma epidermoide de cabeça e pescoço (oriundos da exposição ao tabaco, álcool e papilomavírus humano), o desenvolvimento de segunda neoplasia primária pode alcançar 10% nesta população, sendo uma das principais causas de sua morbimortalidade.

Estudos foram conduzidos em pacientes portadores de lesões pré-malignas ou submetidos a cirurgias curativas, empregando derivados do retinol, como ácido 13-cis-retinóico e isotretinoína. Apesar de positivos em termos de desfecho (menor número de segundos tumores primários), esses estudos não mostraram impacto de sobrevida e revelaram toxicidade ainda elevada associada ao tratamento. Uma melhor compreensão do processo de carcinogênese em carcinoma epidermoide de cabeça e pescoço e a caracterização de biomarcadores nesse processo ainda são necessárias. Outros derivados do retinol, vitamina E, anti-inflamatórios não esteroidais e pequenas moléculas inibidoras do EGFR (como gefitinibe e erlotinibe) permanecem em avaliação como agentes quimiopreventivos. A melhor prevenção primária do carcinoma epidermoide ainda é a cessação do tabagismo e do etilismo.

Carcinoma da nasofaringe

O carcinoma da nasofaringe, neoplasia relacionada na maioria dos casos à exposição ao vírus de Epstein-Barr, tem como uma de suas características principais a elevada sensibilidade à quimioterapia e à radioterapia.

O tratamento padrão dessa neoplasia, que na maioria das vezes se apresenta como avançada em termos locorregionais, é a quimiorradiação concomitante (radioterapia em combinação com cisplatina 100mg/m2 cada 21 dias) seguida por três ciclos de quimioterapia adjuvante (cisplatina 80mg/m^2 dia 1, e 5-fluorouracil 1.000mg/m^2/dia, infusão contínua por 96h). No estudo 0099 do *Intergroup*, observou-se aumento da sobrevida livre de progressão (15 meses *versus* não atingida) e aumento da sobrevida global (34 meses *versus* não atingida), a favor do braço tratado com quimiorradiação e quimioterapia adjuvante.

Conclusões e perspectivas

Dentro do contexto ideal, multidisciplinar e multimodal, que deve ser o tratamento dos pacientes portadores de carcinoma epidermoide de cabeça e pescoço, a quimioterapia tem papel importante, seja em ganho de sobrevida global ou sobrevida livre de progressão nos pacientes tratados com intenção curativa, ou mesmo em termos de controle de sintomas e sobrevida livre de progressão naqueles com doença avançada. A incorporação de novos agentes citotóxicos, como docetaxel, ou direcionados a alvos moleculares, como o cetuximabe, oferecem melhores resultados com toxicidade cada vez melhor tolerada. Rastreamento e controle dos fatores de risco, como integrar quimioterapia e terapias de alvo molecular à cirurgia e radioterapia, a melhor compreensão da biologia do carcinoma epidermoide e o desenvolvimento de biomarcadores com valores prognóstico e preditivo de resposta ao tratamento são alguns dos desafios enfrentados e que serão respondidos em estudos clínicos bem conduzidos.

Bibliografia

1. Al-Sarraf M, LeBlanc M, Giri PG, et al. Chemoradiotherapy versus radiotherapy in patients with advanced nasopharyngeal cancer: phase III randomized Intergroup study 0099. *J Clin Oncol.* 1998;16:1310-7.
2. Bernier J, Domenge C, Ozsahin M, et al. Postoperative irradiation with or without concomitant chemotherapy for locally advanced head and neck cancer. *N Engl J Med.* 2004;350:1945-52.
3. Bonner JA, Harari PM, Giralt J, et al. Radiotherapy plus cetuximab for locoregionally advanced head and neck cancer: 5-year survival data from a phase 3 randomised trial, and relation between cetuximab-induced rash and survival. *Lancet Oncol.* 2010;11:21-8.
4. Forastiere AA, Goepfert H, Maor M, et al. Concurrent chemotherapy and radiotherapy for organ preservation in advanced laryngeal cancer. *N Engl J Med.* 2003;349:2091-8.
5. Gibson MK, Li Y, Murphy B, et al. Randomized phase III evaluation of cisplatin plus fluorouracil versus cisplatin plus paclitaxel in advanced head and neck cancer (E1395): an intergroup trial of the Eastern Cooperative Oncology Group. *J Clin Oncol.* 2005;23:3562-7.
6. Lefebvre JL, Ang KK. Laryngeal Preservation Consensus Panel. Larynx preservation clinical trial design: key issues and recommendations – a consensus panel summary. *Int J Radiat Oncol Biol Phys.* 2009;73:1293-303.
7. Pignon JP, le Maître A, Maillard E, et al. Meta-analysis of chemotherapy in head and neck cancer (MACH-NH): an update on 93 randomised trials and 17,346 patients. *Radiother Oncol.* 2009;92:4-14.

8. Vermorken JB, Mesia R, Rivera F, et al. Platinum-based chemotherapy plus cetuximab in head and neck cancer. *N Engl J Med.* 2008;359:1116-27.
9. Vermorken JB, Remenar E, van Herpen C, et al. Cisplatin, fluorouracil, and docetaxel in unresectable head and neck cancer. *N Engl J Med.* 2007;357:1695-704.

Capítulo 40

Noções Básicas de Radioterapia no Tratamento dos Tumores de Cabeça e Pescoço

Wladimir Nadalin
Patrícia Bailão Aguilar
Icaro Thiago de Carvalho

Introdução

A radioterapia consiste no uso de radiações ionizantes, a fim de realizar o tratamento locorregional de uma neoplasia de forma exclusiva ou em conjunto com outras modalidades terapêuticas, como a cirurgia, a hormonioterapia e a quimioterapia. Pode ser empregada tanto de forma curativa como paliativa.

Sua ação baseia-se na lesão ao DNA das células tumorais atingidas, mais carentes de mecanismos de reparo, levando à necrose e à morte clonogênica, enquanto os danos causados às células normais são mais passíveis de reparação. A radiação que será utilizada pode ser proveniente do decaimento de algum radionuclídeo ou produzida artificialmente. Usualmente são utilizados feixes de fótons de alta energia (raios X e raios gama), tendo como alvo principal a dupla fita de DNA. A unidade na qual é prescrita a radiação é o Gray (Gy), que equivale à energia em Joules depositada por quilograma. Outros tipos de radiação também podem ser utilizadas, como elétrons, prótons, nêutrons, além de íons.

A ação dos feixes de fótons se dá principalmente pelo efeito indireto, no qual a radiação interage com as moléculas de água produzindo radicais livres, sendo principalmente o radical hidroxila o responsável pela lesão do DNA. Existe ainda um efeito direto, menos importante no caso de fótons, no qual átomos do próprio DNA podem ser ionizados ou excitados, iniciando uma cadeia de eventos que levam à mudança biológica. Uma vez feita a quebra da fita de DNA, o dano deve ser fixado, a fim de impedir o reparo, o que, em geral, é feito por moléculas de oxigênio. Isso explica o porquê tumores hipóxicos são cerca de até três vezes mais radiorresistentes que os bem oxigenados.

As principais modalidades empregadas são a teleterapia, quando são utilizados para o tratamento feixes de radiação produzidos a uma certa distância do tumor, ou a braquiterapia, quando são utilizados radioisótopos selados em contato ou muito próximos à região a ser tratada.

As técnicas de teleterapia são as que mais vêm se desenvolvendo nos últimos tempos, devido aos avanços nos métodos de imagem e de processamento de dados. Saímos de uma era na qual a radioterapia era realizada tendo como base de localização por estruturas ósseas por meio de uma radiografia, para uma época na qual é possível visibilizar o tumor por meio de tomografias, ressonâncias e PETs, planejando-se qual é a melhor maneira de entregar a dose de radiação prescrita, com um cálculo muito acurado, evitando as estruturas críticas próximas. Em um primeiro momento, isso foi feito pelas técnicas de melhor imobilização do paciente, da radioterapia conformacional tridimensional, tendo evoluído para sistemas de modulação de feixe, chamada de *Intensity – Modulated Radiation Therapy* (IMRT), sistemas de posicionamento estereotáticos, e sistemas de localização por imagem durante o tratamento chamado de *Image Guided Radiation Therapy* (IGRT) (Fig. 40.1). Atualmente os aparelhos mais utilizados são as unidades de cobalto (com uma fonte radioativa produtora de raios gama) e os aceleradores lineares (produtores de raios X de alta energia). Esses feixes mais energéticos fazem com que a energia comece a ser depositada a uma determinada profundidade no paciente, poupando assim, muitas vezes, a pele. Outro exemplo seriam as unidades de ortovoltagem, utilizadas em tratamentos superficiais, e que de certo modo têm caído em desuso. Para tratamentos superficiais têm-se utilizado mais comumente os próprios aceleradores, capazes também de produzir elétrons, com uma penetração limitada (Fig. 40.2).

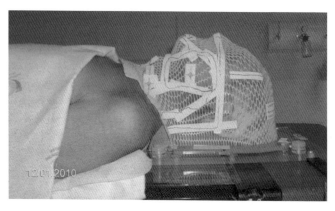

Figura 40.1 – Máscara termoplástica para imobilização.

Noções Básicas de Radioterapia

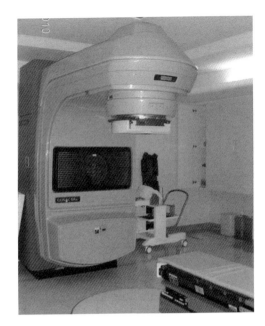

Figura 40.2 – Aparelho de teleterapia (acelerador linear).

Já a braquiterapia consiste em um tratamento com radiação no qual a fonte encontra-se próxima ou dentro do alvo a ser tratado. Usualmente são utilizadas fontes seladas de materiais radioativos como o I-125 e o Ir-192, em sondas ou aplicadores especiais posicionados estrategicamente próximos ao tumor, de maneira temporária, ou, em alguns casos, em implantes permanentes. Devido ao decaimento rápido da dose depositada com a distância (inverso quadrado da distância), é possível que seja administrada uma dose elevada em um volume limitado, poupando assim estruturas mais distantes. Atualmente é mais comum o uso dessas fontes com unidades de carregamento remoto, a fim de minimizar a exposição da equipe responsável pelo tratamento.

Historicamente a radioterapia desempenha um papel de suma importância no tratamento dos tumores de cabeça e pescoço, seja como forma de tratamento primário ou de maneira adjuvante à cirurgia. A fim de atingir um índice terapêutico positivo, é essencial aos pacientes uma abordagem multidisciplinar, consistindo na avaliação do cirurgião, do radioterapeuta ou rádio-oncologista e do oncologista clínico, definindo assim a melhor estratégia a ser adotada em cada caso, oferecendo a maior possibilidade de cura, com o mínimo de sequelas agudas e crônicas, para cada sítio a ser tratado.

Limitações de dose e toxicidade

A radioterapia pode levar ao desenvolvimento tanto de sequelas agudas quanto crônicas, devendo-se obedecer às doses de tolerâncias dos tecidos a serem tratados. O rádio-oncologista tende a realizar sua prescrição baseando-se em doses de tolerância que levem no máximo a uma taxa de complicação grave de 5% em cinco anos ($TD_{5/5}$). As complicações mais comuns em cabeça e pescoço são as radiodermites, as mucosites, alterações no paladar e xerostomia. Em casos de reirradiação deve-se sempre lembrar que há efeitos aditivos e cumulativos da radiação.

Os tecidos e órgãos, cujas radiossensibilidades podem limitar ou levar a modificações no tratamento em cabeça e pescoço, são principalmente a medula, tronco cerebral, os lobos temporais, a cóclea, as articulações temporomandibulares, as parótidas, a retina, o cristalino e as vias ópticas.

Muitos pacientes experimentam alterações dentárias durante e após a radioterapia, seja tanto por efeito direto da radiação, como pela xerostomia causada pelas alterações em glândulas salivares. É indicado o uso de fluoretação e adjuvantes para manter a cavidade oral hidratada, e nos casos de necessidade de procedimentos dentários, o uso de antibioticoterapia profilática, existindo o risco de osteorradionecrose em mandíbula.

Tratamento paliativo

Doentes sem perspectiva de um tratamento curativo, ou aqueles cujas condições clínicas não permitam uma abordagem mais agressiva por não tolerarem o tratamento, ou ainda naqueles cujo tumor esteja em uma região não passível de ressecção e que tenha uma tolerância baixa à radiação, podem se beneficiar de um curso paliativo de radioterapia, com o intuito de melhorar sintomas ou postergar o início destes.

Dentre os casos nos quais são indicados cursos paliativos de radioterapia, podemos citar dor intratável por causa oncológica localizada, lesões ósseas com risco de fratura, compressão de estruturas nobres (por exemplo, medula, vias aéreas, vasos sanguíneos), massas tumorais causando sangramentos e lesões encefálicas.

Não existe uma dose padrão para a radioterapia paliativa, havendo variação desde doses únicas de 8Gy, até fracionamentos como cinco frações de 4Gy, 10 frações de 3Gy e 20 frações de 2Gy. A escolha da dose, técnica utilizada e fracionamento pelo rádio-oncologista, basea-se na localização a ser tratada, no tipo do tumor, nas condições clínicas do paciente, na possibilidade ainda de uma abordagem curativa, dentre outros fatores.

Tratamento radical e adjuvante

O alvo do tratamento com radioterapia nos tumores de cabeça e pescoço basicamente é a doença demonstrável clinicamente, a área próxima passível de disseminação/infiltração neoplásica microscópica e as estações de drenagem linfática em risco para disseminação.

Usualmente no tratamento radical desses tumores, principalmente os com histologia de carcinoma de células escamosas, são utilizadas doses totais de radiação em torno de 70Gy em regiões com doença macroscópica com uma margem para a disseminação microscópica, e 50Gy em áreas de risco para disseminação linfática, em frações de 2Gy/dia, cinco vezes por semana. Existem outros esquemas terapêuticos, tais como o hiperfracionamento acelerado com *boost* concomitante (doses diárias de 1,8Gy, cinco vezes por semana, com a adição de mais uma fração diária de 1,5Gy nos últimos 12 dias de tratamento, até uma dose total de 72Gy) e o hiperfracionamento que demonstraram superioridade no controle local. Nos casos de tratamento adjuvante, quando indicado, utilizam-se doses de 60 a 66Gy nas regiões de alto risco de recidiva.

O tratamento adjuvante nos tumores de cabeça de pescoço, em linhas gerais, é indicado para casos de pior prognóstico clínico, como doença primária avançada (estádios T3 e T4), margens inadequadas, invasão óssea, múltiplos linfonodos cervicais acometidos, extravasamento extracapsular, invasão angiolinfática, invasão perineural ou naqueles com alto risco de disseminação linfática, cujo pescoço não tenha sofrido abordagem cirúrgica.

O uso de quimioterápicos, em conjunto com a radioterapia, tanto no tratamento primário quanto na adjuvância, tem levado também a uma maior sobrevida e um melhor controle local, especialmente em casos avançados.

Detalhes mais específicos para cada sítio serão definidos a seguir.

Cavidade oral

Geralmente o tratamento de escolha para o sítio primário nesses casos é a cirurgia, em geral não devido a uma maior taxa de cura, mas sim devido a um menor risco de complicações para um determinado nível de curabilidade. O tratamento ainda dependerá do subsítio com presença de neoplasia.

Lábio

Usualmente constituídos por carcinomas de células escamosas ou carcinomas basocelulares, causados na maioria dos casos devido à exposição solar, apresentando-se como lesões ulcerativas ou vegetantes.

O tratamento com radiação deve ser considerado como primeira escolha nos casos nos quais a cirurgia possa causar problemas funcionais, como por exemplo, em tumores que tenham mais de 2cm, que envolvam mais de 50% do lábio inferior, lesões em lábio superior, ou em lesões envolvendo a comissura, nas quais a exérese possa levar à microstomia ou à incontinência oral.

A radioterapia radical pode ser realizada por meio de teleterapia com feixes de fótons com *bolus* para superficialização da dose, elétrons ou ortovoltagem ou, ainda, pode-se utilizar a braquiterapia. As doses com teleterapia variam de 50Gy para estádio T1, 60Gy para T2, em frações de 2 a 2,5Gy, 70Gy em frações de 2Gy para T3 e T4. Nos casos em que há invasão óssea, dá-se preferência à cirurgia seguida de radioterapia adjuvante. Em estádios mais avançados também é importante atentar para o tratamento eletivo do pescoço, seja por meio de cirurgia ou por radioterapia.

A braquiterapia tem seu papel no tratamento de lesões mais iniciais (T1 e T2), realizando-se implantes temporários de cateteres, sendo normalmente prescrito 60 a 65Gy a uma taxa de dose de 0,4 a 0,6Gy/h.

A adjuvância com radioterapia está indicada em casos nos quais existam margens inadequadas, invasão óssea, invasão perineural, mais do que dois linfonodos cervicais acometidos e linfonodos com extravasamento extracapsular. A dose prescrita é de 60 a 66Gy em áreas de alto risco, em frações de 2Gy, e 50Gy em áreas eletivas.

Língua oral

Em estádios iniciais dá-se preferência à radioterapia com intuito radical em casos de lesões em região posterior da língua, especialmente naquelas com extensão para inserção do pilar tonsilar anterior, devido à dificuldade de excisão transoral. Utiliza-se geralmente teleterapia na dose de 70Gy, em frações diárias de 2Gy, cinco vezes por semana. Pode-se ainda utilizar a braquiterapia nas doses de 60 a 70Gy com taxa de dose de 0,4 a 0,6Gy/h, ou 60Gy em frações de 5Gy duas vezes ao dia, quando utilizada alta taxa da dose.

A adjuvância deve ser realizada em casos nos quais existam margens de ressecção menores que 2mm, margens positivas (mesmo que negativas após nova cirurgia), invasão perineural ou angiolinfática, casos avançados (T3 e T4), mais de um linfonodo comprometido caso tenha sido realizado esvaziamento cervical ou em casos de extravasamento extracapsular.

Soalho oral

Em lesões de excelente prognóstico T1N0 graus 1-2, sem invasão perineural ou angiolinfática, com invasão menor que 2mm, pode-se utilizar irradiação com ortovoltagem e cone intraoral com intenção radical. Na maioria dos outros casos, a cirurgia oferece uma opção terapêutica menos mórbida.

Há indicação de adjuvância com radioterapia em casos com margens menores que 2mm ou positivas, invasão perineural ou angiolinfática, casos avançados, pescoço não abordado cirurgicamente, para lesões outras que não as de excelente prognóstico, mais de um linfonodo acometido em casos nos quais tenha havido linfadenectomia cervical ou ainda extravasamento extracapsular.

Rebordo alveolar e trígono retromolar

A radioterapia tem a preferência no tratamento radical de lesões que atinjam o pilar tonsilar anterior, o palato mole e a mucosa jugal, ou lesões T1 sem invasão óssea.

Para os demais casos, a cirurgia seguida de radioterapia, quando indicada, oferece os melhores resultados terapêuticos. A adjuvância se faz necessária em casos de doença local avançada (T3 e T4), margens positivas, invasão perineural ou angiolinfática, linfoadenopatia cervical N2 e extravasamento extracapsular linfonodal.

Mucosa jugal

Tumores T1 são bem manejados com excisão local, sendo necessário o esvaziamento cervical se tiverem mais que 6mm. Já o tratamento de tumores T2 tem resultados semelhantes tanto com cirurgia quanto com radioterapia, seguindo os padrões de dose para tumores de cabeça e pescoço. Para tumores mais avançados, a combinação de cirurgia com radioterapia adjuvante tem os melhores resultados.

As indicações para adjuvância seguem as linhas gerais de recomendação para tumores de cabeça e pescoço, com a adição de que se deve tratar após a cirurgia também aquelas lesões com mais de 10mm de espessura.

Palato duro

Em sua maioria, é constituído por tumores de glândulas salivares menores, seguido pelos carcinomas de células escamosas. Para todos estádios a cirurgia tem papel preponderante, podendo ser utilizada a radioterapia radical para lesões iniciais sem invasão óssea e para pacientes com contraindicação para exérese.

A adjuvância é indicada em casos de doença local avançada (T3 e T4), margens positivas, invasão perineural ou angiolinfática, linfoadenopatia cervical N2 ou maior e extravasamento extracapsular linfonodal.

Orofaringe

Apesar de não haver ensaios randomizados comparando a cirurgia com a radioterapia, na modalidade cirúrgica parece que os resultados funcionais são piores do que os alcançados com a quimioirradiação, havendo maior morbidade, sendo a exérese radical mais realizada nos casos com lesões menores que 1cm, com estádio T1N0-1 do pilar tonsilar anterior e da úvula, ou para resgate.

Nos demais casos utiliza-se, em geral, a radioterapia isolada ou com quimioterapia baseada em cisplatina concomitante em casos mais avançados, com dose de 70Gy nas áreas de tumor demonstrável, em frações de 2Gy, cinco vezes por semana, e 50Gy em regiões eletivas de drenagem. Fracionamentos alternativos podem ser utilizados. O uso de IMRT pode ser de grande valia para poupar tecidos sadios e diminuir as sequelas a longo prazo, como a xerostomia (Fig. 40.3).

Pacientes com estádios avançados e que tenham sido submetidos à cirurgia devem receber radioterapia adjuvante para melhorar o controle local. As doses seguem as linhas gerais previamente explicitadas. Doença com fatores de alto risco (margens positivas, extravasamento extracapsular) também devem receber quimioterapia baseada em cisplatina concomitante à radioterapia.

Rinofaringe

O tratamento de primeira linha para os tumores de nasofaringe é a radioterapia, com ou sem quimioterapia, em doses radicais. Para doença T1-

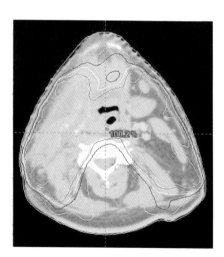

Figura 40.3 – IMRT – Curvas de isodose englobando volume-alvo e protegendo a medula.

2aN0 pode ser utilizada a radioterapia exclusiva, e em estádios superiores a estes deve ser incluído esquema de quimioterapia baseado em cisplatina.

O uso de IMRT no tratamento desses tumores traz algumas vantagens, tais como melhor cobertura do espaço parafaríngeo com menor dose no tronco cerebral, menor dose nos lobos temporais e, em alguns casos, a preservação da função salivar.

Hipofaringe

O tratamento para os tumores de hipofaringe envolve a cirurgia e a radioterapia, mas não há consenso, tanto nos estádios iniciais quanto nos mais avançados, sobre a melhor abordagem, havendo defensores de ambas as modalidades.

Vantagens do tratamento com radioterapia em estádios iniciais seriam resultados funcionais semelhantes aos da cirurgia, além do tratamento de possíveis metástases cervicais, e, mais importante, das cadeias linfonodais retrofaríngeas. Em estádios mais avançados a quimioirradiação pode levar à preservação da fonação do paciente, que de outra maneira seria submetido a uma laringectomia. Pacientes com tumores com volume maior que 6cm ou com destruição da cartilagem tireoide em toda sua espessura não têm um resultado funcional tão bom após a irradiação, com muitos centros nesses casos preferindo a cirurgia.

O tratamento com a radioterapia é feito também com dose de 70Gy na região do tumor primário e 50Gy em regiões eletivas. Pacientes submetidos à cirurgia e com fatores de mal prognóstico devem ser submetidos à irradiação adjuvante.

Laringe

Para tumores glóticos iniciais T1-2, a qualidade da voz, após a radioterapia, parece ser melhor do que após laringectomia parcial, cordectomia ou ablação com laser, além de oferecer um controle local semelhante ao da cirurgia. Pode-se realizar nestes casos, em pescoços N0, irradiação localizada, devido à pobre drenagem linfática. São utilizadas doses usuais de 70Gy em frações de 2Gy. Alguns centros utilizam outros esquemas de fracionamento, com doses de 63 a 65,25Gy, com frações de 2,25Gy, cinco vezes por semana. Frações menores que 2Gy parecem ser inadequadas, oferecendo menor controle local. No caso de acometimento linfonodal, as drenagens cervicais devem ser incluídas no alvo de tratamento. Para os tumores não glóticos deve ser realizada a irradiação do sítio primário e das drenagens cervicais.

Tumores mais avançados, com pescoço N0-1, podem ser tratados com quimioirradiação, a fim de preservação da laringe. Lesões de glote maiores que 3mm, não glóticas maiores que 6mm ou lesões que atravessem toda espessura da cartilagem, apresentam um pior resultado funcional e pior controle local com radioterapia, sendo a cirurgia preferida em vários centros.

Bibliografia

1. Al-Sarraf M, et al. Chemoradiotherapy versus Radiotherapy in patients with advanced nasopharyngeal cancer: Phase III randomized Intergroup study 0099. *Journal of Clinical Oncology,* 1998;16(4):1310-17.
2. Denis F, et al. Final results of the 94-01 French Head and Neck Oncology and Radiotherapy Group randomized trial comparing radiotherapy alone with concomitant radiochemotherapy in advanced-stage oropharynx carcinoma.*Journal of Clinical Oncology*, 2004;22(1):69-76
3. Hall EJ, et al. *Radiobiology for the radiologist.* 6a ed. Phipadelphia: Lippincott Williams & Wilkins; 2006.
4. Karen KF, et al. A Radiation Therapy Oncology Group (RTOG) Phase III randomized study to compare hyperfractionation and two variants of accelerated fractionation to standard fractionation radiotherapy for head and neck squamous cell carcinomas: first report of RTOG 9003. *International Journal of Radiation Oncology Biology Physics,* 2000;48(1):7-6.
5. Leonard CL, et al. The röntgen rays as a palliative in the treatment of cancer. *American Medical,* 1903;6:854-55.
6. Mendenhall WM, et al. Parameters that predict local control after definitive radiotherapy for squamous cell carcinoma of the head and neck. *Head & Neck,* 2003;25(7):535-42.
7. Parsons JT, et al. Squamous cell carcinoma of the oropharynx: Surgery, radiation therapy, or both. *Cancer,* 2002;94(11):2967-80.
8. Petrovich Z, et al. Carcinoma of the lip and selected sites of head and neck skin: a clinical study of 896 patients. *Radiotherapy & Oncology.* 1987;8:11-7.
9. Spiro R, et al. Pattern of invasion and margin assessment in patients with oral tongue cancer. *Head & Neck,* 1999;21:408-13.
10. Wolf GT, et al. The Department of Veterans Affairs Laryngeal Cancer Study Group. Induction chemotherapy plus radiation compared with surgery plus radiation in patients with advanced laryngeal cancer. *New England Journal of Medicine,* 1991;324:1685-90.
11. Zelefsky MJ, et al. Postoperative radiotherapy for oral cavity cancers: Impact of anatomic subsite on treatment outcome. *Head & Neck,* 1990;12:470-75

Capítulo 41

Atuação da Medicina Nuclear no Tratamento de Doenças de Cabeça e Pescoço

Carla Rachel Ono

Introdução

A Medicina Nuclear é uma especialidade médica que utiliza isótopos radioativos, tanto para a realização de exames diagnósticos como para a realização de tratamento.

E qual é a definição de isótopo radioativo?

Considerando-se um átomo, ele é constituído de um núcleo, que é composto por nêutrons e prótons, e por elétrons que ficam girando em torno do núcleo na eletrosfera.

Portanto, o núcleo atômico é constituído de prótons e nêutrons. Cada elemento químico possui um número específico de prótons no núcleo, por exemplo, o carbono tem seis prótons, o nitrogênio tem sete e o oxigênio tem oito prótons. No entanto, o número de nêutrons no núcleo pode variar para cada elemento.

Os núcleos de um dado elemento químico, com um número diferente de nêutrons, são chamados de isótopos do elemento (possuem o mesmo número de prótons, porém com número diferente de nêutrons). Os isótopos podem ser estáveis ou instáveis.

Os núcleos dos isótopos instáveis estão em níveis energéticos excitados, apresentando mais energia e podem eventualmente dar origem a uma emissão espontânea de uma parte de sua energia, com o intuito de perder a energia excedente, para se tornar um núcleo mais estável.

A forma como o núcleo perde energia pode ser feita pela emissão de partículas, como uma partícula alfa, uma partícula beta, que pode ser um elétron ou um pósitron, ou pela emissão de um fóton de radiação gama (que é uma onda eletromagnética). A esse fenômeno de emissão espontânea de perda de energia por parte do núcleo instável dá-se o nome de desintegração ou decaimento nuclear ou desintegração ou decaimento radioativo.

Os isótopos instáveis são, portanto, radioativos e também conhecidos por radioisótopos ou isótopos radioativos.

Racional para a utilização do iodo radioativo

O folículo da glândula tireoide consiste de um centro coloide, que age como um sítio de estoque de hormônio tireoideo, cercado por células epiteliais. A célula folicular da tireoide apresenta um mecanismo de transporte ativo, também denominado de captação, que permite a concentração de iodo pela glândula tireoide. A proteína da membrana plasmática, conhecida como sódio/iodeto *symporter* (NIS) é responsável pelo transporte do iodeto. A atividade do *symporter* (NIS) é influenciada primariamente pelo hormônio estimulante de tireoide (TSH), secretada pela hipófise, que aumenta o transporte do iodeto. O iodeto capturado pela célula epitelial da tireoide é posteriormente organificado e incorporado ao hormônio tireoideo. Alguns outros órgãos do corpo humano captam o iodeto, mas não o organificam, como por exemplo, as glândulas salivares, estômago, pele, glândulas mamárias e placenta.

O iodo-131 apresenta propriedades químicas idênticas ao do iodo estável, não radiativo, e participa dos processos metabólicos e da síntese dos hormônios tireóideos nas células foliculares como acima descrito. Portanto o iodo-131 é captado pelas células foliculares da tireoide, sofre organificação e participa na síntese dos hormônios tireóideos, sendo o seu emprego justificado na terapia pela forma específica como atua.

A terapia com radioisótopos em doenças da cabeça e pescoço consiste basicamente do tratamento do hipertireoidismo (doença de Graves e bócio nodular ou multinodular tóxico) e do tratamento complementar do câncer bem diferenciado da tireoide.

Para isso, utiliza-se o isótopo radioativo iodo-131 (^{131}I), que apresenta, além da emissão de raios gama pelo seu núcleo, que permitem a realização de imagens (cintilografias) e avaliação do nível de captação cervical, emissão pelo seu núcleo de partículas do tipo beta.

As partículas do tipo beta podem ser elétrons (e^-) e pósitrons (e^+), que são partículas idênticas ao elétron, exceto pela sua carga que é positiva ao invés de negativa.

O iodo-131 emite partículas beta (e^-), ou seja, elétrons, que ao passarem por um meio material perdem energia ionizando os átomos que encontram no caminho. Essa propriedade de ionizar átomos, portanto de ionizar tecidos, permite o emprego para a terapia. A ionização leva à destruição de macromoléculas, pela ação direta da interação da radiação com o tecido ou pela formação de radicais livres pela quebra de moléculas de água. Os efeitos biológicos da partícula beta causam processo inflamatório, resultando em redução funcional temporária da célula, redução na capacidade de replicação celular, menor sobrevida ou mesmo morte celular. Após o processo agudo inflamatório, pode ocorrer fibrose e atrofia do tecido pela redução da vascularização para o mesmo.

Os principais fatores determinantes dos efeitos celulares são: a quantidade absoluta de iodo-131 captada pelo tecido-alvo, o tempo de permanência do iodo na célula tireóidea e a radiossensibilidade tecidual.

Biodistribuição do iodo-131

O iodo-131 é administrado pela via oral, sob a forma de iodeto de sódio, em solução ou na forma de cápsulas. Após a absorção no trato grastrointestinal, há a captação do iodeto-131 pelas células foliculares da tireoide pelo sistema ativo de transporte de ânions (NIS), com posterior organificação e participação na síntese hormonal, como anteriormente descrito.

A distribuição normal do iodo-131 no organismo é: pela concentração do iodo-131 nas glândulas salivares, com excreção pela saliva, então é comum identificar a cavidade oral nas imagens de cintilografia, nasofaringe; pelo trato urinário, que é a principal via de excreção do iodo-131 pelo organismo, e pela mucosa gástrica, com progressão do iodo pelas alças intestinais. O iodo-131 também pode ser concentrado em menores quantidades no tecido mamário e eliminado do organismo em pequena quantidade por meio do suor e outras secreções.

A incorporação do iodo-131 pelo processo de organificação e participação na síntese hormonal tireóidea prolonga a sua permanência na circulação, fato importante na avaliação do cálculo da quantidade de iodo-131 a ser administrada, pois há aumento da dose para a medula óssea e propicia a visibilização da captação hepática difusa nas imagens realizadas após o tratamento com o iodo-131 devido ao catabolismo e excreção das proteínas que participam da produção do hormônio da tireoide.

Hipertireoidismo

Na doença de Graves e no bócio nodular/multinodular tóxico a ausência de tratamento, que atua diretamente na etiologia da anormalidade dessas doenças, direciona o tratamento para manipulações que reduzam o hormônio tireóideo circulante. Os tratamentos para que isso ocorra podem ser: medicamentoso com drogas antitireóideas, cirurgia ou tratamento com iodo radioativo (Fig. 41.1).

O iodo radioativo (radioiodo) foi primeiramente utilizado por Hertz e Roberts em 1941, no Massachusetts General Hospital, para o tratamento de hipertireoidismo, e já há dados acumulados suficientes da literatura de mais de 40 anos demonstrando a eficácia do iodo-131 no tratamento do hipertireoidismo, assim como sua segurança em termos de efeitos biológicos da radiação.

É importante salientar a diferença entre a dose administrada (quantidade de iodo-131 radioativo administrado) e a dose absorvida pela tireoide, que é definida pela quantidade de energia radioativa depositada no tecido tireóideo. O efeito da radiação na tireoide depende da radiação da dose absorvida, da radiossensibilidade tecidual e da qualidade da radiação. A dose absorvida na tireoide não depende somente da quantidade de radiação administrada, mas também da fração desta radiação depositada na glândula tireoide (captação da tireoide) e do tempo de retenção do iodo radioativo pela tireoide (meia-vida biológica do iodo-131). Esses parâmetros podem ser mensurados antes da terapia para se calcular a quantidade de iodo-131 que deve ser administrada a cada paciente.

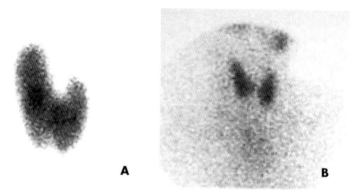

Figura 41.1 – A) Cintilografia da tireoide de um paciente com doença de Graves, pré-tratamento com radioiodo: nota-se tireoide de volume aumentado e com concentração aumentada, de forma difusa pelo radiofármaco, não sendo possível o delineamento do contorno cervical, observando-se somente a imagem da tireoide. **B)** Cintilografia da tireoide do mesmo paciente após o tratamento com radioiodo, notando-se redução das dimensões e concentração do radiofármaco em estruturas extratireóideas, sendo possível a delineação do contorno cervical.

Na evolução após a dose terapêutica com iodo-131, a maioria dos pacientes com doença de Graves e em menor proporção os pacientes com bócio multinodular tóxico desenvolvem o quadro de hipotireoidismo, sendo necessária a reposição hormonal com levotiroxina. Essa situação é considerada um sucesso terapêutico, simplificando o manejo, reduzindo custos e principalmente reduzindo os riscos cardiovasculares impostos pelo quadro de hipertireoidismo aos pacientes.

As precauções antes da administração da dose terapêutica são: as mulheres em idade fértil devem apresentar teste de gravidez negativo e as que amamentam são orientadas a suspender a amamentação. Os pacientes são orientados a realizarem uma dieta pobre em iodo (evitar sal, peixes e frutos do mar, verduras de folhas verdes, leite e embutidos) e evitar contaminantes que aumentem a quantidade de iodo circulante, como tintura de cabelo, bronzeador, antissépticos com iodo (povidona), contraste iodado, tratamento de canal dentário com iodo, banho de mar e medicamentos que contenham iodo, tais como amiodarona, iodeto de potássio e lugol. Esse preparo é com o intuito de reduzir do organismo a quantidade de iodo estável para reduzir a competição com o iodo radioativo a ser administrado.

Geralmente os pacientes são orientados a suspenderem os medicamentos antitireóideos uma semana antes da administração da dose terapêutica com iodo radioativo. Em pacientes idosos, com riscos cardiovasculares, esse tempo de suspensão pode ser menor. As medicações, tais como betabloqueadores, por exemplo, o propranolol, não necessitam de suspensão prévia.

Os efeitos colaterais precoces que podem ocorrer são: tireoidite, exacerbação da exoftalmia (se importante, a associação com corticoide e avaliação oftalmológica deve ser considerada), exacerbação dos sintomas de hipertireoidismo. Nos pacientes com bócio nodular tóxico de grandes dimensões pode ocorrer uma piora dos sintomas de obstrução de vias aéreas.

Muitos pacientes têm medo do desenvolvimento de câncer da tireoide, leucemia e infertilidade após o tratamento com radioiodo para hipertireoidismo, mas após 50 anos de experiência neste tipo de tratamento, essas complicações não foram encontradas.

O maior impacto da resposta ao tratamento com radioiodo ocorre pelo menos após três meses, sendo que os sintomas de hipertireoidismo melhoram após quatro a seis semanas. Se necessário, drogas do tipo betabloqueadores podem ser utilizadas.

Após três meses, se houve uma redução significativa das dimensões da tireoide, há indícios de significante resposta ao radioiodo. Se houve resposta clínica, porém sem melhora do quadro de hipertireoidismo, uma avaliação entre três a nove meses deve demonstrar uma resposta ao tratamento. Caso em três meses não ocorra melhora clínica dos sintomas de hipertireoidismo e as dosagens hormonais persistirem elevadas, sem redução nas dimensões da glândula tireoide, um retratamento deve ser considerado com o radioiodo.

Câncer bem diferenciado da tireoide

O tratamento com iodo radioativo é uma das principais modalidades de tratamento complementar à cirurgia. A justificativa para a sua utilização é que o iodo-131 é captado pelas células tireóideas remanescentes após a cirurgia de tireoidectomia total pelas propriedades anteriormente descritas, assim como pelas células neoplásicas remanescentes, por serem bem diferenciadas e preservarem a capacidade de concentração do iodo-131, apesar de, em geral, terem menor eficiência nesse mecanismo de captação em comparação à célula tireóidea normal. Essa captação e irradiação do tecido tireóideo é bem específica, causando pouca irradiação para os tecidos adjacentes.

A remoção cirúrgica da tireoide, tireoidectomia total, é o passo inicial para o uso terapêutico do iodo-131, pois evita a competição das células tireóideas normais pela captação do iodo-131 e permite maior elevação dos níveis séricos de TSH. Este estimula os mecanismos de captação do iodo tanto pelas células tireóideas normais remanescentes, como pelas células do carcinoma bem diferenciado, sendo considerados valores acima de 30µU/ml um nível adequado de estímulo do TSH. Com esse objetivo preconiza-se a suspensão da reposição hormonal com levotiroxina por quatro a seis semanas.

Nos pacientes incapazes de elevar de forma endógena os níveis de TSH, ou nos pacientes impossibilitados de interromper a reposição hormonal com levotiroxina, há a possibilidade de estímulo exógeno da elevação de TSH pelo uso de TSH recombinante humano, que nos dias atuais apresenta seu emprego restrito devido ao alto custo.

O iodo-131 oferece um tratamento sistêmico e específico para o tipo celular tireóideo. A radioterapia e a quimioterapia apresentam papel secundário no tratamento complementar do câncer bem diferenciado da tireoide.

A indicação do tratamento pode ser feita após o estudo diagnóstico de pesquisa de corpo inteiro (PCI) ou independente deste (Fig. 41.2). Os principais objetivos do tratamento ablativo complementar com o iodo-131 são destruir as células remanescentes, principalmente na possibilidade de doença multifocal, aumentar a sensibilidade de futuras cintilografias (PCI),

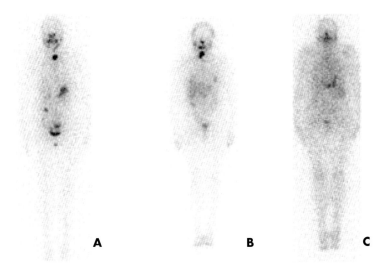

Figura 41.2 – Sequência de três imagens de pesquisa de corpo inteiro realizada com iodo-131. **A)** Imagem mostrando uma PCI pré-dose terapêutica na projeção anterior de corpo inteiro, notando-se além da biodistribuição normal do radioiodo (boca, glândulas salivares, nasofaringe, estômago, alças intestinais e bexiga), concentração focal na região cervical anterior na topografia do leito tireóideo, demonstrando presença de tecido remanescente após a cirurgia de tireoidectomia total. **B)** Imagem mostrando uma PCI pós-dose terapêutica na projeção anterior de corpo inteiro, notando-se além da biodistribuição normal do radioiodo (boca, glândulas salivares, nasofaringe, estômago, fígado, alças intestinais e bexiga), concentração focal e efetiva do radioiodo na região cervical anterior na topografia do leito tireóideo (objetivo da terapia) e concentração difusa hepática (habitual de se encontrar em PCI pós-dose devido ao tempo decorrido entre a administração da dose terapêutica e a realização das imagens, tempo que permite o metabolismo dos hormônios tireóideos produzidos com o iodo-131). **C)** Imagem mostrando uma PCI de controle realizada após um ano do tratamento com radioiodo, na projeção anterior de corpo inteiro. Como o tratamento foi eficaz, não se identifica mais a concentração do radioiodo em região cervical anterior (pela destruição das células tireóideas remanescentes com o iodo-131), observando-se somente a biodistribuição normal do iodo-131 (boca, glândulas salivares, nasofaringe, estômago, alças intestinais e bexiga).

melhor acompanhamento com as dosagens séricas de tireoglobulina (marcador sérico de acompanhamento em pacientes submetidos à tiredoidectomia total por câncer bem diferenciado de tireoide), assim como reduzir a recorrência tumoral. Há também a possibilidade de tratamento de metástases ganglionares, pulmonares, ósseas e em outros sítios que captam iodo, demonstrados no exame de pesquisa de corpo inteiro (PCI) realizado com iodo radioativo.

As precauções necessárias previamente ao tratamento com o iodo-131 são as mesmas necessárias no tratamento do hipertireoidismo. Uma grande diferença está no fato de que por regulamentação definida pelas normas de radioproteção da Comissão Nacional de Energia Nuclear (CNEN), doses acima de 30mCi (mili-Curie) necessitam de internação em ambiente hospitalar específico para esta finalidade. Como a grande maioria dos tratamentos de hipertireoidismo a atividade empregada de iodo-131 não ultrapassa o limite de 30mCi, a internação não é necessária. Já no tratamento complementar de câncer bem diferenciado da tireoide, na grande maioria das vezes a atividade administrada mínima excede os 30mCi, sendo obrigatória a internação dos pacientes até que eles apresentem, na monitoração radiométrica, uma atividade residual inferior a 30mCi em seus organismos. A forma de se alcançar esse objetivo é eliminando grande parte do iodo-131 por meio do sistema urinário. Durante a internação o paciente é mantido em isolamento, em quarto e banheiro privativos, garantindo uma menor exposição e contaminação com o iodo-131 no meio. O paciente é orientado a uma hidratação oral frequente para aumentar a micção, reduzindo a dose absorvida no trato urinário e gônadas, é estimulado também à salivação com sucos cítricos, balas ou gomas de mascar para reduzir a sialoadenite. Protetor gástrico também é prescrito devido à captação fisiológica gástrica do iodo-131. Outras medicações prescritas são as sintomáticas, tais como antieméticos e analgésicos se necessários. A reposição hormonal com levotiroxina e a suspensão da restrição dietética, assim como os contaminantes, podem ser realizadas após 48h da administração da dose de iodo-131. Habitualmente realiza-se a PCI pós-dose, realizada três a sete dias após, com a finalidade de confirmar a captação e avaliar a presença de alterações não identificadas na PCI pré-dose. A detecção de tecidos captantes de iodo-131 na PCI pós-dose não é indicativo de falha no tratamento e sim uma confirmação da concentração efetiva do iodo-131. Em geral, após um ano da terapia costuma-se realizar outra PCI para a avaliação do resultado do tratamento. No caso de persistência de captação do iodo-131 nas metástases, o tratamento pode ser repetido (Fig. 41.3).

Como efeitos adversos precoces podem ocorrer dor e edema na região cervical, principalmente nos pacientes com grande quantidade de tecido remanescente, sialoadenite pela concentração fisiológica do iodo nas glândulas salivares, alteração do paladar e gastrite. Náuseas e vômitos também

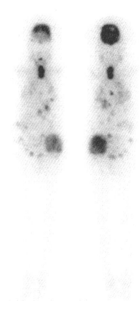

Figura 41.3 – Imagens nas projeções anterior e posterior de corpo inteiro de uma PCI pós-dose de uma paciente com carcinoma bem diferenciado da tireoide (tipo histológico folicular) demonstrando múltiplas áreas de acúmulo anômalo do radioiodo e áreas de metástases pelo carcinoma, em calota craniana, projeção de arcos costais, coluna vertebral, ossos da bacia, campos pulmonares e em região cervical anterior. As áreas mais extensas em calota craniana, hemibacia esquerda e região cervical anterior.

podem ocorrer, mas a maioria dos sintomas é branda quando presente e tratada com sintomáticos. Depressão medular transitória pode ocorrer no primeiro mês, mas raramente tem manifestações significativas e a hipofunção transitória das gônadas é também descrita.

Os efeitos adversos tardios podem resultar do prolongamento das manifestações agudas, como a depressão medular persistente e sialoadenite crônica. Fibrose pulmonar é raramente descrita, sendo considerado no cálculo da atividade a ser administrada o cuidado de evitar-se a retenção pulmonar de radioiodo na atividade de 80mCi por 48h.

O risco de desenvolver outros tumores é sempre uma grande preocupação. Não há evidências de risco significativo para câncer de bexiga, cólon, glândula salivar e mama em doses cumulativas abaixo de 400mCi. No entanto, é comprovada a associação de altas doses de iodo-131 com leucemia mieloide aguda, cujo risco aumenta para 0,5% com pico de incidência após 2 a 10 anos, nos pacientes com dose cumulativa acima de 800 a 1.000mCi.

À gestação é contraindicação absoluta para a dose terapêutica e apesar da observação de alterações cromossômicas não é constatado aumento das taxas de malformações ou abortos em gestação realizada após o tratamento com radioiodo.

Bibliografia

1. Becker DV, Sawin CT. Radioiodine and thyroid disease: The beginning. *Semin Nucl Med.* 1996;26:155-64
2. Chung JK, Lee YJ, Jeong JM, Lee DS, Lee MC, Cho BY, Koh CS. Clinical significance of hepatic visualization on iodine-131 whole-body scan in patients with thyroid carcinoma. *J Nucl Med.* 1997;38:1191-5.
3. De Klerk JM, de Keizer B, Zelissen PM, Lips CM, Koppeschaar HP. Fixed dosage of 131I for remnat ablation in patients with differentiated thyroid cancer without pre-ablative diagnostic 131 I scintigraphy. *Nucl Med Commun.* 2000;21:529-32.
4. Hurley JR, Becker DV. The use of radiodine in the management of thyroid cancer. In: Freeman LM, Weissman HS (eds.) *Nuclear Medicine Annual.* New York: Raven Press; 1983. p.329.
5. Okuno E, Caldas IL, Chow CR. Desintegração nuclear. In: Okuno E, Caldas IL, Chow CR (eds.) *Física para Ciências Biológicas e Biomédicas.* São Paulo: Habra; 1982. p.41-8.
6. Pacini F, Cetani F, Miccoli P, Mancusi F, Ceccarelli C, Lippi F, Martino E, Pinchera A. Outcome of 309 patients with metastatic differentiated thyroid carcinoma treated with radioiodine. *World J Surg.* 1994;18:600-4.
7. Powsner RA and Powsner ER. Basic nuclear medicine physics. In Powsner RA and Powsner ER (eds.) *Essential Nuclear Medicine Physics.* 2a ed. Massachusetts: Blackwell Publishing; 2006. p.1-19
8. Sarkar SD. Thyroid Gland. In: Elgazzar AH (ed.) *The Pathophisiologic Basis of Nuclear Medicine.* 2a ed. New York: Springer; 2006. p. 209-21.
9. Sarkar SD, Beierwaltes WH, Gill SP, Cowley BJ. Subsequent fertility and birth histories of children and adolescents treated with 131I for thyroid cancer. *J Nucl Med.* 1976;17:460-4.
10. Sarkar SD. Benign Thyroid Disease: What is the role of nuclear medicine? *Semin Nucl Med.* 2006;36:1865-93.
11. Tuttle RM, Becker DV, Hurley JR. Radioiodine treatment of thyroid disease. In: Sandler MP, Coleman RE, Patton JA, Wackers FJTh, Gottschalk A (eds.) *Diagnostic Nuclear Medicine.* 4a ed. Philadelphia: Lippincott Williams & Wilkins; 2003. p. 653-70.

Capítulo 42

Tratamentos Minimamente Invasivos em Cirurgia de Cabeça e Pescoço

Erivelto Martinho Volpi
Lenine Garcia Brandão

Introdução

Existe hoje, em todas as especialidades cirúrgicas, um movimento natural de evolução para as técnicas minimamente invasivas, por proporcionarem incisões pequenas, menor dor pós-operatória, menor tempo de internação hospitalar e, em muitos casos, diminuição do tempo cirúrgico, com resultados semelhantes aos obtidos nas cirurgias convencionais. Este conceito se iniciou nos anos 60, com os trabalhos de Semm para cirurgias ginecológicas, ainda sem o auxílio do vídeo. Semm é considerado o pai da cirurgia laparoscópica. A primeira colecistectomia laparoscópica foi realizada por Mühe, na Alemanha em 1985, e após certa resistência inicial da comunidade médica, essas técnicas ganharam grande aceitação e as cirurgias endoscópicas começaram a ser realizadas progressivamente em todas as áreas.

Em Cirurgia de Cabeça e Pescoço o conceito de cirurgia minimamente invasiva é aplicado especialmente às cirurgias sobre as glândulas tireoide e da paratireoide, pois este termo foi inicialmente utilizado quando ocorreram os primeiros trabalhos sobre tireoidectomias e paratireoidectomias endoscópicas. Ainda que procedimentos endoscópicos cervicofaciais sejam utilizados em cirurgias craniomaxilofacial, estética e endoscópica dos seios paranasais, esses tópicos não serão aqui abordados. Serão discutidas as cirurgias minimamente invasivas da tireoide, paratireoide e suas derivações.

História das cirurgias cervicais endoscópicas

A cirurgia da tireoide foi padronizada por Emil Theodore Kocher no início do século XX. Em 1909, foi agraciado com o Prêmio Nobel de Medicina por seus estudos acerca da fisiologia, patologia e cirurgia de tireoide.

A tireoidectomia desde então é realizada praticamente da mesma forma, no entanto Gagner, em 1996, publicou seu trabalho mostrando a ressecção de um adenoma de paratireoide por via endoscópica e lançou um novo desafio: a abordagem endoscópica cervical. Logo depois Hüscher, em 1997, documentou a ressecção de um nódulo de tireoide de 4mm por meio de ressecção endoscópica. Esses procedimentos foram realizados por uma técnica muito semelhante aos procedimentos laparoscópicos: com insuflação de gás carbônico na região cervical e três incisões para colocação dos trocanteres. A partir daí uma série de acessos para a tireoidectomia e paratireoidectomia endoscópica foram descritos: axilares, mamários, cervicais laterais e com ou sem insuflação de gás carbônico, até que em 1997 dois autores italianos, Bellantone, de Roma e Miccoli de Pisa, publicaram quase simultaneamente um novo tipo de procedimento: as abordagens videoassistidas, diferentes das técnicas descritas anteriormente por não necessitar da insuflação de gás carbônico e da cirurgia, assim como todo o procedimento, ser realizado por uma única incisão, levando a uma maior disseminação e aceitação desta técnica.

Definições

Cirurgias endoscópicas

As cirurgias endoscópicas cervicais podem ser classificadas em dois tipos: a cirurgia totalmente endoscópica (CTE) e as cirurgias videoassistidas (CVA).

A CTE é baseada nas técnicas de videolaparoscopia, e geralmente utilizam a insuflação de gás carbônico para criar o espaço para a cirurgia, além de vários orifícios para colocação de instrumental. As tireoidectomias totalmente endoscópicas foram descritas com ou sem insuflação de gás carbônico, utilizando acesso cervical, torácico ou axilar. A desvantagem é que são técnicas em geral mais demoradas, de difícil aprendizado e, portanto, de difícil reprodução por diferentes serviços.

A CVA é baseada na técnica de Miccoli, sem insuflação de gás carbônico, e com uma única abertura central para todo o instrumental. A paratireoidectomia minimamente invasiva videoassistida é uma técnica já plenamente estabelecida que pode, hoje, ser aplicada à maioria dos casos de hiperparatireoidismo primário. A tireodectomia videoassistida (TVA) é uma técnica que tem ganhado vários adeptos em diferentes Serviços na Europa, Estados Unidos, Japão e Brasil, por ser reprodutível, ter um tempo e curva de aprendizado aceitáveis e ser um procedimento similar em todos os passos à cirurgia convencional.

Cirurgias minimamente invasivas

Henry define as cirurgias minimamente invasivas da tireoide e paratireoide não apenas como uma questão de tamanho de incisão, mas também como um trauma a que é submetido o paciente. Segundo sua definição, as tireoidectomias minimamente invasivas podem ser consideradas as de incisões menores de 3cm e discretas, com acesso direto a tireoide e paratireoide para diminuir a área de dissecção, e com tempo de cirurgia, dor e resultados satisfatórios e comparáveis à cirurgia convencional. Assim, as incisões fora do pescoço, pela quantidade de dissecção bem maior e também pelo tempo cirúrgico elevado, mesmo em equipes treinadas, não poderiam ser chamadas de minimamente invasivas, no que concordamos integralmente (Fig. 42.1).

A tireoidectomia minimamente invasiva pode, também, ser realizada sem o auxílio do vídeo, desde que com incisão mais cranial. Neste caso, a incisão mais alta torna-se mais visível, além de apresentar exposição limitada do campo cirúrgico por ser muito pequena.

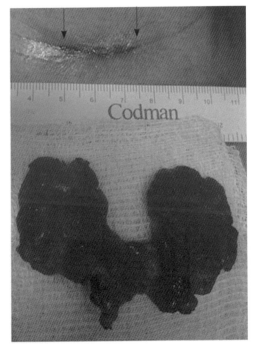

Figura 42.1 – Produto de tireoidectomia total e incisão cirúrgica de cerca de 2,5cm (setas). Tireoidectomia video-assistida (TVA).

As tireoidectomias minimamente invasivas videoassistidas são um procedimento similar em todos os passos à cirurgia convencional. O endoscópio é apenas um instrumento que permite a realização da mesma cirurgia por uma incisão menor, sem deixar de ter uma excelente exposição das estruturas importantes do pescoço, aliás, com magnificação e melhor visualização, principalmente das paratireoides e dos nervos laríngeos superior e inferior (Figs. 42.2 e 42.3)

Os critérios de inclusão para tireoidectomia videoassistida hoje são muito restritos. Indica-se para tireoides de pequeno volume (até 25 a 30ml, estimado pela ultrassonografia), nódulos de 3,5 a 4cm e extensão da tireoide não maior de 7cm. Excluem-se tireoides maiores e casos com tireoidite, pela dificuldade de dissecção e potencial aumento de complicações.

Para casos de doença maligna, como o carcinoma bem diferenciado de baixo risco, seleciona-se ainda mais, segundo diferentes autores, aceitam-se tumores de 2 a 3cm, sem invasão extracapsular e sem linfonodos metastáticos detectados previamente. Para a seleção dos casos, portanto, é fundamental a realização de uma ultrassonografia prévia muito bem feita e confiável, com avaliação não só do volume e textura da tireoide (para afastar tireoidite), mas também das cadeias ganglionares cervicais.

Quando se opera câncer, um dos pontos que se levanta como controverso é a possibilidade de ruptura da cápsula do tumor ou da tireoide na cirurgia videoassitida devido à manipulação por uma incisão menor. Para estudar esta

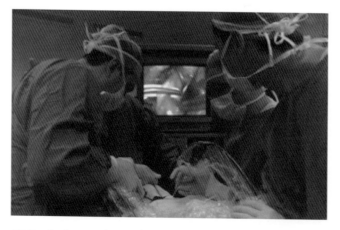

Figura 42.2 — Realização de tireoidectomia videoassistida, no detalhe do vídeo observa-se ligadura do pedículo superior com bisturi harmônico (Cirurgião: Dr. Jalmir Aust).

Tratamentos Minimamente Invasivos

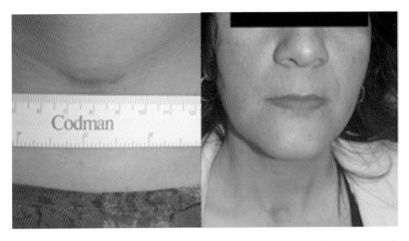

Figura 42.3 — Pós-operatório precoce (dois meses) à esquerda e tardio (12 meses) de tireoidectomia videoassistida.

possibilidade, Lombardi e col. randomizaram 20 pacientes para tireodectomia videoassistida *vesus* tireoidectomia convencional. No estudo foi dosada tireoglobulina sérica durante e após o procedimento para checar se a manipulação da tireoide era maior na abordagem videoassistida. Também foi estudado a proteína C reativa e os leucócitos, para checar a resposta ao estresse cirúrgico; a análise microscópica da integridade da cápsula da tireoide e a pesquisa de células no lavado do leito da tireoide durante o ato cirúrgico. A conclusão do estudo foi que não havia diferença estatística nos parâmetros estudados nos dois grupos, o que leva a crer que, em termos de manipulação cirúrgica, os dois procedimentos se equivalem e, portanto, não haveria risco maior de disseminação do tumor em casos de câncer operados por vídeo.

Outro ponto de controvérsia é em relação à capacidade de ressecção completa da glândula pela técnica. Miccoli e col. randomizaram 33 pacientes para cirurgia videoassistida ou convencional e estudaram a pesquisa de corpo inteiro e os níveis de tireoglobulina pós-operatórios em tireoidectomia por câncer. Os autores deste artigo chegaram à conclusão de que não há diferença estatística desses parâmetros entre os dois grupos estudados.

Vantagens e desvantagens da tireoidectomia videoassistida

Vários estudos da série de casos e alguns estudos randomizados demonstram que a técnica de tireodectomia videoassistida (TVA) é segura, apresenta os mesmos resultados da cirurgia tradicional, com os mesmos riscos.

Os estudos randomizados prospectivos sempre mostraram benefícios estatisticamente significativos em favor da TVA, como melhor cosmética, menor incisão, menor dor pós-operatória e menor sensação de desconforto no local operado três meses após a cirurgia.

Uma meta-análise, que é a melhor evidência científica atualmente disponível, reuniu cinco estudos randomizados comparando a TVA com a tireoidectomia convencional. A análise dos cinco estudos que reuniu 310 pacientes chegou às seguintes conclusões: as duas técnicas apresentam o mesmo risco de complicações a curto prazo. A TVA apresenta vantagens estatisticamente significativas com relação à cosmética e à dor pós-operatória. Esses estudos mostraram também que a TVA leva um tempo maior que a cirurgia convencional, tempo esse que tende a se igualar com o aprendizado da técnica. Os custos das duas técnicas foram equivalentes. A TVA mostrou uma tendência à menor perda de sangue que a cirurgia convencional, mas sem diferença estatística, talvez precisando um maior número de casos para se comparar para verificar se esse dado se confirma.

Com relação ao tempo de cirurgia, os primeiros estudos e a meta-análise que reuniu esses estudos mostraram que na TVA o tempo era maior quando comparado à cirurgia convencional. Mas com o aprendizado da técnica e o uso de tecnologias, como o bisturi ultrassônico, este tempo tende a ser igual ao da cirurgia convencional. Miccoli, por exemplo, publicou, no início da sua casuística, uma média de tempo de 80min para realizar uma lobectomia videoassistida e 130min para uma tireoidectomia total videoassistida. Em seus estudos mais recentes, demonstra que leva o mesmo tempo da cirurgia convencional, com um tempo médio de 37,3min para uma lobectomia videoassistida e 50,3min para uma tireoidectomia total videoassistida.

Técnica da tireoidectomia videoassistida

O material necessário consiste do *set* laparoscópico, fibra óptica rígida de 30° com 4 ou 5mm de espessura, bisturi ultrassônico, espátula e espátula-aspirador, pinças hemostáticas delicadas. O paciente fica em posição supina, sem hiperextensão. Preferimos anestesia geral, mas há grupos que realizam a cirurgia videoassistida sob anestesia local.

Miccoli descreve a técnica em cinco passos:

Passo 1 – Acesso à loja cirúrgica sob visão direta

Uma incisão única de 1,5 a 2cm é feita 2cm acima da fúrcula external, de preferência usando alguma prega natural do pescoço. Dois afastadores expõem a linha média, que é aberta por cerca de 3 a 4cm. O lobo tireóideo é separado dos músculos pré-tireóideos por dissecção romba, para criar o espaço operatório.

Passo 2 – Secção do pedículo superior sob visão endoscópica

O auxiliar cria o espaço cirúrgico com afastadores delicados. O pedículo superior é dissecado pela tração do lobo tireóideo inferior e medialmente (o ramo externo do nervo laríngeo superior pode eventualmente ser identificado em 60 a 80% dos casos). Bisturi harmônico é usado para selamento do pedículo. Não há necessidade de ligadura com fio.

Passo 3 – Identificação e dissecção das estruturas sob visão endoscópica

O lobo tireóideo é tracionado medialmente e o nervo laríngeo recorrente é identificado. A borda posterior do lobo tireóideo serve como ponto de referência para dissecção do nervo. A paratireoide superior é identificada e preservada.

Passo 4 – Luxação e ressecção da tireoide sob visão direta

Uma vez que a tireoide é completamente dissecada, esta pode ser luxada pela tração do pedículo superior. A tireoide pode ser então liberada da traqueia pela secção do ligamento de Berry.

Passo 5 – Fechamento

Não é necessário o uso de dreno. A linha média é fechada em geral com um ou dois pontos. A pele é fechada com pontos intradérmicos ou cola. É possível a alta hospitalar no dia seguinte da cirurgia, embora haja grupos que indiquem cirurgia ambulatorial em alguns casos.

Conclusão

A tireoidectomia minimamente invasiva videoassistida é uma técnica comprovadamente segura que pode ser indicada em casos selecionados de tireoide de pequeno volume com suspeita de carcinoma bem diferenciado de baixo risco. Apresenta os mesmos riscos da cirurgia convencional, com incisão menor e melhor visualização pelo cirurgião, que necessita treinamento especial para realizá-la.

A cirurgia videoassistida cervical veio para ficar, fato que se comprova pelo número sempre crescente de publicações, que mostram a eficácia da técnica e pela demanda estética alta dos pacientes de hoje. O paciente tem o direito de saber que a técnica existe para fazer sua opção se estiver dentro dos critérios de seleção de hoje, e os critérios de seleção tendem a aumentar com o treinamento e novos materiais a serem desenvolvidos.

Bibliografia

1. Bellantone R, Lombardi CP, Raffaelli M, Boscherini M, De Crea C, Traini E. Video-assisted thyroidectomy. *J Am Coll Surg*. 2002;194(5):610-4.
2. Bellantone R, Lombardi CP, Raffaelli M, Rubino F, Boscherini M, Perilli W. Minimally invasive, totally gasless video-assisted thyroid lobectomy. *Am J Surg*. 1999,177:342-3.
3. Cougard P. Videoassisted surgery in the neck: fashion or not? *Annales de Chirurgie*. 2003;128:677-79.
4. Dhiman SV, Inabnet WB. Minimally invasive surgery for thyroid diseases and thyroid cancer. *J Surg Oncol*. 2008,97:665-8.
5. Duh,QY. Presidential Address: Minimally invasive endocrine surgery--standard of treatment or hype? *Surgery*. 2003;134:849-57.
6. Gagner M. Endoscopic subtotal parathyroidectomy in patients with primary hyperparathyroidism. *Br J Surg*. 1996; 83:875-7.
7. Henry JF. Minimally invasive thyroid and parathyroid surgery is not a question of length of the incision. *Langenbecks Arch Surg*. 2008;393:621-6.
8. Hüscher CS, Chiodini S, Napolitano C, Recher A. Endoscopic right thyroid lobectomy. *Surg Endosc*. 1997;11:877-9.
9. Ikeda Y, Takami H, Sasaki Y, Takayama J, Niimi M, Kan S: Comparative study of thyroidectomies. Endoscopic surgery vs conventional open surgery. *Surg Endosc*. 2002,16:1741-5.

Lombardi CP, Raffaelli M, Princi P, Lulli P, Rossi ED, Fadda G, Bellantone R. Safety of video-assisted thyroidectomy versus conventional surgery. *Head Neck*. 2005;27:429-32.

10. Miccoli P, Berti P, Conte M, Bendinelli C, Marcocci C. Minimally invasive surgery for thyroid small nodules: preliminary report. *J Endocrinol Invest*. 1999,22:849-51.
11. Miccoli P, Elisei R, Materazzi G, Capezzone M, Galleri D, Pacini F, Berti P, Pinchera A. Minimally invasive video-assisted thyroidectomy for papillary carcinoma: A prospective study of its completeness. *Surgery*. 2002;132:1070-3; discussion 1073-4.
12. Sgourakis G, Sotiropoulos GC, Neuhäuser M, Musholt TJ, Karaliotas C, Lang H. Comparison between Minimally Invasive Video-Assisted Thyroidectomy and Conventional Thyroidectomy: Is There Any Evidence-Based Information? *Thyroid*. 2008;18:721-7.
13. Steck JH, Fraianella L, Gomes de Souza AL, Drouet F. Tireoidectomia Video-assistida – Experiência Preliminar em Campinas. *Revista Brasileira de Cirurgia de Cabeça e Pescoço*. 2006;35:211-3.
14. Volpi EM, Santos ABO, Capelli FA, Andrade CRA, Omokawa M. Tireoidectomia vídeo assistida: experiência de 120 casos. *Rev Col Bras Cir*. 2007;34:3-8.

Capítulo 43

Cirurgia Robótica em Cabeça e Pescoço

Claudio Roberto Cernea
Lenine Garcia Brandão

Introdução

O desenvolvimento do robô cirúrgico teve início nos Estados Unidos, na época da primeira Guerra do Golfo, no início da década de 1980. Como em diversas situações na história da Medicina em geral e da Cirurgia em particular, a necessidade de oferecer um atendimento cirúrgico complexo de imediato, mas nem sempre disponível no local, a um soldado americano ferido no campo de batalha, propiciou o desenvolvimento desta tecnologia revolucionária. Na primeira geração de robôs cirúrgicos, um mecanismo composto de três ou quatro braços mecânicos associava-se às mais variadas opções de ópticas binoculares e de instrumentos. Uma inovação revolucionária: as extremidades dos braços mecânicos mimetizavam *todos* os movimentos da mão humana, incluindo não apenas a pinça natural da mão como também, pela primeira vez, a rotação do punho em todas as direções. Este sofisticadíssimo aparelho cirúrgico era operado pelo cirurgião a distância (fosse ela de poucos metros ou de milhares de quilômetros), ergonomicamente instalado num console com todos os comandos ao alcance das suas mãos (que controlavam os braços mecânicos) e dos seus pés (responsáveis por diversas outras ações, como ajustes de imagem e uso do bisturi elétrico, dentre outros). Outro progresso notável foi obtido: em vez da imagem das operações endoscópicas e laparoscópicas em geral, o cirurgião no console passava a enxergar em três dimensões, usando tecnologia da realidade virtual. Além disso, por meio de um elaborado sistema óptico, o ponto de vista do cirurgião era transferido para o interior do paciente, seja para a cavidade abdominal ou para a orofaringe, oferecendo uma visão privilegiada e segura do campo operatório. De fato, nos modelos de última geração, esta visualização é tão perfeita que serve para compensar a perda de um importante sentido para o cirurgião: o tato.

No final da década de 1990 e durante a primeira década do século XXI, os robôs cirúrgicos foram aperfeiçoados e passaram a ser utilizados em algumas especialidades cirúrgicas: urologia, cirurgia de aparelho digestivo, cirurgia cardíaca, ginecologia e cirurgia de cabeça e pescoço, principalmente nos Estados Unidos. No Brasil, alguns centros especializados começaram a realizar cirurgias robóticas nos últimos anos.

Cirurgia robótica em cabeça e pescoço

Algumas especialidades cirúrgicas já incorporaram a tecnologia robótica ao seu armamento terapêutico. Dentre elas, destaca-se a urologia. Em alguns países, como nos Estados Unidos, um percentual cada vez mais elevado de prostatectomias é realizado com o auxílio do robô cirúrgico. Analogamente, na cirurgia de aparelho digestivo, à medida que os cirurgiões vão se familiarizando com esta nova tecnologia, aumentam as indicações, até mesmo para cirurgias de grande porte.

Em cirurgia de cabeça e pescoço, alguns tumores malignos localizam-se em áreas de difícil acesso cirúrgico. Por exemplo, para a exérese segura de um câncer de orofaringe, pode ser necessária uma mandibulotomia tática. Assim, esta foi uma das primeiras regiões anatômicas que despertou o interesse de alguns grupos norte-americanos, especialmente da Universidade da Pensilvânia na Filadélfia, da Clínica Mayo em Rochester e do MD Anderson Cancer Center de Houston. Foi então criada uma sigla em inglês TORS (*Trans Oral Robotic Surgery*), para definir esta nova forma de abordagem operatória do câncer da orofaringe. Outros tumores em cabeça e pescoço nos quais esta tecnologia passou a ser aplicada foram as neoplasias de laringe, de base de crânio e de tireoide.

TORS em tumores de orofaringe

O grande desenvolvimento com este método em alguns centros de referência norte-americanos e europeus deve-se aos trabalhos pioneiros publicados por Weinstein e O´Malley, da Universidade da Pensilvânia na Filadélfia. Inicialmente, esses autores estudaram a aplicabilidade desta técnica em cães. Uma dificuldade inicial foi acomodar os braços robóticos às dimensões da cavidade oral, já que eles haviam sido projetados originalmente para cirurgias abdominais, em que espaço não era um fator limitante. Apenas com o desenvolvimento de instrumentos mais delicados (com 5mm de diâmetro), foi possível tentar a etapa seguinte, ou seja, a transposição para a anatomia humana, efetuada em cadáveres não formolizados. Após estes estudos experimentais em animais e em cadáveres, desde o ano de 2005, perto de 350 casos já foram operados com sucesso nesta Instituição. Os bons resultados foram confirmados por outras séries de casos operados em outros centros de referência, como a Clínica Mayo, também nos Estados Unidos. No Brasil, já foram publicados dois estudos preliminares de relatos de casos nos quais esta nova técnica foi empregada com sucesso.

A principal vantagem da TORS é propiciar um acesso seguro, com clara visualização e magnificação, a lesões que seriam virtualmente inacessíveis à abordagem intraoral convencional, e necessitariam de grandes operações com secção da mandíbula, acompanhadas de traqueostomias e esvaziamentos cervicais (Figs. 43.1 e 43.2). Além disso, oferece uma alternativa cirúrgica minimamente invasiva à associação terapêutica quimiorradioterápica, que por vezes se acompanha de importante morbimortalidade. Por outro lado, o elevado custo para a aquisição e manutenção do robô cirúrgico limita a aplicabilidade deste método em nosso meio, particularmente no âmbito da medicina pública assistencial.

Cirurgia robótica para outras lesões em cirurgia de cabeça e pescoço

Outros tumores da cabeça e pescoço também têm sido abordados pela cirurgia robótica. Alguns cânceres supraglóticos de laringe podem ser ressecados até com relativa facilidade, desde que se utilizem afastadores específicos para a inserção dos braços robóticos, que infelizmente ainda não se encontram disponíveis em nosso meio. Entretanto, para a exérese de lesões glóticas, a tecnologia disponível ainda não é a ideal, principalmente em função das dimensões dos braços do robô, que literalmente não cabem no exíguo espaço disponível. Esta limitação também existe em lesões da base do crânio, impedindo a sua introdução pela cavidade nasal, tornando necessária a confecção de acessos mais amplos na cavidade oral.

Recentemente, têm aparecido propostas muito criativas de utilização do robô em tireoidectomias. No entanto, aqui também se encontra a mesma dificuldade técnica relatada no parágrafo acima, ou seja, as dimensões dos braços robóticos que não se ajustam ao campo de uma tireoidectomia convencional. Nos últimos dois anos, um grupo coreano desenvolveu uma abordagem transaxilar para abordar a loja tireóidea sem nenhuma cicatriz no pescoço que, apesar de engenhosa, é bastante invasiva e trabalhosa.

476 Tratamentos Complementares e Perspectivas

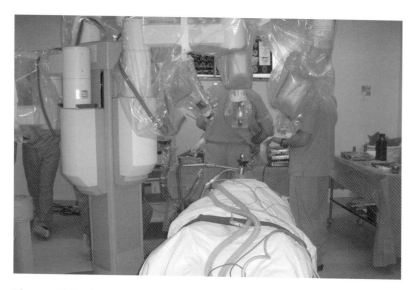

Figura 43.1 – Posicionamento do robô Da Vinci™ junto a um paciente portador de câncer de amígdala.

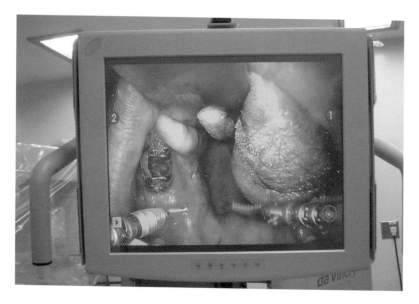

Figura 43.2 – Aspecto do campo operatório do mesmo paciente, com os braços robóticos em posição para iniciar o procedimento.

Além disso, apesar da falta de cicatriz cervical, uma grande cicatriz na axila, além de outra na região pré-esternal (que usualmente se torna quelóidea) diminuem muito a aceitação desta técnica em um país como o Brasil, em que as mulheres jovens (que são a maioria dos portadores de tireoideopatias) expõem mais seus corpos do que em outros países.

No ano passado, surgiram duas curiosas propostas de abordagem robótica da glândula tireoide por via oral que, por enquanto, encontram-se restritas ao âmbito experimental.

Perspectivas

Neste capítulo, procurou-se demonstrar as amplas perspectivas de aplicação da cirurgia robótica em tumores de cabeça e pescoço, especialmente para aqueles localizados na orofaringe. Pela vertiginosa velocidade que o desenvolvimento tecnológico tem experimentado nesta área, acredita-se que novos aperfeiçoamentos, como braços robóticos menores e possibilidade de inseri-los através de um portal único estarão disponíveis num futuro próximo, expandindo sobremaneira as aplicações da cirurgia robótica.

Bibliografia

1. Arap SS, Moyses RA, Brandão LG, Michaluart Jr. P, Frizzarini R. Câncer de faringe tratado com tonsilectomia radical por cirurgia robótica. *Rev. Bras. Cir. Cabeça Pescoço* 2009;38:54-5.
2. Benhidjeb T, Wilhelm T, Harlaar J, Kleinrensink GJ, Schneider TA, Stark M. Natural orifice surgery on thyroid gland: totally transoral video-assisted thyroidectomy (TOVAT): report of first experimental results of a new surgical method. *Surg Endosc.* 2009;23:1119-20.
3. Cernea CR, De Carlucci Jr. D, Schraibman V, Frizzarini R, Brandão LG. Cirurgia Robótica Trans-Oral (TORS): relato dos dois primeiros casos de câncer de orofaringe operados no Hospital Israelita Albert Einstein. *Rev Bras Cir Cabeça Pescoço* 2009;38:276-79.
4. Cernea CR, Macedo ALV, Schraibman V, Lemos GC. A era dos robôs cirurgiões. *Ser Médico (CREMESP)* 2009;49:10-12.
5. Genden EM, Desai S, Sung CK. Transoral robotic surgery for the management of head and neck cancer: a preliminary experience. *Head Neck.* 2009;31:283-9.
6. Kang SW, Jeong JJ, Yun JS, Sung TY, Lee SC, Lee YS, Nam KH, Chang HS, Chung WY, Park CS. Robot-assisted endoscopic surgery for thyroid cancer: experience with the first 100 patients. *Surg Endosc.* 2009 Mar 5. [Epub ahead of print].
7. Karakas E, Steinfeldt T, Gockel A, Westermann R, Kiefer A, Bartsch DK. Transoral thyroid and parathyroid surgery. *Surg Endosc.* 2009 Dec 24. [Epub ahead of print].

8. Kupferman M, Demonte F, Holsinger FC, Hanna E. Transantral robotic access to the pituitary gland. *Otolaryngol Head Neck Surg.* 2009;141:413-5.
9. O'Malley BW Jr, Weinstein GS. Robotic skull base surgery: preclinical investigations to human clinical application. *Arch Otolaryngol Head Neck Surg.* 2007;133:1215-9.
10. Weinstein GS, O'Malley BW Jr, Desai SC, Quon H. Transoral robotic surgery: does the ends justify the means? *Curr Opin Otolaryngol Head Neck Surg.* 2009;17:126-31.
11. Weinstein GS, O'Malley BW Jr, Hockstein NG. Transoral robotic surgery: supraglottic laryngectomy in a canine model. *Laryngoscope.* 2005;115:1315-9.
12. Weinstein GS, O'Malley BW Jr, Snyder W, Sherman E, Quon H. Transoral robotic surgery: radical tonsillectomy. *Arch Otolaryngol Head Neck Surg.* 2007;133:1220-6.

Parte VIII

Reabilitação

- Reconstrução em Cirurgia de Cabeça e Pescoço
- Reabilitação Fonatória com Prótese Traqueoesofágica
- Diagnóstico Fonoaudiológico Clínico e Instrumental
- Tratamento Fonoaudiológico de Pacientes da Cirurgia de Cabeça e Pescoço
- Aspectos Psicológicos em Cirurgia de Cabeça e Pescoço
- Fisioterapia em Cirurgia de Cabeça e Pescoço
- Reabilitação Protética Oral e Próteses Fasciais
- Importância do Tratamento Odontológico no Paciente de irurgia de Cabeça e Pescoço

Capítulo 44
Reconstrução em Cirurgia de Cabeça e Pescoço

Luiz Carlos Ishida
Júlio de Morais Besteiro

Introdução

O desenvolvimento da cirurgia oncológica de cabeça e pescoço está intimamente ligada à própria evolução da cirurgia plástica reparadora. Muitas das ressecções oncológicas implicam em mutilações estéticas, com comprometimento funcional importante, ou mesmo exposição de estruturas vitais. Cabe ao cirurgião plástico minimizar os danos estéticos, recuperar a funcionalidade dos órgãos acometidos, além de promover cobertura adequada das estruturas vitais.

As técnicas reconstrutivas evoluíram rapidamente nas três últimas décadas, principalmente com o uso dos retalhos miocutâneos e a introdução dos transplantes microcirúrgicos, que melhoraram significativamente a qualidade estética e funcional das reparações. Estes métodos de reparação permitiram a realização de ressecções oncológicas muito mais amplas associadas a melhores resultados esteticofuncionais.

Atualmente o câncer de cabeça e pescoço é tratado de maneira combinada, incluindo a cirurgia, radioterapia e quimioterapia. A associação desses tratamentos tem criado desafios cada vez maiores para a cirurgia reparadora.

Conceitos gerais

A ressecção tumoral não deve ser limitada pelos procedimentos de reparação. O planejamento cuidadoso pré-operatório das equipes envolvidas é de fundamental importância para o sucesso da reconstrução. Todo paciente deve ser individualizado considerando-se sua idade, sexo, hábitos, comorbidades e estado psicossocial.

A cirurgia reparadora visa recuperar a função, fornecer cobertura adequada para as estruturas vitais, como grandes vasos e nervos, e obter uma melhoria estética, no intuito de promover uma reintegração social. As áreas doadoras também devem ser cuidadosamente consideradas, a fim de criar menores sequelas estéticas, funcionais e psicológicas para o paciente.

Os métodos para as reparações de cabeça e pescoço são vários, mostrados a seguir:

1. *Fechamento por segunda intenção* – Alguns defeitos da região frontal quando tratados desta forma apresentam melhores resultados estéticos se comparados com enxertias ou com retalhos.

2. *Fechamento primário* – Aplicado em pequenos defeitos de qualquer região, desde que não provoquem distorções estéticas ou prejuízo funcional.

3. *Enxertia* – Indicada para defeitos com leito receptor adequado, bem vascularizado, em que a retração secundária do enxerto não provoque distorções ou prejuízo funcional.

4. *Retalhos locais* – Utilizados em defeitos com exposição de tecidos nobres ou mal vascularizados, ou ainda com perda significativa de volume. Também é capaz de evitar distorções secundárias ou e de minimizar o defeito estético.

5. *Retalhos a distância* – Quando não existirem opções de retalhos locais ou houver necessidade de reconstruções mais complexas, está indicado o uso de retalhos a distância, como os retalhos pediculados tipo grande dorsal e peitoral, bem como os transplantes microcirúrgicos. Em termos gerais os transplantes microcirúrgicos são procedimentos tecnicamente mais complexos do que as reparações realizadas com retalhos à distância diretos. Exigem ainda equipamento e treinamento especializados, porém resultam em reparações qualitativamente superiores, tanto do ponto de vista funcional como estético. Em determinadas circunstâncias, os transplantes microcirúrgicos constituem a única forma de reparação possível. Muitas cirurgias ablativas somente se tornaram viáveis com a introdução desses transplantes para reconstrução.

A escolha do método de reparação deve visar sempre a aquisição de melhores resultados estéticos e funcionais, mesmo que isto implique na utilização de métodos de reparo mais complexos.

Reconstrução das partes moles

As reconstruções das partes moles podem variar em uma enorme gama de complexidade, conforme sua localização e extensão. Pequenos defeitos cutâneos ou mucosos, afastados dos orifícios naturais, podem ser tratados, na maioria dos casos, com retalhos locais simples. Grandes defeitos, envolvimento de vários tecidos ou lesões periorificiais, por sua vez, podem necessitar de métodos de reconstrução mais complexos, como veremos a seguir.

Reconstrução de orelha

A orelha é um apêndice do segmento cefálico de grande importância estética. Possui uma forma externa ovalada e uma arquitetura interna extremamente complexa. Devido à grande exposição, ela é frequentemente acometida por tumores cutâneos, como o carcinoma basocelular e mesmo o espinocelular. Também é acometida por malformações, como a microtia e anotia, além de amputações traumáticas e deformidades após infecções. Essas condições muitas vezes levam à necessidade de reconstrução total da orelha.

Pequenas ressecções tumorais na borda da hélice ou anti-hélice podem ser tratadas por fechamento borda a borda. Também são muito utilizados retalhos tubulizados da região posterior de orelha, transferidos em dois tempos para as deformidades limitadas à hélice. Esta mesma região doadora pode fornecer um retalho para defeitos de face posterior ou anterior da concha, neste caso transcartilagem auricular.

Para as deformidades congênitas mais graves, como a microtia ou anotia; e para as perdas maiores do pavilhão auricular, como ressecções tumorais mais extensas ou perdas traumáticas, muitas vezes é necessária a reconstrução do arcabouço cartilaginoso. A estrutura da orelha é reconstruída com cartilagem costal autógena, procurando-se reproduzir os elementos anatômicos perdidos da orelha. Utiliza-se geralmente a oitava cartilagem costal para a reprodução da hélice e na sincondrose da sexta e sétima esculpe-se a anti-hélice, delimitando-se a concha auricular. Neste momento também podemos reproduzir o *tragus* e *antitragus*.

A estrutura cartilaginosa é posicionada sob a pele descolada na região correspondente da orelha, previamente marcada, tendo como referência a posição da orelha contralateral. Após a integração do arcabouço cartilaginoso, que se dá entre três e seis meses, libera-se a porção posterior da orelha reconstruída do segmento cefálico. A área cruenta resultante entre a orelha e a região da mastoide é tratada com um enxerto de pele parcial.

Em indivíduos idosos as cartilagens costais podem se apresentar calcificadas, inadequadas para a escultura de uma neo-orelha. Nesses casos podemos lançar mão de prótese aloplástica de silicone ou de polietileno poroso para a substituição do arcabouço cartilaginoso, com a ressalva de uma probabilidade maior de extrusão a longo prazo. Uma outra alternativa a ser considerada é a utilização de próteses externas implante suportadas, com ótimo resultado estético, mas com baixa aceitação em nosso meio pela população mais jovem.

A cobertura de pele na região pré-mastóidea pode não ser adequada, como na presença de grandes áreas cicatriciais. Nesses casos, recorre-se à cobertura do arcabouço cartilaginoso com um retalho de fáscia temporal e enxertia sobre a mesma, tudo isso feito no mesmo tempo cirúrgico. A desvantagem deste método é a diferença de coloração entre a pele da face e a pele enxertada da orelha.

Reconstrução do nariz

O nariz é um elemento muito importante na estética facial. Devido ao seu posicionamento central na face, qualquer pequena alteração em sua forma implica em grandes prejuízos estéticos. Para fins reparadores, o nariz pode ser considerado uma unidade estética da face. Isto significa que qualquer defeito a ser reparado, que inclua a unidade estética do nariz e qualquer outra unidade estética da face, deve ser tratado em princípio como dois defeitos, procurando-se isolar a unidade do nariz.

O próprio nariz pode ser dividido em nove subunidades estéticas, sendo elas: a ponta, duas asas, uma columela, dois triângulos moles, duas paredes laterais e o dorso. Esta divisão tem importância principalmente em pequenos defeitos do nariz. Reconstruções limitadas às subunidades anatômicas e com cicatrizes posicionadas nas transições entre elas são as que resultam em melhores resultados estéticos. Já aquelas que invadem duas ou mais subunidades parcialmente e não têm suas cicatrizes posicionadas nas transições frequentemente se apresentam com aparência de "remendo", com piores resultados estéticos. Assim, muitas vezes, a ampliação do defeito para que ele ocupe toda a subunidade anatômica, apesar de paradoxal, resulta em melhores reconstruções, uma vez que desta forma evita-se cicatrizes interrompendo as subunidades, posicionando-as exatamente nas transições onde elas são menos aparentes.

Defeitos cutâneos do nariz de até 2,5cm de diâmetro podem ser tratados adequadamente com retalhos locais do próprio nariz, como o bilobado e o romboide. Já defeitos maiores prescindem de retalhos locorregionais, como o glabelar, o nasogeniano e o frontal.

As ressecções oncológicas e traumas podem acometer outras estruturas nasais além da pele. Muitas vezes o arcabouço osteocartilaginoso e o forro mucoso nasal também necessitam reparação. O arcabouço cartilaginoso é preferencialmente reparado com cartilagens do próprio nariz, principalmente a do septo nasal. Na ausência ou insuficiência desta, utilizam-se as cartilagens auriculares ou as costais. Esta última tem a vantagem da grande disponibilidade, apesar de ser mais trabalhosa, tanto em sua retirada quanto na escultura. Finalmente, o esqueleto nasal pode ser reconstruído também com enxertos ósseos ou materiais aloplásticos. Estas alternativas são menos utilizadas pelo alto índice de reabsorção dos enxertos ósseos e pela possibilidade de extrusão.

Apesar da óbvia importância da reconstrução do esqueleto e da cobertura nasal, o forro nasal nunca deve ser esquecido. A correta reparação da cobertura interna do nariz propicia manutenção da via aérea e evita retração secundária do nariz reconstruído. Tanto a correção de estenoses narinárias quanto as deformações nasais secundárias por retrações de forro nasal não reconstruído são de difícil correção. Quando não existir a possibilidade de reconstrução das três camadas do nariz em um único tempo, deve-se reconstruir primeiramente o forro nasal.

O forro nasal deve ser reconstruído preferencialmente com retalhos, a fim de se evitar retrações secundárias. Os mais utilizados são o nasogeniano, os de mucosa septal e mucosa oral, o frontal e até mesmo os retalhos microcirúrgicos finos como o antebraquial.

Em pacientes sem condições clínicas para as múltiplas cirurgias de reconstrução do nariz, deve-se aventar a possibilidade de utilização de próteses externas. Como um apêndice cefálico relativamente imóvel, o nariz se presta muito bem para este tipo de reconstrução, especialmente em pacientes idosos e usuários de óculos.

Reconstrução dos lábios

Os lábios têm um importante papel na fonação, contenção alimentar e na estética facial. Eles são frequentemente acometidos por carcinomas espinocelulares relacionados ao tabagismo, etilismo e à exposição solar. Com o esclarecimento da população e dos profissionais de saúde, o diagnóstico tem sido cada vez mais precoce, resultando em ressecções menores e prognósticos melhores.

Devido à mobilidade e elasticidade dos lábios, a grande maioria dos defeitos que envolvam até um terço da extensão do lábio são passíveis de fechamento borda a borda. De um terço até metade do lábio recorre-se às técnicas de avanço lateral no lábio inferior, como a técnica de Bernard-von Burow-Webster (Figs. 44.1 a 44.3). Nesta técnica, avança-se o lábio restante

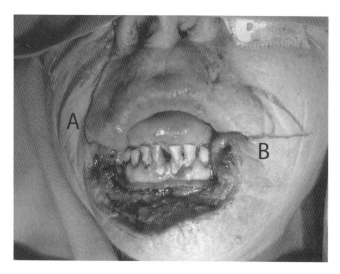

Figura 44.1 – Defeito de lábio inferior pós-ressecção de carcinoma espinocelular. **A)** Planejamento de retalho musculocutaneomucoso nasolabial. **B)** Planejamento de retalho de avanço musculocutaneomucoso tipo Bernard-von Burow-Webster.

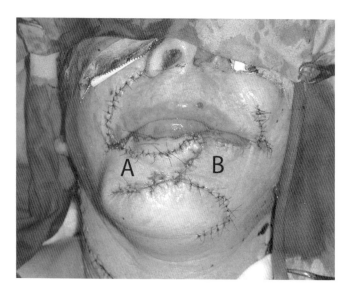

Figura 44.2 – **A)** Retalho nasolabial e **B)** retalho de lábio inferior já suturado em posição com uma pequena área enxertada acima do retalho **A**.

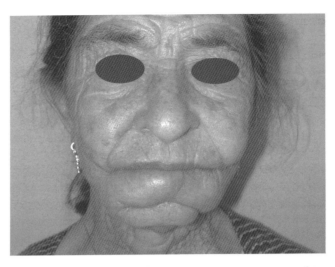

Figura 44.3 – Pós-operatório tardio de cirurgia em tempo único com perfeita oclusão labial e aspecto estético aceitável.

como um retalho musculocutaneomucoso de lateral para medial com um triângulo de compensação cutânea no sulco nasolabial. Este tipo de retalho preserva a função da musculatura orbicular da boca e, consequentemente, a contenção oral. Defeitos do mesmo tamanho no lábio superior são preferencialmente tratados com retalhos do lábio inferior como o descrito por Abbé. Este retalho é confeccionado na região central do lábio inferior e rodado para o lábio superior pediculado pelos vasos orbiculares de um dos lados. Como inconveniente o paciente necessita permanecer com os lábios unidos pelo pedículo por duas ou três semanas quando o pedículo pode ser liberado.

Defeitos maiores que a metade do lábio inferior frequentemente necessitam da combinação de dois métodos de reparação, como retalhos de Bernard-von Burow-Webster bilaterais. Defeitos maiores por vezes necessitam de retalhos não inervados como o retalho nasolabial, com evidente prejuízo funcional (Figs. 44.1 a 44.3). Defeitos de três quartos à extensão total do lábio podem necessitar de retalhos a distância, incluindo aí os retalhos microcirúrgicos. Com a função do músculo orbicular da boca comprometido, a contenção oral deve ser reparada com suspensão estática do lábio inferior. Esta suspensão é feita preferencialmente com material autógeno como a fáscia *lata*.

Reconstrução das pálpebras

As pálpebras também são muito acometidas por tumores cutâneos, principalmente o carcinoma basocelular. Sua reconstrução é necessária para a proteção do globo ocular. Ressecções parciais de até um terço de sua extensão podem ser reconstruídas com o avanço da própria pálpebra. Lesões maiores necessitam retalhos como o de pele da pálpebra superior para a reconstrução da pálpebra inferior, ou outros como o glabelar, o frontal e retalho malar de avanço.

Devemos lembrar que as pálpebras são estruturas complexas compostas da pele, tarso, musculatura e aponeuroses, septos, mucosa, glândulas e pelos. Na reconstrução das pálpebras inferiores é comum a necessidade de se reconstruir uma estrutura de suporte, a fim de se evitar uma retração secundária. Esta estrutura geralmente é confeccionada com um enxerto de cartilagem conchal.

Reconstrução do couro cabeludo

O couro cabeludo é uma região muito exposta do corpo humano, assim sendo, é fequentemente sítio de tumores, como o carcinoma basocelular e mesmo carcinoma espinocelular, especialmente em indivíduos de faixas etárias mais avançadas. Em indivíduos mais jovens, observamos também outros tumores e malformações congênitas que necessitam ressecção por malignidade (carcinomas e sarcomas), por potencial malignidade (nevo sebáceo e nevo gigante), por transtornos hemorrágicos (malformações vasculares) ou mesmo por questões estéticas. Outra causa de grandes perdas de couro cabeludo são os traumas, principalmente aqueles por arrancamento, quando os cabelos se prendem a algum artefato mecânico de alta rotação.

A reparação do couro cabeludo difere um pouco de outras partes do corpo, devido à sua vascularização peculiar e da inextensibilidade dos tecidos desta área. A vascularização é oriunda praticamente de toda a periferia do couro cabeludo com pedículos importantes, como os occipitais, os temporais e os supratrocleares. Uma artéria de qualquer um desses pedículos pode suprir o couro cabeludo nos casos de avulsão por arrancamento, no entanto são necessárias mais de uma veia para a drenagem suficiente do mesmo.

Devido à rica vascularização, a região do couro cabeludo permite retalhos de desenhos variados, entretanto sua relativa falta de elasticidade requer manobras para a cobertura da área desejada. A mais simples delas consiste em incisões na gálea aponeurótica, aumentando um pouco a elasticidade dos retalhos de couro cabeludo. Usa-se também rodar o retalho e enxertar a área doadora, com a desvantagem de se criar uma área alopécica que deverá ser tratada posteriormente. O couro cabeludo pode ser aumentado com auxílio de expansores, podendo-se, desta maneira, tratar áreas maiores. Em casos de lesões muito extensas recorre-se aos retalhos microcirúrgicos para fornecer uma cobertura viável e de boa qualidade para esta região.

Reconstrução da hipofaringe e esôfago cervical

A principal causa de ressecções tumorais da hipofaringe e do esôfago cervical é a invasão de carcinomas espinocelulares primários da laringe. Defeitos pequenos podem ser fechados primariamente, na transição entre hipofaringe e esôfago este fechamento é feito em "T". No esôfago cervical a permanência de pelo menos 2,5cm do diâmetro deste órgão permite o fechamento primário, mesmo que posteriormente o paciente necessite dilatações endoscópicas.

Defeitos maiores são reconstruídos com retalhos. Os mais utilizados são o anterolateral da coxa, o retalho livre de jejuno, o peitoral maior e mais recentemente o supraclavicular. Os dois primeiros são transferidos por técnicas microcirúrgicas, sendo que o retalho perfurante anterolateral da coxa apresenta menos disfagia em relação ao jejuno. O retalho musculocutâneo do peitoral maior apresenta um alto índice de fístulas e estenoses, além de uma grande deformidade na área doadora. O retalho fasciocutâneo supraclavicular possui uma espessura adequada e proximidade anatômica, no entanto depende da preservação dos vasos cervicais transversos muitas vezes ligados no esvaziamento cervical nível V.

A reconstrução desta região visa permitir ao paciente uma deglutição normal e a possibilidade de comunicação pela voz esofágica. Lesões maiores e com maior envolvimento da hipofaringe têm pior prognóstico funcional em relação às lesões mais localizadas no esôfago cervical.

Reconstrução óssea

Os ossos do segmento cefálico podem ser acometidos por tumores próprios ou por invasão de neoplasias primárias de outros tecidos. Um dos ossos da face mais acometidos é a mandíbula, tanto por invasão sendo o carcinoma espinocelular de soalho bucal o mais comum quanto por tumores próprios, como o ameloblastoma. A reparação óssea pode ser realizada com enxertos ósseos, retalhos ósseos e materiais aloplásticos.

Os enxertos estão indicados em defeitos mandibulares de até 7cm de extensão, em região de corpo ou ramo ascendente. Há a necessidade de um bom leito receptor com ausência de infecção e radiação.

Os retalhos ósseos são transplantados por microcirurgia para a região mandibular. Os sítios doadores mais comuns são a fíbula e a crista ilíaca, entre outros. Eles estão indicados em defeitos maiores que 7cm, em defeitos de qualquer tamanho em região de mento, em pacientes com leito receptor irradiado, em pacientes com perda concomitante de partes moles e em crianças. Tanto a fíbula quanto a crista ilíaca podem ser moldados na forma da mandíbula através de osteotomias e são fixadas com miniplacas de titânio ou placas de reconstrução mandibular.

Os retalhos ósseos microcirúrgicos mantêm sua massa óssea após o transplante, sendo ideais para a reabilitação protética com implantes osteointegrados. Também podem ser utilizados para a reconstrução da maxila, com alta resistência ao tratamento radioterápico a que os pacientes oncológicos são submetidos no pós-operatório.

Os materiais aloplásticos são bem tolerados para a reconstrução de ramo ascendente, principalmente em pacientes idosos. Este tipo de reconstrução não permite a reabilitação protética com implantes, têm baixa tolerância às infecções e tendem à extrusão, principalmente quando utilizados em corpo e região anterior da mandíbula.

Considerações finais

A reconstrução de cabeça e pescoço impõe grandes desafios ao cirurgião. Muitas vezes defeitos pequenos necessitam soluções complexas para se obter melhores resultados esteticofuncionais. Nem sempre o método de reconstrução mais simples é melhor solução para o paciente. Frequentemente pacientes com defeitos semelhantes demandam soluções completamente diferentes. O cirurgião deve ser conhecedor de várias técnicas, suas vantagens e desvantagens, além das potenciais complicações, para promover a melhor reabilitação funcional e estética possível e, consequentemente, a melhor reintegração social do paciente.

Bibliografia

1. Bailey BJ, Calhoun KH, Neely JG. *Atlas of head and neck surgery-otolaryngology*. Philadelphia: Lippincott Williams & Wilkins;1996.
2. Berish Strauch B, Vasconez LO, Hall-Findlay EJ, Lee BT. *Grabb's encyclopedia of flaps*. Philadelphia: Lippincott, Williams & Wikins; 1998.

3. Demergasso F, Piazza MV. Trapezius myocutaneous flap in reconstructive surgery for head and neck cancer: an original technique. *Am J Surg*. 1979;138(4):533-6.
4. Fisher SR, Cameron R, Hoyt DJ, et al. Free jejunal interposition graft for reconstruction of the esophagus. *Head Neck*. 1990;12(2):126-30.
5. Frodel JL Jr, Funk GF, Capper DT, et al. Osseointegrated implants: a comparative study of bone thickness in four vascularized bone flaps. *Plast Reconstr Surg*. 1993;92(3):449-55.
6. Harii K, Ebihara S, Ono I, et al. Pharyngoesophageal reconstruction using a fabricated forearm free flap. *Plast Reconstr Surg*. 1985;75(4):463-76.
7. Hidalgo DA. Fibula free flap: a new method of mandible reconstruction. *Plast Reconstr Surg*. 1989;84(1):71-9.
8. Mathes SJ, Nahai F. *Clinical atlas of muscle and musclecutaneous flaps*. Amsterdan: Elsevier; 1999.
9. McCarthy JG, May JW, Littler JW. *Plastic Surgery*. Philadelphia: WB Saunders; 1990.
10. Webster RC, Coffey RJ, Kelleher RE. Total and partial reconstruction of the lower lip with innervated muscle-bearing flaps. *Plast Reconstr Surg*. 1960;25:360-71.

Capítulo 45

Reabilitação Fonatória com Prótese Traqueoesofágica

Regis Turcano

Introdução

A comunicação entre os seres humanos é fundamental para o desenvolvimento pessoal e da sociedade e está diretamente relacionada com a evolução da espécie. Assim, quanto melhores os meios de comunicação, maior a integração entre os agentes, proporcionando melhores oportunidades. Da mesma forma, a piora ou até mesmo a interrupção da comunicação pode condenar a pessoa à solidão, com suas consequências.

Quando é indicada a retirada da laringe, o que é frequente em pacientes com neoplasia maligna avançada desse órgão (Fig. 45.1), pode-se proporcionar uma maior possibilidade de cura para a doença, mas uma perda importante na qualidade de vida, condenando alguns ao isolamento, já que a laringe é um órgão fundamental para a fala, que para alguns indivíduos, como os analfabetos, a voz é o único meio de comunicação.

Portanto, pacientes submetidos à laringectomia despertam grande preocupação, sobretudo de cirurgiões de cabeça e pescoço e fonoaudiólogos. Atualmente existem vários métodos disponíveis para a reabilitação fonatória, ou de comunicação, cada qual com sua indicação precisa conforme o perfil do paciente, suas vantagens e desvantagens.

Laringectomia total

A laringectomia é a retirada cirúrgica da laringe. Em geral está indicada, na maioria das vezes, como melhor oportunidade de cura para neoplasia maligna avançado o carcinoma epidermoide, apresentando íntima relação com o hábito etílico e tabágico. Como sequelas definitivas mais importantes deste tratamento o paciente terá a traqueostomia terminal como fim da via aérea superior e consequente perda da fonação, além de

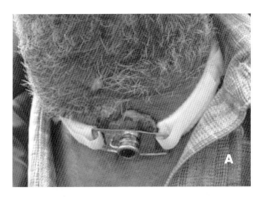
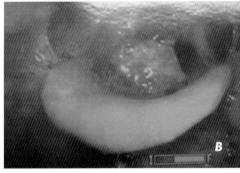

Figura 45.1 — Paciente com carcinoma de laringe avançado, com lesão ulcerada na pele **(A)** e imagem de laringoscopia do tumor **(B)**.

diminuição do olfato, piora da deglutição e outras com menor impacto na qualidade de vida.

A traqueostomia cervical na laringectomia total é, até hoje, irreversível, sendo que o paciente respira exclusivamente por esta abertura na pele, onde se matura o limite superior traqueal (Fig. 45.2).

A perda da capacidade fonatória pode trazer prejuízo importante na qualidade de vida dos laringectomizados, ainda pior para aqueles que se comunicam exclusivamente pela fonação, como os analfabetos funcionais, que representam a grande maioria. No entanto, a busca por alternativas para a reinserção desses indivíduos no cenário social e econômico, trouxe métodos de reabilitação fonatória eficientes, apesar de algumas desvantagens, tais como o alto custo de implantação e manutenção e, na maioria das vezes, a necessidade do uso de uma das mãos para acionar o dispositivo de fala. Os principais métodos de reabilitação fonatória são a voz esofágica, prótese vocal fonatória (muito pouco usada), laringe eletrônica e atualmente, com melhor relação custo/benefício, a prótese traqueoesofágica.

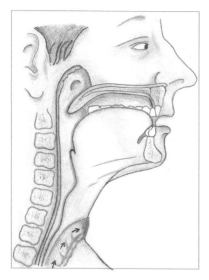

Figura 45.2 — Esquema de saída do ar após laringectomia.

Tipos de reabilitação fonatória

As principais modalidades de reabilitação serão aqui abordadas com ênfase na competência do cirurgião de cabeça e pescoço, lembrando que a melhor condução clínica, tanto no preparo como no desenvolvimento da modalidade selecionada, será desempenhada pelo especialista fonoaudiólogo, desde que não haja necessidade de intervenção médica ou até cirúrgica. Nessas situações, a relação multiprofissional sempre disponível trará as melhores consequências para o paciente.

Voz esofágica

Trata-se de modalidade clínica desempenhada e instruída pelo fonoaudiólogo, que orienta o paciente a emitir som proveniente de ar deglutido e acumulado no esôfago cervical e faringe. Necessita de um difícil treinamento e, por vezes, demorado, gerando uma qualidade fonatória longe da ideal, devido à capacidade limitada desse reservatório de ar, principalmente após radioterapia. Porém, a voz esofágica tem custo baixo para o paciente e para a instituição, sobretudo de manutenção. No Hospital das Clínicas da Faculdade de Medicina da Universidade de São Paulo, o Serviço de Cirurgia de Cabeça e Pescoço, em conjunto com o Serviço de Fonoaudiologia, tem esta modalidade de reabilitação como preferência inicial, considerando o nível socioeconômico da maioria dos pacientes e o baixo custo do método.

Laringe eletrônica

Nesta modalidade, é utilizado um dispositivo eletrônico, semelhante a um microfone de aproximadamente 10cm, o qual é segurado com uma das mãos do paciente junto à face ou ao pescoço direcionado à cavidade oral. Quando acionado nesta posição, emite vibrações sonoras à caixa ressonante oral e faríngea. Ao captá-las, amplifica uma voz metálica, mas compreensível. Normalmente é de fácil e rápida adaptação, exceto nos pacientes com capacidade cognitiva ou habilidade motora limitadas para o acionamento do dispositivo. As desvantagens ficam por conta do custo do aparelho e de sua manutenção, por usar pilhas ou baterias, além do som metálico emitido ser de difícil aceitação para alguns.

Prótese traqueoesofágica

Este método consiste em um dispositivo de material maleável pré-fabricado, em geral de silicone, semelhante a um pequeno tubo com uma válvula interna unidirecional, com intuito de estabelecer a comunicação entre a luz da traqueia, próximo à borda do traqueostoma e à luz virtual do esôfago cervical. Quando o paciente oclui manualmente o traqueostoma (com o dedo ou com uma bola de borracha), este dispositivo é ativado pela alta pressão de ar na traqueia, fazendo com que o ar passe pela válvula da prótese para o esôfago, e possa então sair pela boca, emitindo um som próximo ao normal (Fig. 45.3), apresentando apenas rouquidão. Tal artefato é colocado na fístula traqueoesofágica construída durante a laringectomia, chamada de fístula primária, ou, em um segundo tempo cirúrgico, em geral após o fracasso em outras modalidades de reabilitação, sendo então chamada de fístula secundária.

A prótese tem uma porção tubular com tamanhos variáveis, conforme a distância entre o esôfago e a traqueia do paciente, com anéis de segurança em cada ponta, para que não saia do lugar, e válvula interna na extremidade esofágica, para que o alimento não reflua do esôfago para a traqueia (Fig. 45.4).

A fístula secundária poderá ser realizada em ambulatório ou em centro cirúrgico, dependendo do paciente ou da equipe, e é muito útil o auxílio da endoscopia esofágica durante a punção e confecção do trajeto traqueoesofágico (Fig. 45.5).

Como os outros métodos, existem vantagens e desvantagens, além de indicações e contraindicações. Está indicado para pacientes que necessitem de reabilitação rápida, que não se adaptaram aos métodos mais baratos e que disponham de capacidade econômica e habilidade motora para arcar

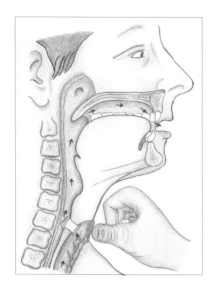

Figura 45.3 — Saída do ar na fonação com o uso de prótese traqueoesofágica.

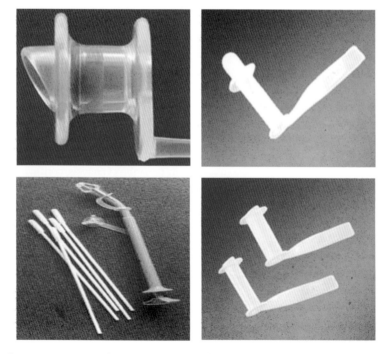

Figura 45.4 — Tipos de próteses traqueoesofágicas.

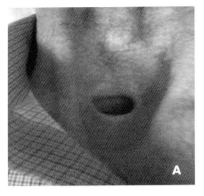
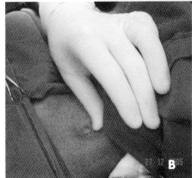
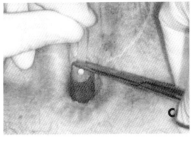

Figura 45.5 — A) Traqueostomia terminal. **B)** Punção para confecção da fístula guiada pela luz da endoscopia. **C)** Visão traqueal da prótese.

com a implantação e a manutenção. Apesar da boa qualidade da comunicação restabelecida, o custo alto do dispositivo na implantação e na troca, em geral semestral, tornam este um excelente método de reabilitação, porém inviável para a realidade econômica de grande parte dos pacientes submetidos à laringectomia total.

Conclusão

O câncer de laringe figura como um dos principais tumores malignos de cabeça e pescoço e acomete principalmente pacientes etilistas e tabagistas, sendo que suas formas avançadas são uma realidade em grandes centros oncológicos. Apesar de a laringectomia total ser a melhor opção terapêutica, devido ao perfil socioeconômico de grande parte dos pacientes, a sequela funcional com a perda da comunicação fonatória significa um prejuízo importante na qualidade de vida. Por isso nos obriga a investir em uma modalidade de reabilitação fonatória ou de comunicação eficiente como parte do tratamento. Assim, uma equipe multidisciplinar composta por médicos, fonoaudiólogos e psicólogos se responsabiliza pela indicação e adaptação do melhor método, que levará em conta os custos e benefícios para o paciente e para a sociedade.

No Hospital das Clínicas da Faculdade de Medicina da Universidade de São Paulo preferimos o treinamento da voz esofágica e em necessidades especiais ou, no fracasso da primeira modalidade, optamos pela prótese fonatória em fístula traqueoesofágica.

Capítulo 46
Diagnóstico Fonoaudiológico Clínico e Instrumental

Lica Arakawa-Sugueno
Wanessa Morone

Introdução

A atuação fonoaudiológica em pacientes tratados pela equipe de Cirurgia de Cabeça e Pescoço, antes restrita apenas à reabilitação vocal de laringectomizados totais, abrange hoje as funções de voz, deglutição, audição, mímica facial, fala e linguagem. O desenvolvimento técnico e científico ocorreu não somente nas áreas de prevenção, reabilitação e aperfeiçoamento, mas também de diagnóstico funcional, objeto deste capítulo.

O tumor localizado na região de cabeça e pescoço acomete com frequência as funções relacionadas à área fonoaudiológica. Além da doença em si, seu tratamento, seja cirúrgico, radioterápico, com ou sem quimioterapia associada, prevê prejuízo funcional importante.

O protocolo mínimo de atendimento a esses pacientes apresenta: anamnese de investigação da história da doença funcional; orientação; avaliação clínica das funções relacionadas à queixa e triagem das mesmas observadas sobre entrevista dirigida; avaliação instrumental; encaminhamentos a outros profissionais envolvidos com a doença oncológica ou funcional; planejamento terapêutico considerando estratégias testadas em avaliação clínica ou instrumental e de preferência com benefício comprovado em literatura, e protocolos de qualidade de vida geral e relacionadas a funções específicas.

O conhecimento do processo normal das funções avaliadas pelo fonoaudiólogo, assim como a fisiopatologia decorrente da presença da doença oncológica ou da sequela do tratamento, é essencial para a execução de um diagnóstico funcional adequado. Os conceitos de anatomia e fisiologia não serão abordados neste capítulo, porém é tema comentado em outros capítulos.

O diagnóstico funcional clínico e instrumental pode e deve ser realizado sempre que possível, desde o início da intervenção da equipe, antes mesmo de ser estabelecida a conduta oncológica. As técnicas, instrumentos e métodos de investigação serão comentados neste capítulo, especialmente os de uso mais frequentes.

Os protocolos utilizados pela equipe de Fonoaudiologia do Instituto Central do Hospital das Clínicas da Faculdade de Medicina da Universidade de São Paulo (HC-FMUSP) no Serviço de Cirurgia de Cabeça e Pescoço estão divididos em anamnese, órgãos fonoarticulatórios, avaliação clínica e instrumental da voz, avaliação da fala, avaliação da deglutição, nasofibroscopia da deglutição, videofluoroscopia da deglutição e avaliação da mímica facial.

Diagnóstico funcional

Avaliação da voz e da fala

A queixa de voz está presente em grande parte dos pacientes com câncer de cabeça e pescoço, mesmo quando a doença não está restrita à laringe. Isso nos alerta sobre a necessidade de conhecer as dificuldades na produção sonora e vícios compensatórios utilizados pelo paciente antes do tratamento oncológico, o que certamente influenciará na reabilitação.

Quando a classificação da disfonia utilizada é funcional, organofuncional e orgânica considera-se que a maior parte dos pacientes da cirurgia de cabeça e pescoço apresenta a disfonia orgânica. É assim chamada por ser decorrente de alteração anatômica relacionada à lesão, ao edema pós-operatório, entre outras causas.

A avaliação clínica da voz e da fala é realizada pelo fonoaudiólogo e envolve observação do comportamento vocal, análise da coordenação pneumofonoarticulatória, morfofisiologia dos órgãos fonoarticulatórios (OFA), articulação, velocidade, ritmo e inteligibilidade de fala, aplicação de escala perceptivo-auditiva e provas terapêuticas.

O atendimento ideal prevê a avaliação da voz e da fala em pacientes com doença de laringe, tireoide, paraganglioma cervical, boca e orofaringe desde o período de pré-tratamento. A reavaliação deve ser realizada logo após o tratamento cirúrgico e repetida durante o processo terapêutico. No caso da radioterapia, é importante o diagnóstico funcional antes, durante e após o tratamento, mantendo-se a terapia fonoaudiológica.

A análise perceptivo-auditiva da voz tem como objetivo caracterizar a qualidade vocal e classificar o tipo de alteração ou desvio presente. Apesar de ser considerado subjetivo por depender essencialmente da experiência e treinamento do avaliador, é o instrumento mais utilizado para classificar a voz. Entre as inúmeras escalas criadas, serão citadas as utilizadas pela equipe de Fonoaudiologia no Serviço de Cirurgia de Cabeça e Pescoço do HC-FMUSP.

A escala japonesa GRBAS, proposta por Nobuhiko Isshiki e Hirano Minoru, é amplamente divulgada e faz uso de escores de 0 a 3, cuja pontuação é ausência de desvio vocal ou normal (0), discreto (1), moderado (2) e acentuado (3) para os parâmetros rugosidade (R – *roughness*), soprosidade (B – *breathiness*), astenia (A – *asteny*) e tensão (S – *strain*). O G (*grade*) representa o grau geral.

O *Consensus Auditory-Perceptual Evaluation of Voice* (CAPE-V) foi desenvolvido em 2002 pela *American Speech-Language-Hearing Association* (ASHA) e contempla uma escala analógico-visual de 100mm que corresponde a 100 pontos. Gradua-se por meio dessa escala o grau geral da disfonia, rugosidade, soprosidade, tensão, *pitch* e *loudness*. Os dois últimos representam, respectivamente, a sensação de frequência e intensidade da voz.

A necessidade de uma caracterização mais específica que auxiliasse na descrição do tipo de instabilidade presente levou ao uso do Protocolo Australiano desenvolvido por Jennifer Oates e Alisson Russel. Quebra de sonoridade ou de frequência, tremor, diplofonia e espasmo são algumas das qualidades vocais não presentes nos protocolos citados anteriormente que auxiliam num diagnóstico vocal com direcionamento de conduta terapêutica mais pontual.

Alterações na produção articulatória estão frequentemente presentes em pacientes tratados pela cirurgia de cabeça e pescoço, especialmente devido à cirurgia de boca e orofaringe e efeitos da radioterapia. Os erros articulatórios devem ser analisados juntamente com a possibilidade de compensação passível de execução com estruturas remanescentes, como movimentos mandibulares em pacientes após ressecção maior do que 50% de língua oral.

Quando há suspeita de etiologia neurológica central associada, a investigação é feita com testes que analisam diferentes manifestações das que são apresentadas pelo paciente com tumor de cabeça e pescoço e são direcionados para o ambulatório de Neurologia.

No caso da produção esofágica do laringectomizado total, utiliza-se um protocolo que caracteriza a habilidade e o tipo de produção, considerando a possibilidade de ausência de emissão, algo infelizmente comum neste grupo de pacientes.

A avaliação instrumental da voz e da fala inclui medida de tempo máximo fonatório (TMF), análise acústica, registro de imagem dinâmica funcional endoscópica ou radiológica, medidas de fluxo aéreo e nasal, eletroneuromiografia profunda e de superfície, palatografia, eletroglotografia, videoquimografia. Alguns desses exames são realizados em conjunto com o médico especialista.

Na rotina do Serviço de Cirurgia de Cabeça e Pescoço, utiliza-se a captação do TMF, análise acústica, medida de fluxo aéreo com uso de espelho milimetrado e nasofibroscopia para avaliação da imagem laríngea durante a fonação.

Na análise acústica das vozes de pacientes tratados pela equipe de cabeça e pescoço, alguns parâmetros e métodos são mais privilegiados em relação a outros pelas informações que oferecem. Isso ocorre devido à grande alteração vocal presente nesses casos e parâmetros utilizados em disfonia funcional não conseguem mensurar diferença entre vozes muito alteradas. A espectrografia acústica, análise de formantes e diagrama do desvio fonatório, por exemplo, são mais valorizados do que a fundamental *jitter* (índice de perturbação de frequência), *shimmer* (índice de perturbação de intensidade) e proporção harmônico ruído. Os programas acústicos utilizados pela equipe de fonoaudiologia no Serviço de Cirurgia de Cabeça e Pescoço são PRAAT®, GRAM® e VoxMetria®.

Avaliação da deglutição

A avaliação da deglutição, seja no leito ou em ambulatório, em período pré, durante (no caso da radioterapia) ou após tratamento, prevê inicialmente um *check list*. Trata-se de itens elencados como um critério mínimo de enquadramento do paciente e passível de avaliação dessa função. Isso se deve à condição clínica em que muitas vezes encontram-se esses pacientes e que pode gerar falso diagnóstico funcional e risco causado pela própria avaliação.

Além da anamnese, a identificação do nível de alerta e de consciência, sinais vitais, via de alimentação, modo de ventilação e condição pulmonar, sinais de ausculta cervical e da qualidade de voz são importantes itens preliminares para uma avaliação mais segura.

Após observação dos órgãos fonoarticulatórios, a avaliação clínica da deglutição deve investigar a deglutição chamada "seca", realizada com saliva e também com alimento, sempre que possível, e liberado pela equipe médica responsável. Diferentes consistências devem ser ofertadas, iniciando pela consistência mais segura de acordo com as informações prévias obtidas sobre a localização da doença, extensão e tipo de tratamento oncológico realizado. O volume e o utensílio são selecionados e registrados de acordo com o caso.

Os eventos presentes, como escape oral, excursão laríngea reduzida, refluxo nasal, engasgo, pigarro, tosse, ausculta cervical positiva, resíduo oral, queda de saturação, teste de azul positivo (saída de saliva ou alimento corado com anilina pela traqueostomia), queda de saturação etc. devem ser registrados.

As manobras de proteção de via aérea, bem como as posturas facilitadoras para deglutição, são testadas e fazem parte do registro da avaliação.

Apesar da grande validade da avaliação clínica, o exame instrumental é essencial para complementação diagnóstica e constatação da aspiração chamada de silente ou silenciosa, que ocorre em 40 a 69% dos disfágicos.

Vários instrumentos podem ser utilizados para avaliação da deglutição: a eletromiografia profunda e de superfície, manometria faringoesofágica, a ultrassonografia, eletroglotografia, cintilografia e recentemente a ressonância magnética funcional. Em nosso meio, a nasofibroscopia e a videofluoroscopia são mais frequentemente utilizadas para o diagnóstico da disfagia, determinação de grau e orientação da conduta terapêutica, as quais serão comentadas brevemente a seguir.

A **videofluoroscopia da deglutição** ou deglutição modificada com bário tem sido apontada como o exame de maior utilidade na investigação diagnóstica da disfagia. Tal método, quando precedido de anamnese e avaliação clínica adequada, consegue caracterizar o grau de disfunção e, frequentemente, identificar a etiologia com grande precisão. As vantagens desse método estão relacionadas à possibilidade de registro da imagem radiológica com qualidade satisfatória, com repetições quantas vezes forem necessárias após registro, visualização do processo da deglutição desde a captação do alimento até o esvaziamento gástrico (assim como possível refluxo) e possibilidade de execução das manobras posturais e de proteção de via aérea.

A **nasofibroscopia da deglutição** ou *flexible endoscopic evaluation of swallowing* (FEES®) foi proposta por Susan Langmore em 1988 e trata-se de um exame laringológico que pode oferecer diagnóstico da sensibilidade traqueal quando associado ao teste de toque ou de pressão de ar em pulsos, neste último chamado de FEESST (*Flexible Endoscopic Evaluation of Swallowing – Sensorial Testing*). A avaliação de parte do processo da deglutição é possível sem oferecer radiação e visualizando a anatomia e fisiologia laríngea. Como a disfunção laríngea muitas vezes é a causa da disfagia nos pacientes de cabeça e pescoço, é um exame bastante utilizado na rotina de atendimento. Assim como na videofluoroscopia, avalia-se a saliva, porém corada com anilina azul e, posteriormente, alimentos corados em diferentes consistências.

Avaliação do trismo

Define-se trismo como inabilidade de abrir a boca normalmente ou limitação no movimento mandibular. Pode ocorrer em pacientes com câncer de cabeça e pescoço devido ao tumor de boca e orofaringe, lesão periférica do nervo trigêmeo, trauma cirúrgico ou efeitos da radioterapia, que podem surgir durante ou após três a cinco meses do tratamento. A avaliação deve considerar dor e espasmo, quadro inflamatório, atrofia muscular e complicações possíveis como osteorradionecrose.

Considera-se trismo uma abertura vertical de boca inferior a 30mm. O trismo causa prejuízo na produção fonoarticulatória, mastigação e deglutição, dificuldade na higiene oral e interfere consequentemente no risco de complicação pulmonar em paciente com aspiração laringotraqueal.

Na avaliação do trismo, além da investigação dos músculos (temporal, masseter, pterigóideo lateral e medial), mede-se a abertura de boca vertical e movimento lateral mandibular com auxílio de paquímetro milimetrado. Há benefício no uso do paquímetro digital por oferecer maior precisão. As funções de fala, voz e deglutição serão investigadas relacionadas à influência da abertura de boca nesses pacientes que apresentam trismo.

Avaliação da mímica facial

A paralisia facial é uma situação de impacto, na qual a pessoa perde uma possibilidade da comunicação não verbal, as informações oferecidas pela expressão facial. A relevância da estética no meio social também deve ser considerada e, aquele que apresenta uma alteração importante deste aspecto, poderá ter prejudicado o seu convívio social. Há prejuízo discreto na comunicação oral, principalmente nos movimentos labiais. Na deglutição, a dificuldade está associada à captação do alimento e na contenção oral de líquidos.

Os protocolos de avaliação de mímica facial mais conhecidos são de House e Brackmann, desenvolvido em 1985 e de Chevalier, em 1987. Ambos consideram a análise dos músculos faciais em repouso e em movimento e utilizam classificações com graus que identificam desde a ausência do movimento até ao movimento mais amplo.

Dados objetivos podem ser registrados com uso de análise de medidas da distância estática e dinâmica de pontos marcados sobre a face. Outro instrumento é a eletromiografia de superfície, utilizada tanto para avaliação como para *feedback* terapêutico.

Avaliação da audição

O tratamento oncológico representa um risco para a audição, além disso, em alguns casos, como nos tumores de osso temporal, pode ocorrer perda auditiva causada pela própria doença.

A equipe de Fonoaudiologia que atua no Serviço de Cirurgia de Cabeça e Pescoço do HC-FMUSP não realiza diagnóstico audiológico ou reabilitação auditiva, mas ao levantar a queixa, os pacientes são encaminhados para a avaliação e conduta da equipe do Serviço de Otorrinolaringologia.

Considerando os casos atendidos pelo Serviço de Cirurgia de Cabeça e Pescoço, a indicação de avaliação audiológica ocorre em pacientes após o tratamento cirúrgico, antes e depois da radioterapia e antes, durante e após a quimioterapia.

A sequela no sistema auditivo causado pela radioterapia pode ocorrer tanto durante o tratamento como logo após o término ou em período tardio. O tipo de perda auditiva pode ser condutiva ou mista e pode envolver sintoma de dor e zumbido. Certamente será influenciada pelo tipo de radiação, pela dose e campo da irradiação, assim como as estruturas envolvidas. A avaliação audiológica mínima envolve a audiometria tonal, testes de reconhecimento de fala e investigação da impedância da membrana timpânica.

A ototoxicidade relacionada à administração de drogas antineoplásicas resulta em perda neurossensorial e caracteriza-se por lesões na cóclea, com prejuízo maior nas frequências agudas, mas também nas graves.

Além dos testes auditivos já citados anteriormente, a monitorização auditiva é indicada para seguimento do paciente desde o pré-tratamento, envolvendo a investigação de perda em frequências altas, o que sugeriria grau de ototoxicidade maior devido ao uso da droga específica. Em alguns casos, isso pode determinar a substituição por droga igualmente eficaz para o câncer, porém que cause menos dano auditivo.

Bibliografia

1. Behlau M, Madazio G, Feijó D. Pontes P. Avaliação da Voz. In: Behlau M. (org.). *Voz, o livro do especialista*. Rio de Janeiro: Revinter, 2001. p.85-245.

2. Dijkstra PU, Kalk WW, Roodenburg JL. Trismus in head and neck oncology: a s systematic review. *Oral Oncology*, 2004;40(9):879-89.
3. Hafner G, Neuhuber A, Hirtenfelder S. Fiberoptic endoscopic evaluation of swallowing in intensive care unit patients. *Eur Arch Otorhinolaryngol*. 2008;265:441-46.
4. Lazarini PR, Fouquet ML. *Paralisia facial: avaliação, tratamento e reabilitação*. São Paulo:Lovise; 2006.
5. Logemann J. *Evaluation and treatment of swallowing disorders*. 2a. ed. Aviv JE, Liu H. Laryngopharyngeal sensory deficits in patients with laryngopharyngeal reflux and dysphagia. *Annals of Otology, Rhinology & Laryngology*. 2000;109:11.
6. Low WK, Toh ST, Wee J, Fook-Chong SMC, Wang, DY. Sensorineural Hearing Loss After Radiotherapy and Chemoradiotherapy: A Single, Blinded, Randomized Study. *Journal of Clinical Oncology*. 2006;24(12):1904-9.
7. Manktelow RT, Zuker RM, Tomat LR. Facial paralysis measurement with a handheld ruler. *Plastic and Reconstrutive Surgery*. 2008;121(2):435-42.
8. Preciado J, Perez C, Calzada M, Preciado P. Frequency and risk factors of voice disorders among teaching staff of La Rioja, Spain. Clinical study: questionnaire, function vocal examination, acoustic analysis and videolaryngostroboscopy. *Acta Otorrinolaringologica Espanola*. 2005;56(4):161-70.
9. Wang LF, Kuo WR, Ho KY, Lee KW, Lin CS. A long-term study on hearing status in patients with nasopharyngeal carcinoma after radiotherapy. *Otol Neurotol*. 2004;25:168-73.

Capítulo 47
Tratamento Fonoaudiológico de Pacientes da Cirurgia de Cabeça e Pescoço

Lica Arakawa-Sugueno
Niely Manoelle Leite

Introdução

A atuação fonoaudiológica na reabilitação do paciente com tumor de cabeça e pescoço foi documentada inicialmente por instituições paulistas e cariocas, com temas relacionados aos sucessos e insucessos da produção da voz esofágica. O progresso técnico da reabilitação das últimas cinco décadas está relacionado a dados de prática clínica e estudos baseados em evidência científica, com benefício para comunicação oral e alimentação segura.

O ambiente hospitalar é o mais frequente quando se trata do atendimento a pacientes com câncer. Isso exige conhecimento de procedimentos e equipamentos específicos, cuidados mais rigorosos com a biossegurança e capacidade de atuação interdisciplinar.

Os ambientes de atuação envolvem a unidade de terapia intensiva (UTI) e semi-intensiva (SEMI), leito de recuperação pós-operatória, enfermaria comum e ambulatório. O fonoaudiólogo deve ter conhecimento de materiais como equipamentos de ventilação mecânica, tipos de sonda e via de alimentação, métodos de aspiração traqueal ou orolaringotraqueal (e certificação para executar tal ação), formas de manipulação de cânula traqueal, indicação e adaptação de válvula fonatória, entre outros.

Sempre que houver um pedido de consulta, devem ser levadas em consideração o motivo da intervenção, as informações de doença de base e complicações, perfil do paciente, possibilidade de um diagnóstico pontual e uma conduta "emergencial" e necessidade de um exame de imagem que não ofereça mais risco ao paciente. Os riscos devem ser investigados analisando-se a condição pulmonar e o uso de drogas administradas, entre outros aspectos (ver *Capítulos 39, 48 e 49*).

No pós-operatório, é imprescindível que o profissional obtenha com a equipe médica as informações sobre presença de fístula de complicação, radiação prévia, extensão da ressecção, acesso cirúrgico, tipo de reconstrução e de esvaziamento cervical.

O presente capítulo abordará brevemente a alteração funcional presente nos pacientes da cabeça e pescoço de acordo com o tipo de doença e tratamento indicado e a opção terapêutica fonoaudiológica.

A disfagia merece destaque no atendimento fonoaudiológico a pacientes tratados pela equipe de Cirurgia de Cabeça e Pescoço, especialmente pelo seu impacto no quadro de nutrição e desnutrição e pelo risco de complicações pulmonares.

Reabilitação fonoaudiológica

A queixa de voz está presente em 88% dos pacientes com câncer de laringe antes de iniciar o tratamento oncológico e a de deglutição, em 52%, segundo pesquisa realizada com 673 pacientes do Serviço de Cirurgia de Cabeça e Pescoço do Hospital das Clínicas da Faculdade de Medicina da Universidade de São Paulo (HC-FMUSP). De acordo com a localização da lesão e sua extensão, há variação nas características de rugosidade, soprosidade, tensão e instabilidade em diferentes graus. A deglutição pode estar relacionada à odinofagia presente especialmente nos pacientes com lesão em região supraglótica.

Se a conduta oncológica for a ressecção parcial da laringe, a disfonia e a disfagia estarão presentes. A disfonia é permanente na ressecção vertical e na laringectomia horizontal supracricóidea, em grau moderado a acentuado. Quanto à disfagia, é temporária, restrita muitas vezes ao período da internação nos casos de ressecção vertical, enquanto na horizontal é grave e com maior tempo de duração. Na laringectomia supraglótica, o tempo de reabilitação dessa função é mais prolongado, entre quatro a seis meses. A reabilitação deve ocorrer logo após a cirurgia, com o paciente ainda internado, e pode ser iniciada quase sempre a partir do terceiro dia se não houver complicação diagnosticada.

Na laringectomia total, a disfonia acentuada é permanente. Há possibilidade de disfagia, mas pouco estudada e valorizada devido ao impacto maior da perda da voz laríngea e por não gerar risco de complicação pulmonar. A perda da voz laríngea, a traqueostomia permanente, mudança na função olfatória e os métodos de comunicação sem laringe devem ser informações apresentadas ao paciente antes do tratamento cirúrgico. As opções de comunicação oral são voz esofágica, laringe eletrônica e prótese traqueoesofágica. Nem sempre é possível definir o método antes da cirurgia ou mesmo determinar se haverá sucesso na produção do som.

Efeitos da radioterapia e quimioterapia em pacientes com câncer de laringe e hipofaringe pioram o grau da disfonia e disfagia com sequelas que podem ser permanentes. Certamente nos casos de preservação de órgãos, a disfunção mais preocupante é a disfagia, especialmente porque muitas vezes não é percebida pelo paciente no evento mais grave que é a aspiração laringotraqueal de saliva e alimentos. Isso se deve à perda de sensibilidade laríngea causando um atraso na proteção das vias aéreas durante o ato de engolir. A reabilitação fonoaudiológica deve ocorrer desde o início da radioterapia e durante todo o tratamento, sempre que for possível.

A intervenção em pacientes com câncer de boca e orofaringe ocorre com mais frequência na melhora da função da deglutição e fala, mas não exclui a reabilitação vocal, devido à mudança no trato vocal, limitação na abertura de boca e também por sequelas de rigidez e fibrose no campo de irradiação.

Os pacientes com câncer de boca e orofaringe são os que mais apresentam prejuízo funcional na deglutição por efeitos da radioterapia. As causas são dor, mucosite, xerostomia, alteração no paladar, trismo, rigidez e fibrose dos músculos da face e do pescoço. Entre outros benefícios da reabilitação fonoaudiológica durante a vigência da radioterapia, é no trismo que nota-se a grande diferença do paciente que recebeu a intervenção das técnicas de abertura de boca. Os pacientes com câncer de cabeça e pescoço podem apresentar trismo em 5 a 38% dos casos. Quando se trata de câncer de boca e orofaringe, considera-se maior o percentual. A reabilitação do trismo tem objetivo de aumentar a abertura de boca e também de redução de dor e quadro inflamatório. A terapia fonoaudiológica pode estar associada a medicamentos indicados pela equipe médica. As técnicas devem aumentar a elasticidade dos ligamentos, exercitar as articulações e fortalecer a musculatura de sustentação mandibular.

Outro aspecto da reabilitação nesses pacientes é a ação conjunta entre cirurgião-dentista, protético e fonoaudiólogo para indicação, confecção e adaptação da prótese restauradora e rebaixadora de palato, que oferece benefício importante ao paciente com ressecção de maxila e de língua respectivamente.

A paralisia ou paresia do nervo facial tem diversas causas estudadas em literatura. No Serviço de Cirurgia de Cabeça e Pescoço, o maior risco presente é na cirurgia de glândula salivar maior e menor. A reabilitação da mímica facial pode ser realizada pelo fisioterapeuta ou fonoaudiólogo. No pós-operatório recente, ainda em leito, a reabilitação é limitada a técnicas indutoras de fechamento ocular e manobras facilitadoras de deglutição. Após 15 dias da cirurgia, inicia-se a reabilitação com mioterapia, com exercícios isométricos, isotônicos e isocinéticos. A crioterapia e o *tapping* podem ser utilizados de modo associado à mioterapia. A eletroestimulação é uma alternativa descrita em literatura, porém não utilizada e não recomendada em nosso Serviço devido ao risco de causar brotamentos do nervo originando sinais de hipercontratura na expressão facial de modo indesejado. A fase dita flácida é a mais frequente na atuação de pacientes com cirurgia de parótida, com recuperação prevista entre dois a quatro meses ou menos quando há somente uma paresia desde o início da terapia. Raramente é necessário atuar em fase de sequela e esses casos têm sido encaminhados para tratamento fonoaudiológico oferecido pela equipe da Cirurgia Plástica, associado à conduta médica desta equipe.

A disfonia e a disfagia relacionadas à doença de tireoide tem como possíveis causas a compressão do nervo laríngeo por volume aumentado da glândula, edema de pregas vocais decorrente do hipo ou hipertireoidismo e alterações respiratórias causadas por distúrbios metabólicos, mesmo no pré-operatório. No pós-operatório, as disfunções estão relacionadas à manipulação ou à lesão de nervo laríngeo, secção de fibras da musculatura extrínseca laríngea no acesso cervical, fixação laríngea devido à sutura e também ao fato da manipulação cervical excessiva na presença do tubo de ventilação orotraqueal. A reabilitação deve ocorrer ainda em leito, principalmente para as alterações de deglutição. É comum a queixa de engasgos com líquidos, que podem ser minimizados com manobras posturais e redução de volume ofertado. Após os primeiros dias, muitas vezes ainda na primeira semana, é possível iniciar técnicas vocais para a melhora da qualidade, independente do paciente apresentar paralisia laríngea. A orientação precoce para evitar produções compensatórias inadequadas é o mais importante nesse momento. No caso de mobilidade de prega vocal alterada, as técnicas envolvem estratégias mais elaboradas e selecionadas, especialmente para evitar uso de fonação supraglótica.

No esvaziamento cervical, a secção de fibras musculares cervicais, dependendo do nível, pode fazer parte da camada da musculatura extrínseca da língua ou da laringe e mesmo que não seja ressecada, influencia na competência de movimento e tensão desses órgãos. Há também risco de lesão de nervos cranianos importantes, com frequência maior do vago. O edema linfático após esvaziamento cervical é identificado principalmente nos casos de cirurgia de lesão mais extensa de boca e orofaringe, laringectomia total e metástase linfonodal bilateral. A drenagem linfática manual facial é realizada pelo fonoaudiólogo no Serviço de Cirurgia de Cabeça e Pescoço do HC-FMUSP, mas é uma reabilitação iniciada pelo fisioterapeuta e mais frequentemente realizada por esse profissional em outras instituições. Preconiza-se a intervenção precoce, com o paciente ainda em leito e pode ser iniciado, em muitos casos, no primeiro dia pós-operatório.

As disfunções após cirurgia de paraganglioma cervical são pouco comentadas devido à raridade da doença, cuja frequência anual têm sido de um ou dois casos no Serviço de Cirurgia de Cabeça e Pescoço do HC-FMUSP. Sabe-se, porém, que as alterações na voz e deglutição são frequentes devido à lesão de ramos do nervo vago. Há risco de prejuízo funcional por lesão de outros ramos de pares cranianos, como glossofaríngeo e facial, de acordo com a localização do paraganglioma.

O risco de alterações de voz e deglutição após ressecção do tumor de base de crânio é devido à possibilidade de lesões de pares cranianos, especialmente do glossofaríngeo (IX par), vago (X) e hipoglosso (XII). A intervenção da reabilitação deve ocorrer de modo mais precoce possível, após discussão com equipe médica sobre as complicações comuns no seguimento do período de internação.

Considerações e conclusão

Algumas considerações são essenciais quando se refere ao atendimento fonoaudiológico a pacientes tratados pela equipe de Cirurgia de Cabeça e Pescoço.

O primeiro aspecto é que a relação da disfagia com desnutrição. Considera-se a dificuldade na deglutição, a disfunção mais emergencial devido ao risco de complicação pulmonar, porém igualmente importante é o quadro de desnutrição que pode estar associado. Essa questão deve ser investigada junto ao médico e nutricionista, pois as consequências podem ter impacto grave.

A higiene oral do paciente deve ser uma preocupação de toda equipe multidisciplinar. Apesar de não ser considerado um procedimento fonoaudiológico, a orientação desta ação e a execução da mesma com solução bucal antes e após treino da deglutição com ou sem dieta, têm sido uma constante preocupação para redução dos riscos de complicação pulmonar, especialmente em pacientes com diagnóstico de aspiração laringotraqueal de saliva e alimentos.

As queixas auditivas devem ser investigadas e são comuns durante e após radioterapia e quimioterapia, como comentado em capítulo anterior. A investigação, assim como a reabilitação dessa disfunção, é acompanhada pelas equipes médica e fonoaudiológica do Serviço de Otorrinolaringologia no HC-FMUSP. Do mesmo modo, pacientes com doença prévia neurológica ou complicações intraoperatórias que envolveram acidente vascular encefálico ou metástase cerebral serão encaminhados para o Serviço de Neurologia para seguimento adequado e especializado.

Outro aspecto importante é o registro fonoaudiológico em prontuário, no qual deve constar diagnóstico funcional, objetivo terapêutico, resultados, conduta, orientações e encaminhamentos. Clareza no registro do prontuário sobre a segurança da via de alimentação oral ou necessidade de via alternativa, além da forma de comunicação utilizada pelo paciente, são essenciais no tratamento multidisplinar.

As resoluções e normas que regem a atuação fonoaudiológica no Brasil são determinadas pelo Conselho Federal de Fonoaudiologia e algumas foram desenvolvidas especialmente para o ambiente hospitalar. Além disso, instituições científicas como a Sociedade Brasileira de Fonoaudiologia e a *American Speech-Language-Hearing Association (*ASHA) devem ser constantemente consultadas com a finalidade de estabelecer uma rotina de atendimento baseada em consenso clínico e científico para maior benefício e segurança do paciente.

Bibliografia

1. Araújo NSS, Gallo J, Arakawa-Sugueno L, Morone W, Pacheco D, Brandão LG, Brescia MDG. Queixas de voz e deglutição antes do tratamento de câncer de cabeça e pescoço. In: *Anais do XXII Congresso Brasileiro de Cirurgia de Cabeça e Pescoço*. 2009; Fortaleza, Brasil.
2. Dijkstra PU, Kalk WW, Roodenburg JL. Trismus in head and neck oncology: a s systematic review. *Oral Oncology*, 2004;40(9):879-89.
3. Bernardes DFF, Goffi-Gomez MVS, Pirana S, Bento RF. Functional profile in patients with facial paralysis treated in a myofunctional approach. *Pro-Fono*, 2004;16(2):151-8.
4. Pedro Netto I, Faé A, Vartanian JG, Barros APB, Correia LM, Toledo RN. Voice and vocal self-assessment after thyroidectomy. *Head & Neck*, 2006;28:1106-14.
5. Arakawa-Sugueno L. *Voz e deglutição de pacientes com e sem mobilidade laríngea após tireoidectomia* [tese doutorado].São Paulo, Faculdade de Medicina, Universidade de São Paulo; 2007.104p.
6. Piso DU, Eckardt A, Liebermann A, Gutenbrunner C, Schäfer P, Gherke A. Early rehabilitation of head-neck edema after curative surgery for orofacial tumors. *Am J Phys Med Rehabil.* 2001;80(4):261-9.
7. Kawai S, Mamoru T, Mochimatsu I, Hidehiro K, Enomoto H, Ikema Y. The benefit of head rotation on pharyngoesophageal dysphagia. From Three cases of paraganglioma in the parapharyngeal space. *Journal of Otolaryngology of Japan.* 1999;102(3):311-6.

8. Peterson KL, Fenn J. Treatment of Dysphagia and dysphonia following skull base surgery. *Otoralyngol Clin N Am.* 2005;38:809-17.
9. Waitzberg D, Waleska MD, Caiaffa T. Hospital malnutrition:The brazilian national survey (Ibranutri): A study of 4000 patients. *Nutrition,* 2001;17:573-8.
10. Santos PSS, Mello WR, Wakim RCS. Uso de solução bucal com sistema enzimático em pacientes totalmente dependentes de cuidados em UTI. *Rev Bras Terapia Intensiva*, 2008;20(2).

Sites recomendados

Conselho Federal de Fonoaudiologia – www.fonoaudiologia.com.br
Sociedade Brasileira de Fonoaudiologia – www.sbfa.org.br
American Speech-Language-Hearing Association – www.asha.org.br

Capítulo 48
Aspectos Psicológicos em Cirurgia de Cabeça e Pescoço

Kariane Peixoto Fernandes

A literatura em Psicologia Hospitalar ainda é escassa, a própria especialidade é recente no Brasil e encontra-se em franco crescimento. Escrever sobre Psicologia em Cirurgia de Cabeça e Pescoço é uma tarefa difícil e, ao mesmo tempo gratificante, pois é inegável a necessidade da associação das especialidades para o bom andamento do tratamento dos nossos doentes.

A Psicologia Hospitalar teve início no Brasil em 1957, na então Clínica Ortopédica e Traumatológica da Universidade de São Paulo (USP), atual Instituto de Ortopedia e Traumatologia do Hospital das Clínicas da Faculdade de Medicina da Universidade de São Paulo (HC-FMUSP), com intuito de acompanhar psicologicamente o pré e pós-operatório dos pacientes submetidos à operação de coluna.

O profissional da área da Psicologia é necessário junto aos pacientes, tanto no pré quanto no pós-operatório, bem como no processo de reabilitação; ficando clara a importância desse profissional no suporte e orientação de toda equipe.

A questão da humanização do tratamento e a qualidade de vida de nossos pacientes e seus familiares têm sido alvo de discussões entre os profissionais de saúde.

O objetivo deste capítulo é fornecer subsídios básicos para melhor compreensão da função e a forma de atuação da Psicologia em Cirurgia de Cabeça e Pescoço, incluindo material para que o médico e outros profissionais da equipe possam lidar com seus pacientes na clínica diária, da melhor forma possível.

Psicoterapia breve

Sigmund Freud reconheceu a necessidade de uma psicoterapia de base psicanalítica, porém breve, sugerindo que se combinem os recursos terapêuticos da análise com outros métodos. Braier descreve que Freud adiantou-se a fatos que sobreviriam posteriormente, entre os quais hoje se inclui o aparecimento dos tratamentos breves como uma tentativa de possibilitar a assistência psicológica a um número maior de pessoas, assinalando a necessidade de no futuro os psicanalistas adotarem medidas para estender o tratamento psicoterapêutico à grande massa da população.

Como pode se observar, a psicoterapia breve é anterior à psicologia hospitalar e adaptou-se às necessidades e demandas hospitalares. A psicologia breve difere em objetivo e técnica da psicologia clássica, mostrando-se mais funcional, agilizando e dinamizando o atendimento ao paciente, fortalecendo suas forças egóicas, recuperando sua autoestima e propiciando maior consciência sobre sua enfermidade orgânica ou não.

A psicologia breve é, portanto, o método e técnica psicológica mais utilizada em hospitais gerais, devido à demanda populacional e emergencial. Outro aspecto importante para a entrada da psicologia breve no hospital é o fato de o psicólogo poder assumir uma postura mais ativa frente ao seu paciente.

Após esse breve histórico, será descrito a seguir, de forma simples e sucinta, alguns princípios básicos da psicologia breve:

Temporalidade

Como o próprio nome sugere a psicologia breve é uma psicoterapia de duração limitada. A data de encerramento é fixada no contrato inicial com o paciente. No Setor de Psicologia da Disciplina de Cirurgia de Cabeça e Pescoço, a duração da desta psicologia varia de seis meses a um ano, podendo se estender caso ocorra necessidade. O prazo limitado da psicoterapia é um novo dado da realidade que o paciente terá que lidar, pois, quando se fixa um prazo de encerramento, influenciam-se de modo decisivo os diferentes aspectos do vínculo terapêutico, em especial a finalização do tratamento, conferindo à terapia uma estrutura mais definida em termos de princípio, meio e fim.

Fortalecimento e ativação das funções de ego

O ego é ao lado do *id* e do superego, uma das instâncias componentes do aparelho psíquico, tal como descreveu Freud. Este lhe confere uma função de mediador entre as exigências do *id* e da realidade, de um lado, e os imperativos do superego de outro. Do ponto de vista dinâmico, é o operador de mecanismos de defesa. De maneira simplista, o ego é parte consciente da psiquê.

A função do psicólogo visa à estimulação das capacidades autônomas do paciente, pontuando a produção egóica adequada, aumentando sua autoestima e não incentivando uma relação dependente. Se partirmos dos recursos que o paciente verdadeiramente possui, e ao assinalar-lhe esse fato, promoveremos nele um sentimento de reafirmação ou reasseguramento, que pode funcionar, não só para fortalecer, mas também para ativar diversos funcionamentos egóicos.

O foco

Para que uma terapia de duração limitada seja eficiente, é necessário que se "focalize" determinada problemática ou queixa do paciente, que adquire prioridade dada sua urgência e importância, deixando de lado as demais dificuldades. Quando se trata de pacientes em cirurgia de cabeça e pescoço, o foco estará relacionado à doença e suas consequências, internação, cirurgia, tratamentos complementares, pós-operatório e reabilitação.

O Adoecer

A constatação do adoecer pode trazer às pessoas os mais diversos componentes emocionais, principalmente nos casos de câncer. Por esse motivo é importante que o profissional que for comunicar o diagnóstico a tal pessoa já tenha contato prévio, confiança e conhecimento de sua dinâmica adaptativa frente a situações novas, angustiantes e estressantes.

Apesar do avanço da Medicina ter contribuído para o melhor diagnóstico e prognóstico, a fantasia do câncer é a de uma doença incurável, mutilante, fatal e responsável pela dor; o que gera ansiedade, angústia, desesperança e quadros de instabilidade emocional. A rotina do paciente, bem como a de sua família, não será a mesma. O câncer é recebido com espanto e temor, pois a pessoa terá consciência de que sua vida está sendo ameaçada por uma doença. A proximidade com a morte real não é fantasiosa; como se sabe, em afecções em cabeça e pescoço, o índice de mortalidade é bastante alto nos estádios avançados.

O profissional deve provar empatia frente ao sofrimento do doente e ao luto pela perda de sua saúde. A demonstração de que se compreende a preocupação do paciente e que todo o possível será feito para ajudá-lo é o início de uma relação médico-paciente satisfatória.

Relação médico-paciente

A procura a um consultório médico ou instituição hospitalar é o primeiro contato do paciente com sua doença. O médico é, preferencialmente, o primeiro especialista a ser procurado, portanto a relação deve ser empática e cercada de confiança. Ele é o curador, é nele que o paciente deposita sua expectativa. O indivíduo se apresenta ao médico de forma fragilizada, às vezes defensiva, esperando que este o aceite e o ajude. A relação médico-paciente construída de maneira adequada pode colaborar para o sucesso do tratamento.

O diagnóstico ou a confirmação de uma doença, seja ela qual for, é o primeiro luto que o indivíduo terá que enfrentar: a perda da saúde. Após o diagnóstico é iniciado o tratamento surgindo outras perdas, que devem ser consideradas pela equipe como algo importante na vida dessa pessoa e respeitadas como tal.

O paciente tem o direito e o dever de decidir sobre o seu próprio tratamento, a não ser em casos de doenças mentais ou neurológicas incapacitantes, por exemplo. O paciente necessita de alguém que resolva por ele e acaba por depositar toda a responsabilidade do tratamento na equipe ou em algum profissional mais próximo. Essa dinâmica não colabora na adesão da pessoa ao seu próprio diagnóstico e tratamento, portanto, o paciente bem como seus familiares deve ser estimulado a participar e a ajudar na decisão da melhor conduta. O médico é quem sabe a melhor forma de tratá-lo e deve deixar isto claro, mas também deve oferecer opções e ajudá-lo a decidir, a escolha não deve pesar sobre o profissional. Como se pode observar, o contato com o paciente e seus familiares é muito delicado e importante na relação médico-paciente, podendo durar anos e passar por situações conflitantes.

Outro fator fundamental é o vocabulário a ser utilizado. O paciente deve ser informado até onde o médico acreditar que lhe será benéfico, e verificar o que foi apreendido. Terminologias técnicas podem confundir muito mais do que esclarecer. Às vezes a utilização de desenhos e figuras ajuda a simplificar para ambos os lados.

A verbalização de dúvidas e fantasias deve ser estimulada, por mais simples que esses pareçam para o profissional. Algumas questões podem prejudicar o bom andamento do tratamento, bem como a relação médico-paciente.

Antecedentes psiquiátricos pessoais ou familiares, bem como o uso de psicofármacos, devem ser investigados, a fim de evitar dificuldades no decorrer do tratamento, tais como depressão patológica, surtos psicóticos, entre outros. Caso se confirme, o paciente deve ser encaminhado a um profissional capacitado para avaliar e tratar de forma adequada.

Elaboração do luto/pacientes terminais

Na medida em que a doença se instaura, inicia-se uma série de perdas: saúde, funções, contato social, trabalho, vida sexual e familiar, integridade corporal, partes reais do corpo, entre outras.

Em 1969, Kübler-Ross publicou o livro "Sobre a Morte e o Morrer", relatando e teorizando sua experiência com pacientes terminais e seu contato com a finitude. Os pacientes em cirurgia de cabeça e pescoço, também passam por um processo para elaborar o luto do que foi perdido e do que está em risco, como comentado anteriormente.

Kübler-Ross descreve cinco etapas da elaboração do luto, enfatizando que nem todos os pacientes passam por todas as fases e na ordem a seguir.

Negação

Normalmente ocorre após a constatação de um câncer, o pensamento do paciente é "não, não pode ser comigo", negando muitas vezes não só o diagnóstico, como a extensão e a gravidade do mesmo. É também a fase em que o paciente procura diversos médicos, na fantasia de que alguém lhe diga o inverso. A negação é uma defesa temporária, sendo substituída por uma aceitação parcial, já que o paciente precisa de tempo real para apreender as informações e toda a mudança que isso pode causar em sua vida.

Raiva

Esta é a fase em que o paciente se questiona "por que comigo?". É uma etapa difícil, esta raiva é deferida em todas as direções e projeta-se no ambiente, muitas vezes sem razão plausível. O problema é que poucos se colocam no lugar dessas pessoas, talvez também sentíssemos raiva ao nos depararmos com obstáculos aos nossos planos de vida e desejos. Outra dificuldade nesta etapa é o fato de a equipe ser constantemente "agredida", onde a reação da mesma é muitas vezes a de se defender, contratransferindo tal ataque. Essa dinâmica não o ajudará a progredir dentro do seu processo e passar à próxima fase, o melhor é pontuar sua raiva e mostrar que a equipe a compreende e a aceita.

Barganha

Provavelmente todos os profissionais da área de saúde já lidaram com pacientes nesta etapa. Este é o momento em que os pacientes trazem presentes, elogiam exaustivamente o atendimento recebido e a competência da equipe que o trata (a barganha é diferente da gratidão). Este é um contrato de barganha que o paciente tenta fazer com a equipe, já que deseja a promessa do restabelecimento de sua saúde, o que nem sempre é possível. É uma tentativa por meio de recompensas pelo seu bom comportamento, almejando quase sempre sua cura. A maioria das barganhas é feita com Deus, secretamente. Esta é uma fase difícil de ser ultrapassada, pois a equipe pode, inconscientemente, reforçar tal conduta.

Depressão

Este é um período em que o paciente se mostrará mais desanimado e introspectivo. O momento depressivo nesta etapa não deve ser confundido com depressão patológica. Esta, diferentemente da referida aqui, tem duração longa, falta ou excesso de apetite, insônia ou hipersônia, baixa energia ou fadiga, autoestima baixa, falta de concentração ou dificuldade para tomar decisões, sentimento de desesperança, presença de sintomas somáticos ou não, entre outros. Caso apareça dúvida no diagnóstico, é sempre mais seguro encaminhar o paciente a um profissional da área de Saúde Mental, preferencialmente psicólogo ou médico psiquiatra, para que seja devidamente avaliado e tratado, se necessário.

Aceitação

O paciente aqui já pode externar seus sentimentos de forma adequada e não sente mais raiva ou pesar exacerbado pela sua condição atual. É a fase em que o doente compreende e aceita sua doença, o tratamento e suas consequências. Este é o ideal para todos os pacientes, mas para chegar a esta etapa é necessária a colaboração dos diversos profissionais envolvidos com o caso.

A contribuição de Kübler-Ross é essencial ao se pensar em pacientes de cirurgia de cabeça e pescoço, pois sempre haverá a perda e, portanto, a necessidade da elaboração do que foi perdido. Reforço aqui que o luto ocorre em perdas reais e concretas (olho, nariz, laringe etc.), além das perdas simbólicas, estéticas ou funcionais (capacidade de se comunicar verbalmente, sentir cheiro, gosto etc.). Esses aspectos não são muitas vezes valorizados pela equipe, mas podem ser fundamentais para o enfermo. A perda dessas funções, mesmo quando temporária, chegam a ocasionar estados depressivos, necessitando de psicofármacos. Perder o sentido da gustação, por exemplo, pode diminuir o seu apetite a ponto de não conseguir se alimentar. Essas questões devem ser igualmente discutidas com o paciente, a fim de orientá-lo frente a mais esta perda.

A morte de um paciente não é incomum devido à gravidade das doenças da região de cabeça e pescoço. Aprender a lidar com toda a angústia que envolve o fato, a família, o próprio paciente e, não menos importante, a sensação de impotência que envolve toda a equipe, não é tarefa das mais simples.

Discutir a morte de um indivíduo é tarefa delicada, obrigando o profissional a atentar a alguns cuidados. Caso o paciente não aborde a questão da própria morte, não introduzir o assunto, pois ele pode estar usando de algum mecanismo de defesa que o impede de expressar naquele momento. O paciente pode indagar essa questão quando estiver preparado e, nesse caso, o médico deve explicar o prognóstico, evitando criar um ambiente de luto e pesar. É interessante que se observe a reação do enfermo frente às informações e, então, prosseguir discutindo algumas condutas para lhe oferecer conforto nos últimos dias de sua vida, ou seja, uma morte digna. Este tipo de discussão deve ser realizada sempre na presença de um familiar, devido à provável ansiedade do paciente, este poderá apreender pouco da discussão, manipulá-la devido à angústia do fato, entre outras possibilidades. Reconhecer a própria finitude também é angustiante para a equipe, portanto a proximidade com a morte, seus receios e fantasias podem e devem ser discutidos abertamente, com a orientação de um profissional treinado. Esse tipo de grupo pode ajudar a equipe a lidar melhor com o paciente terminal e sua família na medida em que o sofrimento é empático, ou seja, a equipe demonstra que entende o sofrimento pela qual eles estão passando. Oferecer uma morte digna significa ouvir suas necessidades e oferecer cuidados nas diversas áreas, ressaltando a importância da abordagem de uma equipe multidisciplinar junto a esse paciente, bem como sua família.

Freud contribuiu de forma brilhante na discussão da questão do luto, diferenciando o processo de luto normal, que se segue a uma perda, do luto patológico, expresso no quadro de melancolia. O luto de um modo geral é a reação à perda de um ente querido ou à perda de alguma abstração que ocupou o lugar de um parente ou objeto. Em algumas pessoas, as mesmas influências produzem melancolia em vez de luto, portanto desconfia-se que essas pessoas possuam disposição patológica. Segundo palavras do próprio Freud, os traços mentais distintivos da melancolia são um desânimo profundamente penoso, cessação de interesse pelo mundo externo, inibição de toda e qualquer atividade, diminuição dos sentimentos de autoestima a ponto de encontrar expressão em autorrecriminação e autoenvilecimento, culminando numa expectativa delirante de punição.

Cirurgia

A indicação cirúrgica é um momento de ambivalência para o indivíduo, por um lado é a possibilidade de cura, de alívio da dor, por outro lado tem medo da anestesia/morte, da incisão, da mutilação, da dor etc. A internação traz novos dados da realidade que o paciente terá que lidar: o distanciamento de sua rotina, sua família, seus amigos e de seus referenciais identificatórios. Cada pessoa reagirá de uma forma, devido às diferenças individuais, bem como da dinâmica da equipe que o assiste. O que angustia o paciente não é a cirurgia em si, mas a representação psíquica que faz dela, as fantasias desencadeadas a partir da cirurgia prevista, seu sentimento de incapacidade de controlar o ambiente, o pavor da morte, entre outros. Sebastiani vai além dizendo que embora a cirurgia em si seja benéfica, a causa de sua necessidade não o é, pois para o paciente a operação é uma violência real. Mesmo que as alterações funcionais e/ou estéticas pareçam pequenas para a equipe, devemos levar sempre em consideração a reação do paciente após a cirurgia frente a essa nova realidade. Em qualquer cirurgia haverá a perda da integridade corporal. É um momento de ausência de controle sobre seu corpo; a anestesia pode significar uma pseudomorte, mais um motivo pela qual o paciente deve sentir confiança na equipe, e ser informado adequadamente sobre os procedimentos.

Os indivíduos podem expressar sentimentos de perda e luto em diferentes intensidades. Às essas diferenças Bird afirma "Essa aparente inconsistência, em geral, pode ser creditada ao fato de que tais reações não se devem apenas à realidade do que se perde. São altamente pessoais e dependem em larga escala do significado específico que o paciente atribui à parte afetada e à sua função". Essas diferenças dependerão da história de vida do indivíduo e da sua relação, principalmente, com o médico-cirurgião. Sebastiani ressalta ainda que em geral, quanto mais valorizado for o órgão, maior será a ansiedade do paciente frente à cirurgia.

Cirurgias na face e no pescoço podem alterar significativamente a imagem corporal. Capisano explica que a imagem corporal se estruturaliza em nossa mente no contato do indivíduo consigo mesmo e com o mundo que o rodeia. Entram em sua formação contribuições anatômicas, fisiológicas, neurológicas, sociológicas, entre outras. O esquema corporal é a figuração do corpo em nossa mente, sendo passível de transformação, portanto haverá alguma alteração qualquer que seja a lesão e seu defeito cirúrgico, lembrando que a intensidade dependerá do significado atribuído à localidade, ao órgão e à sua função. O atendimento psicológico visa ajustar a pessoa à sua nova realidade, adaptando-a ao seu esquema corporal.

Reabilitação

O processo de reabilitação pode ser lento, necessitando da colaboração de toda a equipe multidisciplinar, exigindo do paciente constantes retornos ao hospital ou consultório, ocasionando sentimento de frustração e, muitas vezes, irritação. O paciente espera que suas funções, sua aparência estética e sua rotina voltem ao normal o mais rápido possível, porém ele deve compreender que cada conquista é um passo para a melhora, mas, infelizmente, nem sempre há retorno de suas funções e da sua rotina como desejada. Esse é um período de muita ansiedade para o paciente e sua família, pois a expectativa pode ser maior do que a realidade e esta acaba por se impor. Novamente, surge o sentimento de frustração.

O tratamento cirúrgico pode acarretar em perdas estéticas ou funcionais importantes, tais como laringectomias totais ou parciais, glossectomias, exenteração do globo ocular, maxilectomias, entre outros. O paciente necessitará de novas referências para que se adapte e se reabilite, a equipe será seu primeiro referencial, podendo comprometer o restante do tratamento caso não seja treinada para lidar com esse tipo de paciente. Expressões de espanto ou pesar, por exemplo, podem dificultar a aceitação do paciente frente à sua nova aparência e necessidades. A família do enfermo também deve ser orientada para que o processo de reabilitação ocorra da melhor forma possível. Devemos lembrar ainda que os familiares não são técnicos e nem sempre compreendem corretamente o que está acontecendo com seu ente, portanto as explicações devem ser constantes e esclarecedoras, ressaltando os pontos em que poderão ajudar mais ativamente.

O sentimento de frustração é ainda mais comum quando há recidivas ou metástases, principalmente após tratamento cirúrgico associado à radioterapia e/ou quimioterapia. O médico será a primeira pessoa a ser responsabilizada pelo ocorrido. Esse sentimento de raiva deve ser compreendido e pontuado para o paciente, a fim de que, juntos, possam encontrar o melhor caminho.

Alterações na aparência, na deglutição, respiração ou comunicação têm efeito psicológico diretamente no indivíduo. Quando se discutem as afecções em cirurgia de cabeça e pescoço, não se deve ignorar a questão "estética". Tumores abdominais ou torácicos, por exemplo, permite que o paciente tenha privacidade, a escolha de não expor sua experiência com o câncer, diferentemente dos tumores em face ou cervicais. O estigma do câncer é reforçado pela cicatriz cirúrgica e deformidades, pois é algo que não pode ser "escondido" e será sempre o demonstrativo da doença. Alguns pacientes, em nosso Serviço, relatam dificuldade de reinserção social justamente pela sua aparência pós-cirúrgica, marcando sempre que a doença esteve presente. Tentativas de reconstrução ou retoques são válidas, desde que fique clara a real expectativa de melhora da aparência, pois fantasias de que seu rosto voltará ao normal são comuns.

Há ainda a questão da sexualidade. Muitas vezes o próprio paciente recusa atividades sexuais com seu parceiro durante o tratamento, pois estará deslocando toda a sua atenção para si próprio. Não há, a princípio, qualquer alteração física que justifique impotência sexual, mas sim uma temporária diminuição na libido, que pode ser normalizada seguindo orientações médicas e psicológicas. A orientação ao paciente e seu parceiro pode ajudá-los a compreender a situação e aceitá-la como passageira.

Em todas as etapas do tratamento, o profissional deve ter em mente uma questão amplamente discutida na área de saúde: qualidade de vida. Este é um conceito de múltiplas interpretações, mas vale ressaltar que é um aspecto subjetivo e passível de transformação, em que o paciente traz sua própria experiência. Em nosso Serviço, o Setor de Psicologia utiliza o termo qualidade de vida envolvendo os seguintes aspectos: bem-estar físico, reinserção social, capacidade de readaptação às novas condições e limitações impostas pela doença e cirurgia, produtividade, relação familiar e marital, sexualidade e equilíbrio emocional. Essa avaliação é muito individualizada, o que restringe o uso de classificações que dificilmente são fiéis à avaliação individual de cada caso.

O trabalho conjunto do psicólogo com outros profissionais da equipe, tais como médicos, fonoaudiólogos, fisioterapeutas, assistentes sociais, enfermeiros, nutricionistas e outros, têm trazido resultados positivos para todos e, em última instância, para o próprio paciente.

Não podemos estabelecer características psicológicas específicas para cada doença, ou ainda, para cada tipo de cirurgia. Cada pessoa vivenciará a experiência do adoecer de uma forma, pois como já foi dito, dependem de diferenças individuais, dinâmica de personalidade, história de vida, apoio social e familiar, habilidade de adaptação às novas situações, tipo de tratamento, prognóstico e vínculo com a equipe que o assistir.

A psicologia adentrou no hospital geral, não apenas para ser mais uma área de conhecimento, mas para colaborar com especialidades médicas, nesse caso com pacientes em cirurgia de cabeça e pescoço, que como se pôde observar neste capítulo, visam atenção especial.

Bibliografia

1. Afgoustidis D. *A Psicanálise*. São Paulo: Loyola; 1991.
2. Bird FR. Reações de perda em cirurgia. In: Bird FR. (ed.). *Conversando com o paciente*. São Paulo: Manole; 1975. p. 183-97.
3. Braier EA. *Psicoterapia breve de orientação psicanalítica*. 2a ed. São Paulo: Martins Fontes; 1991.
4. Freud S. – *Edição Standard Brasileira das Obras Psicológicas Completas de Sigmund Freud*. Rio de Janeiro: Imago; 1976.
5. Kübler-Ross E. *Sobre a morte e o morrer*. 7a ed. São Paulo: Martins Fontes; 1996.
6. Scanlon C, Brescia F. Approaches to meeting the needs of the dying patient. In: DeVita V, Heellman S, Rosenberg S. (eds.). *Cancer: principles and practice of oncology*. 5a ed. New York: Lippincott-Raven; 1997. p. 2914-16.
7. Schoene-Siefert B, Childress JF. *How much should the cancer patient know and decide? CA Cancer J Clin*. 1986;36(2):85-94.
8. Sebastiani RW. Atendimento psicológico no centro de terapia intensiva. In: Angerami-Camon VA. (ed.). *Psicologia hospitalar: teoria e prática*. São Paulo: Pioneira; 1994.
9. Capisano HF. Imagem corporal. In: Mello F J. (ed.). *Psicossomática Hoje*. Porto Alegre: Artes Médicas; 1992. p. 179-92.

Capítulo 49

Fisioterapia em Cirurgia de Cabeça e Pescoço

Milena Mako Suesada
Renata Angélica Bongiorno Spanó

Introdução

A atuação da Fisioterapia nas patologias de cabeça e pescoço tem um importante papel no acompanhamento desses pacientes no período pré e pós-operatório. Neste capítulo serão discutidos os principais objetivos da Fisioterapia em cada fase do tratamento médico proposto.

Pré-operatório

As principais comorbidades associadas às neoplasias de cabeça e pescoço incluem doenças cardíacas, hipertensão arterial, doença pulmonar obstrutiva crônica (DPOC), tabagismo e etilismo. Essas comorbidades associadas à idade, estádio e tipo histológico da doença, bem como à capacidade funcional, estão diretamente relacionados à morbimortalidade pós-operatória, além de representarem um importante fator prognóstico.

Os objetivos da fisioterapia neste período dependem da presença dessas comorbidades e de uma avaliação da capacidade funcional do paciente. Em geral os pacientes já se encontram sob internação hospitalar, portanto os objetivos mais imediatos da fisioterapia devem ser direcionados para as condições respiratórias, principalmente quando existe a presença de doença pulmonar associada. Se houver tempo hábil, um trabalho mais global de condicionamento ou reabilitação pulmonar deve ser considerado.

Diversos estudos indicam que a presença da DPOC duplica os riscos de complicações respiratórias no pós-operatório de cirurgias toracoabdominais e sua gravidade – avaliada nos testes de função pulmonar e, mais recentemente, em testes de exercício cardiopulmonar – pode contraindicar cirurgias torácicas. Não foram encontrados estudos específicos para as cirurgias de cabeça e pescoço, porém a presença de DPOC é comum nesses pacientes, e medidas para a melhora do quadro respiratório e se possível da capacidade funcional no período pré-operatório podem trazer benefícios no pré-operatório de cirurgias de cabeça e pescoço.

A capacidade funcional é determinada por diversos fatores. Para que a fisioterapia consiga realizar adequadamente o programa de treinamento se faz necessário um trabalho coordenado com a equipe multidisciplinar, principalmente com a otimização medicamentosa das doenças de base e do estado nutricional. Isto tem fundamental impotância, uma vez que a capacidade funcional determina a habilidade do paciente de suportar o aumento das demandas do aumento do consumo de oxigênio e consequentemente do débito cardíaco no pós-operatório.

Outra particularidade das cirurgias de cabeça e pescoço está na necessidade de se avaliar detalhadamente as amplitudes de movimento dos membros superiores, em especial do ombro, assim como das condições musculares da cintura escapular. Em muitos casos há a necessidade do esvaziamento das cadeias linfáticas da região cervical (principalmente dos níveis II e V), e, quando há sacrifício ou lesão do nervo acessório (XI par craniano), é necessária especial atenção, já que o mesmo é responsável pela estimulação dos músculos trapézio e esternocleidomastóideo.

Outras orientações pré-operatórias devem ser conversadas com o paciente, tais como os motivos e as necessidade de se realizar a fisioterapia após a cirurgia, saída precoce do leito e deambulação. As dificuldades também devem ser abordadas, deixando claro que suas limitações serão consideradas e uma equipe multiprofissional estará à disposição para auxiliá-lo.

Pós-operatório

Os cuidados da fisioterapia são iniciados na unidade de terapia intensiva no pós-operatório imediato desses pacientes. Caso cheguem do centro cirúrgico sob ventilação mecânica, todo o processo de desmame até a extubação é realizado pela equipe de fisioterapia em consenso com as equipes médicas envolvidas no caso.

Em geral, após as ressecções de lesões orais, de faringe e laringe, os pacientes são submetidos à traqueostomia, que podem ser temporárias (proteção) ou permanentes – os traqueostomas terminais da laringectomia total. A manipulação e os cuidados fisioterpêuticos com a traqueostomia serão descritos a seguir.

Logo que o paciente se encontre sob respiração espontânea e estável clinicamente, ele retorna à unidade de internação. Os principais objetivos e cuidados da fisioterapia no atendimento pós-operatório setão discutidos a seguir:

Edema

O edema periférico é um achado comum, secundário à infusão de fluidos durante a cirurgia. Estimular a mobilização ativa dos segmentos corporais, assim como a deambulaçã, diminui o desconforto, além de ter um importante papel na prevenção das tromboses venosas.

O edema facial surge entre dois a três dias após a cirurgia em pacientes que foram submetidos ao esvaziamento cervical. Dependendo de sua extensão pode cursar com cefaleia, dificuldade de abrir os olhos e restrição ao leito. A cabeceira da cama deve ser elevada a 30°, e a drenagem facial pode ser indicada.

Manutenção das vias aéreas pérvias

A manutenção da higiene brônquica e da expansão pulmonar é fundamental no pós-operatório. Essas medidas auxiliam na prevenção de complicações respiratórias, tais como atelectasias e infecções. Podem ser utilizadas técnicas de desobstrução e higienização brônquica, cinesioterapia respiratória e manobras de reexpasão pulmonar. Os inspirômetros de incentivos têm seu uso limitado no pós-operatório de cirurgias de cabeça e pescoço pela presença da traqueostomia.

Estimular a deambulação e manter poltronas e cadeias nos quartos para que os pacientes fiquem fora do leito o máximo de tempo possível, são medidas importantes que auxiliam na prevenção das complicações respiratórias.

Traqueostomia

Para as cirurgias de cavidade oral e orofaringe, hipofaringe, laringectomia parcial, glossectomias e tumores de soalho da boca, a traqueostomia é realizada preventivamente. Tem o intuito de contornar um obstáculo mecânico (edema) das vias aéreas superiores garantindo a ventilação pulmonar e facilitando a eliminação da secreção traqueobrônquica excessiva. A traqueostomia é definitiva apenas nos casos de laringectomia total.

Após a realização da traqueostomia, as vias aéreas perdem a capacidade de umidificação e filtração do ar inspirado, além da diminuição da efetividade da tosse. Quando a umidificação não acontece, a secreção torna-se espessa, dificultando ainda mais a sua eliminação e favorecendo a formação de tampões de muco. A impactação desses tampões nas vias aéreas causa a sua obstrução, atelectasias e propensão às infecções respiratórias, além disso podem obstruir a cânula causando desconforto respiratório ao paciente. Portanto, a adequada umidificação é essencial, e a nebulização deverá ser mantida por período contínuo principalmente enquanto o paciente estiver com a cânula plástica (sem a cânula interna removível). Outra forma de umidificação bastante utilizada é a inalação com solução salina de forma intermitente de acordo com a necessidade.

A traqueostomia também traz outros efeitos sobre o sistema respiratório, tais como a redução do trabalho respiratório, a diminuição da resistência das vias aéreas, a redução da curva pressão-tempo inspiratória e abolição da pressão expiratória final (PEEP) fisiológica, esta última propiciando um maior risco para o colapso das vias aéreas. As atelectasias decorrentes da traqueostomia correspondem a 15% das complicações respiratória nos pacientes submetidos a cirurgias de tumores de cabeça e pescoço. Desta forma, as manobras de reexpansão pulmonar, cinesioterapia respiratória e estímulo à deambulação estão indicadas.

A pressão de insuflação do balonete (cuff) deve ser monitorizada nos pacientes traqueostomizados, uma vez que pressões excessivamente elevadas e por tempo prolongado podem levar a lesões isquêmicas na parede traqueal, estenose de traqueia ou ainda fístulas traqueoesofágicas nos casos mais graves. A pressão do balonete deve ser inserida na rotina da fisioterapia, sendo medida diariamente e mantida entre 20 e 34cmH2O (15 e 25mmHg). A desinsuflação do balonete é uma decisão da equipe multiprofissional, em geral ocorre quando não há mais a broncoaspiração e foi restituída uma força muscular suficiente para gerar tosse eficaz, ou seja, suficiente para a expectoração e proteção das vias aéreas. Nos pacientes mais debilitados o processo de desmame e decanulação pode ser mais demorada e postergada até que se alcancem as condições ideais, evitando o insucesso do procedimento. Nesses casos a fisioterapia deve incluir em seu plano de tratamento medidas de fortalecimento muscular respiratório e global.

Aspiração traqueobrônquica

É um procedimento realizado quando constatada a presença de secreção pulmonar com incapacidade de eliminá-lo pela tosse. Nos casos de cirurgia de orofaringe, a aspiração da cavidade nasal e oral deve ser evitada, pois a sonda de aspiração e a sucção pode provocar sangramentos, contribuir para aparecimento de deiscência de ferida operatória ou perda de retalhos microcirúrgicos realizados para a reconstrução da cavidade oral e orofaringe. Se for necessário, realizá-la com cuidado e sob orientação da equipe médica.

Broncoaspiração

A remoção ou a denervação de estruturas do trato aerodigestório superior durante as cirurgias de cabeça e pescoço podem levar a distúrbios da deglutição, redução do mecanismo de proteção das vias aéreas e aspiração. Consequentemente a pneumonia aspirativa é uma complicação frequente, principalmente nas laringectomias parciais, e sua gravidade depende da técnica cirúrgica, localização do tumor e seu estadiamento. Uma abordagem conjunta com a equipe de fonoaudiologia é fundamental, permitindo um processo de decanulação mais efetivo, rápido e minimizando as complicações respiratórias.

Lesão do nervo acessório

A lesão do nervo acessório pode ocorrer durante o esvaziamento cervical, que incluam o nível II e/ou o V, cursando com alterações clínicas clássicas definidas como "síndrome do ombro", que incluem: diminuição das amplitudes de movimento do ombro afetado, principalmente abdução lateral e flexão, associado à rotação lateral da escápula e dor (ver *Capítulo 10*). Essas alterações anatômicas e funcionais causam uma alteração mecânica severa da articulação escapuloumeral, acarretando em fibrose articular progressiva, aderência intracapsular, periartrite e, como conseqüência, ocorre na lesão muscular, ligamentosa e nos casos mais graves do plexo braquial. Essas alterações levam à diminuição da força e *endurance* do membro superior acometido, dificultando as realizações das atividades de vida diária e, consequentemente, a qualidade de vida esses pacientes.

A reabilitação deve ser iniciada precocemente já nos primeiros dias após a cirurgia. Existem diversos protocolos de reabilitação descritos na literatura, e, em geral, são realizados exercícios para ganho de amplitudes de movimento passivas/ativas, fortalecimento muscular dos músculos trapézio, romboide, elevador da escápula, bíceps, tríceps, peitoral maior e deltoide, além de exercícios posturais.

Reabilitação

Após a alta hospitalar, os pacientes podem ser encaminhados para um centro de reabilitação, onde é realizada a continuidade ao trabalho iniciado durante a internação. Além disso, diversos estudos na literatura indicam que pacientes oncológicos apresentam maiores índices de fadiga e pior qualidade de vida, avaliada em questionários específicos. Rogers e col. (2008)

mostraram que a atividade física regular em sobreviventes de cirurgias de cabeça e pescoço apresenta um impacto positivo significativo do ponto de vista cognitivo e sobre os sintomas relacionados ao tratamento (fadiga, fraqueza, dispneia etc.), o que, em última instância, se traduz em melhora na qualidade de vida.

Cuidados específicos

a) *Retalhos e rotações musculares:* são realizados para as reconstruções ou permitir o fechamento de estruturas após a ressecção cirúrgica das diversas patologias. Para essas situações alguns cuidados adicionais devem ser tomados evitando a perda do retalho ou a deiscência da ferida operatória. Não é permitido comprimir ou alongar a região, portanto decúbitos de posicionamento, exercícios respiratórios, alongamentos, manobras fisioterapêuticas específicas e fixação de cânula de traqueostomia devem seguir estas orientações.

b) *Enxertos ósseos:* em algumas situações utilizam-se os enxertos ósseos para a reconstrução da mandíbula. Quando a fíbula é utilizada para se realizar tal procedimento, este membro inferior é imobilizado (engessado) e não sendo permitida a descarga de peso neste membro. O tempo de imobilização é variável, sendo determinado pela equipe cirúrgica envolvida. Nesta situação a fisioterapia motora no membro inferior imobilizado deve objetivar minimizar os efeitos da imobilização, principalmente atrofia e fraqueza muscular. Para a deambulação desses pacientes, é necessário o treino com uso de muletas ou andadores.

Bibliografia

1. Araujo VJF, Brandão LG, Ferraz AR, et al. *Manual do residente de cirurgia de cabeça e pescoço.* São Paulo: Keila & Rosenfeld; 1999.
2. Brunelli A, Charloux A, Bolligern CT, Sculier JP, Varela G, Licker M et al. ERS/ESTS clinical guidelines on fitness for radical therapy in ling cancer patients (surgery and chemo-radiotherapy). *Eur Resp J* 2009;34:17-41.
3. Cappiello J, Piazza C, Nicolai P. The spinal accessory nerve in head and neck surgery. Current Opinion in Otolaryngology & Head and Neck Surgery. 2007;15:107-11.
4. Costa MG, Rabello CA, Lucena RS, et al. Perfil assistencial do ambulatório de fisioterapia no câncer de cabeça e pescoço. UnidadeI (INCA). *Rev Bras Cir Cabeça e Pescoço.* 2007;36:229-32.
5. Dimeo F, Schwartz S, Wesel N, Voigt A, Thiel E, et al. Effects of an endurance and resistance exercise program on persistent cancer related fatigue after treatment. *Annals of Oncology.* 2008;19:1495-99.

6. III Consenso Brasileiro de Ventilação Mecânica. *J Pneumologia*. 2007;33(supl 2):S142-S150.
7. McNeely ML, Parliament MB, Seikaly H, Jha N, Magee DJ, et al. Effect of exercise on upper extremity pain and dysfunction in head and neck cancer survivors. A Randomized Controlled Trial. *Cancer.* 2008;113:214-22.
8. Mock V, Pickett M, Ropka ME, Muscari E, Stewart KJ, Rhodes VA, et al. Fatigue and quality of life outcomes of exercise during cancer treatment. *Cancer Practice.* 2001;9(3):119-27.
9. Older P, Hall A. Clinical review: how to identify high risk surgical patient. *Crit. Care.* 2004;8:369-72.
10. Oliveira BV, Wosiacki Filho W, Oliveira A, et al. Fisioterapia pré-operatória em pacientes candidatos a cirurgia por neoplasia de cabeça e pescoço. *Rev Bras Cancerol.* 1998;44:147-54.
11. Rogers QL, Courneya KS, Robbins KT, Malone J, Seiz A, Koch L, et al. Physical activity correlates and barriers in head and neck cancer patients. *Support Care Cancer.* 2008;16:19-27.
12. Salerno G, Cavaliere M, Foglia A, Pellicoro DP, Mottola G, Nardone M, et al. The 11th nerve syndrome in finctional neck dissection. *Laryngoscope.* 2002;112:1299-307.
13. Sanabria A, Carvalho AL, Melo R, Magrin J, Ikeda MK, Vartanian JG, et al. Predictive factors for complications in elderly patients Who underwent head and neck oncologic surgery. Head Neck. 2008;30:170-77.
14. Smetana GW. Pre-operative pulmonary evaluation: identifying and reducing risks of pulmonary complications. *Clev Clin J Med.* 2006;73 (supl 1): S36-S41.
15. Smith TB, Stonele C, Purkayartha S, Paraskevas P. Cardiopulmonary exercise testing as a risk assessment method in non cardio-pulmonary surgey: a systematic review. *Anaesthesia.* 2009;64:883-93.
16. Yung KC, Piccirillo JF. The Incidence and Impact of comorbidity diagnosed after the onset of head and neck cancer. *Arch Otolaryngol Head Neck Surg.* 2008;134(10):1045-49.

Capítulo 50

Reabilitação Protética Oral e Próteses Faciais

Gabriela Furst Vaccarezza
Thais Bianca Brandão

Reabilitação protética oral

No Brasil, segundo estatística do Instituto Nacional do Câncer (INCA), o câncer está entre as três principais causas de morte no país. O câncer de boca é a neoplasia mais frequente entre as existentes em cabeça e pescoço, com aproximadamente 390.000 novos casos ao ano em uma escala mundial. Ele ocupa a oitava posição entre os cânceres de maior incidência no mundo em homens e, em países em desenvolvimento, esta incidência é ainda maior. Franceschi e col. classificaram informações sobre a incidência de câncer de boca e faringe no Brasil dentre as mais elevadas a nível mundial; e Wunsch Filho relatou taxas de incidência da doença na cidade de São Paulo como sendo mais elevadas que em outras cidades brasileiras.

Entre os diferentes tumores podem afetar a boca, o carcinoma epidermoide o tipo histológico mais frequente, com mais de 90% (ver *Capítulo 18*).

As ressecções de câncer da cavidade bucal resultam em defeitos importantes que envolvem aspectos estéticos e funcionais. Desta maneira, a reabilitação desses defeitos torna-se indispensável para a reintegração social do paciente.

Tipos e oportunidade de reabilitações orais

Próteses de maxila e mandíbula são os dois grandes grupos de próteses orais. Entre as próteses de maxila, podemos citar as obturadoras e os abaixadores de palato. Entre as próteses mandibulares, as reabilitadoras de mandibulectomias marginal e segmentar são os melhores exemplos do grupo.

Prótese obturadora

As ressecções de lesões de maxila podem envolver pequenas porções do palato duro e/ou mole ou comprometer boa parte dessas estruturas. Levando a comunicações bucossinusais que normalmente são pouco toleradas pelos pacientes. Resultando em desnutrição e perda de peso, além de terem um impacto psicológico negativo.

Para minimizar esses problemas, próteses obturadoras são utilizadas na tentativa de restabelecer as condições orais do paciente.

Chalian e col. definiram um obturador como sendo um disco ou superfície, natural ou artificial, que oclui defeitos na maxila resultantes de remoções parciais ou totais dessa estrutura.

A reabilitação protética das perdas maxilares pode ser dividida em três fases: cirúrgica, temporária ou intermediária e reabilitadora. Cada etapa tem suas características, indicações e importâncias; mas basicamente, o que se busca na instalação de uma prótese obturadora é o restabelecimento funcional (mastigação, deglutição e fala) e estético.

A prótese cirúrgica imediata (PCI) está indicada para pacientes portadores de neoplasias na região de maxila em que os exames prévios de imagem sugiram necessidade de qualquer tipo de maxilectomia, com comunicação da cavidade oral com o seio maxilar e/ou cavidade nasal. Esta prótese é confeccionada a partir do modelo obtido antes da realização da maxilectomia e é instalada no pós-operatório imediato.

Entre os benefícios de se utilizar uma PCI podemos destacar: sustentação do curativo, devolução da anatomia intraoral, condicionamento do tecido para uma cicatrização favorável, redução da contaminação, viabilização de fala inteligível, diminuição ou eliminação do uso da sonda nasoenteral e melhora da recuperação psicológica e social do paciente.

As próteses obturadoras intermediárias melhoram a qualidade e facilitam a confecção das próteses obturadoras reabilitadora. Quando as três fases da reabilitação pós-maxilectomias são respeitadas, os ganhos estéticos e funcionais são expressivos.

Próteses faciais

As ressecções de tumores malignos na região de cabeça e pescoço podem acometer porções tegumentares da face. Cada vez mais a reconstrução desses defeitos tem sido objeto de estudo e desafio para os cirurgiões e protesistas envolvidos na área.

Escavações arqueológicas revelam que a preocupação com a restauração de defeitos faciais é tão antiga quanto às civilizações. Os primeiros achados datam de 1500 a.C. e foram encontrados na cultura chinesa. Nessa época, a argila e a madeira serviam de matéria-prima para confecção de próteses que substituíam olhos, nariz e orelhas.

As limitações dessas reconstruções estão presentes tanto na área cirúrgica quanto na protética. A inviabilidade de tecido, o comprometimento vascular local, a necessidade de inspeção direta do defeito oncológico e a condição física do paciente são limitações que podem ser encontradas em reconstruções cirúrgicas. Entre as limitações protéticas, podemos destacar as dificuldades de se obter um material adequado para as restaurações faciais, mobilidade excessiva do tecido próximo à reabilitação, dificuldade de se obter retenção de grandes próteses e a capacidade do paciente em aceitar o resultado final.

Tipos e oportunidades de reabilitações faciais

Entre as reabilitações faciais, podemos destacar as próteses: auricular, oculopalpebral, nasal, geniana e labial. Também chamamos de prótese facial extensa ou complexa as próteses que envolvem perdas de mais de uma dessas estruturas.

A oportunidade dessas reabilitações é dividida em três fases: imediata, intermediária ou temporária e reparadora.

Na primeira, o paciente é moldado antes de ter a estrutura removida e uma prótese é confeccionada prevendo o defeito cirúrgico. Neste tipo de reabilitação problemas de adaptação e dissimulação da prótese são encontrados devido à moldagem ser feita antes da remoção da estrutura. Apesar desses problemas, a reabilitação imediata proporciona um impacto psicológico melhor ao paciente que já se vê reabilitado logo após a cirurgia, diminuindo o trauma da mutilação cirúrgica.

A prótese intermediária ou temporária é confeccionada dias após a ressecção do tumor, com o tecido ainda sem a sua completa cicatrização. Os problemas de adaptação e simulação são minimizados, mas persistem devido à cicatrização e consequente modificação do tecido que sustenta a prótese. A confecção de mais de uma prótese desse tipo se faz necessária para que esses problemas diminuam.

Por último, a prótese reparadora é confeccionada após a completa cicatrização dos tecidos. É nesta fase da reabilitação que se obtêm os melhores resultados estéticos e funcionais, além de próteses mais duradouras.

Materiais utilizados para a confecção

Diversos materiais são utilizados para a confecção das próteses faciais. Todos possuem características favoráveis e desfavoráveis. Entre as características ideais para a confecção dessas próteses, podemos citar: permitir aceitabilidade estética, possuir propriedades físicas favoráveis (como por exemplo, resistência ao rasgamento, flexibilidade, leveza e estabilidade dimensional), ser de fácil fabricação e biocompatível com os tecidos adjacentes.

Entre os materiais hoje utilizados, a resina acrílica e o silicone são os dois exemplos a serem dados. Sendo que o último é tido como material de eleição por possuir a maioria das características anteriormente citadas.

Métodos de fixação

Os meios de retenção utilizados para as próteses faciais são classificados em: anatômicos, químicos, mecânicos e com implantes osteointegrados.

A retenção anatômica utiliza a cavidade cirúrgica para a fixação da prótese, para isto a cavidade deve ser retentiva e a pele e/ou mucosa oferecer características que permitam esta fixação sem causar danos.

Entre os métodos de retenção mecânica e química mais amplamente utilizados podem ser citados os óculos e adesivos para pele, respectivamente.

Certamente, os maiores avanços para a retenção de próteses faciais ocorreram com a evolução no campo da osteointegração. Além das vantagens mecânicas, este tratamento melhora a qualidade de vida dos pacientes por oferecer conforto durante atividades sociais e harmonia estética, aspectos importantes em avaliações emocionais e psicológicas. Os ganhos de retenção e estabilidade, proporcionados pelos implantes, são os maiores responsáveis por este ganho.

Considerações finais

Com os avanços terapêuticos e programas de diagnóstico precoce, a reabilitação do paciente oncológico torna-se mais importante à medida que a sobrevida do paciente aumenta. Diante desse novo cenário, a reabilitação ocupa lugar de destaque por melhorar significativamente a qualidade de vida desses pacientes.

Bibliografias

1. Beumer J, Curtis TA, Firteli DN. *Maxillofacial rehabilitation. Prosthodontic and surgical considerations*. St. Louis: Ishiyaku EuroAmerica; 1996.
2. Chalian VA, Barnett MO. A new technique for constructing a one-piece hollow obturator after partial maxillectomy. *J Prosthet Dent*. 1972;28:448-53.
3. Durazzo MD, Araujo CEN, Brandao JSN, Potenza AS, Costa P, Takeda F, et al. Clinical and epidemiological features of oral cancer in a medical school teaching hospital from 1994 to 2002: increasing incidence in women, predominance of advanced local disease, and low incidence of neck metastases. *Clinics*. 2005;6:293-8.

4. Franceschi S, Bidoli E, Herrero R. Muñoz N. Comparison of cancers of the oral cavity and pharynx worldwide: etiological clues. *Oral Oncol.* 2000;36:106-15.
5. Hooper SM, Westcott T, Evans PLL, et al. Implanto-supported facial prostheses provided by a maxillofacial unit in UK regional hospital: longevity and patient opinions. *J Prosthodont.* 2005;14:32-38.
6. INCA, Estimativa 2010: Incidência de câncer no Brasil. Ministério da Saúde Instituto Nacional de Câncer, Rio de Janeiro; 2009. [citado: 12 jan 2010]. Disponível em: http://www.inca.gov.br/estimativa/2010.
7. Kowalski LP, Dib LL, Ikeda MK, Adde C. *Prevenção, diagnóstico e tratamento do câncer bucal.* São Paulo: Frôntis Editorial; 1999.
8. Rezende JRV. *Prótese bucomaxilofacial.* São Paulo: Sarvier; 1997.
9. Silva DP, Almeida FCS, Vaccarezza GF, Brandão TB, Claudia Cazal, AC Rocha, MD Durazzo, RB. Reabilitação protética de pacientes maxilectomizados. uma contribuição da odontologia e um convite à reflexão. *Pesq Bras Odontoped Clin Integr.* 2004;4:125-130.
10. Wünsch Filho V. The epidemiology of oral and pharynx cancer in Brazil. *Oral Oncol.* 2002;38:737-46.
11. Yorkshire Cancer Network, Head and Neck Cancer Treatment Guidelines [on line]; 2003. [Citado: 12 jan 2010]. Disponível em: http://www.yorkshire-cancer-net.org.uk/html/publications/index.htm.

Capítulo 51

Importância do Tratamento Odontológico no Paciente de Cirurgia de Cabeça e Pescoço

Gabriela Furst Vaccarezza
Juliana Bertoldi Franco

Segundo estimativas do Instituto Nacional do Câncer, no Brasil, para o ano de 2010, o câncer de cavidade oral compreenderá 15,19 novos casos para cada 100.000 pacientes.

O tratamento de neoplasias malignas de cabeça e pescoço abrange várias modalidades terapêuticas, como cirurgia, radioterapia, quimioterapia e a associações entre elas.

Além dos efeitos sobre as células tumorais, a radioterapia ocasiona toxicidade aos tecidos normais adjacentes e ao leito tumoral, incluindo as glândulas salivares, a mucosa oral, os músculos e ossos dos maxilares. De acordo com o período em que ocorrem, esses efeitos adversos são classificados em agudos e tardios.

Os fenômenos adversos *agudos* ocorrem durante ou nas semanas imediatas ao término da radioterapia. Quando associados à cavidade oral frequentemente são observados: xerostomia (diminuição do fluxo salivar), infecções oportunistas, trismo, hipogeusia, dispepsia, disfagia, radiodermite, hemorragias, alopecia, necrose de tecido mole e mucosites orais. Em relação aos fenômenos adversos *tardios*, ou seja, meses ou anos após o término da radioterapia, encontramos as cáries de radiação e doença periodontal, trismo, alteração na extensão do pescoço, danos à estrutura da glote, dermatite crônica e osteorradionecrose.

Os fenômenos adversos ocorrem de acordo com a dose, o local de aplicação, do fracionamento, da idade e condição clínica do paciente. Quando o tratamento é realizado na infância, observa-se alteração da formação dentária, desenvolvimento e crescimento dos ossos maxilares.

É importante ressaltar que as reações adversas podem ocasionar a interrupção da radioterapia, ocorrendo alteração do plano de tratamento inicial e do prognóstico da doença.

O conhecimento da condição oral do paciente pode estabelecer parâmetros à equipe de saúde para realização de medidas preventivas para controle e eliminação dos efeitos colaterais da radioterapia, visando a melhoria da qualidade de vida do paciente e a não interrupção do tratamento, sendo que essas reações podem ser evitadas e/ou diminuídas com a realização de tratamento odontológico antes, durante e após a radioterapia.

A seguir, serão citadas as reações adversas mais frequentemente encontradas nos pacientes submetidos à radioterapia de cabeça e pescoço, assim como os procedimentos odontológicos realizados nesses pacientes.

Xerostomia

A saliva é uma secreção complexa presente na cavidade oral, formada pela secreção das glândulas salivares, por componentes do soro plasmático, por produtos bacterianos e pela água. É necessária para a proteção dos tecidos moles e duros devido às propriedades antimicrobianas, enzimáticas, pela presença de imunoglobulinas (IgA) e do sistema tampão bicarbonato, fosfato e proteína, íons cálcio, lactoferrinas, lactoperoxidases, amilases entre outros componentes.

As funções da saliva são importantes para a manutenção do equilíbrio da cavidade oral, pois, além da proteção da cavidade oral, ela é fundamental para a mastigação e deglutição dos alimentos, para a fala, na formação do bolo alimentar (primeira fase da digestão devido à presença da amilase salivar), importante para a remineralização do esmalte dentário, para a sensação do sabor dos alimentos, na realização de limpeza da cavidade oral, com implicação direta na qualidade de vida do paciente.

A exposição das glândulas salivares à radioterapia promove fibrose, degeneração, atrofia acinar e necrose celular da glândula, ocasionando uma redução significativa do fluxo salivar, ou seja, xerostomia.

O retorno da secreção é determinado por três fatores: dose de radiação, área de radiação e idade do paciente, sendo o acometimento bilateral da parótida pela radioterapia o de pior prognóstico. O volume máximo de saliva retorna após um período de 12 a 18 meses do término do tratamento, mas geralmente esta alteração é permanente, e assim as alterações orais tornam-se mais frequentes.

A redução do fluxo salivar ocasiona um aumento de micro-organismos aeróbios (*Streptococcus mutans* e *Lactobacillus sp.*), resultando em elevação do número de cáries; de micro-organismos anaeróbios (*Actimonices sp.*), relacionados com a doença periodontal; como também de micro-organismos oportunistas (*Candida sp.*) responsáveis pela candidíase oral. Assim, o paciente com xerostomia apresenta aumento da incidência de cáries e das infecções oportunistas, dificuldade de utilização de próteses totais, redução da sensação do sabor, sensação de ardência e de sabor metálico, e dificuldade de mastigação, deglutição e fala.

Nesses casos, o paciente deve manter a mucosa oral hidratada com frequentes goles de água e utilização de lubrificantes orais visando à remoção de micro-organismos e resíduos alimentares. Ênfase a higiene oral deve ser realizada, pois as complicações são proporcionais à higiene do paciente.

Cárie de radiação

A cárie de radiação é o resultado da xerostomia, ocasionando um aumento da microbiota cariogência (*Streptococcus mutans* e *Lactobacillus sp.*) e diminuição da limpeza da cavidade oral. Em adição, o paciente faz uso de uma dieta pastosa e rica em carboidratos que aumenta a incidência de cárie dentária, que se desenvolve rapidamente e ocasiona a destruição do dente em poucas semanas.

Orientação sobre higiene oral, realização de bochecho diário com fluoreto de sódio a 0,05%, e a aplicação de verniz fluoretado durante e após a radioterapia são importantes para a redução e controle da placa dentobacteriana e da microbiota oral, ocorrendo a redução de micro-organismos cariogênicos. Dentes que apresentarem cáries ativas devem ser restaurados, com o objetivo de diminuir a quantidade de bactérias cariogênicas, e para evitar a evolução da cárie.

A orientação sobre a dieta também se faz importante nesta fase, principalmente para a conscientização de não consumir alimentos ricos em carboidratos e açúcar refinado.

Candidíase oral

Os pacientes submetidos à radioterapia de cabeça e pescoço apresentam maior tendência ao desenvolvimento de infecções orais causadas por fungos e bactérias.

A *Candida albicans* é um fungo oportunista que em condições normais está na forma saprófita, podendo se tornar patogênico quando ocorrem modificações no seu *habitat*.

O aumento da incidência da candidíase oral é decorrente da xerostomia, devido à redução dos níveis de IgA e da diminuição da atividade fagocítica dos granulócitos salivares. Durante a radioterapia ocorre um aumento significativo da quantidade de *Candida sp.*, sendo que este quadro persiste por um tempo superior de quatro a seis meses após o término da radioterapia.

Clinicamente, a candidíase oral pode ser observada mais comumente nas formas pseudomembranosa, eritematosa, glossite romboidal mediana e queilite angular. Podem ser encontradas lesões orais esbranquiçadas removíveis à raspagem, lesões orais avermelhadas, região central da língua avermelhada, assim como rachaduras na comissura labial. Nesses casos, os pacientes relatam um quadro de queimação oral generalizada, desconforto e halitose, com a possibilidade de instalação de um quadro de bacteremia e septicemia por este micro-organismo.

O tratamento consiste na aplicação de agentes tópicos e sistêmicos. O tratamento de escolha deve ser realizado apor meio de bochecho por 1min com nistatina suspensão 100.000UI, quatro vezes ao dia, por 14 dias. Caso não ocorra melhora do caso, deve ser instituído o uso de cetoconazol por via oral, sendo administrado um comprimido de 200mg ao dia, por 10 dias, ou fluconazol com a administração por via oral de um comprimido de 100mg ao dia, por 10 dias.

Mucosites orais

A mucosite oral é uma inflamação da mucosa oral caracterizada por eritema, edema, sangramento, úlceras e formação de pseudomembrana. O termo mucosite é utilizado para descrever lesões apenas em pacientes que são submetidos à radioterapia e à quimioterapia.

É a causa mais comum de dor em pacientes submetidos a tratamento químio e radioterápico. Além da dor intensa, existe um aumento do risco de infecções locais e sistêmicas, risco de sangramento e diminuição das funções de fala e mastigação pela dor. Esses fatores diminuem a qualidade de vida do paciente, possibilitam o uso de nutrição enteral, prolongam o tempo de internação, aumentando os custos, e podem levar à interrupção da terapia antineoplásica, resultando no insucesso do tratamento.

Existem fatores diretos e indiretos predisponentes para a mucosite. Os diretos são a dose aplicada de radioterapia e a existência de restaurações em amálgama, que podem ocasionar radiação secundária perpetuando o seu efeito, a condição oral prévia a radioterapia, disfunção preexistente nas glândulas salivares, traumas na mucosa e a flora bacteriana. Dentre os fatores indiretos, pode-se citar a idade do paciente (quanto mais jovem, maior a frequência de mucosite oral), a redução de IgA salivar, infecções bacterianas, fúngicas e virais, além do consumo de tabaco e álcool, defeitos em enzimas metabólicas e reparadoras de DNA, e deficiências de vitamina B12 e ácido fólico.

Pela Organização Mundial de Saúde (OMS, 1979), a mucosite oral é classificada da seguinte maneira: *mucosite grau 1* (presença de sinais inflamatórios e eritema), *mucosite grau 2* (observado eritema e úlceras isoladas, e paciente fazendo uso de dieta sólida), m*ucosite grau 3* (presença de úlceras maiores e confluentes, e paciente alimentado com dieta líquida), e *mucosite grau 4* (observa-se úlceras maiores, presença de sangramento e impossibilidade de alimentação por via oral).

O tratamento baseia-se nos sinais e sintomas clínicos da mucosite. Atualmente, existem protocolos profiláticos e terapêuticos utilizando-se laser de baixa potência. Também pode ser realizado tratamento baseado em medidas físicas locais com o uso de chá de camomila e elixir de dexametasona. Ambos os tratamentos apresentam o objetivo de reduzir o processo inflamatório local, diminuindo a liberação de interleucinas e fator de necrose tumoral pelas próprias células teciduais e aumento da produção de fator de crescimento de fibroblasto ocasionando a cicatrização e reparo da mucosa oral.

Osteorradionecrose

A osteorradionecrose é a necrose isquêmica do osso decorrente da radiação, sendo considerada uma das complicações mais sérias da radioterapia de cabeça e pescoço, embora sua incidência tenha diminuído com o passar do tempo, em função do aperfeiçoamento das modalidades de tratamento e prevenção do câncer.

Em 1970, Meyer definiu classicamente a tríade de osteorradionecrose como sendo uma sequência de radiação, trauma e infecção. Em 1983, Marx relatou que a osteorradionecrose ocorre quando uma dose alta de radiação é utilizada, e que neste processo os tecidos afetados seriam o endotélio, o osso, o periósteo, o tecido conjuntivo, a mucosa e a pele, definindo a teoria dos "3H" dos tecidos irradiados, ou seja, após a radioterapia o tecido torna-se hipovascular, hipocelular e hipóxico quando comparado com um tecido não irradiado.

A O osteorradionecrose não é uma infecção primária do osso irradiado, e sim uma alteração do metabolismo e do processo de hemostasia dos tecidos induzidos pela radiação, em que os micro-organismos são secundários na fisiopatologia.

O diagnóstico de osteorradionecrose é baseado primariamente em sinais e sintomas. A área mais afetada é a mandíbula devido ao seu baixo suprimento sanguíneo quando comparada com a maxila, e também devido à sua estrutura compacta. Ulceração e necrose da mucosa oral com exposição de osso necrótico são frequentemente observados. A lesão pode ser acompanhada de sintomas neurológicos, dor, parestesia ou anestesia. A progressão da osteorradionecrose pode levar a fratura patológica, fístula intra ou extraoral, odor fétido, supuração, infecção local, trismo, dificuldade de mastigação, fala e deglutição.

Entretanto, o tratamento da osteorradionecrose ainda é um desafio. Atualmente, parece consenso que lesões crônicas e de pequeno tamanho devem ser manipuladas, inicialmente, de maneira conservadora, por intermédio de desbridamento e limpeza da ferida cirúrgica com soluções antimicrobianas, por antibioticoterapia, irrigação oral e cirurgias de pequeno porte (sequestrectomia), continuamente, mesmo por anos, até se obter resultados. Para os casos em que a lesão não responde aos métodos citados, e/ou ainda observa-se a presença de fístula orocutânea, osteólise da borda inferior da mandíbula e fraturas patológicas, considera-se a ressecção mandibular o melhor tratamento para o caso.

Com o passar do tempo, o osso torna-se cada vez mais hipovascular e hipóxico, e a infecção pode induzir um sério processo de destruição, dificultando a cicatrização e apresentando difícil controle. A susceptibilidade de osteorradionecrose pode continuar por toda vida do paciente, e procedimentos periodontais invasivos ou outros procedimentos cirúrgicos podem levar a este quadro.

Tratamento odontológico

Medidas apropriadas de prevenção e cuidados orais podem minimizar as complicações e melhorar a qualidade de vida do paciente, e ainda facilitam o tratamento reabilitador. A saúde oral e a função são importantes contribuintes na adaptação social pós-tratamento e na qualidade de vida do paciente de cabeça e pescoço.

Para o tratamento odontológico, deve-se considerar a dose de radiação sobre o osso, condição de higiene oral do paciente, presença de dentes condenados, tempo de cicatrização antes do início da radioterapia, a motivação do paciente em relação à higiene oral.

Uma vez que infecções podem ocorrer meses ou anos após o término da radioterapia, e que os seus efeitos persistem por um longo período, os cuidados odontológicos sempre devem ser realizados. O tratamento odontológico é dividido em etapas, devendo ocorrer antes, durante e após a radioterapia.

Antes do início da radioterapia

Antes do início da radioterapia, deve-se realizar um exame físico e radiográfico para avaliar a condição da cavidade oral (cáries, restaurações, cálculo dentário e vitalidade dos dentes), o periodonto de proteção e de suporte (dentes com reabsorção óssea e mobilidade, presença de bolsa periodontal, lesão de furca), nível e orientação de higiene oral, condição da mucosa oral (infecção, exostoses, hiperplasia fibrosa inflamatória, úlceras traumáticas), avaliação das próteses totais e removíveis, abertura bucal e presença de infecções oportunistas.

Nesta fase, devem ser realizadas exodontias de dentes comprometidos que apresentem prognóstico incerto ou desfavorável; realização de raspagem e alisamento radicular; restauração de dentes cariados; aplicação tópica diária de flúor; fisioterapia para a prevenção de trismo; orientação de higiene oral, e aconselhamento dietético (dieta morna e pastosa, não condimentada e não ácida).

O tratamento odontológico inicial deve ser terminado uma semana antes do início da radioterapia, para que os tecidos se recuperem e para o início da cicatrização das áreas cruentas.

Durante a radioterapia

É neste período que as complicações ocorrem, e é neste momento que o paciente deve ser acompanhado semanalmente para o diagnóstico e tratamento das alterações orais.

Durante a radioterapia, a ênfase na higiene oral e na prevenção deve ser mantida, realizando a remoção de placa dentobacteriana, aplicação tópica de flúor, aconselhamento dietético, uso de lubrificante oral e fisioterapia para abertura bucal.

O uso de próteses totais e parciais deve ser evitado durante o período de raioterapia, sendo usado somente durante a alimentação, para diminuir o trauma sobre a mucosa oral.

É neste momento que lesões de mucosites orais desenvolvem-se, e ocorre infecção oportunista por *Candida sp*. As lesões de mucosites orais devem ser tratadas de acordo com a sua severidade proporcionando melhoria na qualidade de vida, não ocasionando a interrupção do tratamento radioterápico.

O paciente deve manter a mucosa hidratada com constantes goles de água ou utilização de lubrificantes orais com o objetivo de remoção de bactérias e resíduos alimentares.

Após a radioterapia

Após a radioterapia, os seus efeitos sobre os tecidos orais persistem, pois as condições de hipovascularização, hipocelularidade e de hipoxia tornam-se mais acentuadas com o tempo. O risco de trauma, infecção e incapacidade de cicatrização podem causar lesões severas, como a osteorradionecrose. Devem ser realizadas consultas periódicas para controle da condição oral, com ênfase na higiene oral.

Novas próteses dentárias devem ser confeccionadas após três meses do término da radioterapia, com materiais que não traumatizem a mucosa oral.

Nesta fase, todo procedimento cruento deve ser realizado sob antibioticoterapia prévia à data do procedimento para a prevenção de bacteremia e septecemia, que pode gerar um quadro de osteorradionecrose nos ossos maxilares. As exodontias devem ser realizadas com menor trauma possível para possibilitar a cicatrização por primeira intenção.

Conclusão

O tratamento odontológico deve ser realizado rotineiramente no paciente de cabeça e pescoço, com o objetivo de diminuir as complicações orais da terapia antineoplásica instituída, visando a melhoria da qualidade de vida, reabilitação, e reinserção do paciente na sociedade.

Bibliografia

1. Almeida FCS, Vaccarezza GF, Cazal C, Benedethe APF, Pinto DS, Tavares MR. Avaliação odontológica de pacientes com câncer de boca pré e pós-tratamento oncológico - uma proposta de protocolo. *Pesq Bras Odontoped Clin Integr.* 2004; 4(1):25-31.
2. Amerongen AV, Veerman EC. Saliva – the defender of the oral cavity. *Oral Dis.* 2002; 8(1):12-22.
3. Estimativa 2010: incidência de câncer no Brasil. Ministério da Saúde - Instituto Nacional de Câncer, Rio de Janeiro: INCA; 2009.
4. Filho VA, Brandão LG, Ferraz AR. *Manual do residente de cirurgia de cabeça e pescoço.* 1a. ed. São Paulo: Keila & Rosenfeld; 1999.
5. Franco JB, Azevedo LR, Damante JH. Reações bucais advindas da radioterapia de cabeça e pescoço: tratamento. Monografia. FOB-USP. Bauru – SP; 2001.
6. Jansma J, Vissink A, Spijkervet FK, et al. Protocol for the prevention and treatment of oral sequelae resulting from head and neck radiation therapy. *Cancer.* 1992 Oct 15; 70(8): 2171-80.
7. Oh HK, Chambers MS, Martin JW, Lim HJ, Park HJ. Osteoradionecrosis of the mandible: treatment outcomes and factors influencing the progress of osteoradionecrosis. *J Oral Maxillofac Surg.* 2009; 67(7):1378-86.

8. Pavlatos J, Gilliam KK. Oral care protocols for patients undergoing cancer therapy. *Gen Dent.* 200; 56(5):464-78.
9. Rankin KV, Epstein J, Huber MA, Peterson DE, Plemons JM, Redding SS. Oral health in cancer therapy. *Tex Dent J.* 2009;126(5):389-97.
10. Samaranayake LP, Keung Leung W, Jin L. Oral mucosal fungal infections. *Periodontol 2000.* 2009;49:39-59.
11. Sennhenn-Kirchner S, Freund F, Grundmann S, Martin A, Borg-von Zepelin M, Christiansen H. Dental therapy before and after radiotherapy - an evaluation on patients with head and neck malignancies. *Clin Oral Investig.* 2009;13(2):157-64.
12. Sonis S, Clark J. Prevention and management of oral mucositis induced by antineoplastic therapy. *Oncology.* 1991;5(12):11-8.
13. Sonis ST, Fey EG. Oral complications of cancer therapy. *Oncology.* 2002; 16(5):680-6.
14. Vissink A, Burlage FR, Spijkervet FK, Jansma J, Coppes RP. Prevention and treatment of the consequences of head and neck radiotherapy. *Crit Rev Oral Biol Med.* 2003;14(3):213-25.

Indice Remissivo

A

Acantólise, 319
Ácido
  ascórbico, 429
  13-cis-retinóico, 442
  fólico, 540
  retinóico, 194
Acromegalia, 82
Actimonices sp., 173, 538
Adenocarcinoma(s), 158, 159
  colônico, 324
  de células basais, 327
  do tipo glândula salivar, 324
  sinonasal
    de baixo grau, 324
    do tipo intestinal, 324
  das glândulas salivares, 322
Adenoide, 267
Adenoma(s), 341, 373, 375, 380, 425
  de células de Hürthle, 373
  de células oxifílicas, 220
  de paratireoide, 140, 332
  fetal, 373
  folicular, 340
  pleomórfico, 157, 158, 220, 221, 309, 325, 382
Aderência a planos profundos cervicais, 91
Adoecer, 516
Afecções congênitas, 227
Agenesias, 360
Alça de Galeno, 63
Alcalose respiratória, 83
Álcool, 183, 194, 442
Alterações genéticas, 345
  independentes, 348
Ameloblastoma(s), 156, 157, 249, 250
  convencional, 250
  de células granulares, 251
  desmoplásico, 250
  metastático, 248
  padrão folicular, 251

Ameloblastoma(s) (*cont.*)
  periférico, 250, 251, 255
  plexiforme, 251
  sólido/multicístico, 251
  unicísticos, 251
Amilase, 215
Amiloidose, 274
Análise
  acústica, 502
  perceptivo-auditiva, 500
Anatomia
  da face, 23
  de superfície da cabeça, 23
  do pescoço, 40
  endoscópica da faringe e laringe, 67
  interna da laringe, 73
Anel(éis)
  traqueais, 207
  Waldeyer, 72, 276, 392
Anemia sideropênica, 194
Aneurismas cirsoides, 228, 229, 237
Angioma *racemosum*, 229
Anomalias da tireoide, 234
Anosmia, 159, 160
Anotia, 483
Anticorpo(s)
  antiperoxidase, 115
  monoclonal contra EGFR, 350
Anti-inflamatórios não esteroidais, 442
Antitireoglobulina, 115
Antitragus, 24
Aparelho de Franzen, 305
Ápices pulmonares, 208
Aponeurose
  bucofaríngea, 55
  faríngea, 71
Apoptose, 17, 345, 351
Aquecimento do ar, 208
Arco(s)
  palatofaríngeos, 71
  superciliar, 26
Área
  cricoide, 59
  infraglótica, 59

Área (cont.)
  pós-cricoide, 73, 195
  subglótica, 76
  supraglótica, 73
Arsênico, Exposição a, 262
Artéria(s)
  angular, 28
  carótida, 47
  cricotireóidea, 65
  da mucosa nasal, 37
  do pescoço, 47
  e veias
    da faringe, 55
    do pescoço, 47
  facial, 28
  labial
    inferior, 28
    superior, 28
  laríngea
    inferior, 65
    superior, 65
  maxilar, 37
Articulação(ões)
  aritenóideas, 61
  cricotireóideas, 61
  temporomandibular, 26, 27
Artrite reumatoide, 274
  juvenil, 274
Aspectos psicológicos, 514
Aspergilose, 319
Aspiração
  laringotraqueal, 511
  traqueobrônquica, 528
Ativação das funções de ego, 515
Atrofia testicular, 216
Audição, 505
  Avaliação da, 505
Ausculta, 95
Avaliação
  da audição, 505
  da deglutição, 502
  da mímica facial, 504
  do trismo, 504
  endoscópica, 101

B

Bactérias cariogênicas, 539
Bainha de Schwann, 242

Balonete interno, 210
Barreiras anatômicas, 66
Base do crânio, 255, 390
  Tumores da, 255
BCL-xL, 351
Beribéri, 216
Biologia molecular, 6, 263, 345
Biomarcadores, 16
  em investigação, 350
Biópsia(s)
  cervicofaciais, 278
  cirúrgicas, 282
  excisionais, 279
  incisionais, 279
  por punção aspirativa com agulha
    fina, 279
Bisturi ultrassônico, 470
Blastomicose, 173, 319
Bleomicina, 437
Boca, 33, 97
  Tumores da, 170
Bócio(s), 359, 375
  coloide(s), 327, 328, 338
  difuso, 359
  endêmicos, 113
  esporádicos, 113
  multinodular tóxico, 456
  na doença de Graves, 115
  nodular, 456
Braquiterapia, 181, 447, 450
Broncoaspiração, 529
Broncoscopia, 276
Brucelose, 274
Bulbo do olho, 32

C

Cacosmia, 159, 160
Calcemia, 137
Calcificação(ões), 374
  "em casca de ovo", 369, 371
  grosseiras, 369, 371
  periférica, 371
Cálcio, 136, 140
Calcitonina, 9, 131, 338
Calcitriol, 137
Câmara
  posterior, 32
  vítrea, 32

Índice Remissivo

Câncer(res), 516
  bem diferenciado da tireoide, 460
  da boca
    Fatores de risco, 170
    Incidência, 170
    Mortalidade, 170
    Tratamento do, 177
  da cavidade oral, 7
  da paratireoide, 140
  da tireoide, 13, 122, 329
  de cabeça e pescoço, 13, 145
    Fatores de risco, 14
    Quimioterapia em, 435
  de cavidade oral, 13
  de hipofaringe, Epidemiologia, 194
  de laringe, 14, 508
    Epidemiologia, 183
  de tireoide, 375, 415
    diferenciado da, 13
  de orofaringe HPV-positivos, 16
Cancerização em campo, 194
Candida sp., 538
  albicans, 319
Candidíase, 173
  oral, 538
Cânula(s), 208
  ajustáveis, 210
  de traqueostomia, 209
  externa, 210
  interna, 210
  metálicas, 209
  plásticas, 209
Capacidade funcional, 525
Carcinoma(s), 380, 383
  adenoide cístico, 158, 159, 221, 324
  ameloblástico, 248, 251
  anaplásico(s), 122, 131, 330, 331
  basocelular(es), 81, 261, 263, 282
    esclerodermiforme, 264
    metatípico, 264
    Epidemiologia, 261
    epidermoides, 256, 348, 481
    nodular, 264
    superficial, 264
    Subtipos de, 264
  bem diferenciados, 122 376
  da nasofaringe, 442
  da pele de pálpebra não melanoma,
    Estadiamento, 292, 293

Carcinoma(s) (*cont.*)
  de cabeça e pescoço, 420
  de células
    acinares, 222, 315, 327, 383
    C parafoliculares, 342
    claras hialinizante, 327
    escamosas, 184, 322, 324
      intraósseo primário, 248
      Avaliação de, 420
  de ducto salivar, 327
  de glote, 185
  de mama, 275
  de nasofaringe, 163
    Epidemiologia de, 163
    Patologia do, 164
    Quadro clínico dos, 165
    Tratamento de, 167
  de paratireoide, 332
  do seio maxilar, Tratamento do, 160, 161
  epidermoide(s), 145, 158, 159, 164, 173,
    184, 195, 256, 309, 336, 346, 435
    bem diferenciado, 321
    de cabeça e pescoço, 13, 348, 435
      Alterações citogenéticas em, 348
    diferenciado, 164
    em cavidade oral, 438
    em hipofaringe, 438
    em laringe, 438
    em orofaringe, 438
    moderadamente diferenciado, 321
    pouco diferenciado, 321
    recidivado ou metastático, 441
  epitelial-mioepitelial, 315, 327
  espinocelular(es), 184, 261, 265, 273, 282,
    283, 336
    sarcomatoide, 267
    do trato aerodigestório, 275
    Epidemiologia de, 261
  ex-adenoma pleomórfico, 222, 327
  folicular(es), 122, 314, 341, 374, 376
    bem diferenciado, 340
    da tireoide, 126, 330
  gástrico, 275
  in situ, 286, 347
  indiferenciado(s), 122, 341
    de pequenas células, 327
    ou anaplásicos, 377
  linfoepitelial, 327

Carcinoma(s) (*cont.*)
   medular(es), 122, 130, 331, 342, 374, 377
      esporádico, 130
      familiar, 130
   mucoepidermoide(s), 158, 159, 221, 383
      de baixo grau, 221
   neuroendócrino de pequenas células, 324
   odontogênico de célula
      clara, 248
      fantasma, 248
   papilífero(s), 9, 122, 314, 341, 374, 376
      da tireoide, 125, 309, 329
   pós-cricoides, 194
   pouco diferenciados, 377
   ricos em células oxifílicas, 341
   verrucoso, 321
Cárie de radiação, 539
Cartilagem(ns)
   aritenoides, 60
   corniculadas, 61
   cricoide, 60
   epiglote, 60
   tireoide, 59
Cauda de cometa, 374
Cavidade
   da boca, 33
   infraglótica, 58
   nasal, 36, 67, 107, 287, 323
      e seio etmoidal, 291
      Estadiamento, 290
   orofaringe, 318
      Estadiamento da, 287
      Propedêutica da, 97
      Tumores da, 170
   oral, 97, 287, 438, 449
Caxumba, 217
Célula(s)
   C, 9
      interfoliculares, 338
   de Hürthle, 328
   de Reed-Sternberg, 309
   etmoidais, 38
   foliculares 9, 456
   oncocíticas de Hürthle, Neoplasias de, 340
   parafoliculares, 9
Ceratocisto, 246
Ceruloplasmina, 341
Cetuximab, 350, 437

Ciclina D1, 346, 349
Cilindroma, 221
Cinesioterapia respiratória, 527
Cintilografia, 125
   corpo inteiro com iodo-131, 426
   da paratireoide, 427
   da tireoide, 424
   óssea, 428
   ou pesquisa de corpo inteiro com
      iodo-131, 426
   salivar, 428
Cirrose, 216
Cirurgia(s)
   cervicais endoscópicas, História das, 465
   de cabeça e pescoço, Tratamentos
      minimamente invasivos em, 465
   endoscópicas, 188, 467
   laparoscópica, 465
   minimamente invasivas, 467
   oncológicas 312
   robótica em cabeça e pescoço, 474, 475
   totalmente endoscópica, 467
   videoassistidas, 467
Cisplatina, 435
Cisto(s) 230, 231
   branquial(is), 149, 384
   da paratireoide, 134, 380
   de ducto tireoglosso, 149
   dermoide, 234, 386
   do ducto tireoglosso, 232, 360
   linfomatoso 220, 382
   linfoepiteliais, 219
   ósseo simples, 246
   simples das glândulas salivares, 383
Cistoadenoma papilífero, 373
Citoesqueleto, 334
Citomegalovirose, 215
Citomegalovírus, 219, 274, 319
Citopuncionador, 302
Classificação
   de Breslow, 282
   internacional de doenças 287
Cloreto de cálcio, 138
Coanas, 103
Columela, 26
Comissura
   anterior, 75
   labial, 25, 26

Comissura (*cont.*)
   medial, 25
   posterior, 76
Complicação pulmonar, 511
Condroma, 156, 157
Cone elástico, 59, 61
Conjuntivite, 25
Consistência endurecida, 91
Cordectomia, 453
   via laringofissura, 188
Cordoma, 156, 157
Córnea, 32
Corpo carotídeo normal, 244
Paraganglioma do, 244
Costela cervical, 235
Couro cabeludo, Reconstrução de, 488
Crepitação laríngea, 186
Crescimento
   epidérmico, Receptor do fator de, 350
   tumoral, Fatores que estimulam o, 346
Cricotireostomia, 203
Criótomos, 313
Criptococose, 319
Cristalino, 32
Critérios ultrassonográficos, 366
Cromossomos, 333

D

Deficiência de vitamina D, 139
Deglutição
   Avaliação da, 502
   Distúrbios de, 86
   modificada com bário, 503
   Nasofibroscopia da, 503
   Videofluoroscopia da, 503
Dentes, 34
Depressão, 519
   medular transitória, 463
   patológica, 517
Dermatofibrossarcoma *protuberans*, 316
Derme, 261
Desmina, 335, 337
Desnutrição, 216, 511
Destruição foraminal, 392
Diabetes, 216
Diagnóstico fonoaudiológico, 499
Difosfonado marcado com tecnécio-99m, 428

Difteria, 274
Disfagia, 186, 508, 511
   progressiva, 197
Disfonia, 86, 508
   orgânica, 500
Displasias, 347
   fibrosa, 156, 157, 246, 429
   óssea, 246
Dispneia, 86
Disseminação perineural, 392
Docetaxel, 437, 439
Doença(s)
   bacterianas agudas, 219
   benignas da tireoide, 111
   da arranhadura do gato, 149, 274
   de Basedow-Graves, 360
   de Castelman, 275
   de Crohn, 318
   de Cushing, 216
   de Graves, 114, 327, 328, 359, 360, 364,
      372, 425, 456, 457, 459
      com nódulos, 115
      Bócios na, 115
      Radiofármaco na, 425
   de Hodgkin, 274
   de Kikuchi, 275
   de Mikulicz, 217
   de Paget, 429
   de Parkinson, 82
   de Plummer, 117, 120, 125, 375
   de Rosai-Dorffman, 275
   de tireoide, 510
   de von Recklinghausen, 62, 243
   difusas da tireoide, 359
   inflamatórias da tireoide, 112
   localmente
      avançada, 438
      irressecável, 438
   nos linfonodos, Diagnóstico de, 147
   pulmonar obstrutiva crônica, 525
   que cursam com nódulos 373
   quimiossensível, 435
   recidivada e metastática, 441
   residual
      em nasofaringe, 168
      no pescoço, 168
Doppler colorido, 365, 372
   e pulsado nos nódulos da tireoide, 372

Dor, 86
Dosagem rápida do PTH intraoperatória, 142
Drenagem linfática
  da faringe, 57
  facial, 29
  manual facial, 510
Ducto(s)
  de Bartholin, 211
  de Bochdalek, 232
  de His, 232
  de Rivinus, 211
  de Stensen, 211
  de Wharton, 211
  nasolacrimal, 37
  tireoglosso, 232
    Cisto do, 232, 360
  torácico, 50
Duplo adenoma, 140

E

Ecogenicidade, 366
Ecotextura, 366
Ectopias, 135, 360
Edema linfático, 510
EGFR, 350, 437
Eletroestimulação, 510
ELISA, 219
Emissão vocal
  articulada, 103
  cantada, 103
Empiema, 323
Endoscopia digestiva superior, 276
Endoscópio flexível, 101, 103
Enolase, 342
Enterovírus, 319
Enxertia, 482
Epiderme, 261
Epifaringe, 54
Epitélio
  escamoso, 336
  folicular
    Neoplasias bem diferenciadas do, 340
    Tumores do, 376
Epstein-Barr vírus, 274
Eritroplasias, 172, 319, 320
Erlotinibe, 442
Escala japonesa GRBAS, 501

Esclera, 25
Esfíncter velofaríngeo, 71
Esôfago cervical, Reconstrução do, 489
Esofagoscopia, 197
Espaço(s)
  cervicais, 392
    anterior, 401
    posterior, 401
  de Reinke, 59
  infra-hióideos, 392
  mastigatório, 392
  mucosofaríngeo, 392
  parafaríngeo, 392
  paraglótico, 59
  parotídeo, 399
  perivertebral, 401
  pré-epiglótico, 59
  supra-hióideos, 392
  retrofaríngeo, 400
  visceral, 401
Espécime anatomopatológico, 333
Espéculos nasais, 106
Espelho de Garcia, 100
Estadiamento TNM, 285
Estafilococos, 274
Estesioneuroblastoma, 324, 338
Estoma, 202
Estreptococos, 274
Esvaziamento(s)
  cervical(is), 145, 510
    Consequências do, 151
    Contraindicações dos, 152
    Indicações do, 150
    radical, 149
    terapêutico, 128
  de oportunidade, 150
  eletivo, 128, 150
  terapêutico, 150
Etilismo, 15, 86, 171, 183, 273, 525
Exame
  de congelação, 312
  imuno-histoquímico, Aplicabilidade do, 333
  intraoperatório, 334
  ultrassonográfico, Técnica do, 358
Exposição
  ambiental, 87
  à radiação, 86
  solar, 86

Índice Remissivo

Expressão gênica das queratinas, 336
Ex-tumor misto, 222

F

Face
  Anatomia da, 23
  Inervação da, 29
  Irrigação da, 28
  Músculos da, 27
  Ossos da, 26
  Regiões da, 23
Fala, Avaliação da, 500
  instrumental da, 501
Faringe, 67, 287
  Anatomia da, 54
  Anatomia endoscópica da, 67
  Drenagem linfática da, 57
  Forma da, 68
  Inervação da, 56
Fáscia cervical, 40
  profunda, 41
  superficial, 41
Fator de crescimento, 346
  endotelial vascular, 351
Febre, 273
Fechamento
  por segunda intenção, 482
  primário, 482
Fenda glótica, 75
Fibromas, 156, 157
Fibromixoma, 156, 157
Fibrose, 364
  cística, 323
Filamentos intermediários 334
Filariose, 274
Filtro, 26
FISH, 306
Fístula(s)
  completas, 230
  cutânea, 91
  incompletas, 230
  traqueofaríngea, 190
  tráqueo-inominada, 208
Flexible endoscopic evaluation of swallowing – sensorial testing, 503
Fluorescent in situ hybridization, 306
Flutuação, 91
Folículo tireóideo, 340, 456

Fonação, 58, 59
Fortalecimento funções de ego, 515
Fósforo, 140
Fosseta de Rosenmüller, 71, 163
Fótons
  de radiação gama, 455
  de alta energia, 445
Fragilidades anatômicas, 66
Fraturas de Le Fort, 83
Fumo, 183

G

Galectina-3, 306, 341
Gamaprobe, 429
Gânglio
  trigeminal, 29
  vagal inferior, 63
Gargulismo, 82
Gefitinibe, 442
Gene(s), 333
  Bcl-2, 351
  estimulador, 345
  de antiproliferação, 347
  de proliferação, 346, 347
  supressores de tumor, 345, 347
Gengivas, 34
Gengivoestomatite herpética aguda, 319
GFAP, 335, 337
Glabela, 26
Glândula(s)
  lacrimais, 32
  paratireoides, 134, 331
    Doenças das, 134
  parótidas, 31, 324
    Aumento das, 82
  salivares, 211, 287, 324, 336, 380
    maior e menor, 509
    Adenocarcinomas das, 322
    Cistos simples das, 383
    Doenças inflamatórias, 381
    Estadiamento das, 291
    Tumores de, 211
  sublinguais, 211, 325
  submandibulares, 325
  tireoide, 287, 409
    Alterações da, 359
    Estadiamento da, 291
    Ultrassonografia na, 358

Glomo carotídeo, 275
Glote, 58, 185
   Estadiamento, 289
Gluconato de cálcio, 138
GLUTs, 415
Granulomatose de Wegener, 323

H

Halo periférico, 368
Hamartoma, 253
Hanseníase, 274
HBME-1 em esfregaços, 306
Hedgehog, 263
Hemangiomas, 149, 156, 157, 228, 237, 275, 386
   capilares, 229, 237
      planos, 229
   cavernosos, 228, 237
   de mucosa, 238
   laríngeos, 238
   parotídeos, 238
   senis, 229, 237
Hemangiopericitomas, 156, 157
Hematoxilina/eosina, 312
Hemiagenesias, 360
Hemoptise, 186
Hepatites virais, 274
Herpes simples, 274
Hidroxila, 445
Higiene oral, 511
Higienização brônquica, 527
Higroma, 228
   cístico, 239, 240
Hipercalcemia, 139
Hiperecogências, 366
Hiperfosfatemia, 139
Hiperfracionamento acelerado, 449
Hiperfunção, 139
Hiperparatireoidismo, 134, 139, 140, 279, 315, 428
    Exames de localização em, 142
    primário, 139
    secundário, 140, 380
    terciário, 140
Hiperplasia(s),140, 380
   das paratireoides, 332
   de côndilo mandibular, 429

Hiperplasia(s) (*cont.*)
   difusa, 360
   nodulares, 373, 374
   primária, 140
   pseudoepiteliomatosa, 321
Hipertireoidismo, 13, 112, 120, 216, 327, 457
   Diagnóstico diferencial de, 425
Hipocalcemia, 83, 139
Hipofaringe, 55, 72, 97, 105, 287, 453
   Estadiamento da, 288
   Propedêutica da, 97
   Reconstrução da, 489
   Tumores de, 194
Hipoparatireoidismo, 134, 138
Hipoplasias, 360
Hipotireoidismo, 112, 327
Hipovitaminose A, 216
Histoplasmose, 274,319
HIV, 219, 274
HNK-1/Leu-7/CD57, 341
Hormônio
   estimulante da tireoide, 111, 425, 456
   liberador da tireotrofina, 111
Hormonioterapia, 129
HPV, 171, 350
Human genome organization, 336

I

IGF-1R, 351
Imunocitoquímica, 333
Imunofenotipagem, 309
Imuno-histoquímica, 333
Incidências
   de Caldwell, 159, 160
   de Hirtz, 159, 160
   de Waters, 159, 160
Incontinência oral, 450
Índice
   de Breslow, 268, 269
   de Clark, 268
   de pulsatilidade, 373
   de resistividade, 373
Inervação
   da faringe, 56
   facial, 29
   laríngea, 63
Infecção pelo
   papiloma vírus humano, 86
   vírus Epstein-Barr, 164

Inferno tiróideo, 361
Infraglote, 58, 59
Insuficiência respiratória obstrutiva, 202
Insuflação de gás carbônico, 466
International union against cancer, 285
Intubação orotraqueal 203
Iodo, 426
   Biodistribuição do, 457
   radioativo, 424, 456, 458
Iodoterapia, 363
Íris, 25
Isótopos radioativos, 455, 456
Isotretinoína, 442
Istmectomia, 120

L

Lábios, 33, 287, 449
   Estadiamento, 287
   Reconstrução dos, 485
Labiomentoniano, 26
Lactobacillus sp., 538, 539
Lactoferrina, 341
Laringe, 73, 97, 100, 287
   Anatomia, 58
      endoscópica da, 67
   Carcinoma de células escamosas da, 322
   eletrônica, 493, 495
   Estadiamento, 289
   Inervação da, 63
   Propedêutica da, 97
   Tumores de, 183
Laringectomia
   horizontal supracricóidea, 508
   parcial, 453
   supracricoide, 189
   vertical frontolateral, 188
   subtotal à Pearson, 190
   supraglótica, 508
   total, 190, 198, 492, 493, 508
Laringocele, 275
Laringoscopia
   direta, 197
   com biópsia, 187
   indireta, 187, 197
Laringoscópio de suspensão, 101, 103
Laser, 188
Leiomiomas, 337
Leiomiossarcomas, 337

Leishmaniose, 274
Lesão(ões)
   do nervo acessório, 529
   dos lábios, 171
   fibro-ósseas, 156, 157
   foliculares, 125, 341
      Diagnóstico das, 341
   infecciosas, 318
   inflamatórias, 318
   intraepiteliais escamosas, 319
   não neoplásicas, 323, 325
   neoplásicas, 319
      benignas, 323
      malignas, 324
      na laringe, 322
   pré-neoplásicas, 319
   vasculares
      da pele, 237
      de partes moles, 237
   vegetantes, 172
Leucemias
   agudas, 274
   crônicas, 274
Leucoplasia, 172, 319
   laríngea, 184
Levotiroxina, 459, 460
Liga(s)
   acadêmicas, 7
   da tireoide, 9, 10
   de cirurgia de cabeça e pescoço, 7
Ligamento(s)
   cricotireóideo e cricotraqueal, 61
   de Berry, 471
   hioepiglótico, 61
   tireoepiglótico, 61
   vestibular, 61
   vocal, 59, 61
Linfadenectomia cervical, 451
Linfadenite necrotizante histiocítica, 275
Linfadenomegalias, PAAF e as, 309
Linfangioma, 149, 227, 239, 275
   cavernoso, 228, 240
   cístico, 228, 240
   simples, 228, 240
Linfoepitelioma, 164
Linfoma(s), 338, 374
   B, 338
   da tireoide, 378

Linfoma(s) (*cont.*)
  difuso de grandes células B, 324
  malignos, 322, 324
  MALT, 327
  não Hodgkin, 158, 159, 274, 309, 324
  primário, 378
  T, 338
Linfonodo(s), 148, 316
  benignos (reativos ou inflamatórios), 384
  cervicais, 50, 149, 383, 402
    Metástase em, 149
  Classificação dos, 148
  de Rouviere, 196
  de Virchow, 92
  no soalho da boca, 402
  parotídeos, 29, 274
  regionais, 286, 293
  sentinela, 269, 429
    Pesquisa de, 429
  submandibulares, 29
  submentonianos, 29
Linfonodomegalia(s), 149, 283
  cervicais, 166
    Diagnóstico de, 166
    metastáticas, 221
  como primeiro sintoma, 105
  reacionais, 273
  satélites, 220
Língua, 35, 450
Linha de Öhngren, 158, 159
Lipomas, 275, 386
Lobectomia
  parcial, 119
  total, 120
  videoassistida, 470
Lúpus, 262, 364
  eritematoso sistêmico, 274
Luto, 518

M

Malformações
  branquiais, 229
  vasculares, 238
Mandíbula, 27
Mandril, 210
Manobra(s)
  de Hayes Martin, 224
  de reexpasão pulmonar, 527

Manuel Garcia, 100
Mapeamento Doppler, 364
  colorido, 375
Marcadores
  de linhagem celular, 338
  genéticos, 16
  moleculares, 16
  tumorais, 345
Massas cervicais, 186, 272
  Diagnóstico diferencial das, 272
Mastoide, 24
MDP-99mTc, 428
Meato acústico, 24
Medicina nuclear, 424, 455
Melanina, 262
Melanoma(s), 261, 267, 275, 282
  em couro cabeludo, 268
  maligno, 322, 337
  Estadiamento, 293
  Epidemiologia, 261
Meloblastoma metastático, 248
Membrana
  hipofaríngea, 194
  obturadora, 230
  quadrangular, 61
  tireóidea, 61
Meningiomas, 157, 158
Mesofaringe, 54
Meta analysis of chemotherapy on head and
  neck cancer, 438
Meta-análise, 438
Metaloproteases, 341
Metaloproteínas, 17
Metástase(s), 286, 374
  a distância, 286
  cervical, 166
  com tumor primário oculto, 153
  em linfonodos cervicais, 149
  linfáticas, 185, 196
  linfonodais, 166
  na tireoide, 378
Métodos de fixação, 535
Metotrexato, 441
MIBI, 142
MIBI-99mTc, 427
Micobacteriose atípica, 274
Microcalcificações, 369
Microfilamentos de actina, 334

Micro-organismos cariogênicos, 539
Microstomia, 450
Microtia, 483
Micrótomo, 312
Microtúbulos de tubulina, 334
Mímica facial
    Avaliação da, 504
    Reabilitação da, 509
Mini-incisões, 6
MIVAT, 4
Mixedema, 82
Mixofibroma, 253
Mixoma odontogênico, 249, 253
Moléculas de adesão celular, 349
Moniliase oral, 319
Monoquimioterapia, 435
Monoterapia com paclitaxel, 441
Mucocele, 323
Mucosa
    jugal, 451
    nasal
        Artérias da, 37
        Nervos da, 37
    schneideriana, 323
Mucosites, 448
    orais, 540
Musculatura
    extrínseca, 62
    intrínseca, 62
Músculo(s), 42
    abaixador do
        ângulo da boca, 27
        lábio inferior, 27
    ariepiglótico, 63
        oblíquo, 63
        transverso, 63
    bucinador, 27
    cricoaritenóideo posterior, 63
    cricotireóideo, 63
        lateral, 63
    da face, 27
    digástrico, 45
    do pescoço, 42
    esplênio
        da cabeça, 46
        do pescoço, 46
    esternocleidomastóideo, 42
    estilo-hióideo, 45

Músculo(s) (*cont.*)
    extrínsecos
        da laringe, 62
        do olho, 32
    gênio-hióideo, 45
    infra-hióideos, 45
    intrínsecos da laringe, 62
    levantador do ângulo da boca, 27
    mentoniano, 27
    milo-hióideo, 45
    oblíquos superior e inferior da cabeça., 46
    omo-hióideo, 45
    orbicular, 27
    platisma, 42
    pré-tireóideos, 46
    retroposterior menor e maior da cabeça, 46
    risório, 27
    semiespinhais da cabeça e do pescoço, 46
    supra-hióideos, 43
    tireoaritenóideo, 59
        lateral, 63
        medial, 63
    tireoepiglótico, 63
    trapézio, 46
    vertebrais
        anteriores, 46
        laterais, 46
    vocal, 59
Mutação, 346
Mycobacterium tuberculosis, 98, 219

N

Nariz, 27, 36
    Reconstrução do, 484
Narrow band image, 99
Nasoangiofibroma *juvenile*, 239, 256, 390
Nasofaringe, 55, 71, 106, 287
    Carcinoma da, 163, 442
    Estadiamento, 288, 294
    Propedêutica da, 97
    Tumores de, 163
Nasofaringectomia, 169
Nasofibrolaringoscopia, 276
Nasofibroscopia, 166
    da deglutição, 503
Necrose central, 409
Neoplasia(s)
    bem diferenciadas do epitélio folicular, 340

Neoplasia(s) (*cont.*)
　da tireoide, 275
　das glândulas salivares, 275
　de células oncocíticas de Hürthle, 340
　de mama metastática, 275
　de pele da face, 274
　linfoepiteliais, 163
　malignas
　　de cabeça e pescoço, Dieta nas, 15
　　pouco diferenciadas, 334
　neuroendócrina, 342
　odontogênica, 246
　vasculares, 237
Nervo(s)
　acessório, 49
　da mucosa nasal, 37
　facial, 30
　frênico, 50
　hipoglosso, 49
　laríngeo
　　inferior, 48
　　superior, 48, 63
　localizados na órbita, 33
　mandibular, 29
　maxilar, 29
　oftálmico, 29
　trigêmeo, 29
　vago, 48
Neurilemomas, 241, 242
Neuroblastoma olfatório, 324, 338
Neurofibromas, 242, 243
Neurofibromatose, 275
　tipo I, 82, 243
Neurofilamentos, 338
Neuromas, 157, 158
　faciais, 82
Neurossarcoma, 243
Nêutrons, 455
Nevus flammeus, 229
Níveis cervicais, 146
Nodulectomias, 120
Nódulo(s)
　cervical, 86
　"frios", 125, 425
　hipocaptante, 425
　"mornos", 125
　"quentes", 125, 425

Nódulo(s) (*cont.*)
　da tireoide, 360, 366
　　Doppler colorido e pulsado nos, 372
　de glândula salivar, PAAF e os, 309
　de proliferações mesenquimais,
　　PAAF e os, 310
　hiperfuncionante, 425
　tireóideos, 329

O

Odinofagia, 186, 508
Odontoma, 246, 249, 252
Oncocitoma, 220
Oncogene, 345, 346
Operação do Sisson, 193
Órbitas, 26, 31
　Vasos das, 33
Orelha, 24
　Reconstrução de, 483
Organização Mundial da Saúde, 285
Orofaringe, 55, 72, 97, 99, 287, 452
　Estadiamento, 288
　Propedêutica da, 97
　Tumores da, 170, 172
Oroscopia, 171, 276
Ortovoltagem, 446
Osso(s)
　frontal, 26
　da face, 26
　zigomáticos, 26
Osteomas, 156, 157
Osteomielite de mandíbula, 429
Osteorradionecrose, 448, 541
Otalgia reflexa, 186
Otite externa maligna, 429

P

p53, 347, 350
PAAF, 114, 118, 148, 166, 241, 276, 279,
　372, 379, 384
　Complicações da, 310
　e as linfadenomegalias a esclarecer, 309
　e os nódulos de
　　glândula salivar, 309
　　proliferações mesenquimais, 310
　　tireoide, 307

PAAF (*cont.*)
    Materiais necessários, 301
    Noções e aplicabilidade da, 301
    Técnica de exames, 303
    Variações técnicas, 305
Pacientes terminais, 518
Paclitaxel, 437, 441
Palato duro, 35, 451
Palpação
    da musculatura, 90
    da tireoide, 93
    da traqueia e laringe, 90
    das glândulas salivares, 94
    de linfonodos, 91
    estática, 83
Pálpebras, 25
    Reconstrução das, 488
Papiloma(s), 156, 157, 173
    invertido, 157, 158
    nasossinusais, 157, 158
    schneiderianos, 323
    sinonasais, 323
    vírus humano, 16, 86, 184, 320, 350, 442
Papilomatose respiratória recorrente, 184
Paracoccidiodomicose, 149, 274, 319
Parada cardiorrespiratória, 208
Parafina, 334
Paraganglioma(s), 244, 386
    carotídeo, 281
    cervical, 511
    do corpo carotídeo, 244, 256
    intravagal, 245
    jugulotimpânicos, 256
Parainfluenzae sp., 219
Paralisia
    de Bell, 215
    do nervo facial, 509
    facial, 263, 504
Paramixovírus, 217
Paratireoide, 135, 140, 331, 379
    Adenoma de, 332
    Carcinoma de, 332
    Cintilografia da, 427
    Cistos da, 134, 380
Paratireoidectomia(s), 138, 140
    minimamente invasiva videoassistida, 467
    endoscópicas, 465

Paratireoides, 134
    hiperfuncionantes, 428
    Hiperplasia das, 332
Paratireomatose, 135
Paratirina, 134
Paratormônio, 118, 134
Parede da
    faringe, 195
    hipofaringe, 73
    traqueia, 208
Paresia do nervo facial, 509
Parótidas, 211
Parotidite
    epidêmica, 217
    pelo vírus da imunodeficiência
        humana, 215
    tuberculosa, 219
    viral, 81, 212, 217, 219
Partes moles, Reconstrução das, 482
Pavilhão auricular, 24
PCI, 129
PCR, 306
Pelagra, 216
Pele, 287
    da face, Neoplasias de, 274
    Tumores de, 261
Perda ponderal, 86
Pertecnetato, 424
    99mTc, 429
Pescoço
    Anatomia do, 40
    Artérias e veias do, 47
    Limites do, 40
    Triângulos do, 51
Pesquisa
    com iodo, 129, 426
    de corpo inteiro, 427
    de linfonodo sentinela, 429
Picibanil, 241
Pirâmide de
    Lalouette, 232
    Morgagni, 232
Placa dentobacteriana, 543
Plexo
    braquial, 49
    cervical, 49
Pneumococcus sp., 219
Pneumonia, 273

Pneumotórax, 208
Poliendocrinopatias autoimunes, 138
Polipoides, 318
Pólipos inflamatórios, 323
Polymerase chain reaction, 306
Povidona, 459
Prega(s)
    glossoepiglóticas, 61
    interaritenóidea, 73
    vestibulares, 58, 75
    vocais, 58, 59, 75
Preservação de órgãos, 440
Procedimentos radioguiados, 429
Processamento histológico, 312
Proliferação celular, 345
Propedêutica
    armada, 101
    cervical, 85
    da cavidade oral, 97
    da hipofaringe, 97
    da laringe, 97
    da nasofaringe, 97
    da orofaringe, 97
    facial, 79
Prostatectomias, 474
Proteases de matriz extracelular, 349
Proteção de vias aéreas, 202
Proteína(s)
    ácida de fibrilas gliais, 335, 337
    C reativa, 469
    do neurofilamento, 335
    relacionadas à angiogênese, 349
Prótese
    aloplástica de silicone, 483
    de polietileno poroso, 483
    faciais, 532, 533
    obturadora, 532
    rebaixadora de palato, 509
    restauradora, 509
    traqueoesofágica, 492, 493, 495
    vocal fonatória, 493
Proto-oncogenes, 345, 346
    ras, 346
    RET, 131
Pseudotumores, 318
Psicologia, 514, 515
PTH, 134, 139
Punção aspirativa por agulha fina (ver PAAF)

Q

Queilite angular, 540
Queixas auditivas, 511
Queratan-sulfato, 341
Queratinas, 335
    Expressão gênica das, 336
Queratoconjuntivite *sicca*, 217
Queratose actínica, 265, 266
Querubismo, 246
Quimiodectoma, 244
Quimioprevenção de tumores segundo tumor primário, 347
Quimioprofilaxia, 442
Quimiorradioterapia concomitante, 438
Quimioterapia, 6, 199, 435, 508

R

Rabdomiossarcoma, 322, 337
Radiação ultravioleta, 262
Radiodermites, 448
Radiofármaco na doença de Graves, 425
Radioiodo, 458
Radioisótopos, 424
Radioterapia, 6, 199, 438, 508, 543
    de intensidade modulada, 167
    no tratamento dos tumores, 445
    paliativa, 448
    radical, 450
Raiva, 518
Ramo(s)
    bucal, 30
    cervical, 31
    do plexo cervical, 42
    marginal da mandíbula, 30
    nasal lateral, 28
    zigomático, 30
Rânula, 386
Rash acneiforme, 439
Reabilitação(ões), 522, 529
    da mímica facial, 509
    fonoaudiológica, 508
    orais, Tipos e oportunidade de, 532
    protética oral, 532
    Tipos de, 494
Rebordo alveolar, 451

Índice Remissivo

Receptor
  de membrana sensível ao íon cálcio, 137
  de TSH, 115
  do fator de crescimento epidérmico, 350
  insulina tipo 1, 351
Recesso esfenoidal, 37
Recidiva peritraqueostoma, 193
Reconstrução
  da hipofaringe, 489
  das pálpebras, 488
  das partes moles, 482
  de couro cabeludo, 488
  de orelha, 483
  do esôfago cervical, 489
  do nariz, 484
  dos lábios, 485
  óssea, 489
Região(ões)
  frontal, 23
  infraorbitária, 25
  mentoniana, 26
  nasal, 25
  orbital, 24
  parietal e occipital, 24
  temporal, 24
Remanescentes branquiais, 229
Reparos anatômicos, 402
Ressecção(ões)
  craniofaciais oncológicas, 255
  vertical, 508
Ressonância magnética, 198, 390
Retalhos
  a distância, 482
  locais, 482
Retinol, 442
Rima glótica, 75
Rinofaringe, 103, 452
Robô cirúrgico, 475
Rolhas de secreção, 208
Rosai-Dorffman, 275
Rouquidão, 86 186, 196
Rubéola, 274

S

Saliva, 538
Sarampo, 274
Sarcoidose, 149, 275
Sarcoma(s), 158, 159, 392
  de alto grau, 340
  de Kaposi, 322
  odontogênicos 248
Schwannoma(s), 242, 275, 392
  maligno, 243
Secreção piossanguinolenta, 159, 160
Seio(s)
  cervical de His, 230
  esfenoidais, 38
  etmoidais, 38, 287
  frontais, 37
  maxilares, 38, 287, 290
    Estadiamento, 290
    Quadro clínico do carcinoma dos, 159, 160
  paranasais, 37
    Anatomia dos, 1, 155
    Estadiamento, 290
    Tumores dos, 1, 155, 156, 157, 158
  piriforme, 72, 195
Septo nasal, 36
Sequestrectomia, 542
Sestamibi marcado com tecnécio-99m, 427
Sialoadenectomia submandibular, 224
Sialoadenite(s), 213, 217, 275, 309
  bacteriana, 325
  mioepitelial, 217
Sialolitíase, 380
Sífilis
  primária, 274
  secundária, 274
Sinal(is)
  de Chvostek, 81, 83, 138
  de lid-lag, 115
  de Marañon, 94
  de Pemberton, 94
  de Sistrunk, 88, 233
  de Trousseau, 138
  flogísticos, 91
Sincondrose, 483
Sindesmose dentoalveolar, 34
Síndrome
  consumptiva 273
  de Cushing, 82
  de Frey, 83, 224
  de Gardner, 253

Síndrome (*cont.*)
   de Gorlin, 249
   de Horner, 242
   de Paterson-Brown Kelly, 194
   de Plummer Vinson, 194
   de Sipple, 130
   de Sjöegren, 213, 216, 217, 274, 325, 429
   de Still, 273
   de Sturge-Weber, 229
   de Werner, 130
   do carcinoma nevoide basocelular, 249
   do desfiladeiro torácico, 235
   Li Fraumeni, 351
   mono-like , 273, 274
   nefrótica, 82
Síntese hormonal tireóidea, 457
Sinus, 230
   pré-*tragus*, 231
Sinusite, 84, 323
Sistema
   ativo de transporte de ânions, 457
   de cotransporte sódio-iodo, 426
   linfático, 50, 145
Soalho, 35, 450
Sódio/iodeto symporter, 456
Sodium-iodide symporter, 341
Sonda intraoperatória, 429
SPECT, 142
Spindle cell, 267
Staphylococcus
   aureus, 219
   hemoliticus, 219
   mutans, 538, 539
   viridans, 219
Subglote, 59, 185
   Estadiamento, 290
Sudorese gustatória, 224
Sulco
   labiomentoniano, 26
   mentolabial, 26
   nasolabial, 26
Supraglote, 58, 184
   Estadiamento, 289
Surtos psicóticos, 517
Symporter, 456

T

Tabaco, 194, 442
Tabagismo, 15, 86, 171, 183, 273, 525
Tecido tireoideo ectópico, 360
Tecnécio-99m, 424, 427
Técnica
   de Bernard-von Burow-Webster, 485
   de Sistrunk, 234
   do exame ultrassográfico, 358
Teleangectasias aracnoides, 229
Telescópio laríngeo rígido, 101
Teleterapia, 181, 450
Tempo máximo fonatório, 501
Temporalidade, 515
Teratomas, 234
Teste de Mantoux, 219
Tetraiodotironina, 9, 424
Tireoglobulina, 129, 338, 340, 384
Tireoide, 327, 338
   Anomalias da, 234
   Câncer da, 122, 375
      bem diferenciado da, 460
   Carcinoma
      folicular da, 126
      medular da, 130, 342
      papilífero da, 125
   Cintilografia da, 424
   Doenças
      benignas da, 111
      difusas da, 359
      inflamatórias da, 112
   Metástases de, 378
   na doença de Graves, 115
   Nódulos da, 360, 366
   Volume da, 358
Tireoidectomia, 118, 138, 465
   minimamente invasiva, 467
   por incisão minimamente invasiva, 4
   total videoassistida, 470
   totalmente endoscópica, 467
   videoassistida, 467
      Técnica da, 470
      Vantagens e desvantagens, 469
Tireoidite(s), 112, 327, 328, 359
   aguda, 113, 363, 415
      Tratamento das, 118
   crônica(s), 10, 113, 364
      autoimune, 364
   de Hashimoto, 9, 113, 328, 363, 364, 378, 415, 420
      Tratamento das, 118

Tireoidite(s) (*cont.*)
    De Quervain, 113, 328, 362, 363
    fibrosa de Riedel, 328, 363
    linfocítica, 328
        autoimune crônica, 364, 362
        crônica autoimune, 364
        pós-parto, 364
        pós-radioterapia, 363
        silenciosa, 364
        subaguda, 113, 425
            granulomatosa, 328, 362, 363
        tuberculosa, 363
Tireoperoxidase, 341
Tireotoxicoses, 327
Tiroxina, 111
TNM, 348
Tomografia computadorizada, 198, 390
    de face e pescoço, 187
    por emissão de pósitrons, 142, 175, 413
Torcicolo congênito, 235
TORS em tumores de orofaringe, 474
Torus tubário, 71, 392
Toxoplasmose, 274
Tragus, 24
Trans oral robotic surgery, 474
Transportadores de membrana, 415
Traqueostoma, 202
    cervical, 493
    definitiva, 189
    percutânea 207
    terminal, 204
Traqueostomia(s), 527
    eletivas, 203
Tratamento
    fonoaudiológico, 507
    odontológico, 537
Trato aerodigestório, Neoplasias do, 273
TRH hipotalâmico, 111
Triângulo
    anterior, 51
    carotídeo, 52
    do pescoço, 51
    muscular, 52
    posterior, 52
    submandibular, 51
    submentoniano, 52
Trígono retromolar, 36, 451

Triiodotironina, 9, 111, 424
Trismo, 98, 219, 220, 509
    Avaliação do, 504
    Reabilitação do, 509
TSH
    hipofisário, 111
    recombinante exógeno, 427
Tuberculose, 149, 219, 274
Tumor(es)
    benignos
        dos seios paranasais, 156, 157
        ósseos ou esqueléticos, 156, 157
    cartilagíneo, 156, 157
    da bainha neural, 92
    da base do crânio, 255
        Diagnóstico de, 257
        Tratamento dos, 257
    da boca, 170
        e da orofaringe, Diagnóstico de, 171
    da cavidade oral, 170
    da orofaringe, 170, 172
    da tireoide, 313
    das células
        C, 377
        gigantes, 156, 157
        parafoliculares, 374
    de cabeça de pescoço
        Tratamento adjuvante nos, 449
        Radioterapia no tratamento dos, 445
    de epitélio folicular, 374, 376
    de glândulas salivares, 157, 158, 211, 315
    de hipofaringe, 183,194
    de laringe, 183
    de mucosas, 315
    de nasofaringe, 163
        Estadiamento para os, 165
    de paratireoide, 315
    de pele, 261
    de Warthin, 217, 220, 310, 326, 382
    dos seios paranasais, 1, 155
        Estadiamento dos, 285
    em partes moles, 316
    epiteliais, 157, 158
    Genes supressores de, 347
    glômicos, 281, 386
    glóticos, 185, 186
    hipofisário, 140
    malignos, 221
        dos seios paranasais, 157, 158

Tumor(es) (*cont.*)
　mesenquimais, 156, 157
　misto, 220, 325
　neuroectodérmico primitivo, 338
　neurogênicos, 156, 157, 237, 241
　odontogênico, 156, 157, 246
　　ceratocístico, 249
　　Classificação do, 247
　pancreático, 140
　parafoliculares 377
　primário(s), 187, 286
　　de cabeça e pescoço invasivos, 349
　　dos linfonodos, 149
　　Tratamento do, 198
　segundo tumor primário, 347
　subglóticos, 186
　supraglóticos, 186
　vasculares, 237
Túnica conjuntival, 25

U

Úlcera tuberculosa, 173
Ultrassonografia, 357
　Doppler colorido, 372
Umidificação, 208

V

Varicela, 274
Vascularização, 372
　periférica, 373
Vasos da órbita, 33
VEGF, 351
Veia(s)
　da mucosa nasal, 37
　do pescoço, 47

Veia(s) (*cont.*)
　facial, 28
　jugular, 48
　laríngeas, 65
　retromandibular, 28
　tireóidea inferior, 65
Ventrículo da laringe, 58, 75
Verniz fluoretado, 539
Vestíbulo da laringe, 33, 58, 73
Vias aéreas, 202, 527
Videocirurgia, 6
Videoestroboscopia, 187
Videofluoroscopia da deglutição, 503
Videolaparoscopia, 467
Vimentina, 335, 336
Vírus
　da imunodeficiência humana,
　　Parotidite pelo, 215
　da papilomatose humana, 171, 177
　do herpes simples tipo 1, 318
　Epstein-Barr, 319, 442
　　Infecção pelo, 164
Vitamina
　A, 194
　　Deficiências de, 171
　B12, 540
　E, 442
Volume da tireoide, 358
Voz
　Análise perceptivo-auditiva da, 500
　Avaliação da, 500, 501
　esofágica, 493, 494

X

Xeroderma pigmentoso, 81, 262
Xerostomia, 213, 448, 538